멀티케어학개론

서정교 외

보문각

멀티케어학개론

초판발행 2015년 2월 26일
초판인쇄 2015년 2월 23일

지은이 서정교 · 김소진 · 김현경 · 신선미
이경준 · 정도영 · 한효상
펴낸이 이호동
발행처 보문각
블로그 http://bomungak.blog.me/
e-mail bomungak@naver.com
주소 서울시 서초구 바우뫼로7길 8 세신상가 707호
등록번호 302-2003-00085
전화 02) 468-0457
팩스 02) 468-0458

값 25,000원

ISBN 978-89-6220-252-6 93510

머리말

건강은 어느 시대나 사회를 막론하고 인류의 가장 중요한 관심사였다. 건강과 관련된 학문으로서 국민의 건강을 유지하고 증진시키는 데는 다양한 이론과 방법론이 요구된다.

최근 1차 보건의료와 함께 포괄적 보건의료가 강조되고 있는 시점에서 세계보건기구(WHO)에서 강조하고 있는 건강 개념(신체적 · 정신적 · 사회적 건강)을 바탕으로 건강과 복지, 신체적 · 정신적 · 사회적 감성휴먼케어를 위한 창의적인 멀티인재를 양성하는 통합교육 프로그램 개발 · 운영이 요구되고 있다.

이러한 시점에서 2014년 교육부에서 실시한 지방대학 특성화사업(CK-1) 공모에 중부대학교 태스크포스팀(T/F팀)에서 보건복지 관련 5개 학과(보건행정학과, 간호학과, 물리치료학과, 노인복지학과, 사회복지학과) 교수와 학생들이 함께 참여하는 멀티케어사업단이 2014년 7월 1일 지방대학 특성화사업단으로 선정되었다. 이 결과로 중부대학교 멀티케어사업단은 교육부로부터 연간 14억, 5년간 70억원의 사업비를 지원받게 되었다.

중부대학교 멀티케어사업단은 학제 간 콜라보레이션을 통한 창의인재를 양성하여 지역 니즈(needs)에 신속하게 대응하는 창의적인 인재풀(Creative Manpower Pool)을 운영함으로써 융합형 멀티케어 서비스 전달체계를 실현하고 지역과 대학이 함께 호흡하는 지방대학 특성화 사업을 추진하고 있다.

특히 노약자, 조손 가정, 한부모 가정 아동, 다문화가정, 장애우 등 취약계층과 노인성 정신질환에 따른 높은 자살률로 인한 사회적 문제를 해결하기 위해 이들에 대한 사회적 감성치유 프로그램 개발이 절실하다. 따라서 이 사업단에서는 최근 사회문제로 비화되고 있는 이러한 취약계층에 대한 감성교육 및 감성치유 프로그램 개발을 통해 휴먼케어 전문인을 양성하고 대학 차원에서는 취업률을 개선시키고 지역 차원에서는 행복하고 건강한 지역사회를 구현하고자 한다.

이러한 사업단 특성화 계획에 입각해서 멀티케어사업단에서는 7명의 교수로 구성된 멀티케어학 연구모임을 결성하여 멀티케어학 연계전공의 전공기초 교과목인 멀티케어학개론을 집필하기로 결정하고 이 분야에 대한 본격적인 연구가 시작되어 이제 멀티케어학개론이라는 교재를 완성하기에 이르렀다.

이 교재는 총 5편으로 구성되어 있다. 제1편 멀티케어학의 이해 에서는 멀티케어학의 학문적 특성과 멀티케어학 전공 교육과정에 대해서 소개하고 멀티케어서비스에 대한 사회적 요구에 잘 부합하는 사회적 실천 프로그램에 대해서도 서술하였다.

제2편 신체적 · 정신적 헬스케어 에서는 헬스케어(Health Care)에 대한 지역수요 실태조사를 토대로 이 분야에 대한 서비스 수요를 체계적으로 분석하여 다양한 계층의 Health Care 수요자를 표적시장(target market)별로 세분화하여 맞춤형 신체적 · 정신적 케어서비스 전달체계에 대해 서술하였다.

제3편 사회적 감성휴먼케어 에서는 최근 사회문제로 비화되고 있는 취약계층에 대한 감성교육 및 감성치유 프로그램 개발을 통해 휴먼케어 전문인을 양성하여 행복하고 건강한 지역사회 실천 프로그램에 대해 서술하였다.

제4편 사회적 복지케어 에서는 사회적 취약계층(노약자, 조손 가정, 한부모 가정 아동, 다문화가정, 장애우 등)과 심층상담을 통해 맞춤형 복지서비스제도에 대한 안내 및 행정실무 서포터즈로서 역할에 대해서 특히 노인성 정신질환에 따른 높은 자살률로 인한 사회적 문제를 해결하기 위해 이들에 대한 사회적 복지케어서비스 프로그램을 개발하여 관련 서비스를 제공하는 멀티인재 양성에 대해서 서술하였다.

제5편 미래사회와 멀티케어학 에서는 향후 미래사회의 변화에 대응하여 멀티케어학이 학문적으로 자리매김할 수 있도록 다양한 노력과 보완대책이 필요함을 서술하고, 멀티케어학이 급변하는 현대사회가 요구하는 진정한 멀티케어서비스 전달체계에 실질적으로 기여할 수 있는 실용학문으로서 그 동안 굳건히 다질 수 있도록 향후 발전방안에 대한 내용을 서술하였다.

이 책을 서술할 수 있도록 물심양면으로 도와주신 임동오 총장님과 이정열 부총장님께 진심으로 감사드리며, 또한 보문각 이호동 사장님과 편집진 여러분에게도 심심한 감사를 드린다.

2015년 2월 21일

중부대학교 멀티케어사업단 저자일동

Contents

제3편 사회적 감성휴먼케어 | 155

제4편 사회적 복지케어 | 301

제1편

멀티케어학의 이해

제1장 멀티케어학의 학문적 특성

제1절 멀티케어학의 대두 배경

최근 WHO에서 1차 보건의료(Primary Health Care)와 함께 포괄적 보건의료(Comprehensive Health Care)가 강조되고 있다. 이러한 보건의료 환경을 고려해 볼 때, 세계보건기구(WHO)에서 강조하고 있는 건강 개념(신체적·정신적·사회적 건강)을 바탕으로 건강과 복지, 신체적·정신적·사회적 감성 케어를 위한 창의적인 멀티인재를 양성하는 통합교육 프로그램 개발·운영이 요구되고 있다.

이러한 시대적 과제를 반영하기 위해서 지역사회와 함께하는 실무·융합형 인재양성 교육시스템 구축이 필요하며 이를 통해 지역에 필요한 “건강꾸러미”개발 능력과 서비스 제공능력을 갖춘 지역 밀착형 인재들이 실제로 지역사회에 기여할 수 있는 취업 문화를 바꾸어 나갈 필요가 있다.

따라서 바른 인성을 갖춘 창의인재가 준비한 지역 맞춤형 “건강꾸러미”라는 융복합서비스 묶음을 효율적으로 지역사회에 전달할 수 있는 신개념의 멀티케어시스템을 구축할 수 있는 사업조직인 멀티케어사업단이 2014년 지방대학 특성화사업단으로 선정되면서 이 분야에 대한 본격적인 연구가 시작되었다.

중부대학교 멀티케어사업단은 학제 간 콜라보레이션(collaboration)을 통한 창의인재를 양성하여 지역 니즈(needs)에 신속하게 대응하는 창의적인 인재풀(Creative Manpower Pool)을 운영함으로써 융합형 멀티케어 서비스 전달체계를 실현하고 지역과 대학이 함께 호흡하는 지방대학 특성화 계획을 추진하고 있다. 특히 노약자, 조손 가정, 한부모 가정 아동, 다문화가정, 장애우 등 취약계층과 노인성 정신질환에 따른 높은 자살률로 인한 사회적 문제를 해결하기 위해 이들에 대한 사회적 감성치유 프로그램 개발이 절실하다. 따라서 이 사업단에서는 최근 사회문제로 비화되고 있는 이러한 취약계층에 대한 감성교육 및 감성치유 프로그램 개발을 통해 휴먼케어 전문인을 양성하고 대학 차원에서는 취업률을 개선시키고 지역 차원에서는 행복하고 건강한 지역사회를 구현하고자 한다.

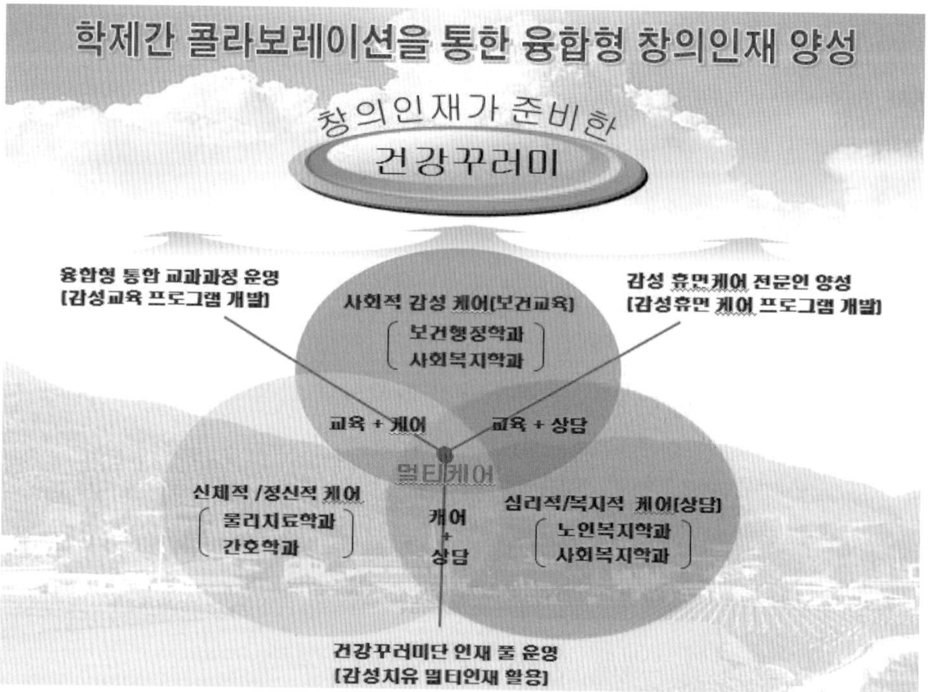

〈그림 Ⅰ-1-1〉 멀티케어의 개념 영역

현대에는 건강과 복지라는 두 가지 문제를 복합적으로 다루어야 하는 시대적 특성과 또한 신체적·정신적·사회적 불건강 문제를 동시에 다루지 않으면 안되는 건강과 복지에 대한 미스매치(miss-match) 문제가 지역적 과제로 부각되고 있다. 특히 충청권은 대도시를 제외하면 초고령사회라는 지역적 특수성으로 취약계층 문제, 전국 자살률 1위라는 결과가 말해주듯, 정신적 불건강과 노인문제가 사회적 문제로 크게 부각되고 있다.

따라서 신체적·정신적 케어 전문인을 양성하는 간호학과·물리치료학과, 사회적 감성휴먼케어와 보건교육, 보건통계, 보건(병원) 행정기획 및 의료조직·정보관리 등의 전문인을 양성하는 보건행정학과, 그리고 심리적·복지적 케어 전문인재를 양성하는 노인복지학과·사회복지학과가 학제 간 콜라보레이션을 통해 융복합형 멀티케어 인재를 양성하는 새로운 학분 분야를 구축할 필요성이 대두되었다.

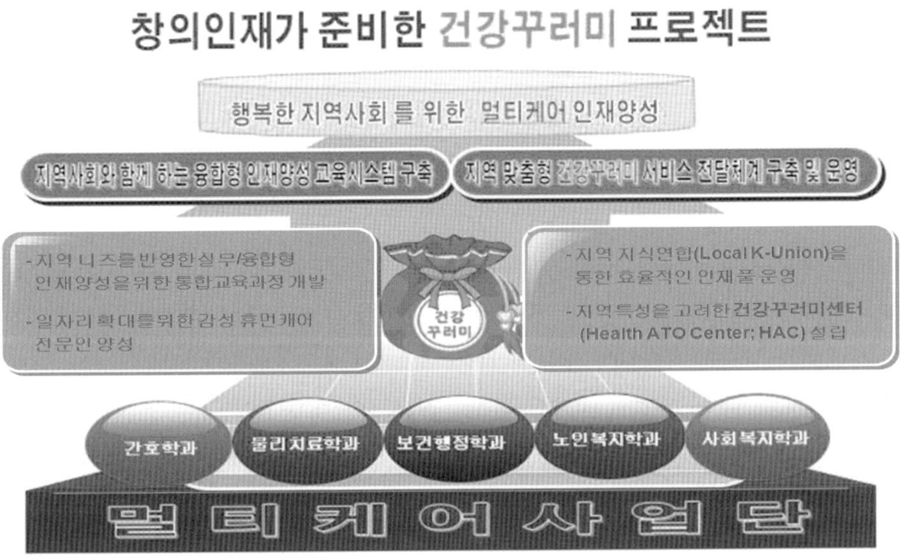

〈그림 Ⅰ-1-2〉 멀티케어학의 교육목표

멀티케어학은 신체적·정신적 헬스케어와 사회적 감성휴먼케어 그리고 사회적 복지케어 서비스를 동시에 제공할 수 있는 멀티케어 융합형 창의인재를 양성하여 지역사회에 기여하는 것을 교육목표로 하고 있다.

교육목표를 달성하기 위해 다음과 같은 교육프로그램이 필요하다.

첫째, 지역 니즈를 반영한 실무·융합형 인재양성에 필요한 통합교육과정을 개발하고 일자리 확대를 위한 감성·휴먼케어 전문인을 양성하는 프로그램이 요구된다.

둘째, 지역 지식연합(Local Knowledge-Union; Local K-Union)을 통한 효율적인 인재 풀(Manpower-Pool) 운영 시스템을 구축함으로써 다양한 지역수요에 재빠르게 대응하는 실수요대응형(Quick Response System; QRS) 건강꾸러미 전달체계를 구축하는 프로그램이 필요하다.

셋째, 멀티케어학 연계전공 교과목들을 이수함으로써 새로운 건강·복지 분야의 복수전공학위를 취득할 수 있는 학제적인 시스템이 구축되어야 한다.

넷째, 충분한 멀티케어체험 실습교육 프로그램을 운영하여 실질적인 멀티인재를 양성하여 멀티케어체험실에 배치함으로써 지역주민이면 누구나 방문하여 단계별 프로그램에 의해 다양한 멀티케어 체험을 할 수 있는 전문인력과 멀티케어 체험공간을 확보할 필요가 있다.

제2절 멀티케어학 전공 교육과정

1. 교육목표

중부대학교에서 신설된 멀티케어학 전공의 교육목표는 창의적인 멀티케어 인재를 양성하는 것이다. 즉 지역사회의 신체적·정신적·사회적 건강 및 복지적 상담서비스를 포함한 포괄적인 보건의료 케어 분야의 현장 맞춤형 실무 전문인재 양성을 교육목표로 하고 있다.

2. 특성화 계획

중부대학교 멀티케어학 전공 교과과정의 기본적인 특성화 전략은 다음과 같다.

첫째, 저학년부터 체계적인 교육과정을 통한 전공의 이해도 향상과 학습동기를 고취한다.

둘째, 교육과정을 학문중심에서 취업중심으로 개편함으로써 재학생들의 취업역량을 강화한다.

셋째, 취업 트랙(자격증, 진출분야, 산학연계), 다전공 트랙을 통한 재학생의 효율적인 진로설정 및 수강지도 시스템을 구축한다.

멀티케어 융복합전공 트랙인 ① 신체적·정신적 케어전공 트랙, ② 사회적 감성케어전공 트랙, ③ 심리·복지케어전공 트랙 구성을 통해 5개 참여 학과와 융복합 교과목을 구성하여 멀티케어 복수전공학위를 취득하는 것을 목표로 한다.

사회적 약자에 대한 새로운 서비스 코드로 멀티케어학 전공자가 필요하며, 이러한 새로운 사회적 수요에 맞춘 학문적 정립은 물론, 멀티케어관리사라는 민간자격증 취득을 통해 신체적·정신적·사회적 감성·복지케어 서비스까지 동시에 제공이 가능한 멀티인재 양성을 목표로 한다.

이를 통해 다양한 사회적 케어서비스 수요에 대비하여 신체적·정신적·사회적·복지적 융복합 창의 인재를 필요로 하는 다양한 취업처를 확보한다.

3. 교육과정이수 로드맵(트랙)

취업 진출분야 또는 자격증		의료관련분야	복지관련분야	기업체
4학년	전공선택	일상생활동작 및 기능훈련	조사방법론	예술치유학
4학년	전공선택	의료관계법규	사례관리론	여가치료
3학년	전공선택	의학용어 Ⅰ	사회보장론	감성휴먼케어론
3학년	전공필수	보건교육학	멀티케어체험실습	
2학년	전공선택	해부생리학	만성질환간호	산림치유프로그램
2학년	전공필수	프로그램개발 및 평가	공중보건학	대체의학
1학년	전공선택	자원봉사론		
1학년	전공기초	멀티케어학개론		

4. 교육과정이수 로드맵(트랙)

교과목명			설명
1	**일상생활동작 및 기능훈련**	Activity of Daily Living& Functional Activity	일상생활동작 및 기능훈련은 재활환자에게 독립적으로 생활할 수 있게 훈련하는 방법을 교육하고 특히 침상생활, 환자의 이동법 및 협조법, 휠체어 훈련, 보행훈련, 자조생활로 나누어 필요한 동작과 훈련방법을 익히도록 한다.
2	**조사방법론**	Investigation Method of Epidemic	여러 가지 병원성 질병이나 의료사고의 발생원인 등을 보건학적으로 조사하여 인과관계를 밝히는 과정에 대한 기초지식을 습득케 한다.
3	**의료관계 법규**	Health Care Law	의료법, 의료기사법, 전영병예방법, 지역사회보건법 등 보건의료분야와 관련된 법규와 문제를 다룬다.
		Healthcare Related Law	의료관계법규는 물리치료사로써 알아야할 관련법규를 의료법, 의료기사등에 관한 법률, 장애인복지법, 국민건강보험법 그리고 노인복지법을 중심으로 알아본다.
4	**사례관리론**	Case Management in Social Work Practice	사례관리론은 개념정의, 역사, 모델소개, 실천과정, 사례관리자의 역할, 직접개입과 슈퍼비전 기술을 포함하는 임상적 장법과 구조 즉, 사례관리를 위한 체계구축과 팀워크와 네트워크기술 등을 포함하는 행정적 기술과 방법 등에 초점을 두고 교육과 훈련이 이루어지게 된다.

5	**의학용어 I**	Medical Terminology I	보건의료와 관련된 업무를 수행함에 있어서 기초적으로 중요하게 활용되는 의학용어를 학습하여 의무기록(의료정보) 분석과 이해, 의무기록(의료정보)실무에 필요한 지식을 습득케 한다.
6	**사회보장론**	Social Security	사회보장을 이해하기 위해 복지국가에서의 사회보장의 위치, 사회보장의 개념과 형태 및 변화 과정에 대해 알아본다. 그리고 선진국과 한국의 다양한 사회보장제도의 내용들에 대해서 파악한다.
7	**보건교육학**	Health Pedagogy	보건교육 수행능력의 기초가 되는 보건교육과 건강증진의 기본 개념과 이론들을 학습하여 보건교육의 기본원리를 습득한다.
8	**해부생리학**	Anatomy & Physiology	인체의 구조를 이해하는데 가장 기본이 되는 학문으로서 해부학을 기초로 신체의 각 계통과 장기의 구조, 정상적인 기능과 그 상호관계의 이해, 세포 및 조직의 기능을 이해하도록 한다.
9	**만성질환 간호**	Chronic Disease Nursing	만성질환 상태를 구분하고 사정과 관리에 대한 전반적인 지식과 기술을 습득하여 만성질환에 대한 간호진단을 내리고 그에 따른 간호계획, 수행 및 평가를 할 수 있도록 학습 능력 및 문제해결 능력을 기른다.

10	**프로그램 개발 및 평가**	Program Devlopment and Evaluation	본 교과목은 전공 학생들이 거시적 관점에서 사회문제를 분석하고 욕구를 파악하여 효과적인 멀티케어 서비스 프로그램을 계획하고 관리하며 평가 할 수 있는 지식과 기술을 습득케 하는데 있다.
11	**대체의학**	Complementary and Alternative Medicine	생명학의 기본원리를 이해하고 세계 대체의학시장의 동향과 대체의학의 종류와 내용을 습득하여 이를 실제로 관광자원화·산업화하는데 필요한 인력 양성을 위한 기초지식을 습득케 한다.
12	**공중보건학**	Public Health	지역주민의 건강증진, 질병예방과 관련된 공중보건지식에 대한 각 분야별 개념과 원리를 이해하게 한다.
13	**자원봉사론**	Volunteer Management	시민들의 자원봉사를 관리하고 계획하는 역할을 맡게 될 학생들에게 자원봉사에 대한 개괄적인 이해와 함께 자원봉사자관리와 자원봉사프로그램 개발을 위한 지적인 준비 기회를 제공한다.
14	**예술치유학**	Art Therapy	현대인들의 심리치유의 도구로서 예술의 치유기능을 이론적으로 분석하고 체험하는 감성 학습프로그램을 운영한다.
15	**산림치유 프로그램**	Forest Therapy	숲이 가지고 있는 모성 본능적인 치유물질(피톤치드, 산소, 음이온 등)을 통해 현대인의 각종 환경성 질환을 치유하는 숲치유 프로그램을 체험하고 학습한다.

16	**감성휴먼 케어론**	Theory of Emotional Human Care	사회적으로 불건강한 많은 현대인들에게 정서적인 안정과 자기 정체성을 확보할 수 있도록 역할을 부여하고 탄력적인 삶을 향유할 수 있도록 인간 본성에 기초한 감성케어 학습을 한다.
17	**멀티케어 체험실습**	Practice of Multicare Experience	신체적, 정신적, 사회적 감성휴먼케어를 통한 오감체험 프로그램과 보건교육프로그램을 실제로 실습을 통해 케어하는 스킬을 학습한다.
18	**멀티케어학 개론**	Science of Multicare	신체적, 정신적, 사회적 감성휴먼케어와 함께 복지적 상담케어를 아우르는 융복합형 창의 인재를 양성하기 위한 기초학문을 학습한다
19	**여가치료**	Recreation and Therapy	노인들에게 주어진 여가시간의 올바른 활용에 대한 그 방법, 기능, 습관을 가짐으로써 노후의 삶의 질을 높여준다. 치료 레크레이션을 통해 허약한 노인의 심신의 향상, 정서함양 및 인간관계의 개선을 위한 건설적인 여가활동 또는 관련 치료법 등을 개선한다.

제2장 멀티케어학의 사회적 실천

제1절 멀티케어학의 필요성

멀티케어학 교과과정 운영과정에서 창의적인 건강꾸러미(융복합형 건강·복지 서비스 묶음)를 개발하여 지역에 제공하기 위한 새로운 유형의 융복합형 멀티케어 서비스 전달시스템을 구축 · 운영할 필요성이 대두되었다.

이를 실현하기 위해 우선 지역의 니즈에 대한 상시 진단시스템을 가동하여 지역주민들의 실질적인 건강·복지에 대해 실시간으로 확보한 다양한 지역 수요정보를 분석하고, 지역진단 및 성과분석 결과를 차기 과제수행 과정에 반영하여 투자효과를 극대화하기 위한 피드백 시스템 가동에 중추적인 역할을 담당할 컨트롤타워 사업조직이 필요하다.

아울러 융합형 창의인재를 양성하기 위한 교육 컨텐츠를 연구·기획하여 지역사회에 지속적으로 제공해야 한다. 구체적인 실현 방법으로 대학 내에『멀티케어체험실』을 설치하여 지역주민이면 누구나 방문하여 단계별 프로그램에 의해 다양한 멀티케어 체험을 할 수 있는 공간을 확보·운영하는 것이 무엇보다도 필요하다.

제2절 멀티케어학의 사회적 실천

1. 신체적·정신적 헬스케어서비스 실천

멀티케어사업단 사업기획실에서 실시한 인구사회학적 특성별(계층별, 지역별·연령별·성별·직업별·소득규모별) 헬스케어(Health Care)에 대한 지역수요 실태조사 분석결과를 토대로 향후 5년간 이 분야에 대한 서비스 수요를 체계적으로 분석하여 서비스의 질적 향상을 위한 피드효과(feed-back effect)를 극대화한다.

구체적인 실천 프로그램으로서 금산군의『인삼 Health Care 지역특화 발전특구』 지정 도시와 연계한 1인 1 Health Care 복지서비스 체제 구축을 통한 건강한 지역사회 만들기 운동을 전개한다. 그리고 다양한 계층의 Health Care 수요자를 표적시장(target market)별로 세분화하여 맞춤형 신체적·정신적 케어서비스 전달체계를 구축한다.

금산군 내 치매환자 조사 및 건강검진, Health Care 관련 재활의료기구 조사 등을 위해, 협력병원과 역내 보건소 및 금산군 담당부서와 협조 하에 Health Care 실현을 위해 지속적으로 멀티케어서비스 활동을 전개한다.

특히 중부대학교 멀티케어사업단에서 설치·운영하고 있는『멀티케어체험실』내의 각종 프로그램과 컨텐츠를 개발하여 대학과 지역사회가 함께 향유할 수 있는 멀티케어체험 공간을 효율적으로 운영할 필요가 있다.

2. 감성휴먼케어 보건교육 실천 프로그램 운영

일부 사회적 취약계층의 경우 우선 정상적인 사회적 역할 상실이나 상대적 박탈감으로 매사에 비판적이거나 비관적인 태도를 표출하는 감정적 노동행위로 조직의 생산성을 감소시키는 사례가 발생하고 있다.

따라서 이들에게 사회적 케어 차원에서 감성치유를 위한 보건교육을 실시함으로써 감정노동이나 감정적 사회활동을 감성노동 또는 감성적 사회활동으로 순화할 수 있다. 감성휴먼케어 교육을 통해 실질적으로 새로운 사회적 통합 케어서비스 시스템을 실현할 필요가 있다. 이러한 업무를 수행하거나 서비스를 제공할 수 있는 감성휴먼케어 전문인 양성교육 프로그램을 개발·운영하기 위해서는 표준 통합교과과정과 비표준 통합교과과정을 병행해서 운영할 필요가 있다.

3. 사회적 복지케어서비스 실천

멀티케어사업단에서는 사회적 취약계층(노약자, 조손 가정, 한부모 가정 아동, 다문화가정, 장애우 등)과 심층상담을 통해 맞춤형 복지서비스제도에 대한 안내 및 행정실무 서포터즈로서 역할을 담당한다.

특히 노인성 정신질환에 따른 높은 자살률로 인한 사회적 문제를 해결하기 위해 이들에 대한 사회적 복지케어서비스 프로그램을 개발하여 관련 서비스를 제공하는 멀티인재를 활용할 필요가 있다.

4. 멀티케어체험실 운영

대학 내에 일정 공간을 확보하여 리모델링한 뒤, 관련 교육기자재 및 의료기기, 교육자료 등을 갖춘 기초건강진단실, 헬스케어체험실, 감성휴먼케어교육실, 복지정보상담실을 조성한다.

지역 주민이면 누구에게나 사업단 내에 설치된 『멀티케어체험실』에서 건강체험서비스를 제공하고 이들에게 실시 전·후 코티졸 수치를 검사한 뒤, 축적된 데이터에 대한 자연과학적 검증결과(evidence)를 제시함으로써 스트레스 완화 효과를 분석한다(동일집단 내 두 표본에 대한 Paired Samples T-Test).

또한 멀티케어서비스 만족도 조사를 실시하여 사회과학적 검증결과에 대한 시계열데이터 축적을 통해 자연과학적 검증결과와 사회과학적 검증결과에 대한 멀티케어사업단의 자율지표로 활용한다.

제2편

신체적·정신적 헬스케어

제1장 신체적·정신적 헬스케어 방법

제1절 신체적·정신적 헬스케어의 필요성

인구의 노령화로 인한 만성퇴행성질환의 증가, 사고 및 재해로 인한 장애증가 등으로 지역사회의 만성적인 건강문제가 늘어나 가족의 수발부담 및 국가재정에 부담을 주고 있다. 따라서 경제적 이유 또는 신체적 거동불편을 이유로 의료기관 접근성이 떨어지는 의료취약계층과 건강문제를 스스로 관리할 수 없는 대상자를 조기발견 및 관리함으로써 생활습관의 교정 및 개선을 통해 합병증을 예방할 필요성이 높아졌다. 또한 지역사회의 노인 및 장애인, 만성질환자, 직업병 그리고 정신질환 환자 등에 대한 신체적·정신적 헬스케어는 보건의료분야에서 꼭 필요하다.

신체적·정신적 케어는 보건복지기관의 전문인력이 지역주민의 가정 또는 시설에 방문하거나 보건소 및 지역사회 제반시설 등을 이용하여 가족 및 가족원 건강문제를 발견하고 건강증진, 질병예방 및 관리, 만성질환자 관리를 위하여 적합한 보건의료서비스를 직접 제공하거나 의뢰·연계함으로써 가족 및 지역주민의 자가관리 능력을 개선하여 건강수준을 향상시켜주어야 한다. 이러한 케어방법은 여러 분야의 전문가로 구성된 팀 접근이 요구된다. 환자의 상태를 정확히 판단하고 전체적인 치료업무를 지도하는 의사와 환자가족의 지도와 간호 서비스를 제공하는 간호사, 그리고 환자와 가족의 문제를 지역사회 서비스와 연결시키는 사회복지사, 환자의 질병과 상태에 따라 다양한 치료법으로 적절한 치료를 행하여 환자의 기능을 향상시키고 장애를 최소화하기 위하여 훈련하고 교육하는 물리치료사 등의 전문인력 그리고 간병인과 같은 보조인력 등이 필요하다.

제2절 노화에 따른 신체적·정신적 변화

1. 신경계 변화

노화현상이 진행됨에 따라 뇌는 구조적·생화학적으로 변화를 가져와 결국 뇌 기능에도 변화를 초래하게 된다. 일반적으로 노인에 있어서는 젊은 층에 비해 20~40%가운데 신경원이 상실된다. 뇌의 무게가 감소하고 이랑이 두터워지고(gyral thickness), 뇌실의 크기가 증가한다. 그러나 정상 노인의 경우 기능의 감소로 이어지지는 않는다. 중추와 말초신경계의 감각과 운동신경원의 전도소도가 감소되며, 고령노인의 경우 직경이 큰 유수초 섬유의 감소가 나타난다.

시각과 청각계 역시 노화와 함께 변화하는데, 시각의 예민성은 60대까지 서서히 감소하다가 60세에서 80세 사이에 대부분이 빠르게 감소된다. 노인은 대개 어둠에 적응하는데 곤란을 겪고, 눈부신 빛에 회복이 더디며 주변시야가 줄어든다. 지각은 40대 중반부터 감소하기 시작한다. 또한 수정체의 색깔이 노란색으로 변하는 황화현상(yellowing)으로 색깔 감지 능력에 변화가 온다. 또 다른 시력의 정상노화로 노인기의 자극잔존현상이 있다. 연령증가에 따라 시각 정보를 처리하는 능력이 느려지고, 자극잔존현상이 생긴다. 즉 순간적으로 꺼졌다 켜졌다 하는 빛을 지속적으로 켜져 있는 것으로 느껴지나, 두 가지 서로 다른 색이 교대로 반짝일 때 두색의 구별 없이 단지 그 중간색으로 느끼는 현상이다.

청각의 변화로는 대개 50대까지는 현저한 청력 감소가 나타나지 않는다. 65세 이상 노인의 60% 가량이 노화로 인한 노인성 난청으로 고음을 듣는 데 문제가 있으며, 이는 대개 50세 이후에 많이 나타나며, 여성보다는 남성에게 더 많이 발생한다.

미각 역시 저하된다. 혀에서 맛을 감지하는 맛봉우리(taste bud)의 수가 아이와 성인일 때는 25여개였으나, 74~85세의 노인의 경우에는 약 90개로 감소된다. 이러한 미각의 저하는 노인들의 음식물 섭취에 가장 큰 영향을 주게 된다. 또한 음식의 냄새를 잘 맡지 못하게 되면 음식을 먹는 즐거움을 잘 느낄 수 없게 되고 아울러 부패한 음식의 발견도 어렵게 된다. 후각의 둔화는 80세 노인 중 80% 이상이 냄새를 맡는 민감성에 주된 손상을 보이고 있는데 이것은 후각상피세포의 퇴행성 변화와 중추신경로의 노화 때문이다. 결국 미각이나 후각의 둔화는 식욕의 저하를 초래해 영양학적 문제를 일으킨다.

2. 심혈관계 변화

노화에 따른 심혈관계 조직의 변화는 심장근육의 심근세포, 전도계통, 판막구조 등에서 확인할 수 있다. 노화가 진행됨에 따라 심근세포의 수는 감소하지만, 심실에 존재하는 심근세포의 용적은 증가한다. 이러한 변화로 심장근육에 혈액을 공급하는 관상동맥의 미세혈관들은 적절하게 혈액을 공급할 수 없게 되어 심근허혈(myocardial ischemia)의 가능성을 증가시킨다. 또한 노화가 진행된 심장혈관의 중간막에 비수축성 섬유조직의 증가 및 칼슘이 증가하여 혈관벽의 경직도를 증가시킨다. 또한 증가된 혈관의 경직도는 말초의 혈관저항을 증가시킨다. 심실에서 심장근육이 수축하여 동맥으로 나가기 위해서는 심실혈압이 동맥의 압력보다 커야 하며 이때 동맥의 압력을 후부하(afterload)라고 한다. 이러한 혈관저항의 증가에 따른 후부하의 증가에 적응하여 심실에서 동맥으로 혈액을 내보내기 위해 심근세포의 비대(hypertrophy)가 일어나 신근세포의 용적이 증가하게 된다.

심장의 역할은 산소가 풍부한 혈액을 조직에 공급하는 것이다. 노화는 이러한 산소전달계통에 급격한 변화를 일으킨다. 노화 또는 이들 장기 및 조직의 질병에 의한 변화는 직접적으로 심장의 기능에 영향을 미친다. 심박출량(cardiac output)은 분당 심장에서 나가는 혈액량으로 심박수(heart rate)와 일회박출량(stroke volume)에 의해 영향을 받는다. 심박수는 다양한 외적 요인에 의해 영향을 받지만 내적으로 심장박동조율기와 자율신경계의 조절을 받는다. 또한 노인에 있어 심장박동조율세포(pacemaker cell)의 감소는 베타-아드레날린성 자극(beta-adrenergic stimulation)에 대한 민감성의 감소를 나타낸다.

심근의 수축성은 교감신경계의 작용 특히, 베타-아드레날린성 수용기에 직접적인 영향을 받는다. 노인의 경우, 카테콜아민 자극에 반응성이 감소하여 무딘 수축반응을 초래한다. 또한 확장기에 혈액의 채워짐이 부적절하면 프랭크-스탈링 법칙에 의해 수축력이 감소한다. 일회박출량을 조절하는 또 다른 요소는 후부하로 노화에 따라 혈관의 경직도가 증가하고 이에 따라 후부하도 증가한다. 혈관의 경직도는 탄력섬유의 감소뿐 아니라 카테콜아민 자극에 대한 반응성의 감소에 의한 결과로도 나타난다. 사람이 운동을 할 수 있는 능력을 예측할 수 있는 것이 최대산소소비량(maximal O_2 consumption)이다. 이는 사람이 에너지 생산을 위해서 영양물질을 산화시키는데 분당 사용할 수 있는 산소의 최대부피이다. 최대산소소비량은 노화에 따라 10년마다 9%씩 감소하며, 적절한 유산소 운동에 의해 이러한 최대산소소비량의 감소를 50% 줄일 수 있다.

〈표 Ⅱ 1-1〉 노화에 따른 심혈관조직의 변화

심혈관 조직의 특성	노화에 따른 변화
심근세포 수	↓
심근세포 크기	↑
심근세포 내 지방 침착(lipid deposition)	↑
심근세포 내 리포푸신과립 침착(lipofuscin deposition)	↑
미토콘드리아 산화적 인산화 반응	↓
심장에서 아밀로이드 침착(amyloid deposition)	↑
마디사이경로(internodal tract)	↓
판막의 섬유화와 석회화(calcification)	↑
혈관 내피세포 이질성(heterogeneity)	↑
아교섬유, 섬유조직, 칼슘	↑
평활근세포 층의 두께	↑

노화에 따른 혈관계의 변화는 생리학적으로 동맥계통에서 유의한 변화를 일으킨다. 대동맥(aorta)과 큰동맥(large artery)에서의 탄성 감소로 인해 혈관은 점점 경직되게 된다. 이와 같이 동맥이 경직되어 단단해지면 심장에서 나오는 혈액의 압력을 받아들이는 혈관의 능력이 감소된다. 또한, 혈관에서 교원질 함량의 증가는 혈관벽의 이력현상(hysteresis)을 증가시켜 혈관의 확장을 일으킨다. 이러한 혈관의 확장은 혈관의 경직성 증가에 따른 심박출량 감소를 회복하기 위한 혈관에서의 보상이다.

정맥에서도 노화에 따른 변화가 일어난다. 노화에 따른 정맥의 변화는 동맥에서의 변화와 같이 정맥계통 전반에 걸친 경직이 나타난다. 또한, 한 방향으로만 흐르도록 조절하는 정맥판막의 기능이 감소된다. 이러한 판막의 기능 감소는 한 방향으로 혈액이 흐르도록 유지하는 기능의 결여를 통해 정맥환류(venous return)가 일어나는 것을 어렵게 하여 정맥이 정체되어 모이거나(venous pooling) 반대방향으로 흐르게 할 수 있다. 심장으로의 정상적인 정맥의 흐름이 심장의 전부하(preload)를 결정하듯 정맥환류의 감소는 심박출량의 감소를 일으킬 수 있다.

세동맥(arteriole)과 모세혈관에서도 내피세포가 두꺼워지고 평활근육의 석회화(smooth muscle calcification), 탄력섬유(elastic fiber)의 감소와 교원질화를 초래한다. 혈관의 지름 감소는 심장근육에 혈류량의 감소뿐 아니라 혈관에서 혈액의 불규칙한 흐름인 와류(turbulence)를 증가시킨다. 와류는 층류(laminar flow)보다 저항이 크기 때문에 혈관에서의 저항이 증가하고 증가된 저항상태를 극복하기 위한 작업부하(workload)가 증가된다. 노인의 혈관은 낮은 대사활동을 하는 영역에서 높은 대사활동을 요구하는 영역으로 우선적으로 혈액을 연결해주는 능력의 감소를 보인다. 혈관운동성 긴장도(vasomotor tone)가 말초저항을 결정하는 요소인 것처럼 이들 말초저항의 모든 변화는 전체적인 말초저항을 올리는 것과 연결된다. 전체말초저항의 증가와 동맥의 확장성(distensibility) 감소는 후부하를 증가시키고, 이러한 후부하의 증가는 노화와 관련된 수축기혈압의 상승과 관련된다.

3. 근골격계

3.1 근육의 변화

나이가 들어감에 따라 근섬유의 크기 수와 함께 근 질량이 감소된다. 임상적으로, 노화에 의해 특정근육에 영향을 미치기도 하는데, 다른 근육에 비해 하지의 굴곡근이 비교적 조기에 변화된다. 인체의 정렬상태가 굴곡 되는 방향으로 진행된다. 지방 갈색소(lipofuscin)가 축적되고 남아있는 운동단위당 모세혈관의 밀도가 감소하며, ATP 활동이 감소된다. 근 자극에 대한 신경전도속도가 지연되고 이로 인해 협조운동에 영향을 받는다. 이러한 변화는 전체적으로 근력과 신체의 안정성이 악화된다. 건강상태 악화와 영양부족이 정상적인 노화를 악화시키기도 한다. 회복을 하게 되어 근기능이 향상되더라도, 회복 정도와 속도는 나이가 들면서 감소된다. 운동신경섬유 수에는 변화가 없지만, 운동 단위의 크기는 근섬유의 상실로 감소된다. 근섬유수는 제 Ⅱ형 속근(fast type Ⅱ fiber) 즉, 제 ⅡA형의 비율은 나이가 들면서 바뀌지 않는다. 제 Ⅱ형 근섬유의 선택적인 소실로 인해 제 Ⅰ형 근섬유의 비율은 20~30세에 40%를 차지하던 것이 60~65세에 55%로 증가하게 된다. 생리학적, 해부학적, 조직학적, 효소와 관련된 모든 근력의 측정값은 40세 이후에 감소된다. 운동을 하지 않은 65세 노인은 최대근력의 20~40%까지 상실한다. 노화와 함께 일반적으로 근위축이 나타나면서 근력이 감소되며, 근 기능의 변화로 골격근의 소실이 보인다.

노화와 함께 활동이 줄어들어 근육을 사용하지 않거나 탈신경 증상으로 조직학적 변화가 나타날 수 있다. 노인의 근육은 제 Ⅰ형 근섬유가 증가 되며, 두 가지 측면에서 관찰할 수 있다. 제 Ⅱ형 근섬유가 선택적으로 소실되거나 탈신경된 제 Ⅱ형 근섬유가 선택적으로 소실되거나 탈신경된 제 Ⅱ형 근섬유가 제 Ⅰ형 근섬유에 의해 재 지배되는 경우이다. 근위축을 초래하는 신경근 접합부가 주로 변하기 때문이다. 이러한 변화들로 근육에서 연접부의 전달이 서서히 감소되어 기능적 탈신경을 초래한다. 게다가, 노인의 근육에서 신경근 접합부는 미세종판전위 빈도를 감소시키고, 시냅스 축삭에서 전도 속도를 감소시키게 된다.

수많은 연구들에서 노화로 인한 근력(strength) 감소를 보고하고 있으며, 근력의 가장 큰 손실은 제 Ⅱ형 근섬유의 선택적 감소와 관련 있는 것으로 보인다. 그 외의 변수들의 영향으로 근력이 감소될 수 있다. 신체활동 저하도 근력감소에 커다란 영향을 미칠 수 있다. 심혈관계 지구력의 감소로 일상생활기능이 감소되고, 이로 인해 전체적인 근력을 점차 감소시킨다. 활동량이 감소하여 신경근 접촉이 감소되고 근육으로 가는 신경의 자극 전달 강도가 감소된다. 근수축이 어려워지면 부종이 발생되고, 또한 이러한 변수가 근수축력을 감소시킬 수도 있다.

사람이 나이가 들면, 근육은 점차 딱딱해지고 유연성이 감소된다. 빠른 반응보다는 안정성에 관여하는 제 Ⅰ형 근섬유에서 더 많은 유연성이 감소한다. 근조직의 교원질(collagen) 증가와 탄력소(elastin) 감소도 근 조직의 유연성에 영향을 미친다. 노인들에게 구축이 발생하면 특별히 고려해야할 것들이 있다. 교원질 조직의 유연성을 회복하기 위해 열 치료를 먼저 실시한 후 지속적인 스트레칭을 하는 것이 필요하다. 또한, 근육을 신장시킬 수 있는 자세에서 기능적 활동을 하는 것이 유연성을 다시 회복하는데 필요하다. 스트레칭 프로그램을 통해 유연성을 회복하는 데는 많은 시간이 필요하기 때문에 구축을 예방하는 것이 제일 좋은 방법이다. 신장-근력 운동이나 신장성을 증가시킬 수 있는 자세유지, 자세 및 평형 운동, 적절한 영양과 수분섭취는 노인들이 건강하고 유연성 있는 근조직을 만드는데 도움을 줄 수 있다.

3.2 골격계의 변화

뼈와 관련된 가장 대표적인 노화 현상은 칼슘의 질량과 밀도의 소실이다. 극단적으로는 골다공증이라는 병리적인 상태를 유발하는데, 재흡수 과정에 의해 골밀도가 상실되는 것이다. 나이가 들수록 뼈를 생성하는 조골세포(osteoblast)와 뼈를 파괴하는 파골세포(osteoclast)가 더 활성화된다.

인체내 비타민 D3감소로 인해 장의 칼슘흡수가 잘 안된다. 이는 신체 활동을 위해 뼈에서 더 많은 칼슘을 흡수하기 때문이다. 폐경 이후 여성은 에스트로겐 수준이 감소하면서 뼈의 재흡수를 촉진하는 부갑상선 호르몬과 칼시토닌에 의해 뼈 질량을 감소시킨다. 뼈 손실은 여성의 경우 30~35세, 남성의 경우 50~55세에서 시작하여 연간 1%씩 감소된다.

관절의 퇴행성 변화는 20세나 30세부터 시작되고 40세 이후에 급격하게 진행된다. 주로 발목, 무릎, 엉덩이, 척추 등과 같이 체중부하를 받는 관절에서 발생한다. 30세쯤 되면 연골이 균열, 조각분열, 마모된다. 시간이 지나면서 수직균열이 깊게 나타나고, 연골을 생성하는 세포는 죽거나 작용이 줄어든다. 결과적으로 연골면이 침식되어 반대편 뼈에 직접적으로 닿는 뼈의 밑 부분이 노출된다. 이로 인해 통증을 유발하고 관절을 움직일 때마다 마찰음과 같은 신체적 징후를 나타낸다. 골 증식체가 형성되어 관절 활동을 방해하고, 활액층이 두꺼워지며 활액은 끈적해진다. 허리디스크에는 수분함량이 줄어들어 요추부위의 추간판이 축소되어 신장이 감소하게 된다.

4. 호흡기계의 변화

노화와 함께 기도의 점액층이 두꺼워지고, 섬모 상피세포 이물질의 감소와 섬모 기능이 저하되어 세균을 포함한 점액과 이물질의 제거 능력이 감소한다. 그리고 기침과 기침반사가 감소하고 기침을 통하여 객담을 배출시키지 못한다. 즉 이물질 제거가 이루어지지 않아서 기도청결이 유지되지 않으며 감염의 위험도가 증가한다. 기침의 약화는 흡기근육과 복근의 약화로 기침 능력이 감소되기도 한다. 그리고 이러한 기관지 청결의 효율성 감소와 함께 대식세포의 반응이 저하되고, 비강 점막에서 바이러스 감염을 방어하는 면역글로불린(immunoglobulin) 생성이 감소하여 호흡기계 감염이 증가하기도 한다.

〈표 Ⅱ-1-2〉 호흡기계의 노화와 관련된 변화

호흡기계		노화와 관련된 변화
기도	기관지벽의 탄성력	감소
	섬모 상피세포	감소
폐	점액분비	증가
	폐포 교원질 감소로 폐포벽	얇아짐
호흡근육	수축성 단백질	감소
	비수축성 단백질	증가
	모세혈관	감소
	수축/이완 시간	증가
흉곽/골격	뼈 무기질	감소
	추간판 간격	감소
	늑골 운동성	감소
	척취뒤굽음증	증가

호흡근육의 근력이 약화되고 지구력이 감소하여 근육에서 요구되는 산소소비가 증가하며, 호흡 보조 근육을 이용하게 된다. 늑연골의 석회화와 뼈엉성증 등으로 흉곽이 경직된다. 폐내의 교원질과 탄력소가 단단해지면서 탄력성이 감소하여 호흡시 폐의 팽창력을 감소시켜 폐활량이 감소된다. 또한, 호기시 흉곽벽이 본래의 크기로 되돌아가는 탄력성 반동(elastic recoil)이 감소하고, 작은 기관지가 조기에 닫히게 되어, 잔기용적(residual volume)과 기능적 잔존량(functional residual capacity)이 증가한다. 총폐활량(total lung capacity)은 변화가 없거나 약간 감소하여 폐활량(vital capacity)의 감소가 나타난다. 70세 노인의 폐활량은 30세 성인에 비하여 25%정도 감소한다. 호기 후에 폐에 공기가 많이 남아있기 때문에 흡기근육의 안정시 길이가 짧아지고, 가로막은 하방으로 편형하게 위치하게 되어 안정 위치로 되돌아갈 수 없게 된다. 이러한 변화는 근육의 길이-장력 관계에 영향을 미쳐서 근육의 수축성을 감소시키고, 효율성을 감소시켜서 에너지 소비를 증가시킨다. 폐포벽의 파괴로 인하여 폐포의 크기가 증가하고, 모세혈관이 감소하여 폐포와 모세혈관사이의 접촉면이 감소한다. 생리학적 사강(physiologic dead space)이 증가하고, 그러므로 가스교환과 확산능력이 감소된다. 환기-관류의 부조화(ventilation-perfusion mismatching)로 동맥내 산소분압(PaO2)이 감소하고, 이산화탄소분압(PaCO2)의 증가로 저산소혈증(hypoxemia), 과탄산증(hypercapnia) 등이 발생할 수 있다. 과탄산증으로 의식수준의 변화, 후두부 두통 및 건망증이 증가한다. 동맥혈 산소분압은 10년마다 4㎜Hg 정도 감소한다. 즉, 20세 성인의 산소분압은 90~100 ㎜Hg이지만, 70세 노인의 산소분압은 75㎜Hg가 정상이다. 산소포화도(oxygen saturation)도 감소하며, 혈액의 산소운반능력도 노화와 함께 감소한다. 폐포에서 말초조직으로 산소를 운반하는 혈색소도 감소한다. 호흡수(respiratory rate)는 16~25회/분 정도로 연령에 따라 증가한다.

5. 내분비계 변화

내분비계(endocrine system)는 뇌하수체(pituitary gland), 갑상선(thyroid gland),

부갑상선(parathyroid gland), 부신(adrenal gland), 췌장(pancrease), 난소, 고환 등으로 호르몬을 직접 혈액내로 분비하는 장기이다. 호르몬은 특이한 대사활동을 수행하는 보안된 수용체에로 세포에게 지시하는 화학적 전달자로서 에너지 생산, 당질, 단백질, 지방대사, 수분과 전해질의 균형유지, 신체적, 지적 성장과 발달, 신체의 모든 기능을 조절하고 통합하는 기능을 한다. 갑상선은 티록신(Thyroxine) 호르몬을 분비하여 세포 전체 대사율을 조절하며, 뼈나 생식선의 발육, 성숙을 촉진하는 역할을 한다. 부갑상선의 부갑상선 호르몬은 생명유지에 필수적이며, 칼슘 및 인산(phosphorus)대사를 조절하는데 관여하므로 뼈나 치아의 발육에 중요한 것이다. 췌장의 섬세포는 인슐린을 제공하며 당 대사를 조절하는 것을 돕는다. 이 세 가지 호르몬은 몸의 액체와 전해질 균형을 조절하는 것을 돕는다. 뇌하수체 후엽은 항이뇨호르몬을 만들고 신장은 레닌을 만든다. 그리고 부신은 알도스테론을 제공한다.

많은 다른 호르몬이 존재함에도 불구하고 이전에 기술된 호르몬의 과다 또는 결핍이 노인의 내분비계 질환의 대부분을 차지한다. 노화로 인해 호르몬 전달자에 대한 목적세포의 민감도 감소가 나타난다. 이것은 목적세포에 발견되는 호르몬의 수용체의 수가 감소하기 때문이다.

6. 인지·정신적 변화

노화가 진행되어가면서 뇌세포 수의 감소와 신경세포간의 신경전달물질계의 퇴행적인 변화가 진행되면서 인지기능의 감퇴가 필연적으로 발생하게 된다. 인지는 지각력, 주의력, 기억력, 언어이해, 의사결정, 문제해결 능력 등을 내포하는 다양한 범위의 지적기능을 말한다.

노인의 기억능력의 변화를 살펴보면 먼저 기억을 등록, 1차, 2차, 3차 기억, 인출로 구별할 수 있는데 노화는 정보처리 과정을 전반적으로 느리게 하지만 1차 기억(숫자 따라 외우기) 능력은 나이에 비해 비교적 안정된다. 그러나 2차 기억 능력의 감소는 현저하게 일어나 단기기억(수분에서 수일간의 기억)에서의 장애가 뚜렷하게 나타난다.

주의집중력이란 정보처리를 할 수 있도록 특정정보를 선택하고 의식속에 유지시키는 능력인데 이는 선택적 주의(selective attention)와 분배적 주의하는 선택적인 집중에서의 능력은 떨어져 노인은 여러 가지 일을 동시에 처리 하는 능력에서 어려움을 보인다.

지적인 기능에 감퇴가 나타나는데 언어성 지능은 연령이 증가해도 비교적 안정되어 있으나 비언어적인 시공간적 기술에 의존하는 동작성 지능은 감퇴한다. 사회화 과정에서 획득된 결정화된 핵심능력이나 지식은 나이에 따라 변화하지 않지만 새로운 문제를 해결하는데 사용되는 유동적인 능력이나 지식은 늙어감에 따라 감소하는 경향이 있다. 또한 질병과 병리가 지적기능에 영향을 미치는데 심장질환이나 치매와 같은 신체적인 병리가 있는 사람은 인지 수행능력이 감소하지만, 우울증과 같은 기능성 질환에서는 감소하지 않는다.

이러한 인지기능에 영향을 주는 인자들에는 감각기능의 저하로서 시력저하와 청력저하가 흔하다. 불면, 과수면, 이상수면, 렘수면 장애와 같은 수면장애는 집중력과 기억력 저하를 초래하며, 비타민 결핍(비타민 B12, 엽산)이나 알코올로 인한 이차적인 비타민 결핍도 인지기능의 저하를 초래한다. 또한 심혈관 질환, 내분비질환, 뇌혈관질환, 우울중 및 여러 가지 약물의 사용 등도 인지기능의 저하를 초래하는 요인이라 할 수 있다.

제3절 노화 및 만성질환에 따른 헬스케어 방법

1. 관절염(Arthritis)

1.1 개요

관절염은 몸 전체의 결합 조직과 관절의 통증을 일으키는 질환이다. arthritis는 그리스어로 anthron(관절)과 itis(염증)을 합친 용어이다. 골관절염은 국소적인 관절에 점진적인 연골의 소실 및 관련된 2차적인 변화와 증상을 동반하는 질환이다. 예전에는 노화현상의 일부분으로 생각하여 퇴행성 관절질환(degenerative joint disease; DJD)이라고 불렀지만 최근에 단순 단순노화현상뿐만 아니라 연골의 다른 변화가 동반되는 질환으로 밝혀짐에 따라 골관절염(osteoarthritis; OA)이라고도 부른다.

류마티스관절염(rhumatoid arthritis; RA)은 만성, 전신성, 염증질환으로 대칭성, 다발성의 관절염과 이에 따른 관절의 손상 및 변형이 생기는 질환이다. 류마티스관절염의 경과는 매우 다양하나 대부분의 환자는 증상이 좋아졌다 나빠지는 경우를 반복한다. 약 15% 정도는 한번 앓은 후 재발이 없이 완치되는 경우도 있다. 그러나 류마티스관절염의 치료를 받지 않았을 경우 경과가 불량하여 관절 기능의 장애를 보이고, 더 오래되면 관절 기능의 장애로 인하여 일상생활에 지장을 받게 된다. 류마티스관절염은 크게 4단계로 진행된다<그림 Ⅱ-1-1> 류마티스관절염은 남성보다 여성에서 3배 정도 많이 발생하며, 대개 20~40대에 발생하여 60대에 가장 많은 환자가 있는 것으로 알려져 있다.

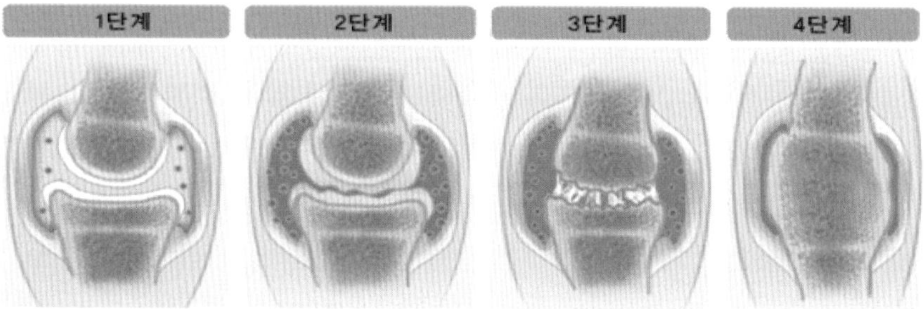

1단계 활막 염증 초기 - 활막 부종 및 과잉 증식

2단계 판누스(pannus)가 연골을 파괴
- 비정상적으로 증식된 판누스(주황색 부분)가 연골을 침범하여 연골, 뼈를 파괴, 관절 변형
- 염증세포와 활막세포에서 유리된 매개물질에 의한 골파괴작용으로 골다공증이 나타날 수 있음.

3단계 섬유(fibrous ankylosis)연골이 파괴되고 섬유질의 pannus가 두 뼈를 연결해 버려 관절의 움직임이 제한됨.

4단계 골성 강직(bony ankylosis)
- 완전히 골화되어 움직일 수 없게되고, 골다공증은 계속 진행됨.

〈그림 Ⅱ-1-1〉 류마티스관절염의 진행단계

1.2 원인

골관절염 발생의 위험인자로는 나이와 성별이 가장 중요하며, 과체중이나, 직업적인 반복스트레스, 선천적인 형태이상과 염증성 관절질환 등이 있다. 또한 인종에 따라서 발생부위가 서로 다른 특징이 있다. 나이가 증가함에 따라 발병률이 증가하고, 55세 이하에서는 남녀발생비율이 비슷하며, 나이가 많을수록 여성에게서 더 많이 발병한다. 관절염은 발생 원인에 따라 일차성 또는 특발성 관절염과 이차성 관절염으로 분류된다. 일차성은 특별한 기질적 원인이 없는 경우를 말하며 생활하면서 위험요소에 노출되었을 때 발생한다. 이차성은 원인이 확실하게 증명되는 외상, 선천적기형, 생화학적 이상이 동반된 경우를 말한다. 그러나 일차성으로 진단되었음에도 원인을 밝히지 못하는 경우가 있을 수 있으며, 그 원인에 노출되어도 모든 사람이 관절염으로 진행되는 것은 아니다.

류마티스관절염의 경우, 원인은 정확하게 밝혀져 있지 않지만, 크게 면역체계의 기능부전과 세균성 감염의 유리를 일으키는 바이러스 또는 세균에 의해 발생한 것으로 논의되고 있다. 즉, 전자의 경우 면역체계의 기능부전은 변형된 세포조절 면역기능과 불완전한 T-림프구(T-lymphocyte)가 자동면역반응을 일으키는 것으로 밝혀지고 있으며, 환자들의 80% 정도가 혈청에서 자가항체인 류마티스성 인자가 검출된다. 또한 심한 과로, 만성적인 대사장애, 비타민 결핍, 연쇄상구균의 감염, 심한 영양실조, 호르몬의 부조화, 정신적인 스트레스, 전신적 쇠약, 추위에 과다노출 등이 포함되며 유전인자가 발병에 잠재적인 영향을 미치는 것으로 언급되고 있다.

1.3 증상

골관절염의 증상은 천천히 시작하며 움직임과 함께 경미한 통증을 보인다. 통증은 과도하게 사용한 후나 장기간 움직이지 않은 후에 자주 느낀다. 관절의 움직임은 가능하지만 뻣뻣해진다. 관절을 움직이지 않는 경우 주변 근육이 약해져 협응운동이 떨어진다. 골관절염은 모든 관절에 영향을 미칠 수 있으며, 주로 엉덩관절, 무릎, 척수, 엄지발가락의 손허리발가락(metacarpophalangeal)관절 등의 체중지지 관절들에 자주 보이며, 엄지건막류(bunion)을 일으킨다. 손에서는 먼쪽손가락사이관절, 몸쪽손가락뼈사이관절, 엄지의 기저부에 있는 손목손허리뼈관절이 가장 자주 손상을 받는다. 엉덩관절과 무릎손상은 아주 심한 장애를 일으키며 관절 대치

수술이 필요할 수 있다.

손가락이나 엄지손가락 밑부분에 골식증체가 형성될 수 있으며, 뼈곁돌기체(osteophyte)는 딱딱하지만 전반적으로 아프지는 않다. 이것은 일반적으로 먼쪽손가락사이관절(distal interphalangeal)에서 관찰될 경우 헤버르덴결절(Heberden's node), 몸쪽손가락뼈사이관절에서 관찰될 경우 부샤르결절(Bouchard's node)이라 한다< 그림Ⅱ-1-2>. 엄지손가락의 손목손허리뼈(carpometacarpal)관절에 생길 수도 있다. 이 관절은 움직임이 많고 집기 활동 동안 스트레스를 받기 쉽다. 일반적 증상은 움직임과 함께 생기는 통증이다. 엄지가 손 기능의 45%를 차지하기 때문에 환자들은 활동에 많은 제한이 있다. 질병이 진행될수록 골증식체가 형성되고, 관절이 부분탈구되어 관절이 사각 모양으로 변한다.

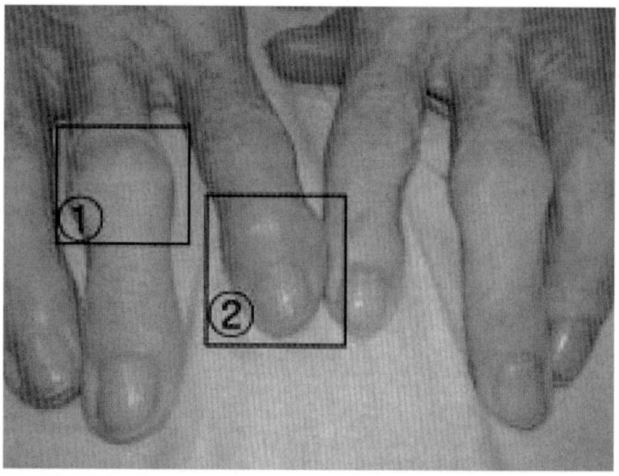

① 부샤르결절 ② 헤버르덴결절

〈그림 Ⅱ-1-2〉 손가락 기형

류마티스관절염은 크게 관절 증상과 관절 외 증상으로 나타날 수 있다. 류마티스관절염의 관절 증상은 매우 다양하나, 보통 수 주나 수개월에 걸쳐 관절과 근육에 통증과 경직 증상이 서서히 나타나게 된다. 이런 증상은 주로 손가락과 손목의 관절에 많이 생기며 팔꿈치, 어깨, 무릎, 발가락과 발목의 관절에도 잘 생긴다. 보통 3~4개의 관절이 동시에 아프기 시작하며, 오른쪽과 왼쪽 모두에 동시 발생한다. 처음에는 날씨가 흐리거나, 비오는 날에만 악화되다가 시간이 갈수록 통증이 더 심해지고 관절이 붓기 시작한다. 목뼈에도 관절염이 발생되어 뒷목이 뻣뻣하고, 목을 움직일 때 아프고, 뒷머리가 아픈 경우도 생긴다. 심한 경우에는 목뼈가 탈골되어 척수 신경을 눌러 팔, 다리가 저리고, 마비되고, 심함 통증이 발생되는 경우가 있는데 이런 경우에는 수술로 목뼈를 고정시켜야 한다.

류마티스관절염에서는 특징적으로 아침강직이란 현상이 생긴다. 즉, 아침에 깨어나서부터 손가락이나 손목을 비롯한 관절이 뻣뻣하게 굳는 현상이다. 손가락 마디가 뻣뻣해지고 손이 부어서 손을 쥐었다 폈다를 잘 못하게 되는 현상이 일어난다. 그래서 아침에 도저히 일어나기가 함든 경우가 많다고 호소한다. 이 현상은 보통 아침에 1시간 이상 지속되고 질환이 악화될수록 지속시간이 길어져서 질환의 활성도와 관련이 있다. 시간이 지나면서 통증과 경직이 심해져서 관절기능의 손상을 가져오면 일상생활에 어려움을 갖게 된다. 류마티스관절염이 지속되어 손가락 관절기능의 악화를 일으키면 백조 목 변형(swan neck deformity)과 단추모양 변형(boutonniere deformity)과 같이 류마티스관절염의 특징적인 손가락 변형이 발생된다(<그림Ⅱ-1-3>). 또한 관절에 근접한 손가락 힘줄집(tendon sheath)에 염증이 생겨서 손가락을 움직일 때마다 딱딱 부딪치는 현상이 일어나고 통증이 발생되는 방아쇠 손가락(trigger finger)도 발생될 수 있다.

무릎의 윤활막에 염증이 생겨 만지면 아프고, 붉게 붓고, 무릎에 열이 발생된다. 좀 더 진행되면 무릎의 운동 기능이 떨어져서 무릎을 완전 폄 또는 굽힘할 수 없게 된다. 또한 통증으로 인해 장기간 운동을 못하게 되면 넙다리네갈래근과 종아리 근력이 약해져 보행을 정상적으로 할 수 없다. 발가락 마디에 통증과 발열이 일어나고 더 진행되면 발가락이 밖으로 휘거나(hallux valgus), 발가락이 위로 올라가거나, 셋째 발가락이 엄지발가락 위에 업히는 등의 발가락 기형이 나타난다. 엄지발가락의 중간 마디가 부어서 안쪽으로 튀어나와(bunion) 신발 신기가 거북하게 되거나, 걸을 때 통증이 발생될 수 있다(<그림 Ⅱ-1-4>).

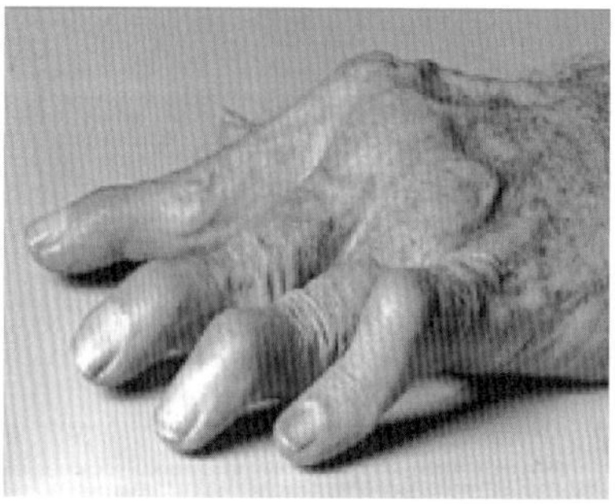 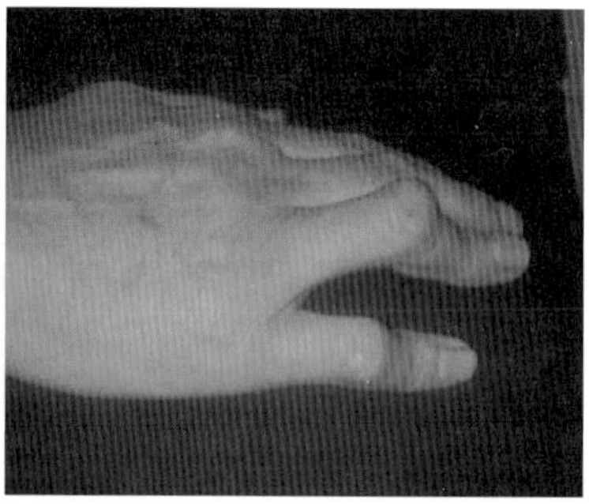

〈그림Ⅱ-1-3〉 백조 목 변형(왼쪽), 단추 모양 변형(오른쪽)

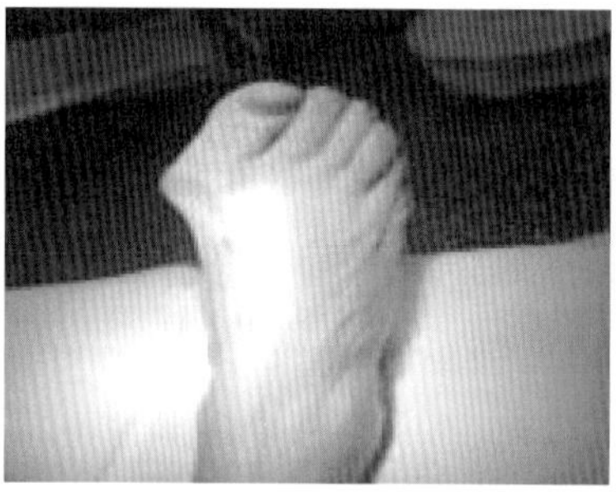 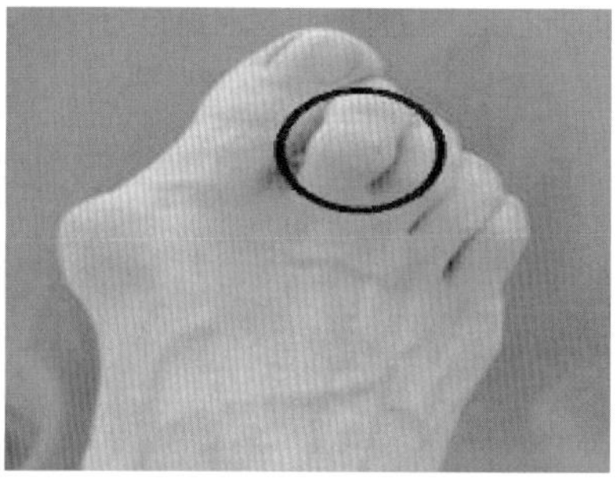

〈그림Ⅱ-1-4〉 엄지발가락가쪽휨증(왼쪽), 망치발가락(오른쪽)

류마티스관절염은 전신 질환이므로 발병초기에 피로, 식욕부진, 전신 쇠약, 가벼운 근육통이 나타난다. 이런 증상은 수주에서 수개월 지속된다. 그 후 점차적으로 본격적인 관절통이 발생되기 시작한다. 일부의 환자에서는 발열, 림프선 종대 등의 증상이 나타나기도 한다. 호흡기계 증상으로는 류마티스흉막염, 간질성 폐 섬유화, 결절성 폐질환, 모세 기관지염, 폐혈관염, 소기도질환 등의 다양한 폐 합병증이 나타날 수 있다. 심혈관계 증상으로는 심낭염, 심근염, 부정맥, 관상동맥질환, 말초 혈관염, 말초 신경염 등의 합병증이 나타나 호흡곤란, 부종, 피부 괴사, 신경통 등이 여러 증상을 유발할 수 있다.

류마티스 결절은 피부에 딱딱한 결절이 주로 뒤꿈치의 아킬레스힘줄, 팔꿈치, 뒷머리 등에 콩알만한 크기부터 크게는 계란만하게 다양한 사이즈의 류마토이드 결절이 발생될 수 있다. 드물게는 폐, 늑막, 뇌막에도 발생될 수 있다. 류마티스관절염 환자의 약 20~25%에서 나타나고 류마티스 인자가 양성이며 심한 관절염을 앓는 환자에가 많이 나타난다. 대부분의 경우에는 증상이 없고 류마티스과절염을 잘 치료하면 크기가 감소하거나 없어지게 된다. 기타 빈혈, 혈소판 증가증, 호산구 증가증 등과 같은 혈액학적 이상이 나타날 수 있고, 눈물샘과 침샘에 염증이 생기고 섬유화되어 눈물과 침이 마르는 안구건조증이 발생될 수 있는데 이를 이차성 쇼그렌증후군이라한다. 이에 따라 결막염, 각막염 등이 잘 생기고, 소화불량이 발생될 수 있다. 류마티스관절염에 의해 발생되는 염증 반응 물질, 통증에 의한 운동 부족, 치료 약물 등의 여러 원인에 의해 많은 환자에서 골다공증이 발생된다. 건강한 사람에 비해 면역력이 저하되어 있으므로 폐렴, 신우신염, 피부 감염 등 세균감염이 더 잘 발생된다. 특히 림프종, 백혈병 등의 발생률이 일반인에 비해 2~3배 정도 높다. 이러한 관절과 관절 외 증상을 조기에 발견하고 진단을 내려 빨리 치료하는 것이 무엇보다도 중요하다. 류마티스관절염도 고혈압이나 당뇨병처럼 조기에 진단해서 꾸준히 치료하면 합병증 없이 안락한 생활을 누릴 수 있는 질환이다.

1.4 치료

1) 골관절염

(1) 경구 약물 요법

아세트아미노펜과 경구 비스테로이드성영진통제는 중추신경계에서 COX-1과 COX-2효소를 억제하여 효과를 내며 위약에 비해 통증 감소에 있어 우수한 효과가 있다. 그러나 간독성의 위험과 위장관 및 심혈관계 합병증의 위험 때문에 가능한 적은 용량을 사용하도록 한다.

(2) 점성보충제

점성보충제는 주사하기가 수월하고, 이론적으로 무릎관절 속에 하이알유로네이트(hyaluronate)를 보충해서 통증을 감소시킬 수 있기에 무릎관절염의 보조요법으로 많이 사용되고 있다.

(3) 관절속 주사법

관절속 주사는 주로 스테로이드(corticosteroids)와 히알루론산(hyaluronic acid)을 사용한다. 스테로이드 제재를 관절속에 주입하면 수 시간 또는 수일 내에 통증과 종창이 소실되고, 관절의 운동범위도 많이 호전될 수 있다. 3개월 이하의 반복주사나, 1년에 3~4회 이상 사용은 피해야 한다. 히알루론산은 점성 보충효과와 연골 이화효소의 억제 작용이 있어, 관절속에 막형성으로 관절의 윤활, 보호 작용을 하며, TNF-α와 단백질 분해효소를 억제하며, 역으로 관절속의 히알루론산의 생성을 촉진하기도 한다. 관절속 주사로 화농성 관절염 등 이차 감염의 가능성이 높으므로 무균상태에서 조심스럽게 진행되어야 한다.

2) 류마티스관절염

류마티스관절염의 치료 약물은 항류마티스제제, 비스테로이드항염제, 진통제, 스테로이드, 생물학적 제재, 면역억제제 등으로 구분될 수 있다. 비스테로이드 항염제는 염증 매개 물질인 프로스타글란딘을 형성하지 못하게 하는 약물이고 항류마티스제는 류마티스관절염의 근본 치료를 위한 약물인데 이 약의 특징은 그 약효가 매우 늦게 나타난다는 것이다. 약효가 빠른 약물이 1달 정도 복용을 해야 그 효과가 나타나고 보통 2~3개월 후에 증상이 호전된다. 그러므로 그 사이에서 통증을 없애기 위해서는 소염제나 진통제, 스테로이드를 복용하는데 이 약물들은 위장장애, 피부발진, 신장기능 이상, 간기능 이상 등의 다양한 부작용이 있으므로 사용 시 주의가 필요하다. 또한 증상이 호전되면 이러한 소염제나 진통제, 스테로이드는 중단하는 것이 좋다. 그러나 항류마티스제제는 증상이 호전된 후에도 장기간 사용해야 질병의 진행과 재발을 막을 수 있다.

1.5 관절 보호를 위한 교육

관절 보호를 위한 교육은 보호자와 환자 모두에게 필요하므로 반드시 알고 있어야 한다. 일상생활에서 매일 하는 일, 즉 개인적인 위생관리, 자기관리, 직장생활,

집안관리, 사회적 및 레크레이션 활동을 할 수 있는 양만큼 나누어 실시하는 방법을 사용한다. 피로를 쉽게 느끼거나 호흡이 짧을 경우, 자신 관절과 심장의 상태에 적절하게 활동을 나누어서 실시한다. 작업시기와 바이오리듬은 개인에 따라 다르므로 질환과 환자에 따른 특성을 고려하여 작업을 계획해야 한다. 류마티스관절염 환자는 아침시간은 가능한 피하고 준비운동 후에 작업하고 일상생활동작에서 에너지를 모두 소비하면 직장에서 일을 할 수 없으므로 융통성 있게 일을 분배한다. 일을 해야만 하는 경우에는 개인의 특성에 따라 에너지가 가장 많을 때 활동해야 하고 무엇을 어떻게 해야 하는지 계획하여 수행하게 한다.

관절 보호는 일상생활에서 관절에 무리가지 않도록 하여 통증을 감소시키고, 에너지 보존과 관절 구조를 잘 유지시켜 관절의 손상이나 기형을 막아 최상의 관절 상태를 유지하는데 필요하다. 관절 보호를 위한 몇 가지 원칙이 있다. 근력과 관절 가동범위를 계속 유지하고 변형과 기형적 스트레스를 주는 자세를 피하고 해부학적인 자세나 기능적인 자세를 취한다. 관절에 무리가 되는 활동은 피하거나 변경한다. 가장 안전하고 기능적인 해부학적 자세로 각각의 관절을 사용한다. 작은 관절보다는 큰 관절을 사용한다. 가능한 자세를 자주 변경하여 관절의 지속적인 압박으로 인한 과도한 스트레스를 피한다. 관절을 혹사시키거나 당장에 멈추지 못하는 활동은 하지 말아야 한다. 인체가 느끼는 통증에 반응해야 하며 체중을 관리한다. 가볍고 깔창이 단단하며 굽이 낮은 신발을 선택한다. 만약에 슬리퍼와 같이 부드러운 신발을 신고 싶다면 의사와 상담 후 사용한다. 작업대의 높이를 적절하게 유지하고 작업 시에 허리를 굽히지 않고, 가능한 한 앉은 자세에서 작업을 하도록 하여 관절에 부담을 줄인다.

1.6 관절염을 위한 운동 프로그램

1) 무릎관절염 운동 프로그램

무릎 폄근의 강화 (열린 사슬)	무릎 폄근의 강화 (닫힌사슬)
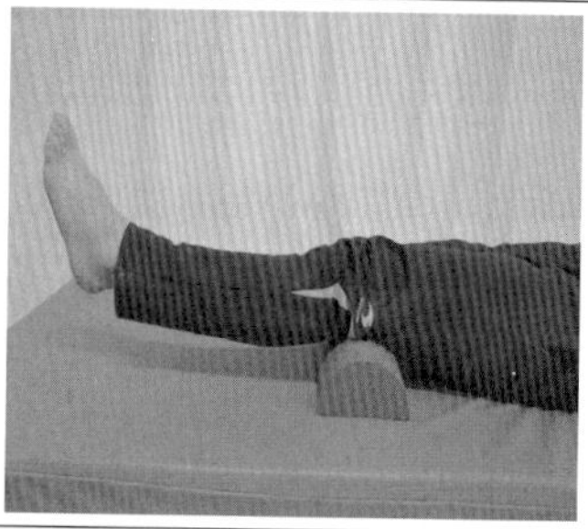	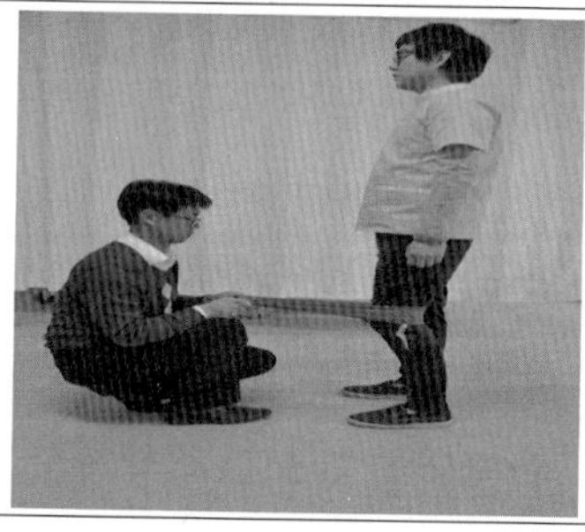

무릎 폄근의 강화(닫힌 사슬)	무릎 굽힘근의 강화(열린 사슬)
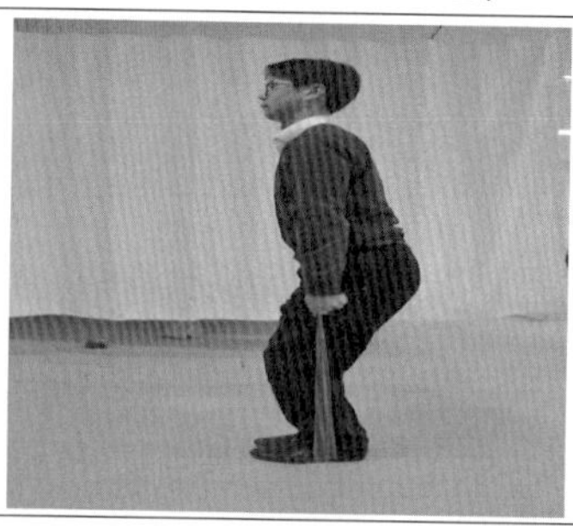	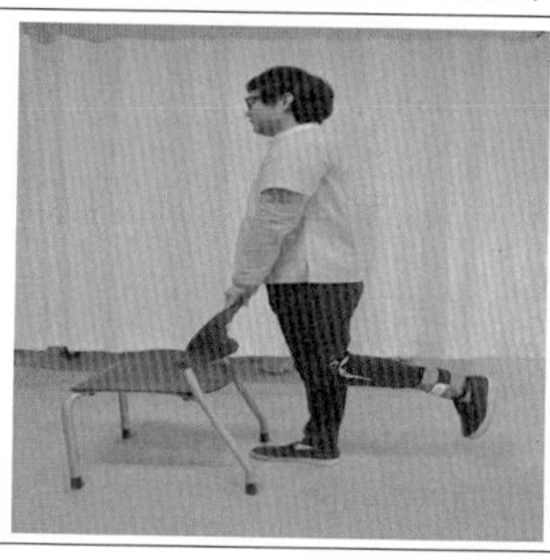

2) 손가락 류마티스관절염

손가락 내재근의 스트레칭	엄지 맞섬근 강화
-운동자세- 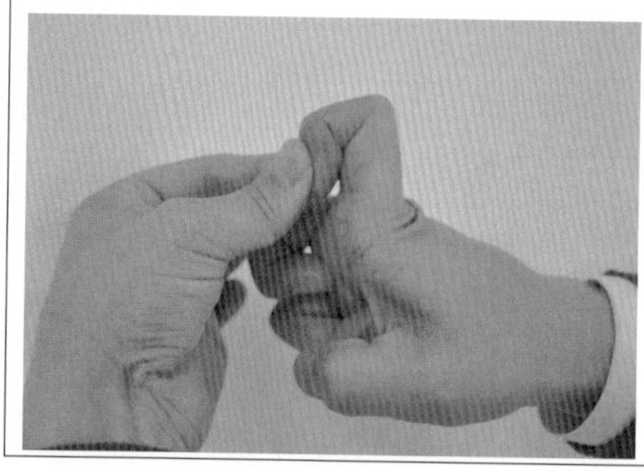	-운동자세- 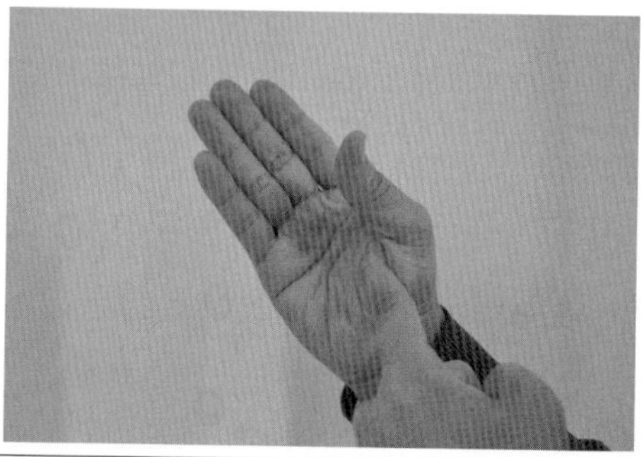

손가락 건 활주 운동 순서

(1 단계)

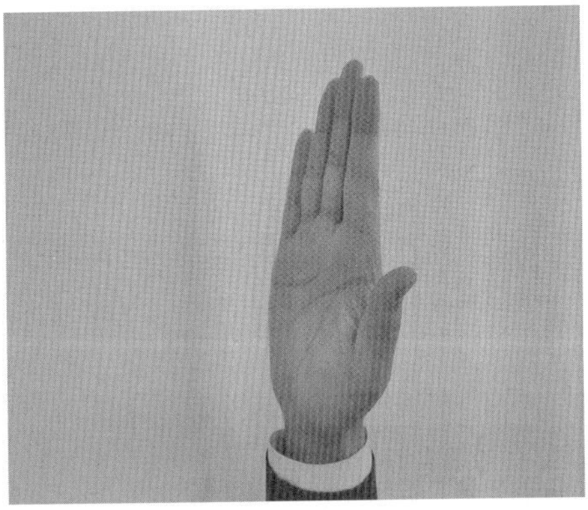

(2 단계)

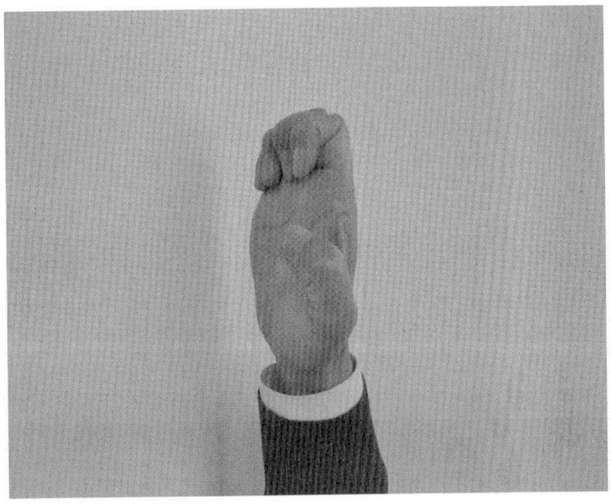

(3 단계)

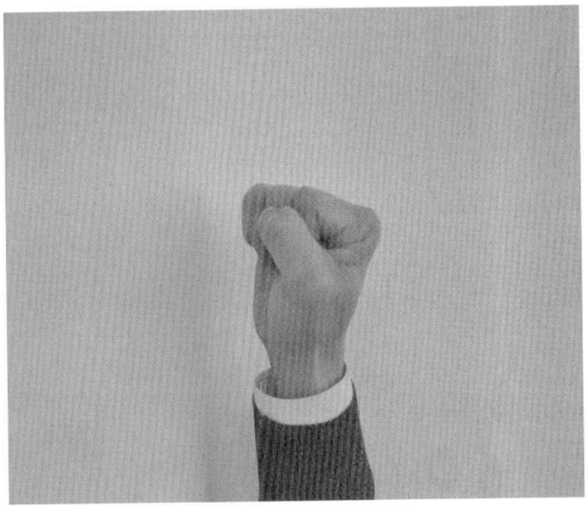

(4 단계)

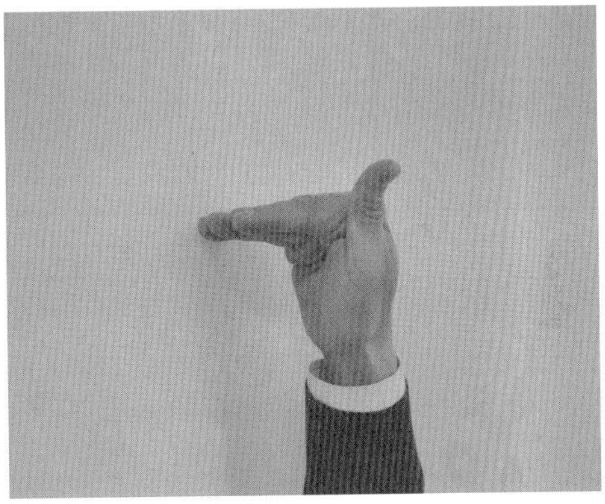

(5 단계)

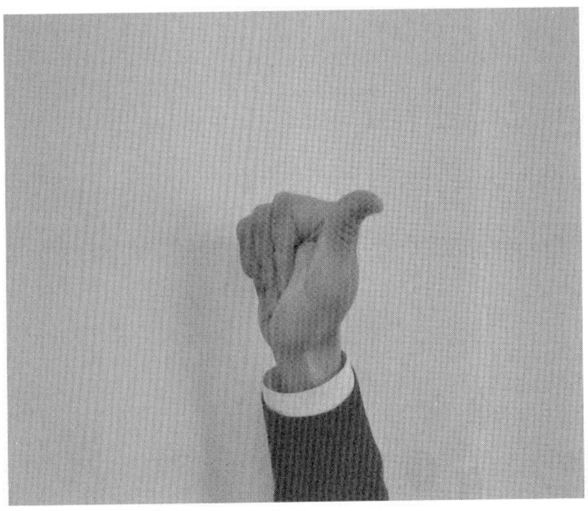

1.7 골다공증(Osteoporosis)

1) 개요

골다공증은 뼈가 약해져서 골절이 쉽게 발생되는 질환이다. 정상적인 뼈는 칼슘이 풍부하게 있어서 단단함을 유지하고 있으나, 여러 가지 원인에 의해 뼈에서 칼슘이 빠져나게 되면 뼈가 약해지고 골다공증이 생기게 된다(<그림 Ⅱ-1-5>). 골다공증이 있으면 정상에서는 골절이 이러나지 않을 정도의 약한 충격이나 넘어짐에 의해서도 골절이 생길 수 있다.

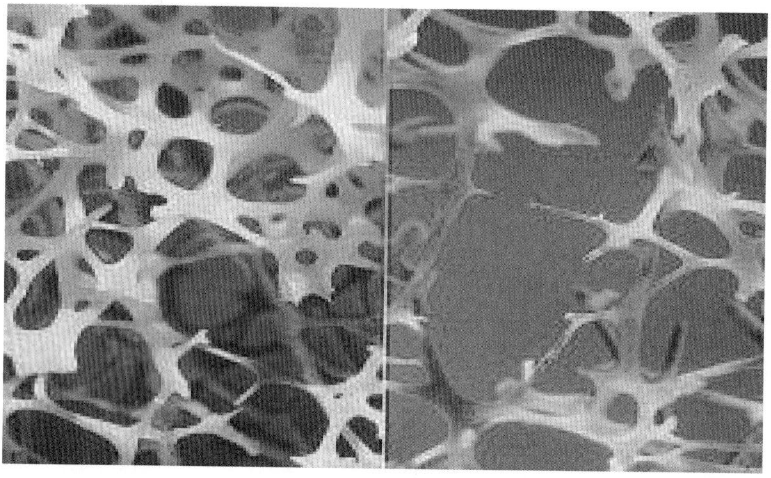

〈그림Ⅱ-1-5〉 정상(왼쪽)과 골다공증(오른쪽)의 골조직

2) 원인

젊었을 때의 최대 뼈량과 나이에 따른 뼈량의 감소량에 의해서 골다공증의 발생이 결정된다. 잘 알려진 위험 원인으로 폐경, 45세 이전의 조기 폐경, 작은 체격, 골다공증의 가족력, 작은 충격에도 골절이 생겼던 병력, 류마티스관절염, 간경화, 신부전 등과 같은 만성 염증성 질환, 스테로이드, 헤파린, 항경련제과 같은 뼈량을 감소시키는 약물, 칼슘 섭취량 부족 규칙적인 운동 부족, 흡연 및 과도한 음주 등이 있다. 커피나 콜라 등에 포함된 카페인도 장에서 칼슘의 흡수를 억제하여 골다공증을 악화시킬 수 있다.

3) 증상

골다공증의 초기에는 아무런 증상도 나타나지 않는다. 그래서 골다공증이 있는 환자들은 골절이 생기기 전까지 자신이 골다공증이 있다는 사실을 모르는 경우가 많다. 골다공증이 많이 진행된 후에는 작은 충격에도 골절이 유발되며, 가장 흔한 증상은 척추 골절로 인한 만성 요통이다. 척추 골절은 증상이 없을 수도 있으나, 수년간 척추 골절이 반복적으로 일어나게 되면 척추의 길이가 줄어들어 키가 작아지고, 척추가 휘어지게 되어 등이 굽어지게 된다(<그림 Ⅱ-1-6>). 척추이외의 골절은 부위에 따라 심한 통증을 동반한다. 골절을 일으키는 손상은 상대적으로 경미할 수도 있다. 충격이 없이 정상 활동 중에 골절이 발생했을 때 이것을 스트레스 골절이라고 한다. 골다공증 환자는 걸을 때 발목에 스트레스 골절이 생길 수 있다. 넘어지거나 약한 충격에 의해 손목이나 엉덩관절에 골절이 생길 수 있다. 특히 노인의 경우 넘어진 이후 엉덩관절 골절이 많은데, 이 경우 수술이 필요하게 되며 수술 자체 및 여러 합병증 등으로 사망률이 높다.

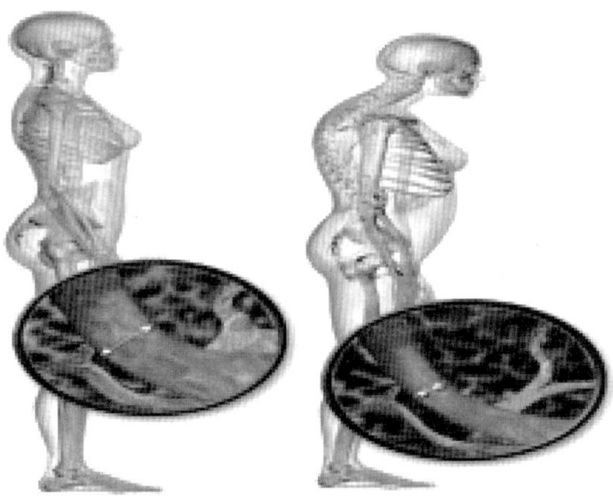

〈그림 Ⅱ-1-6〉 골다공증의 비정상적인 척추 정렬: 척추뒤굽음증

4) 진단

일반X선 검사는 뼈의 골절을 진단하는 데는 유용하지만 골다공증을 진단하기에는 부정확한 검사다. X선 검사는 최소한 30% 이상의 뼈량이 감소한 심한 골다공

증만을 진단할 수 있다. 뼈량을 측정하는 데 가장 정확한 방법은 이중에너지 X선 흡수계측법(dual energy X-ray absorptiometry; DEXA)이다. DEXA는 비교적 정확하여 1~2%의 뼈량의 감소도 측정할 수 있다. 일반적으로 엉덩관절과 척추골의 뼈량을 측정하며, 검사시간이 5~10분 정도밖에 걸리지 않는 장점이 있다.

5) 치료

골다공증의 치료에서 중요한 점은 뼈량증가와 골절예방이다. 크게 치료는 보존치료와 비보존적 치료로 나누어진다. 보존적 치료로 골다공증을 예방하기 위해서는 평상시에 칼슘의 섭취를 충분히 하고, 적당한 운동을 하는 것이 가장 중요하다. 운동은 뼈량 감소를 줄이고 새로운 뼈형성에 자극을 줄 수 있다. 또한 뼈의 신진대사를 나쁘게 하는 술과 담배를 끊도록 해야 한다. 카페인이 많이 함유된 커피, 콜라 등을 피하는 것도 뼈량의 감소를 줄일 수 있다. 다음으로 중요한 것은 골절의 예방이다. 규칙적인 운동은 뼈밀도를 증가시킬 뿐만 아니라 민첩성, 근력, 그리고 지구력을 증가시켜 골절 사고를 줄일 수 있다. 운동은 적어도 일주일에 2~3번씩, 30분 이상 실시해야 한다. 관절염이 있는 환자는 관절을 보호하면서 운동을 하는 것이 중요하다. 노인은 넘어지지 않는 것이 매우 중요하다. 나이가 들수록 근력이 약화되고 시력도 감소되므로 잘 넘어지게 되고, 이미 골다공증이 있는 경우에 쉽게 골절이 일어날 수 있기 때문이다. 또한 일생동안 적당한 칼슘과 비타민을 섭취하고 가능하면 뼈를 약화시키는 약물을 피한다.

비보존적 치료로 폐경이후 급속한 뼈량감소를 줄일 수 있도록 에스트로겐을 복용하는 것이다. 하지만 장기간 사용하는 경우에 유방암, 정맥혈전증, 또는 뇌졸중 등의 발생이 증가한다는 보고가 있어 주의를 기울이고 사용해야 한다. 이러한 여성호르몬의 부작용을 없애고 뼈밀도를 증가시키기 위해 개발된 약제가 주로 임상에서 많이 사용된다. 칼시토닌은 뼈밀도를 증가시키고 골절로 인한 통증을 감소시키는 것으로 알려져 있다. 비타민D 보충은 야외 활동이 적은 노인들에게 필수적이다. 왜냐하면 충분한 햇빛을 받지 못하면 비타민D가 결핍되어 골다공증이 악화되기 때문이다.

6) 운동치료적 중재

골다공증의 대표적인 노인 근골격계 변화는 척추뒤굽음증(kyphosis)으로 흉추뼈가 비정상적으로 뒤로 돌출된 상태를 말한다. 척추뒤굽음증을 예방 및 치료하기 위해 테이핑, 척추보조기, 그리고 엎드린 자세에서 흉추들기 운동 등이 있다(<그림 Ⅱ-1-7, Ⅱ-1-8>).

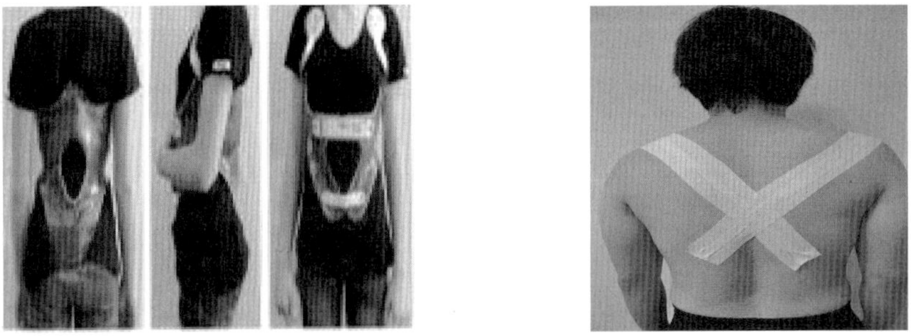

〈그림 Ⅱ-1-7〉 척추 후만증을 위한 척추보조기 및 테이핑

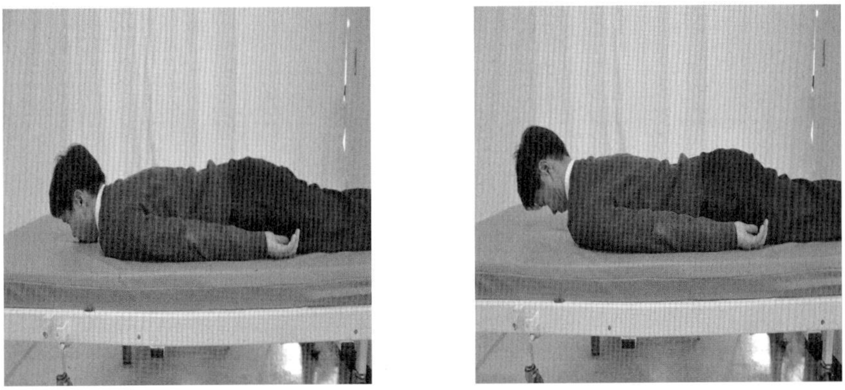

시작자세 운동자세

〈그림 Ⅱ-1-8〉 골다공증 환자를 위한 흉추들기 운동

1.8 뇌졸중(Cerebral Vascular Accident : CVA)

1) 개요

뇌졸중(Cerebral Vascular Accident : CVA)은 색전, 혈전 또는 뇌혈관 출혈에 의한 폐쇄로 손상 받은 혈관에 의하여 정상적으로 관류되던 뇌조직의 혈관에 혈액 공급이 원활하지 않아 허혈(ischemia)을 특징으로 하는 뇌의 비정상적인 상태로 인하여 뇌기능이 상실되는 신경학적으로 복합적인 기능장애를 갖는다. 손상된 뇌반구의 반대쪽에 팔과 다리, 몸통, 때로는 얼굴과 입 구조를 포함하는 신체의 한쪽에 편마비 또는 양측마비증세를 일으키는 상위운동 신경기능 장애로 나타난다. 좌측 좌반구은 우측 편마비를, 우측 뇌반구 손상은 좌측 편마비를 일으킨다. 주요 증상으로는 마비, 허약, 감각의 변화, 언어장애, 실어증, 감정장애가 올 수 있으며, 사망할 수도 있다.

2) 원인

뇌졸중의 원인에 따른 분류는 크게 출혈성 뇌졸중(hemorrhage stroke)과 허혈성 뇌졸중(ischemic stroke)으로 나누어지며, 출혈성 뇌졸중은 약 16~20%, 허혈성 뇌졸중은 약 80~84%로 출혈성 뇌졸중이 허혈성 뇌졸중보다 훨씬 적게 발생한다.

(1) 출혈성 뇌졸중

가. 뇌내출혈(intracerebral hemorrhage, ICH)

뇌내출혈은 뇌출혈 중 뇌 실질내에 일어나는 출혈을 말한다. 뇌출혈에는 뇌동맥류, 뇌동정맥기형이나 혈관종, 뇌종양, 출혈성 소인, 두부외상 등의 출혈 원인이 확실한 것과 고혈압을 기반으로 하는 고혈압성 뇌출혈(hypertensive intracerebral hemorrhage), 확실한 원인이나 기초 질환이 불분명한 특발성 뇌출혈 등이 있다. 주요 원인으로는 고혈압이 최대 인자로써 출혈은 수면 시보다 활동 중에 많이 발병된다. 보통 6시간이 지나면 출혈이 멈추는데 허혈성 뇌졸중보다 혼수상태와 사망률이 높고 증상의 회복도 더 오래 지체된다.

나. 뇌거미막밑 출혈(subarachnoid hemorrhage, SAH)

사람의 뇌를 싸고 있는 막 중의 하나인 거미막과 가장 안쪽에 있는 연막사이의 공간을 거미막밑 공간으로 뇌의 혈액을 공급하는 대부분의 큰 혈관이 지나다니는 통로가 되며, 뇌척수액이 통하는 공간이 된다. 어떤 원인에 의해 이 거미막밑 공간에 출혈이 일어나는 것을 뇌거미막밑 출혈이라고 한다. 주요 원인으로는 주머니 꽈리(낭상동 맥류, saccular aneurysm) 파열에 기인하는 것이며, 그 외 뇌동정맥 기형, 고혈압성 뇌내출혈, 뇌종양 및 혈관염으로 인한 출혈 등으로 특히, 뇌바닥부 또는 윌리스고리(circle of Willis)에 생긴 주머니 꽈리 파열이 흔하다.

(2) 허혈성 뇌졸중(ischemic stroke)

가. 혈전증(thrombosis)

뇌에 공급되어지는 동맥들 중 하나에 동맥경화증이 심하게 나타나 혈관 내벽이 상했거나 좁아진 상태에서 혈관 내에서 혈액이 응고되어 형성된 혈괴나 혈전이 혈관 내부를 막아 혈액 공급이 차단되어 혈액순환 장애가 나타난 것이다. 주요 원인으로는 동맥경화성 뇌혈관 질환, 특히 죽상동맥경화증(atherosclerosis)에 의해 보여지며, 발병 시기는 주로 활동을 하지 않거나 잠을 자고 있을 때 발생한다.

나. 색전증(embolism)

색전증의 원인 중 90%는 혈전에 의해 발생되는데 혈관내 덩어리 형태, 주로 심장의 내막에 붙어 있던 혈전성 물질의 일부가 떨어져 나와 혈류를 따라 순환하다가 소구경의 뇌혈관을 막아 생기는 질환으로 혈전 다음으로 발생 빈도가 높다. 주요 원인으로는 심방세동을 수반하는 동맥경화증 또는 류마티즘성 심장질환에 의한 것이 가장 많고, 심근경색, 심장판막질환, 심부정맥성 혈전증과 그 외 종양, 지방, 공기 등에 의해 발생한다. 발병시기는 혈전증과는 반대로 주간활동 중에 갑작스럽게 발생하며, 발생 부위는 중대뇌동맥이 가장 많다.

다. 열공성 뇌졸중(lacunar stroke)

뇌혈관에서 아주 소량의 혈액이 빠져나와 뇌를 압박하는 경우를 말하는데 한 곳에서 발생되는 것이 아니라 여러 곳에서 발생될 수 있다. 이때 운동장애와 감각소실이 아주 약하게 나타날 수 있다.

3) 증상

가. 인지장애(cognitive dysfunction)

인지장애는 뇌졸중 환자에게 재활치료에 큰 영향을 미치는 요소 중 하나로 주로 뇌의 이마엽(frontal lobe)의 손상으로 발생하며 외부로부터 자극을 받아들이는 것에 대해 집중하고, 판단, 처리하는 능력의 장애로서 일상생활활동의 어려움이 있다. 기억(memory), 판단(judgment), 추상적 사고(abstract thinking), 순서개념(sequencing), 시작(initiation), 문제해결(problem solving)에 영향을 줄 수 있다.

나. 지각장애(perceptual dysfunction)

지각은 감각기관을 통한 자극이나 상황 등에 대해 의식하는 과정으로, 특정한 감각기관의 자극에 의존하는 감각과는 대조되는 외부의 사물이나 사상 혹은 자신의 신체내부의 상태를 인지하고 통합, 해석하는 능력이다. 뇌졸중 환장의 운동기능이 많이 회복되었다 할지라도 지각 장애는 뇌졸중 환자에게 행동 및 과제 수행에 많은 어려움을 줄 수 있다. 지각장애의 종류로는 신체도식장애(body scheme disorders), 촉각지각(tactile perception), 시야결손(visual field deficit), 편측무시(unilateral neglect), 도형-배경지각(figure-ground perception), 실인증(agnosia) 등이 있다.

다. 근긴장도의 변화(change of muscle tone)

뇌졸중에서 볼 수 있는 운동장애는 근력의 약화보다는 주동근(agonist)과 길항근(antagonist)의 근긴장도의 변화에 의해 나타난다. 초기 단계는 근육긴장저하

(hypotonus), 마비측 팔다리는 수의운동(voluntary movement) 불능, 이완성 마비(flaccid paralysis)가 나타나고 회복기가 시작되면 긴장성이 서서히 증가되면서 강직(spasticity), 집단운동패턴(mass pattern of movement) 및 수의적 운동을 하게 되면 분절운동이 나타나지 않고 공동운동패턴(synergy movement)이 나타난다. 또한 신체 일부분의 운동이 다른 부위에서 불수의적 움직임을 유발하는 연합운동(associated movement)이 나타난다.

라. 감각장애(sensory dysfunction)

감각장애는 정상적인 운동이나 균형 감각에 영향을 줌으로써 비정상적인 변화를 가져오는데 뇌졸중 환자의 53%에서 발생되어 손상된 뇌의 반대측의 얼굴 및 사지에 나타난다. 감각장애의 형태와 범위는 혈관의 손상범위에 따라 다르게 나타난다. 또한 여러 감각 중 운동장애에 영향을 미치는 것은 고유수용성감각(proprioception), 위치감각(position sense), 촉각(touch sense), 진동감각(vibration sense), 통각(pain sense)순으로 미친다.

마. 정서장애(emotional disorder)

뇌졸중의 정서적인 장애는 뇌의 우측반구에 병변이 발생한 환자에게서 더 심하게 나타나며, 환자가 가벼운 자극으로도 웃거나 우는 현상이 빠르게 보이는 병적인 웃음과 울음의 특징을 가지고 있는 정서조절곤란장애(emotional dysregulation disorder, EDD)를 겪기도 하며, 이런 환자는 감정 표현을 억제할 수가 없다. 환자는 급격한 생활의 변화로 인해 사회적 지위와 가정에서의 자신의 위치가 상실된 것처럼 생각되어 무력감·불안감·분노·수치심·좌절·우울 등을 느끼게 되고, 자신과 주위사람들에 대해 복합적인 감정을 보인다.

바. 언어장애(communication dysfunction)

실어증은 대뇌의 손상에 의해 어릴 때부터 습득한 언어의 표현이나 이해가 안되는 장애를 보이는 증세로 뇌졸중 환자의 30~36%에서 보이고 있으며, 언어중추의 대부분이 왼쪽의 대뇌반구에 위치하고 있기 때문에 우측 편마비 환자에게 주로 나타나는 경우가 많다.

실어증은 증상에 따라 감각언어상실증(감각실어증, sensory aphasis) 또는 베르니케언어상실증(Wernicke's aphasia), 운동언어상실증(운동실어증, motor aphasia), 또는 브로카언어상실증(Broca's aphasia), 완전 언어상실증(전실어증, global aphasia)으로 나누어진다.

4) 뇌졸중 환자를 위한 운동치료

가능한 빨리 운동치료를 하는 것을 원칙으로 하며 환자의 잔존 신체기능에 대한 과학적이고 명확한 환자평가 결과에 따라 잔존 신체기능을 최대화시키며, 비정상적인 자세 및 운동패턴을 조절하고 사회적·정신적 문제까지 해결해 주어 빠른 시일 내 정상적으로 사회에 복귀시키는 것이다. 뇌졸중 환자를 위한 운동치료방법으로 Bobath의 신경발달학적 치료기법(neurodevelopmental treatment: NDT)과 Kabat의 고유수용성 신경근촉진법(proprioceptive neuromuscular facilitation : PNF)이 있으며 전통적 개념의 치료법인 Rood의 치료법과 Brunnstrom의 치료법 또한 사용되고 있다.

5) 이동 훈련

가. 돌아눕기

건측 하지를 환측 하지 아래에 놓고, 환측 하지를 떠올리듯이 하여 건측으로 끌어당긴다. 다음에 건측 상지로 환측 상지를 배 위로 당기고, 환측 손을 건측으로 끌어당겨서 돌아눕는다. 이때, 환측 어깨관절에 손상이 생기지 않도록 반드시 건측을 아래로 하여 돌아눕는 것이 원칙이다. 건측 상지를 아래로 하여 일어날 때 힘을 주어서 상반신을 일으킬 수 있다(<그림 Ⅱ-1-9>).

(1 단계) (2 단계)

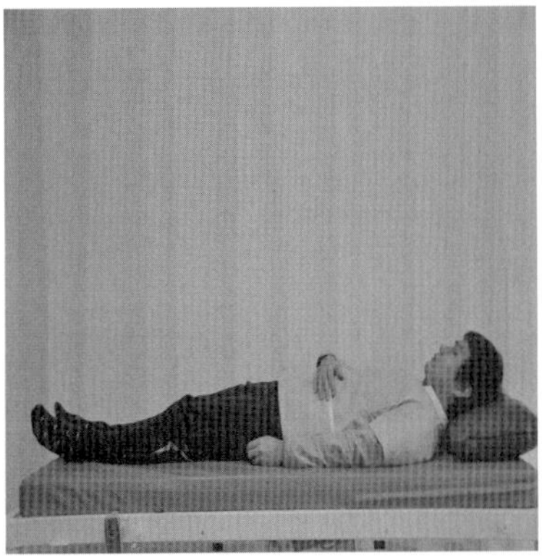

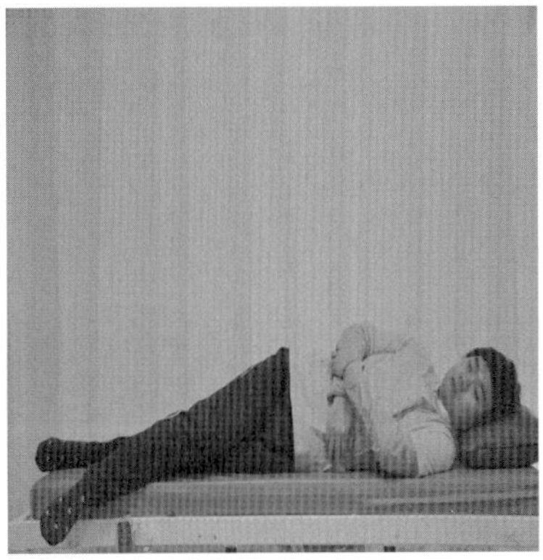

〈그림 Ⅱ-1-9〉 돌아눕기

나. 일어나 앉기

일어나기는 침대를 벗어나기 위한 동작이며, 어떠한 장애라도 가능한 조기에 훈련하는 것이 바람직하다. 건측을 아래로 하여 옆으로 눕기를 하고, 그대로 하퇴부를 침대 끝에서 내려뜨리고, 하지의 무게를 이용하여 둔부를 중심으로 건측 상지를 펴면서 일어나는 것이 가장 효율적인 방법이다(<그림 Ⅱ-1-10>).

(1 단계) (2 단계)

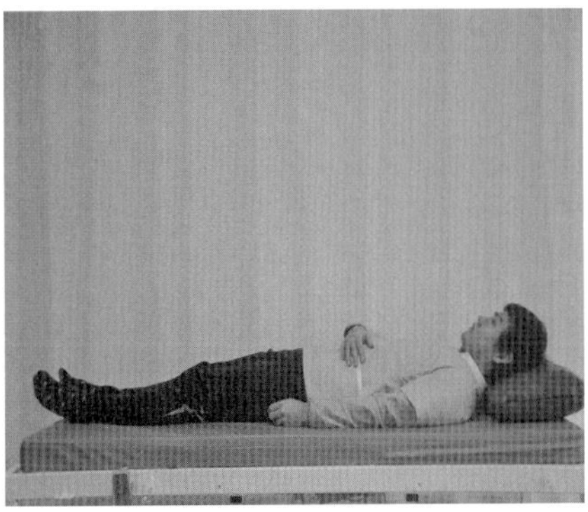

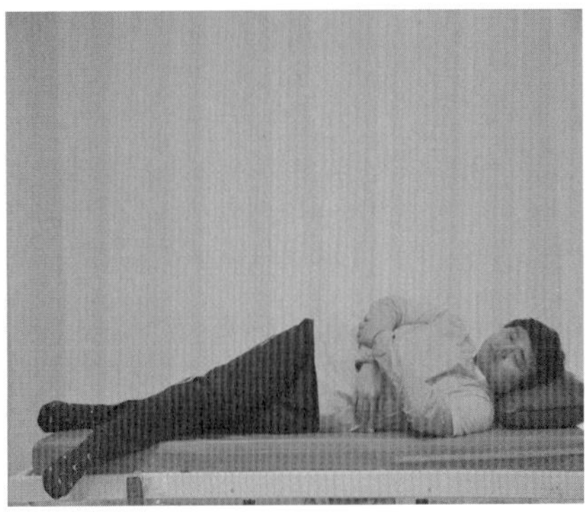

(3 단계)

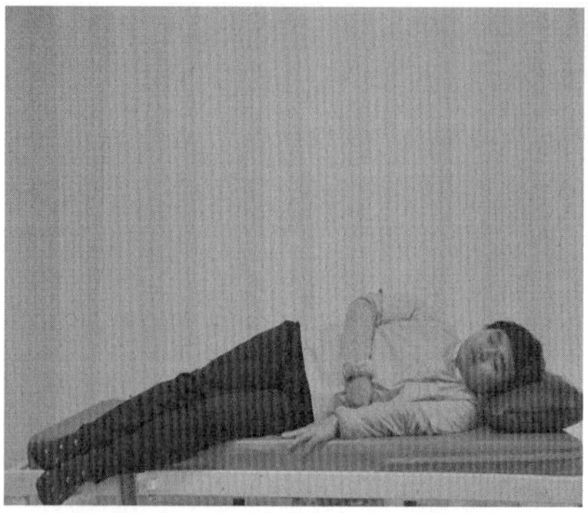

(4 단계)

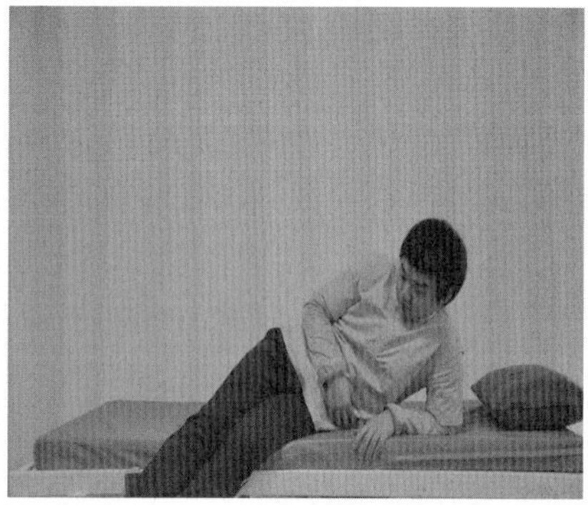

(5 단계)

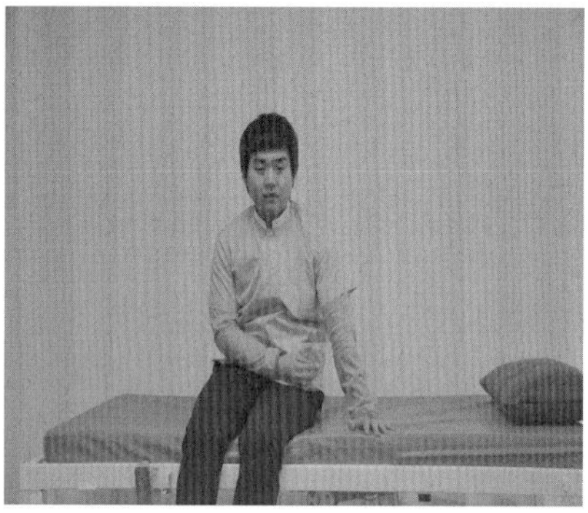

〈그림 Ⅱ-1-10〉 일어나 앉기

다. 보조자의 도움으로 침대에서 일어서기

보조할 때는 환측 무릎이 구부러지는 것과 앞으로 미끄러져 나가는 것을 방지하기 위하여 보조자의 무릎과 발을 각 부위 앞에 대고 환자에게는 건측 손으로 보조자의 어깨나 목을 잡도록하고, 무릎을 구부려 허리를 낮춘 상태에서 끌어당겨 세운다(<그림 Ⅱ-1-11>).

(1 단계)

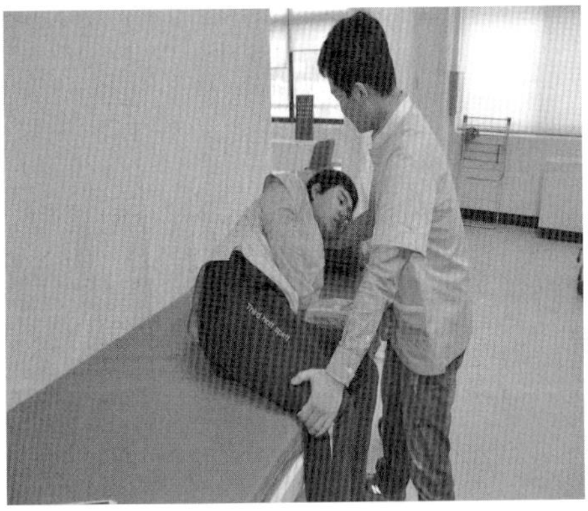

(2 단계)

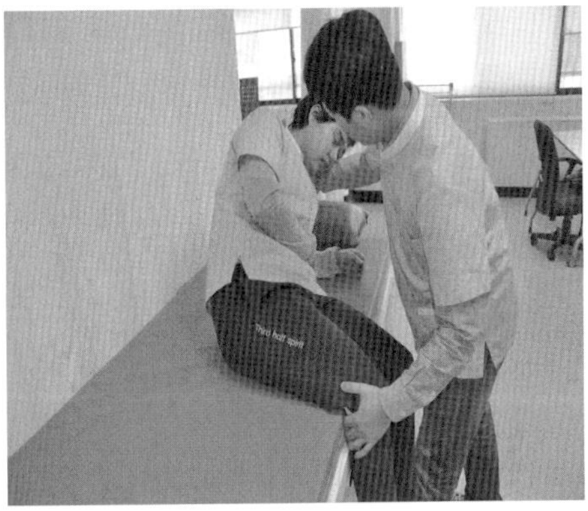

(3 단계)

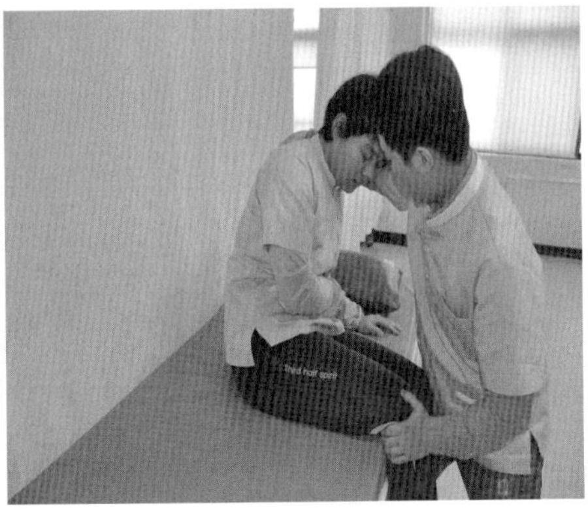

(4 단계)

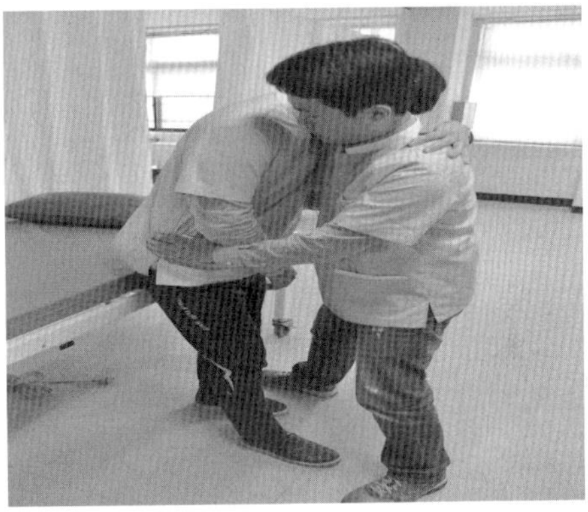

〈그림 Ⅱ-1-11〉 보조자의 도움으로 침대에서 일어서기

라. 침대에서 휠체어, 휠체어에서 침대로 이동

이동 전 휠체어 브레이크를 반드시 잠그도록 한다. 휠체어를 침대에 비스듬히 건측에 두고 건측 손으로 침대 난간이나 휠체어의 몸 가까이 있는 팔받침을 잡고서 일어선 후, 휠체어의 반대쪽 팔 받침으로 바꿔 잡고, 건측 하지를 축으로 1/4 회전시켜 휠체어로 옮겨 타는 것이 가장 간단한 방법이다. 휠체어에서 침대로의 이동은 그 반대이며, 건측부터 비스듬히 침대로 가까이 가서 팔 받침을 잡고 일어선 후, 건측 손을 침대 위에 놓고 몸을 지탱하거나 침대 난간으로 바꿔 잡고, 건측 하지를 축으로 1/4 회전시켜 옮겨 앉는다(<그림 Ⅱ-1-12, Ⅱ-1-13>).

(1 단계)

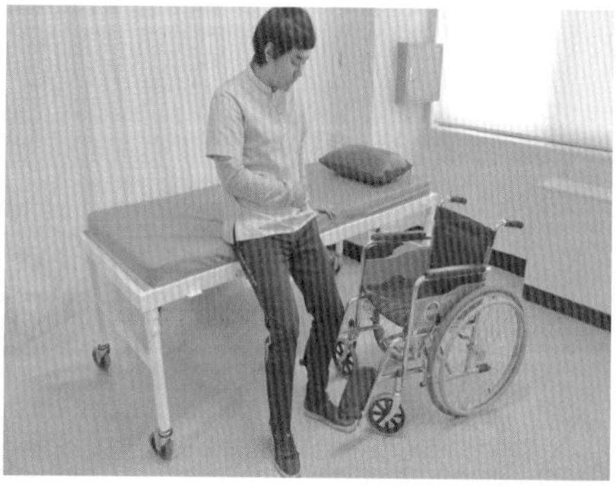

(2 단계)

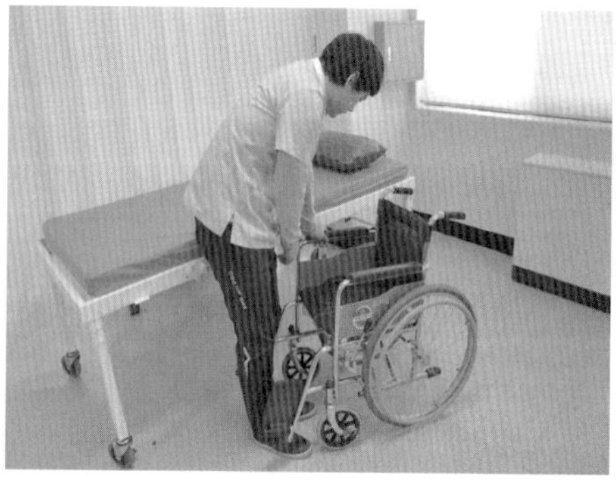

(3 단계)

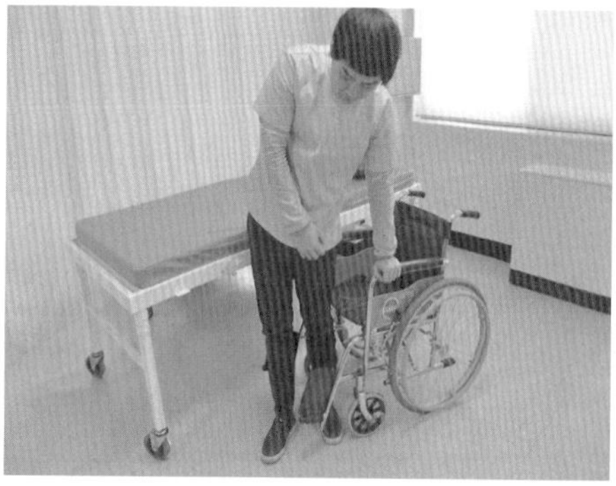

(4 단계)

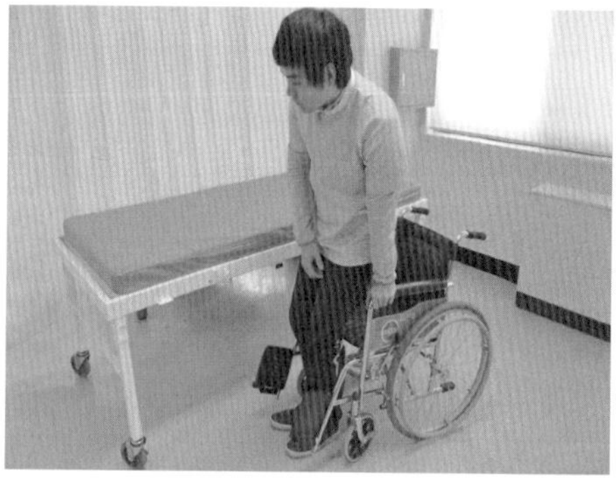

(5 단계)

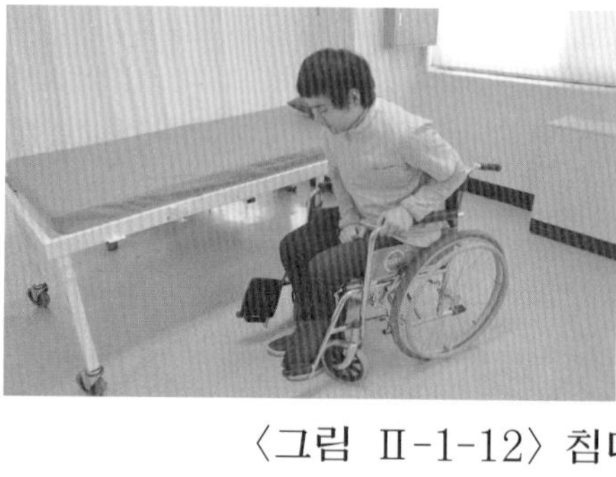

〈그림 Ⅱ-1-12〉 침대에서 휠체어로 이동

(1 단계)

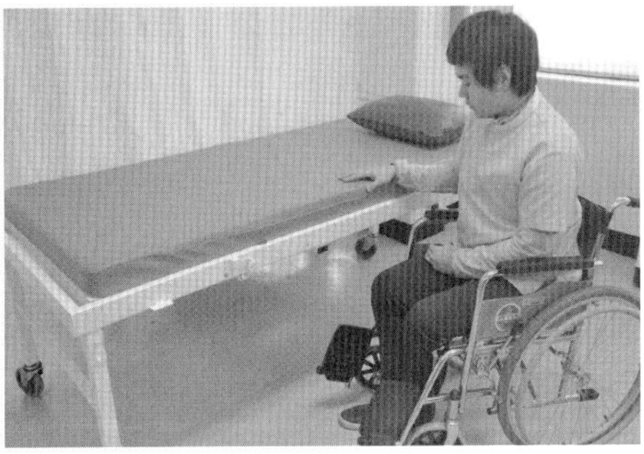

(2 단계)

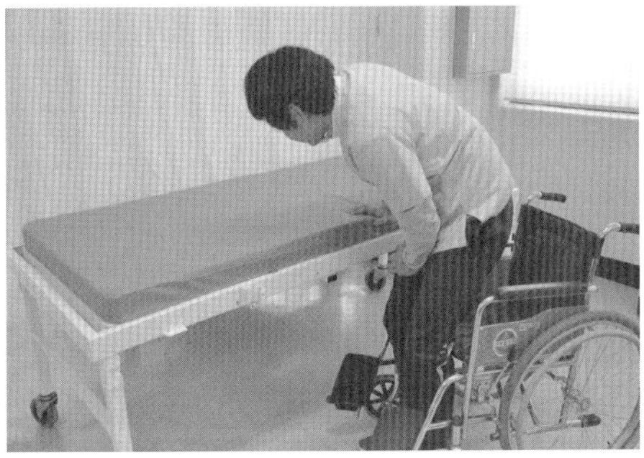

(3 단계)

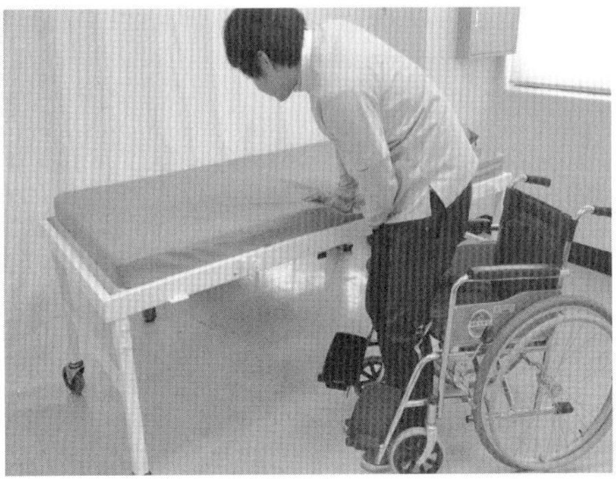

(4 단계)

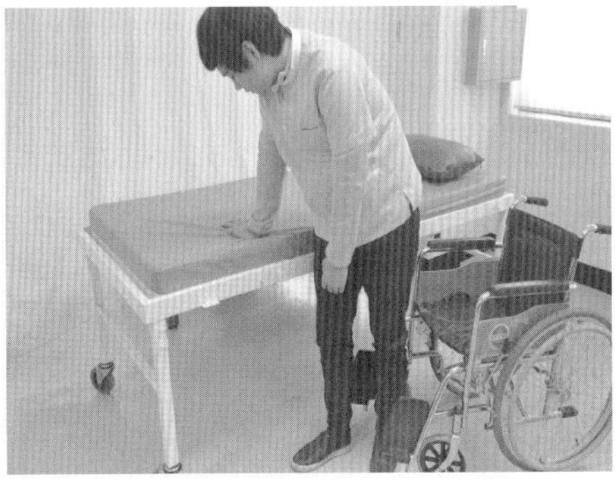

(5 단계)

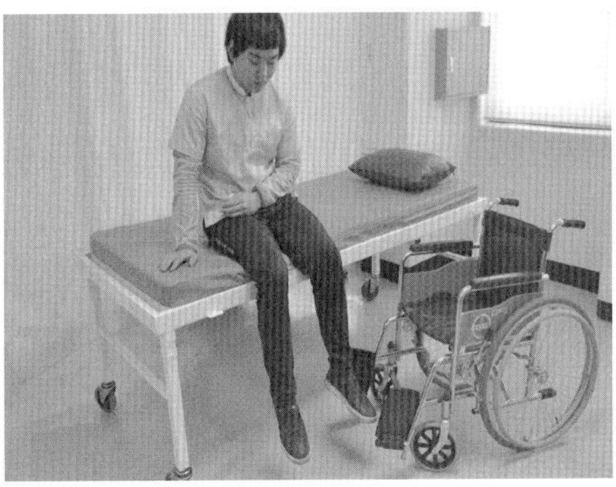

〈그림 Ⅱ-1-13〉 휠체어에서 침대로 이동

마. 바닥에서 이동

바닥에 앉은 자세에서의 이동방법에는 전방 이동과 후방 이동이 있다. 둘 다 기본자세는 환측 하지를 펴고 건측 하지를 구부려서 환측 하지 아래에 넣은 상태로 한다. 전방 이동은 몸을 구부리고 건측 상지에 체중이 실리도록 하면서 둔부를 들듯이 하고 건측 하지를 구부리면서 발로 바닥을 차는 힘을 이용하여 이동한다. 또한 후방 이동은 후방에 놓인 건측 상지에 체중을 싣고, 건측 하지를 펴면서 발의 바깥쪽으로 바닥을 차면서 이동한다(<그림 Ⅱ-1-14>).

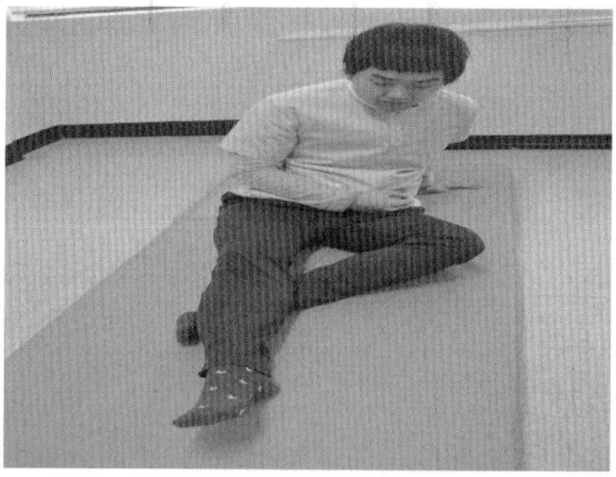

〈그림 Ⅱ-1-14〉 바닥에서 전방 및 후방이동

바. 바닥에서 일어서기

바닥에서 일어서기는 건측 상지로 신체를 지지하고 양쪽 무릎을 세우고 나서 건측 무릎을 세우고, 건측 상지와 환측 하지에 체중을 싣고, 건측 하지를 앞으로 밀어내듯이 세워 올리는 것이 가장 일반적이다. 또한 책상이나 의자를 붙잡고 일어서면 보다 안전하고 확실한 방법이 될 것이다(<그림 Ⅱ-1-15>).

(1 단계)

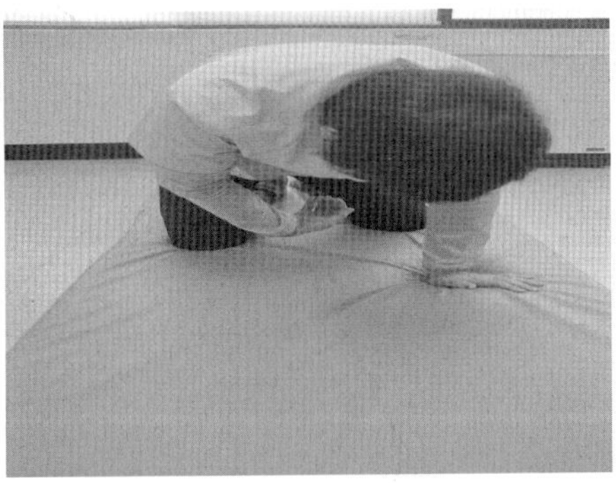

(2 단계)

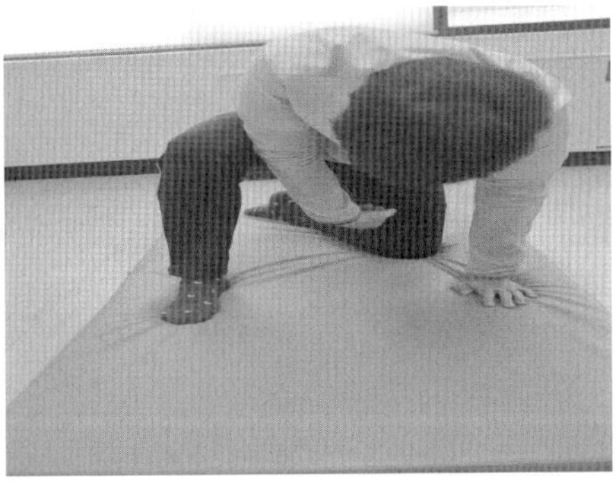

(3 단계)

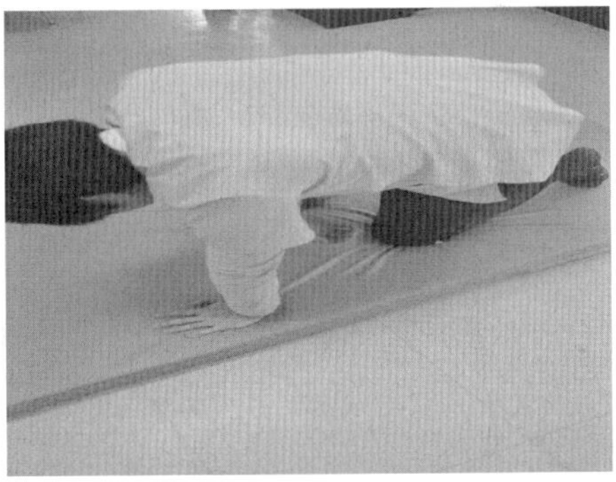

(4 단계)

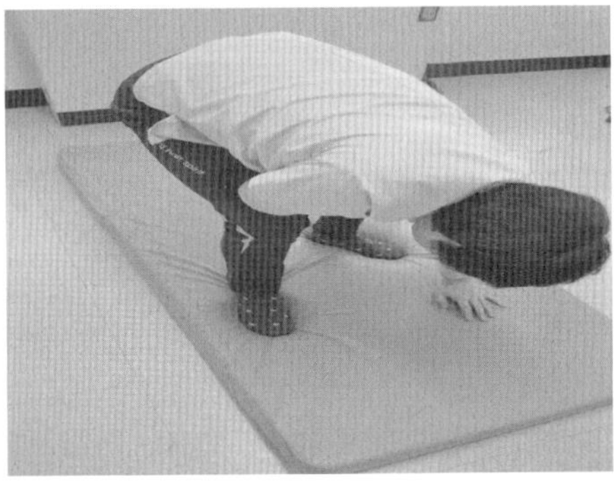

(5 단계)

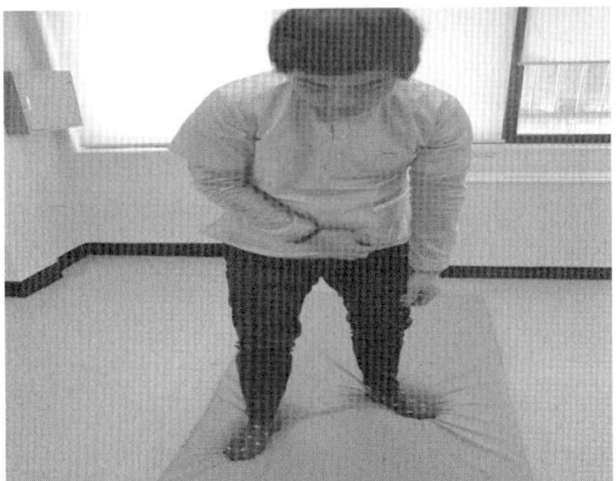

〈그림 Ⅱ-1-15〉 바닥에서 일어서기

또 다른 쉽게 일어날 수 있는 방법으로는 환측 하지를 구부릴 수 없는 경우나 보다 빨리 일어서고 싶은 경우 등, 환측 하지를 편 채로 건측 무릎을 세우고, 건측 상하지에 의해 한번에 일어서는 방법이 있다. 단, 이 방법은 보다 강한 하지근력과 몸의 균형이 요구되며, 이런 기능이 유지되지 않으면 곤란하다(<그림 Ⅱ-1-16>).

(1 단계)

(2 단계)

(3 단계)

(4 단계)

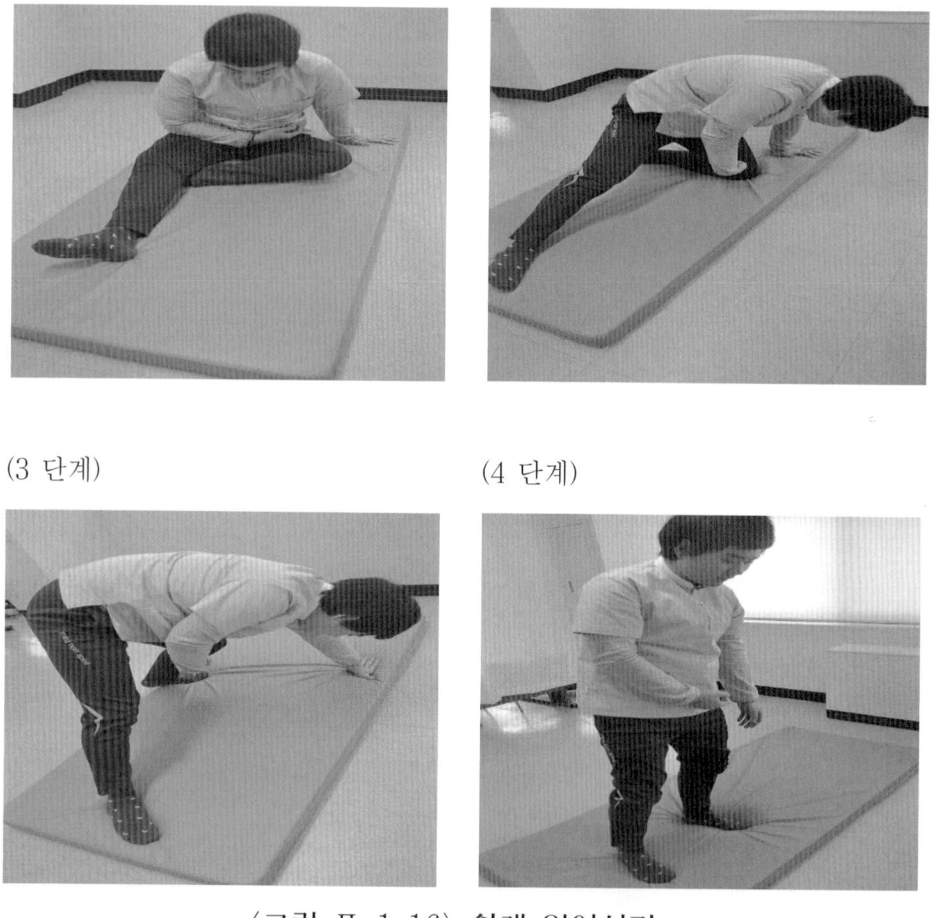

〈그림 Ⅱ-1-16〉 쉽게 일어서기

1.9 치매(Dementia)

1) 개요

치매란 후천적으로 지능, 기억력, 지남력 그리고 집중력과 같은 인지기능의 손상 및 인격의 변화가 발생하는 증후군이다. 치매라는 용어는 라틴어의 dement에서 유래된 말로서 '정상적인 마음에서 이탈된 것' 또는 '정신이 없어진 것' 이라는 의미를 갖고 있다. 치매의 유병률은 65세 노인 인구의 약8~10% 정도로 추산되며 연령이 5세씩 증가함에 따라 빈도가 2배 증가한다고 알려져 있다. 이를 근거로 우리나라의 치매환자 수를 추정하여 보면, 2000년 우리나라의 65세 이상 노인인구가 337만 명이었으므로, 27만 명에서 34만 명 정도의 치매환자가 있을 것으로 추산된다. 건망증과 치매는 다음 특징을 가지고 있다(<표 Ⅱ-1-3>).

〈표 Ⅱ-1-3〉 **건망증과 치매의 비교**

건망증(benign forgetfulness)	치매(dementia)
정상적인 노화과정	뇌세포의 손상
자신의 기억상실을 인지	인지하지 못함
기억력에 국한된 이상	기억력과 기타 인지영역의 손상
부분적이고 일시적	전반적이고 지속적
독립적인 일상생활 가능	독립적 일상생활에 지장
힌트에 의한 기억의 회상	힌트에 의한 회상이 어려움
정보가 기억되었다는 것을 전제로 함	기억과 회상의 문제

2) 원인

(1) 퇴행성 질환

가. 알츠하이머병

퇴행성 질환은 정상적으로 활동하던 뇌세포가 점차 소실되어 생기는 질환을 의미하며, 대표적인 질병이 알츠하이머병이다. 알츠하이머병은 치매의 50% 이상을 차지하며 치료가 불가능한 질환이다. 주된 위험인자는 연령, 성별, 치매의 가족력 및 두부손상으로 기억, 사고 및 행동에 장애를 초래하는 뇌의 진행성 및 퇴행성 병변 등이 있다. 알츠하이머병으로 진단된 대부분의 환자들은 65세 이상이지만 40~50대에 발병하는 경우도 있다.

나. 픽병(Pick disesase)

알츠하이머병과 다음으로 대표적인 퇴행성 피질성 치매로 주로 침범되는 부위는 전두-측두부이다. 남성에서 더 높은 유병률을 보이며 비가역적 치매의 약 5% 정도이며, 남성에서 더 높은 유병률을 보인다. 초기에 인지기능은 비교적 보존되는 반면 성격변화와 행동장애가 심한 것이 특징이다.

다. 파킨슨병

파킨슨병은 흑질의 퇴행성 변화로 인해 도파민이 결핍되어 운동증상이 나타난다. 근 강직, 운동완서(bradykinesia), 진전, 얼굴표정 감소, 보행장애 등이 나타나며 정신지체, 치매, 그리고 우울증이 자주 동반되는 질환이다. 피질하성 치매의 특징을 보인다.

라. 헌팅톤병

헌팅톤병은 상염색체 우성으로 유전되는 특발성 외행성 신경질환으로 가족력을 갖는 것이 특징이다. 평균 발병 연령은 40세이고, 점진적으로 진행하며, 무도증, 성격변화, 정서장애, 치매 등이 있다. 이 질환에서 보이는 치매는 피질하성 치매의 특징을 보여, 운동증상의 동반 되고, 피질성 치매 증상인 실어증이나 실인증 등은 드문 것이 특징이다.

(2) 뇌혈관 질환

뇌세포는 혈액으로부터 공급되는 산소와 영양분으로 기능을 유지하는데 뇌혈관이 터지거나 막히면 뇌세포가 손상 받게 된다. 또한 뇌혈관에 출혈이 생기면 뇌세포를 압박하여 뇌세포가 손상 받게 된다. 이와 같은 뇌혈관 질환이 빈발하게 치매를 일으킬 수 있는데 이를 혈관성 치매라고 하며 치매의 원인으로 전체 치매 환자의 약 20% 정도이다.

혈관성 치매의 위험인자로는 뇌졸중 위험인자와 관련 있는 고혈압, 심자질환, 흡연, 당뇨, 비만 등이 있다. 혈관성 치매는 손상된 해부학적 위치와 손상의 정도와 관련이 있으며, 피질하 열공경색이 70% 정도로 가장 흔한 유형이며, 기저핵, 시상, 내포 등에 분포한다.

(3) 기타 질환

치매를 일으키는 기타원인질환으로는 대사성 질환, 결핍성 질환, 중독성 질환, 뇌종양, 뇌외상, 감염성 질환 및 수두증 등이 있다. 치매를 일으키는 원인으로 대사성 질환도 포함되는데, 여기에는 저산소증, 저혈당, 요독증, 갑성선 기능 저하증, 간성 뇌병증 등이 있다. 또한 비타민 부족 결핍성 질환으로 인해 치매가 발생하게 된다. 중독성 질환에 의한 대표적인 치매는 알코올성 치매이다. 술 자체가 뇌 세포를 파괴하기도 하고, 바타민 결핍증이 오기 쉬운데 이로 인해 치매가 오기도 한다. 이를 예방하는 방법으로는 베르니케(Werinicke) 영역에 대량의 티아민을 투여함으로써 알코올성 치매의 발생을 예방할 수 있다. 악성 뇌종양이 급속하게 커지면서 또는 양성 종양이라도 서서히 진행하면서 뇌세포를 손상 시키게 되므로 치매를 일으킬 수 있다. 교통사고 등과 같은 두부손상에 의한 뇌 외상으로 치매가 나타나기도 하는데 대표적인 예로는 교통사고로 뇌를 다친 후 기억력 등 사고력이 감퇴된다. 감염성 질환으로도 치매 발명이 가능한데 소에서 발생하는 광우병이 인간에게 생겼을 때 나타나는 크로이츠펠트병-야콥병과 후천성 면역결핍증이 대표적이며, 그 외에도 신경매독, 만성 수막염, 뇌염의 후유증이 있다.

3) 증상

모든 치매에서 공통적으로 나타나는 것은 기억력 장애이다. 초기에는 단기 기억력이 감퇴하며 후기에는 장기 기억력 감퇴를 동반한다. 환경이 갑자기 바뀌는 상황에서 심한 정신착란을 일으키기도 한다. 초기에는 주로 시간에 대한 지남력을 상실하고 후기에는 장소와 사람으로 확대되어 길을 잃거나 사람을 알아보지 못한다. 자발적인 언어의 표현이 감소하고 반향언어증(echolalia) 등이 나타난다. 명칭실어증(anomia), 착어증(paraphrasia), 실어증(aphasia)을 동반하기도 한다. 운동과 감각기능이 온전한데도 불구하고 일상생활 동작이 완벽하지 못하는 실행증이 있으며 물체를 알아보지 못하며 심할 경우 거울속 자신을 못 알아보는 실인증과 환각을 가지며 편집증적 또는 피해망상을 보이기도 한다.

4) 치매의 진행단계

치매의 진행을 보통 6 단계로 나누어 설명하며, 각 단계별 특징은 다음 <표 Ⅱ-1-4>와 같다.

〈표 Ⅱ-1-4〉 **치매의 단계별 특징**

단계	특징
1단계	-경미한 기억력의 감퇴가 있다. -스스로 인지하지만 대부분의 일상생활에는 큰 지장이 없다.
2단계	-주위에서 환자의 기억력장애를 인식하기 시작한다. -방금 들은 이름이나 문구를 잊어버리고 물건을 잃어버린다. - 모르는 장소를 찾아가는 것이 어렵다.
3단계	-혼란의 시기로 최근 또는 진행 중인 일을 알지 못한다. -혼자 여행하거나 돈을 관리하지 못하며, 자신의 병을 인식하지 못하고 회피한다.
4단계	-남의 도움 없이 더 이상 생활할 수 없다. -전화번호, 주소, 가족들의 신상 등을 기억하지 못한다. -시간과 장소에 대한 지남력 상실과 계산능력을 상실한다.
5단계	-배우자의 이름도 잊고 과거의 일도 상당부분 기억하지 못하게 된다. -연도나 계절을 모르고 간단한 숫자 세기도 못하게 된다. -대소변 가리기, 옷입기 등 일상생활이 어렵고, 인격과 정서에 상당한 변화가 있다.
6단계	-모든 언어적 능력이 상실되며, 전혀 말을 하지 않거나 알 수 없는 소리를 낸다. -식사하기조차 어려우며 걷지 못할 수도 있다.

5) 치료

(1) 비보존적 치료

치매에서 많은 약물들이 치료제로서 시도되었으나 아직까지 효과가 뚜렷이 입증된 약물은 없다. 다만 이 질환에서 인지장애의 증상이 주로 대뇌기저부의 콜린성 신경의 손상에 의해 기인된 것이라는 가설과 함께 여러 가지 기억제제로 초기 및 중기 알츠하이머병 치매 환자에서 20~25%의 인지기능이 호전을 보였으나, 부작용으로 간의 독성이 나타난다고 보고되었으며, 최근에는 도네페질, 리바스티그민, 갈란타민 등의 약물 등이 소개되어 임상에서 활발히 사용되고 있다.

치매의 원인적인 치료 이외에도 치매에서 나타나는 여러 가지 이상행동들(수면이상, 정신병적인 증상, 부적응 증상)에 대한 치료와 조절도 중요한데 이에는 항정신병 약물, 정온제, 항우울제 등 여러 가지 정신의학적인 약물들이 병용되고 있다.

(2) 정신사회적 치료

환자에 대한 정확한 진단이 우선되어야 하며, 환자의 신경인지기능정도 및 환자를 돌볼 수 있는 가족들의 능력을 고려하여 현실적인 목표를 세워야 한다. 치매환자를 위한 정신사화적 프로그램에는 기본적인 치료원칙을 토대로 하여 정신치료 프로그램뿐만 아니라 보건 의료서비스, 위기관리 서비스, 가정방문 간호사, 탁노 프로그램 등을 이용하도록 한다.

(3) 치매의 경과 및 예후

치매의 정도와 경과는 환자의 병전 지능, 교육정도, 발병 양상, 다른 정신병리의 유무에 따라 달라질 수 있다. 치매의 일반적인 경과는 50~60대에 발병하여 5~19년에 걸쳐 점차 악화되어 결국에는 죽음에 이르게 되지만 발병 연령과 악화 속도는 치매의 종류에 따라 다양하다. 10~15% 정도에서 적절한 치료 시 가역적일 수도 있으나 대부분 점진적으로 진행된다. 혈관성치매는 급작스러운 발병을 보이며 계단식의 악화를 나타내는 반면, 알츠하이머병은 아주 서서히 시작하며, 비교적 최근 기억의 장애가 나타나고, 곧 이어 실어증, 실행증이 나타나 수년 후에는 실인증이 나타난다. 치매환자가 사망하는 직접적인 원인 중에 가장 흔한 이유는 폐렴, 요로감염증, 욕창성 궤양 등의 감염으로 인한 폐혈증이다. 발병에서 사망에 이르는 평균 기간은 8~10년으로 알려져 있으나, 최근에는 15~20년까지 지속 된다.

(4) 치매환자의 단계별 일상생활활동 지침

경미한 인지력 감퇴 수준인 1단계에서는 청각, 시각, 촉각뿐만 아니라 신체활동 훈련을 통해 기억력을 증진시키는 것이 좋다 일상생활활동 훈련 시 보호자와 함께 설계해 나가고, 활동을 위한 알맞은 환경을 조성해 준다. 경도에서 중등도 수준인 2단계에서는 화를 많이 내고 편집증적 증상 보이기 시작하며 중등도의 기억손실 일으킨다. 집안환경은 정리정돈을 잘해두어 미리 사고를 예방하며 금기 음식을 제공하지 않고 균형 잡힌 식단을 섭취하도록 한다. 또한 규칙적인 생활을 통해 불면증을 예방하고 보행 시 보호자의 팔을 잡고 걷도록 한다. 중등도인 3단계에서는 대부분의 일상생활활동을 수행할 수 없어 보호자의 도움을 필요로 한다. 심한 인지력 감퇴와 현저한 신체적 능력 감소 수준인 4단계에서는 기능적인 일상생활활동 수행이 어렵고 가족을 기억하지 못하며 환자를 한 자세로 오래 누워 있게 하거나 앉아있는 것을 방지하며 특히 욕창이 생기지 않도록 주의한다.

(5) 치매환자를 위한 의사소통 요령

치매 환자는 사고하는 속도가 느리고, 한 번에 파악할 수 있는 정보의 양이 적으며, 기억력이 감소되어 있기 때문에 고령자가 이해할 수 있도록 이야기해야 한다. 보호자는 환자에게 쉬운 대화법, 말하고자 하는 것을 이해시키는 요령을 알고 있어야 한다.

① 확실하고 짧은 문장을 천천히 반복해서 말한다.

② 추상적인 것 보다 구체적으로 이야기한다.

③ 유행어, 농담은 피하는 것이 좋다.

④ 눈높이를 맞춰서 눈을 보고 천천히 이야기 한다.

⑤ 어휘가 줄어들어 주변을 맴도는 표현을 할 수 있으므로 말꼬리를 잡지 않고 무엇을 전달하려고 하는지 찾는 노력이 필요하다.

⑥ 잘못 말한 것을 정정하거나 올바른 표현을 복창시켜서는 안 된다.

1.10 우울증(depressive disorder)

1) 개요

우울증은 의욕저하와 우울감으로 다양한 인지, 정신 및 신체적 증상을 일으켜 일상생활 기능의 저하를 가져오는 정신 질환을 말한다. 노인들에서의 우울증은 가장 일반적인 정신장애로 젊은 계층과 달리 한번 발병하면 장기간 지속되는 양상을 보이고 있다. 한국의 노인우울증 환자는 2004년 총 89,040명이었으나, 2009년에는 총 147,721명으로 5년 사이 약 65.9%가 증가하였고, 이로 인한 의료비지출 역시 같은 기간 대비 약 123.4%가 증가한 것으로 조사되었다.

2) 분류

일반적으로 우울증은 일반적으로 환각과 망상이 나타나는 정신증적 우울증(psychotic depression)과 일상생활에 문제가 유발될 만큼 무기력하고 침울하지만, 현실 판단 능력의 장애를 보이지 않는 신경증적 우울증(neurotic depression)으로 구분된다. 우울증 발생시점에 따라 청년기부터 가지고 있던 우울장애가 노년기에 재발되어 심화를 보이는 조발성 우울증(early onset depression)과 노년기에 첫 우울증상을 보이는 만발성 우울증(late onset depression)으로 구분되며, 우울의 원인에 따라 일차적 우울과 이차적 우울로 구분되기도 한다. 일차적 우울은 내인성 우울증(endogenous depression)으로 우울이 내재적, 유전적, 생물학적인 것과 관련된 개인 내부요인에 의해 발생되며 이차적 우울은 반응성 우울증(reactive exogenous depression)으로 외부사건, 환경적인 스트레스가 요인이다. 다른 어떤 연령 집단보다 노년기는 이차적 우울이 훨씬 더 높은 빈도를 보인다.

우울증은 정신의학에서 우울기분이 일시적인 상태를 넘어서 2주 이상 지속되어 일상생활이 곤란할 때 치료가 필요한 의료적 질병으로 분류된다. 미국정신의학회(American Psychiatric Association)의 정신장애 진단 통계편람(DSM-IV)의 진단기준에 의하면, 우울에 따른 정서적 증상뿐만 아니라, 질병망상, 빈곤망상, 허무망상 등의 정신병적 증상과 함께 별다른 이유 없이 동통, 두통, 허리통증, 운동성 초조나 지연, 변비, 성욕감퇴 등 신체적인 증상도 동반하는 정동(기분)장애로 분류되고 있다.

〈표 II-1-5〉 미국정신의학회의 정신장애 진단 통계편람(DSM-IV)의 우울증 진단 기준

미국정신의학회의 정신장애 진단 통계편람(DSM-IV)의 우울증 진단 기준
① 다음 증상 중 5가지 이상이 2주일 동안에 나타나고, 예전과 기능차이를 나타내고, 적어도 하나의 증상이 '우울한 기분' 또는 '흥미 또는 즐거움의 상실'이다. □ 하루 종일 우울증을 보임 : 본인이 슬프거나 공허함과 같은 주관적인 설명을 하거나 눈물을 글썽이는 행동을 보이는 것과 같은 타인에 의한 관찰에 의해 매일 하루 종일 우울한 기분을 보임. □ 주관적 설명 또는 타인에 의한 관찰로 거의 매일 하루 대부분의 활동에서 흥미가 현저하게 감소됨이 나타남. □ 식사 조절을 하지 않는데도 불구하고 체중감소 또는 증가가 나타남(예: 한달에 체중의 5%이상 변화) 또는 거의 매일 식욕의 감소 또는 증가가 보임. □ 거의 매일 불면 또는 과수면 □ 거의 매일 정신운동 흥분 또는 지체(단순히 안절부절 못하거나 느려진다는 주관적 느낌뿐 아니라 타인에 의해서도 관찰이 가능함) □ 거의 매일 피로 또는 에너지 상실 □ 거의 매일 단순한 자기 비난이나 아픈 데 대한 죄책이 아닌 무가치감 또는 과도하고 부적절한 죄책이 보임(망상적일 수도 있음). □ 거의 매일 사고와 집중력의 감소, 결정 곤란을 보임(주관적 설명 또는 타 인에 의해 관찰됨).

□ 죽음에 대한 반복적인 생각(죽음에 대한 공포가 아님), 구체적 계획이 없는 반복적인 자살 사고 또는 시도나 자살을 자행하려는 구체적 계획 ② 증상은 혼재성 삽화(조울증에서 조증과 우울증이 공존하는 경우)의 기준에 맞지 않아야 한다. ③ 증상은 임상적으로 의미있는 고통을 일으키거나 사회적, 직업적, 다른 중요한 기능영역에서 손상을 일으킨다. ④ 증상은 남용 약물, 치료 약물과 같은 물질에 대한 직접적 생리적 효과나 일반적인 의학적 상태(예: 갑상선 기능 저하증)때문이 아니어야 한다. ⑤ 증상은 사랑하는 사람의 사별로 더 잘 설명되지 않는다. 즉, 사랑하는 이를 잃고 나서 증상은 2개월 이상 지속되며 현저한 기능적 손상, 무가치감에 병적 집착, 자살의도, 정신병적 증상 또는 정신운동 지연의 특징이 있다.

3) 증상

노인의 우울증은 본인조차 자신의 우울장애 사실을 자각할 수 없으며 가족, 친구 등 주변사람들도 방치하는 경우가 많다. 우울증 환자들은 문화에 따라 표현방식이 다르게 나타나는데, 우리나라의 경우 정신과 질환자들의 특징을 살펴보면, 우울하거나 슬픈 감정을 직접적으로 표현하는 경우가 적으며 대신 다양한 신체증상으로 호소하거나, 전반적인 흥미나 의욕상실, 피로감, 사고력 저하 등 전체적인 기능저하를 많이 호소하는 경향이 있다. 그 외에 일상생활의 무력감, 집중력 저하, 수면장애, 체중감소, 과도한 죄책감이나 무가치감, 절망감, 알코올 의존 등을 보이며, 특히 알코올에 의존하게 되는 경우 자살의 위험이 가장 높게 된다. 또한 노년기에 첫 우울증상을 보이는 만발성 우울증은 기능상실과 죽음 등으로 인한 자존감의 저하가 원인이 되는 반응성 우울증으로 많이 나타난다. 따라서 우울증 자체는 노화의 과정이 아닌 정서장애로 다양한 요인들에 의해 나타나는 심리적 변화증상을 보여준다. 노인 우울증의 증상은 '자신의 과거가 잘못 되었다'라든가 '주위 사람들에게 죄를 지었다'는 등 망상을 쉽게 가지는 중증에서부터 경미한 상태에 이르기까지 여러 가지 증상들이 빈번히 나타난다.

4) 중재 방법

노인우울증에 대한 가장 일반적인 치료법은 의학적 중재방법으로 보존적치료와 더불어 비보존적 치료가 널리 적용되고 있다. 우울증은 정서 및 인지와 관련된 기분장애이므로 비록 현재까지는 의학적 중재가 가장 널리 적용되고 있으나, 약물의 부작용이나 비약물적 치료법의 효과를 고려할 때 다양한 대체요법이 필요할 것으로 보인다.

(1) 보존적 치료

가. 대인관계치료(IPT)

대인관계치료는 타인에 대한 부적응적 표식을 알아차리고 확인하여 이를 현실에 맞게 수정하도록 돕는 방법으로, 기법중심의 인지행동치료의 제한점을 극복하기 위해 Safran과 Segal(1990)에 의해 개발된 치료법이다.

대인관계치료에서는 환자의 현재 대인관계와 사회활동 전반에서 발생하는 문제점들이 우울증상에 미치는 영향으로 보고 있으며, 환자개인의 성격특성을 개선하기보다는 우울증상의 신속한 완화와 사회생활기능의 회복에 있다. 특히 노인을 위한 대인관계치료에서는 노화로 인한 신체적 변화, 은퇴 등으로 인한 사회적 변화와 자신의 가치변화를 수용하도록 하는 것에 초점을 맞추고 있다.

나. 단기 정신역동적 지지정신치료(SPSP)

단기 정신역동적 지지정신치료는 정신분석이론에 기초를 두고 있으며, 환자가 가지고 있는 비교적 간단하고 현실적인 문제에 초점을 맞추어 시행하는 치료방법이다. 이 치료는 환자의 통찰보다는 약해진 자아를 지지하여 좋은 기능을 유지하도록 접근하고 있으며, 치료자의 적극적이고 지시적인 역할이 요구된다. 단기 정신역동적 지지정신치료에서도 대인관계치료와 마찬가지로, 환자의 성격변화보다는 자아기능의 회복과 증상완화, 위기극복, 충동조절 등을 목표로 하고 있다.

다. 인지행동치료(CBT)

인지행도치료는 사고는 감정과 행동에 영향을 미치며, 행동양식은 사고패턴과 감정에 영향을 미친다는 두 가지 핵심 개념에 기초하고 있다. 이 기법은 인지이론과 정신분석적 개념에서 출발하였으며 우울장애, 섭식장애, 정신분열증, 양극성 장애, 만성통증, 성격장애, 물질남용 등 광범위한 영역에 영향을 미치고 있다. 인지행동치료에서 제시하고 있는 치료모델에서는 인지, 감정, 행동의 세 가지를 제안하고 있으며, 인지-감정-행동 간의 관계에 주의를 기울이도록 하는 것이 치료의 핵심이다. 즉 환자의 비합리적인 인지적 신념에 의식적 주의를 가짐으로써 합리적 사고와 문제해결과 같은 적응적이며 의식적 사고를 개발하고 적용하는 것을 강조하고 있다.

(2) 비보존적 치료

노인 우울증을 위한 치료적인 약물로 항우울제재, 재흡수 억제재, 그리고 혼합작용 약제재가 있다. 대표적인 항우울제재로 삼환계항울제 (tricyclic antidepressant; TCA)은 허혈성심장질환(ischemic heart disease) 환자에게 부정맥을 유발한다는 주장이 제기되고 있으며 기립성 저혈압, 진정 그리고 심장독성작용이 특히 노인에 있어 문제를 유발할 수 있다. 프록세틴(fluoxetine), 서트랄린(sertraline), 파록세틴(parox-etine), 시탈로프람(citalopram)와 같은 재흡수억제재는 항우울 효과면에서 기존의 삼환계 항울제와 동등한 약효를 나타내나, 부작용으로 구역, 설사, 불면, 두통, 흥분 그리고 불안이 있으며, 노인에게 흔히 유발되는 증상으로는 피라미드바깥증후군, 느린맥 등이 있다.

〈표 Ⅱ-1-6〉 비보존적 치료

치료 약물		
항우울제재	삼환계항울제 (tricyclic antidepressant; TCA)	허혈성심장질환(ischemic heart disease)환자에게 부정맥을 유발한다는 주장이 제기되고 있으며 기립성 저혈압, 진정 그리고 심장독성작용이 특히 노인에 있어 문제를 유발할 수 있다.
재흡수 억제재	프록세틴(fluoxetine) 서트랄린(sertraline) 파록세틴(parox-etine) 시탈로프람(citalopram)	항우울 효과면에서 기존의 삼환계 항울제와 동등한 약효를 나타내나, 부작용으로 구역, 설사, 불면, 두통, 흥분 그리고 불안이 있으며, 노인에게 흔히 유발되는 증상으로는 피라미드바깥증후군, 느린맥 등이 있다.
혼합작용 약제재	벤라팍신(venlafax-ine) 미르타자핀(mirtazapin	

5) 대체요법을 이용한 치료

노년기의 우울증은 삶의 만족을 저하시킬 뿐만 아니라, 치료가 적절히 이루어지지 못하면 신체질환의 발병위험을 높여 사망률을 증가시키고 자살시도의 위험성을 높이는 것으로 알려져 있다. 또한 후두염, 관절염, 당뇨병, 만성폐질환, 심장질환 등 노년기 만성질환에 따른 우울증세의 비율이 높다. 우울증은 문화에 따라 표현되는 방식이 다르므로, 한국인의 우울증은 한국의 문화적 요소를 감안한 접근이 필요하다. 우리나라의 경우 우울증 환자들은 전문기관을 찾아 상담이나 치료를 받기보다 대체요법이나 자기관리방법을 선호하는 것으로 나타났으며, 노년기 우울증 환자들 역시 사회적 관심과 이해부족으로 인해 질환에 대한 심각성이 낮은 수준에 이르고 있다. 우울증 환자들이 선호하는 대체요법으로는 향기요법, 운동, 독서치료, 광선치료가 가장 근거 있는 것으로 나타났으며 엽산, 침, 광선치료, 마사지, 음이온, 요가, 이완요법 등이 제한된 근거가 있는 것으로 확인되고 있다.

1.11 심장질환

심혈관계와 관련된 질환(cadiovascular disease, CVD)들은 사망의 주요 원인이 되고 있다. 그중에서도 현대인의 생활환경변화와 함께 심근경색증으로 인한 사망자수는 다수를 차지하며 병원에 오기전에 사망하는 경우가 많다. 그러므로 심장질환에 대한 이해와 교육, 그리고 훈련은 매우 중요하다.

심장은 추상체(cone-shape) 모양이며, 흉추 전면 흉강에 위치하고, 심장의 1/3은 흉추의 우측에, 2/3는 흉추의 좌측에 위치하고 있다. 심장의 무게는 평균적으로 남자의 경우 300g 정도이며, 여자는 250g 정도 된다(김영숙 외, 2012). 체격이 크고 근육운동을 하는 경우에는 심장이 상당히 크고, 체구가 작은 여자의 경우는 작은 심장을 볼 수 있다. 심장은 근육과 판막으로 구분하여 생각할 수 있으며 판막은 얇고 섬세한 막으로 심장의 우측은 삼천판(tricuspid valve)으로 심방과 심실이 구분된다. 우심방은 체순환을 하고 돌아온 정맥혈을 받아 우심실로 보내고 이곳에서는 폐동맥을 통해 폐로 보내게 된다. 심장의 좌측은 승모판(miral valve)에 의해 심방과 심실이 구분되어 좌심방에서는 폐로부터 받은 혈액을 좌심실로 보내고, 이곳에서 대동맥을 통해 전신으로 내보게 된다. 대동맥의 입구에서는 대동맥의 판막이 있다. 판막의 기능은 심장의 수축을 할때 혈류의 역류를 막는 작용을 한다.

심장의 외측은 심외막으로 장측심막과 벽측심막이 싸여져 있고 이 두 층사이에 심낭이 위치하고 있다. 정상적으로 심낭에는 적은 양의 체액(30ml)이 들어 있으며, 이는 심장이 수축확장을 할 때 심장의 표면과 흉벽이 닿는 곳에서 윤할 역할을 하여 마찰을 최소화시켜 주고 있다(김영숙 외 2012).

심장은 펌프작용을 통해 혈액을 순환시키고, 정맥혈은 폐에서 산소를 취하고 탄산가스를 배출시킨다. 심장은 훈련에 의해 적응될 수 있어 규칙적인 운동은 심박출량을 증가시키고 심박동수는 감소킨다. 심박동이란 심장의 수축시 움직임을 의미하며 심근의 수축시 혈액이 심실로부터 동맥으로 들어가는 시기를 수축기라 부른다. 이어져 다시 심실에 혈액이 다시 채워질 때를 심장의 이완기라 한다. 판막은 혈액이 좌우심방으로부터 좌우심실로 들어온 후 심방으로 역류하지 않게 막는 작용을 한다.

1) 심혈관계

심혈관계의 비정상은 심혈관계 기능변화뿐만 아니라 전신의 기능에 이상을 가져온다. 노화에 따른 심혈관계의 구조적 · 생리적 변화는 다음과 같다.

(1) 심장

심장의 크기는 근육층의 양에 따라 영향을 받으므로 심장근육 세포의 크기가 큰 경우 심장 무게가 증가한다. 또한 심근의 콜라겐과 결합조직 양은 심혈관계 노화와 관련이 있다. 나이가 증가함에 따라 심실중격과 심실벽도 두꺼워진다. 이러한 변화로 인해 결국 심실벽이 강직되고 심장의 수축과 이완 능력이 감소된다. 노인들의 심근벽은 두꺼워지고 결합조직의 증가로 심근이 뻣뻣해져 심장의 탄력성이 감소한다. 심내막의 하부에 지방이 축적되어 심내막이 섬유화되면서 탄력성도 점차 없어지게 된다.

(2) 판막 및 관상순환계

심장판막은 나이가 듦에 따라 단단해지면서 석회화된다. 이러한 변화는 심근과 심방의 크기에 영향을 미치며, 관상동맥도 탄력성이 감소되고 점차 두꺼워져 관상동맥을 지나는 혈류량이 감소된다.

(3) 심박출량 및 혈관계

인체가 안정 시 심박수는 거의 변화가 없다. 안정 시 심방출량은 크게 변화하지 않는다. 연령증가와 함께 심근의 탄력성이 감소하며 결과적으로 박출량이 감소되며, 박출량의 감소로 인해 심장기능이 약화되 증가된 산소요구량을 충족이 약화된다. 노화에 따라 혈관계의 변화도 나타나는데 혈관의 내막과 중막이 두꺼워진다. 동맥벽 교원질의 증가시 탄력섬유는 감소되어 동맥혈관은 단단하고 두꺼워져 내경이 좁아지게 된다. 이에 따라 말초혈관의 저항력이 증가되어 그 결과 혈압이 상승된다. 정맥의 탄력성이 떨어질 때 혈액을 수용하는 능력은 감소되고 말초 판막의 능력이 감소되어 정맥압이 높아진다. 이때 정맥류의 위험이 증가한다.

2) 심혈관계 건강사정

모든 대상자들의 생활환경과 인구학적 특성에 대한 정보를 수집해야 한다. 만약 대상자가 자신에 대한 표현을 잘 하지 못할 때 가족들이나 돌봄 제공자들이 주요 정보제공자가 될 수 있다. 건강을 사정하는 전문가는 대상자가 말하는 표현을 그대로 주호소로 기록한다. 주호소는 대상자가 전문가를 찾게 된 주요한 정보일 수 있기 때문이다. 또한 건강전문가를 찾는 많은 대상자 들 중 특별한 불편감이 없이도 검사 혹은 추후관리를 위해 방문할 수 있다. 이런 경우에는 추후관리가 필요한 이유나 검사를 하게 된 동기도 기록할 수 있어야 한다. 복합적인 불편감을 갖고 있는 대상자는 전문가 방문 시 문제 리스트를 사전에 작성하여 건강계획에 도움이 될 수 있도록 안내할 필요가 있다.

심혈관계 관련 없이 다른 건강문제로 내원한 많은 대상자들도 잠재된 또는 실제적인 심혈관계 건강 문제를 가지고 있을 수 있다. 예를 들면, 관절문제로 입원한 대상자는 관상동맥질환을 가지고 있을 수도 있다. 또한 건강정보를 수집할 때는 현재의 건강력과 함께 과거의 병력과 함께 병원입원 경험, 수술 경험 등이 포함된다. 또한 현재 복용하고 있는 약물은 건강 문제에 중요한 정보를 제공하므로 모든 약물에 대한 관심이 필요하며, 약물에 대한 알레르기 여부도 확인해야 한다(김본원 외, 2011).

심혈관질환의 위험요소를 확인함에 있어 대상자 본인의 건강정보 외에도 가족력을 사정하는 것도 중요하다. 관상동맥질환, 뇌졸중, 말초혈관질환, 동맥류, 당뇨, 알코올 중독증, 우울같은 상태들은 가족력과 관계가 있는 건강문제들이다(송미순 외, 2014; 최영희 외, 2010).

(1) 고혈압환자 사정

혈압은 하루 중 활동에 따라 변화의 폭이 매우 넓다. 어떤 사람들은 혈이 다른 곳과 비교하여 병원에서 보다 높게 측정될 수 있다. 이를 보고 의료진은 일시적 스트레스 증가에 의한 것이라 하여 상징적으로 '흰옷 고혈압'이라 한다.

고혈압 환자를 관리함에 있어 중요한 것은 '정확하게 혈압을 재는 것'이다. 대상자에게는 집에서 자신의 혈압을 재는 방법을 교육하여 기록을 할 수 있도록 하고, 건강전문가 방문 시에는 평상시 꾸준하게 측정한 혈압의 기록을 보여줄 때 고혈압 관리에 도움이 될 수 있다.

(2) 심근경색증 환자 사정

심장질환에서 흉통은 주요한 호소이지만, 많은 환자들에서 통증을 호소하지 않을 수도 있다. 동반되는 증상에는 오심 혹은 구토, 허약감, 가쁜 호흡, 발한, 혼동이나 실신 등이 있다.

3) 심혈관계 건강 문제와 건강관리

심혈관질환은 사망의 주요 원인으로 고혈압과 고지혈증 같은 일반적인 질환은 어느 연령대에서나 심각한 상태를 초래할 수 있는 위험요소이다. 이런 질환에 대해 모든 연령대에서 지속적인 사정과 치료가 필요하다.

(1) 고혈압

고혈압(hypertension)은 심근경색증, 뇌졸중, 심부전, 말초맥관질환과 심장의 비정상기능을 포함하여 관상동맥질환과 고혈압의 빈도, 사망률은 밀접히 연관되어 있고, 연령이 증가하면서 말초맥관 저항은 심각하게 상승한다. 고혈압 검사 방법이 여러 가지 임에도 불구하고 전체 인구의 거의 절반이 고혈압을 가지고 있다는 것을 인식하지 못하고 있는 것으로 나타났다. 고혈압은 여러 가지 환경, 구조, 신장, 호르몬, 항상성의 기전이 혈압 유지에 관계된다. 고혈압은 침묵의 살인자라고 불릴 만큼 대상자의 대부분은 증상이 없다. 막연한 불편감, 피로, 두통, 코피, 어지러움 등은 초기 지표이다. 고혈압 관리는 목표 혈압을 설정한 후 유지하고 생활방식의 변화 등을 통해 시작한다. 체중을 감량 시 혈압을 낮출 수 있고, 과일, 채소 등의 섭취와 활동량 증가를 통해 혈압을 낮출 수 있기 때문이다. 또한 금연하고, 알코올 섭취를 감소시키는 것도 혈압을 낮추는 효과적인 수단이다.

(2) 관상동맥동맥질환

관상동맥질환(coronary artery disease, CAD) 혹은 허혈성 심장질환은 심근에 있는 혈관의 혈액 공급이 부분적 혹은 완전히 폐색되는 상태를 말하며 특히 선진 국가에서 많은 질환이다. 관상동맥의 폐색은 심근의 경색과 허혈을 일으키며, 산소 공급은 심장의 요구에 대처할 수 없다. 나이가 들면서 증가하게 되는 동맥 경화증은 관상동맥질환의 흔한 원인이며 심근에 혈액을 공급하는 관상 동맥의 내막이 동맥경화증의 진행으로 점차 좁아지며, 협심증, 심근경색증과 급사를 일으킬 수 있다.

대상자들의 주요증상은 다음과 같다. 조직관류 변화와 심장근육의 허혈상태에 따라 흉통을 호소하는데 대상자는 불안한 경험하게 된다. 협심증에 의해 야기된 통증은 흔히 활동에 의해 더욱 심해지게 되는데 이는 심근의 산소 요구량에 비해 공급되는 산소량은 더욱 적어지기 때문이다. 그러므로 건강 전문가들은 가족구성원들의 정서 반응에 지지를 주는 돌봄을 제공하여야 하며, 스트레스 등을 공감하고 격려하여야 한다(송미순 외, 2014; 최영희 외, 2010; 신경림 외, 2010).

(3) 부정맥

부정맥은 비정상적인 심박수 혹은 리듬이다. 부정맥은 심방, 심실, 심방심실 접합부에서 기원하고 있는 심장의 자동성이나 전도성 혹은 두 가지 모두에 장애가 생긴 것으로 심박출량이 감소하고 관상동맥 관류가 원활하지 않을 수 있다. 그러므로 활력징후는 15~60분마다 측정하고, 안정 시에는 4시간마다 측정한다.

건강관리에는 항부정맥제의 투여가 포함되는데, 약제의 부작용을 자주 평가하여야 하며 특히 노인은 더 많은 관심이 필요하다. 또 인공심박동기를 몸에 보유한 대상자는 건강을 사정 시 특별히 모니터링 하여야 하며, 대상자들의 인공심박동기가 어떻게 작동하는지, 얼마나 오랫동안 사용하였는지에 관해 알아 두어야 한다. 특히 대상자 자신이 자신의 건강을 평가하는 방법을 알 수 있도록 교육이 필요한데, 이때 대상자는 매일 같은 시각에 요골맥박을 측정하는 방법을 배워야 하며, 리듬의 규칙성과 박동수를 평가해야 한다. 요골 맥박수가 100회/min 이상이거나, 지정해준 박동수보다 낮거나 불규칙 시에는 건강전문가에게 도움을 요청할 수 있도록 교육하여야 한다. 이때 대상자들은 자신의 건강기록을 기록할 수 있어야 하며 이를 건강전문가에게 객관적 자료로 제시할 수 있어야 한다.

(4) 울혈성 심부전

심부전으로 인해 심장은 심근 기능부전이 올수 있고, 부적절한 수축과 충만을 일으킨다. 심근경색증, 관상동맥질환, 심근병증, 감염의 결과도 심근이 부적절하게 수축하는데 영향을 미치게 되며, 또한 허혈증과 같은 상황이 심장의 기능을 악화시켜 적절한 수축과 충만을 방해하기도 한다(송미순 외, 2014; 최영희 외, 2010; 신경림 외, 2010). 심장의 압력이 증가하고 심장 용적의 과부하에 의해 심장의 부하는 증가한다. 심장 압력의 과부하는 고혈압 혹은 폐색에 의한 박출량 감소와 관련될 수 있다. 이에 반해 용적의 과부하는 저혈량증, 빈혈, 갑상선질환에 이어 이차적으로 발생 될 수 있다. 심부전증에 기여하는 요인은 연령, 고혈압, 관상동맥질환, 류마티스성 심장질환, 판막질환, 부정맥, 신질환, 부적절한 식이, 당뇨병, 갑상선 중독증, 심근경색증, 심근병증, 폐색전, 감염, 빈혈, 간질환, 정서적인 스트레스, 생물학적 · 사회 경제적 생활양식과 관련된 요인들이다.

노인은 관상동맥질환, 심박출부전, 류마티스성 심장질환, 고혈압, 심장판막질환, 감염, 현재투약에 대해 사정되어야 한다. 특히 노인에서는 심실의 순응도가 감소되어 혈액의 원활한 순환이 어려워 호흡곤란과 체액이 과다하게 축적될 수 있다. 심부전이 의심되는 노인의 초기 신체사정은 혈압측정, 다리와 발목의 부종의 평가, 경정맥압 사정과 폐청진, 폐삼출을 위한 타진을 하게 된다. 호흡곤란, 부종, 기침, 휴식 시의 피로와 함께 기좌호흡, 발작성 야간성 호흡곤란, 야뇨증, 부종 등이 나타난다. 급성기에 대상자는 에너지 보존이 중요하므로 고품질의 영양공급과 산소 요구량을 감소시키기 위해 침상안정을 해야 한다.

(5) 말초동맥질환

말초동맥질환(peripheral artery disease, PAD)으로 인해 전신 동맥의 순환장애가 발생한다. 동맥경화증과 죽상경화증은 동맥혈관계에 영향을 미치는 흔한 장애이다. 특히 죽상경화증은 동맥벽의 내층의 죽상반(arheroma-tous plague)의 진행을 포함하며 동맥벽의 협착 혹은 폐쇄를 유발할 수 있으며 동맥내강을 점차로 좁게 하고 동맥류와 혈전의 형성을 촉진시킬 수 있다. 비록 죽상경화증과 관련 있는 요인은 흡연, 혈청 콜레스테롤 상승, 고혈압, 당뇨병, 신체적 부동상태, 비만, 가족력이 포함된다. 죽상경화증은 한다(송미순 외, 2014; 최영희 외, 2010; 신경림 외, 2010). 추운 환경은 혈관 확장을 더욱 악화시키므로 따뜻한 보온이 겨울철에 중요하다. 두꺼운 양말, 따뜻한 속옷, 장갑을 외출 시에 착용하도록 한다. 또 꽉 죄는 옷은 순환 장애를 일으킬 수 있으므로 피하여야 한다. 대상자를 평가 시 피부색, 온도, 운동 및 감각 기능이 포함되어야 하며 순환의 박동성 및 규칙성을 평가하기 위해 가장 가까운 근위부의 맥박을 촉진할 수 있어야 한다. 또한 근육의 강도와 긴장도를 유지하고 합병증을 예방하기 위해 능동적이거나 수동적인 관절범위운동을 하여야 한다. 만약 자율적인 운동이 가능하지 않을 때에는 목발 혹은 보행기 등의 보조도구를 사용할 수 있어야 하는데 이를 위해 근력강화 운동도 함께 하여야 한다.

1.12 호흡기계 질환

1) 호흡기계

호흡기계는 두 영역으로 나누어진다. 상부기도는 비강 · 구강 · 인두 · 후두로 구성되고, 하부기도는 기관·폐·실질조직으로 구성된다. 호흡의 주요 장기인 폐는 흉강 안에서 오른쪽과 왼쪽의 양측에 위치하며, 스펀지와 같은 탄력성이 있는 기포로 구성되어 있는 원추형 장기로서 공기를 흡입하면 팽창되고 공기를 내보내는 호기 후에는 수축된다. 폐는 하부 횡격막에서부터 상부 쇄골 위까지 이르고 있는데 양측 폐의 중앙 표면으로 주기관지가 이어지는 부분은 폐문이라고 부른다(이윤미 외, 2009).

폐는 엽으로 나누어지는데, 오른쪽 폐는 3개의 엽으로 되어 있고, 왼쪽 폐는 2개의 엽으로 되어 있다. 엽은 다시 분절로 나누어지며, 우측 폐는 10개의 분절로 되어 있고, 좌측 폐는 8개의 분절로 구성되어 있다. 폐의 혈액 공급은 폐동맥과 기관지 동맥에 의해 이루어진다. 폐는 또한 두층의 막으로 싸여 있는데, 흉강을 싸고 있는 늑막층을 벽측흉막, 그 안쪽의 흉막을 장측흉막이라 한다. 양측 막 사이를 흉막강이라 부르며, 여기에는 적은 양의 장액이 들어 있는데 이는 폐가 팽창될 때 두 막의 마찰을 방지하는 윤활제 역할을 한다. 호흡기계는 환경과 폐 실질조직 사이의 가스교환을 담당하며, 세포 수준에서의 호흡은 산소분자와 세포 사이의 가스교환을 의미한다. 호흡 과정은 신경적 · 화학적 조절과 호흡근의 조화로 이루어진다.

호흡은 생명에 필수적 요소로 호흡이 중단되면 모든 생명체의 삶은 유지될 수 없다. 호흡작용은 심장혈관계와 같이 기능하고 있으며 호흡기를 통해 들어온 산소를 폐의 실질조직에 운반하고, 대신 체순환을 통해 들어온 이산화탄소는 호흡기를 통해 내보내고 있다. 이러한 호흡기계의 기능에 문제가 발생한 환자는 응급현장에서도 흔히 접할 수 있는데 이때 호흡기계의 기도 유지 관리는 환자의 성공적인 처치에 매우 중요하다.

2) 노화에 따른 호흡기계의 변화

폐 실질조직 및 흉벽의 탄력성의 감소되고, 호흡근육의 강도 감소된다. 폐 세기관지, 폐포관, 폐포낭은 나이가 들면 크기가 증가한다. 폐포벽은 더 얇아지고, 가스교환을 해야 하는 모세혈관의 숫자가 감소하게 된다. 그 결과 가스교환의 표면적은 감소된다. 흉곽의 모양은 척추, 늑골, 흉골 등의 연골 관절 부위에 석회화와 같은 근골격계의 변화와 골다공증 등에 의한 이차적인 변화에 따라 변한다. 폐 모양도 노화에 따라 변화 하는데 폐의 전후 지름이 늘어나고 흉벽의 강직성이 증가된다. 폐의 흉벽의 탄력성 저하로 인해 60세 정도에 호흡기능의 부담이 증가하고, 호흡근 위축 및 호흡 근력의 저하는 흡기근의 피로를 초래하여 인체의 최대 산소 소모에 적절한 대응력이 저하 된다(송미순 외, 2014; 최영희 외, 2010; 최영희 외, 2010).

3) 호흡기계의 건강사정

자세한 건강력 청취는 폐기능 사정에서 중요하다. 과거와 현재의 폐질환 및 그 외의 질환과 관련된 증상 및 증후가 시작 또는 발견 된 시기와 지속기간, 활동수준, 흡연 기간과 흡연량 등에 대한 정보를 수집한다. 폐질환의 중요한 증상은 객담 생성, 호흡곤란과 기침이다. 대상자가 기침을 할 경우 빈도, 지속 시간, 촉발 요인이 무엇인지를 파악한다. 또 객담이 있을 경우 객담의 양, 색깔과 점도 정도를 확인하는데 객담의 색깔이 흰색이거나 맑을 때가 탁하고 색깔이 있을 때 보다는 예후가 좋다. 또한 호흡곤란이 있다면 호흡곤란의 정도를 평가하는데, 짧은 호흡을 얼마나 자주 경험하는지 경험 시기와 언제 어떤 상황에 발생하는지를 평가한다.

가슴의 통증이 있는 경우 통증의 위치와 지속시간, 방사통 여부, 촉발요인, 악화요인 또는 완화요인 등을 주요하게 평가한다. 통증 수준은 통증 척도를 사용하여 사정할 수 있다. 시진(inspection), 촉진(palpation), 타진(percussion)과 청진(auscultation)을 이용한 신체적 검진도 전문가들은 수행할 수 있다. 먼저 시진을 하는 동안 피부색과 점막을 관찰할 수 있고, 호흡수와 호흡리듬도 평가되어야 한다. 또 외형의 평가에서는 척추측만증과 흉곽의 모양 변화가 있는가를 관찰한다.

4) 노인의 호흡기계 건강 문제와 관리

(1) 폐렴

감염성 질환 폐렴은 폐포와 종말세기관지의 폐실질을 침범하는 염증 질환으로 젊은 사람에 비하여 노인에서의 폐렴은 감염 빈도가 훨씬 높고, 증세도 심각하다. 증상은 빈호흡, 기침이나 발열이 있으며, 그 외에도 의식이 나빠지거나 식욕부진, 전식무력감, 기력쇠퇴, 혼동, 헛소리, 가래 끓는 소리, 청색증, 사지한랭, 복통 등이다. 흉부 X-선 검사와 객담 검사가 가장 기본이 되는 진단검사인데 흉부 X-선 검사를 통해 무기폐와 흉막삼출 등의 합병증 발생에 대한 정보를 얻을 수 있다. 좀 더 상세한 검사를 위해서는 흉부 전산화 단층촬영이 시행될 수 있다. 객담 검사에서는 백혈구 증가가 나타날 수 있다.

의학적 치료는 원인균에 따른 항생제요법으로 시작하며 그 외에 기관지 확장제, 진해제와 함께 산소 투여 등을 병행한다.

(2) 폐결핵

폐결핵의 원인균은 호기성 간균인 마이코박테리아 결핵균(Mycobacterium tuberculosis)이며, 노인의 경우 원발성 결핵인 경우도 있지만 대부분 잠복성 결핵의 재활성화로 나타난다. 비말성균에 의해 전파되는데, 호흡기계를 통해 폐로 침입하여 폐포의 표면에 자리를 잡은 후 증식된다. 주요 증상은 경미하거나 만성적이어서 대상자가 스스로 지각하지 못하는 경우도 많고 전신증상으로 피로, 식욕부진,

체중 감소, 발열 등의 비특이적인 증상이 발생할 수도 있다. 대부분은 기침이 지속되면서 체중 감소와 밤에 식은땀을 흘리는 경우가 많고 특징적으로 오한은 없고 오후에 열이 난다. 기침이 진행되면서 객혈을 하기도 하고 고열이나 호흡곤란이 동반되기도 한다.

폐결핵의 치료는 약물요법을 중심으로 초기에는 감수성이 있다고 판단되는 항결핵제를 사용한다. 그러므로 대상자가 규칙적으로 정해진 용량 및 기간 동안 복약하도록 격려하며 투여할 약제에 대한 금기증 유무를 대상자에게 교육하여야 한다. 건강관리는 항결핵제의 투약을 도와주고 폐결핵이라는 질병 상황에 적응하고 잘 관리할 수 있도록 지지해 주어야 한다. 건강유지를 위해 충분한 휴식을 취하고, 에너지를 보존하며 산소 요구도를 저하시킨다. 감염성 질환을 극복하기 위해 균형 있는 고칼로리 식이(2000kcal/일 정도)를 소량씩 자주 먹고 1주일 단위로 체중을 기록한다. 특히 열이 있을 때는 더 높은 칼로리와 고단백 식이 섭취를 권장한다. 그리고 감염의 전파방지를 위해 특별히 위생관리와 격리실이 중요하다. 결핵균에 대한 전염력이 없어질 때까지 환자를 격리시키며 뚜껑이 있는 휴지통을 사용한다. 방문객은 반드시 마스크를 착용하며, 객담 등을 닦아낸 휴지를 만진 후에는 비눗물에 손을 깨끗이 씻고 환자가 사용한 식기를 분류하여 비누와 뜨거운 물로 닦는다. 그 외에 약물 투약에 따른 부작용을 관찰한다.

1.13 비뇨기계 질환

1) 노화에 따른 비뇨기계의 변화

비뇨기계의 정상 노화와 흔한 병리적 변화를 구별하기는 쉽지 않다. 정상 상태에서 노인의 신장은 체액, 전해질, 산염기 항상성을 효과적으로 유지할 수 있다. 그러나 스트레스, 질병, 염분과 수분 섭취의 변화, 약물 복용 등의 상황에서는 신장이 항상성을 유지할 수 있도록 효과적으로 반응하지 못할 수 있다. 신장은 연령이 증가함에 따라 무게와 크기가 감소한다. 비뇨기계 건강평가는 건강력이나 신체검진, 진단검사 등을 통해 이루어진다. 건강력은 주호소, 현병력, 과거병력, 현재 복용하거나 최근까지 복용한 약물 및 성과 관련된 건강 문제에 대해 확인한다.

2) 비뇨기계 건강 문제와 건강관리

비뇨기계 관련 질환은 노인에서 특히 젊은 사람보다 여러 가지 이유로 노인에게 방광염이 빈발한다. 급성신부전(acute renal failure, ARF)은 신기능이 갑자기 감소하여 체내에 대사 노폐물이 축적되는 상태를 말한다. 원인은 신전성(prerenal), 신성(renal), 신후성(postrenal)으로 분류할 수 있다. 신전성 원인은 탈수, 쇼크, 구토와 설사, 심부전, 저혈압, 이뇨제 등으로 인한 신장 혈류 감소 등이 있고, 신성 원인은 급성 사구체신염, 급성 신우신염, 패혈증, 동맥류, 콜레스테롤 색전, 당뇨성 신증 등이 있고, 그리고 신후성 원인은 양성 전립선 비대, 전립선암, 방광암, 결석, 분변매복, 요도협착, 부인과 종양으로 인한 요로계 폐색 등이 있다. 특히 노인은 심장수축능력이 저하되고, 혈관 탄력성 및 신혈류 저하 그리고 신장 종양 등으로 급성신부전증의 위험이 더욱 증가한다.

만성 신부전(chronic renal failure)은 신장 기능의 점진적인 파괴로 인해 회복이 불가능한 경우를 말한다. 만성 신부전의 원인으로는 사구체신염, 당뇨성 신증, 고혈압성 신경화증, 전신성 홍반성 낭창 등과 같은 전신질환, 전립선과 방광 종양, 요관폐색, 만성 신우신염, 신증후군, 다낭포성 신질환, 다발성 골수종 등 매우 다양한 요인이 관련하고 있으나 당뇨와 고혈압이 가장 흔한 원인이다. 초기 증상은 희석된 소변과 다뇨증이 나타나며 후기에는 사구체 여과율이 저하된다. 질병이 진행되면 소변을 희석하는 능력이 감소하고 혈중요소는 증가하고 소변 배설량은 감소한다.

요독증(uremia)이란 신부전에 의해 각 장기의 기능장애로 발생되는 증후군이며, 요독증 단계의 대상자는 정신상태의 변화, 피로함, 신경학적 장애, 빈혈, 질소혈증, 핍뇨, 고혈압, 식욕부진, 오심, 구토, 위장관궤양, 소양증 등의 증상이 있다. 노인은 젊은 대상자보다 더 낮은 혈청 크레아티닌 농도에서도 요독증 증상이 나타나므로 요로폐쇄나 신동맥 협착으로 인해 진행된 신부전인 경우 투석을 시작하여야 한다.

신부전증이 있는 대상자의 중재는 수분과 전해질 균형, 신증후군 관찰, 치료법과 식이관리와 약 복용법에 대한 교육, 피로와 저하된 에너지의 관리에 초점을 둔다.

대상자와 간호 제공자는 처방된 식이와 수분섭취, 적절한 운동화 휴식 프로그램에 대해 교육받아야 한다. 전형적인 처방 식이는 저단백, 저염, 저칼륨 식이이다.

요로감염은 노인에서 가장 흔한 박테리아 감염으로 상행성 경로를 통해 발생하고 방광과 신장까지 침범한다. 여성의 발병률이 남성보다 2~3배 정도 많다. 요실금은 불수의적인 소변 배출 현상으로 노인에게서 가장 보편적인 건강 문제이다(송미순 외, 2014; 최영희 외, 2010; 신경림 외, 2010). 노화에 따른 해부생리적 변화로 인해 요실금이 발생할 수 있다. 요실금에 대한 평가에서는 현재 병력과 비뇨생식계 질환의 과거력, 약물, 수분의 섭취 정도 및 배뇨, 요실금의 양상(시작, 기간, 빈도, 양), 실금을 유발하는 상황이나 환경적 요소, 기타 관련 질환, 하부 요로 증상(작열감, 배뇨곤란, 지연뇨, 혈뇨 등), 배변습관 등에 관해 충분히 파악하여야 한다. 방광상태나 배뇨양상을 기록하는 것은 증상을 확인하고 치료에 대한 효과도 파악하는데 도움이 되므로 이에 대한 대상자 교육이 필요하다.

방광암은 노인에서 흔한 악성질환 중 하나이다. 방광암의 흔한 원인은 흡연과 화학물질에 노출되는 직업과 관련이 깊다. 그 밖에 만성 방광염, 골반의 방사선 조사 등도 원인이 될 수 있다. 증상은 비뇨기계 질환의 증상인 미세혈뇨, 빈뇨, 긴박뇨, 배뇨통을 호소하며 농뇨 등이 있다.

대상자에 대한 건강평가는 건강력, 현병력, 과거력과 함께 복용하는 약물 및 화학물질, 약물 및 음식 알레르기에 대한 정보 확인을 포함한다. 또한 통증, 혈뇨, 배뇨장애, 긴박뇨, 빈뇨, 소량 배뇨 등이 나타나는지 확인하고 대상자의 악성종양 치료 과정에 대한 건강 회복의지를 강화하는 것도 중요하다. 방광암 대상자에게 교육, 정신 사회적지지, 통증관리, 충분한 수분과 영양 섭취 유지 등이 건강관리의 주요 초점이다. 필요시 지역사회의 적절한 사회 지지적 서비스와 연계할 수 있도록 한다.

1.14 내분비계 질환

내분비계 질환은 흔히 대사기능의 장애로 이러한 장애는 내분비계의 과잉 생산 또는 생산부족으로 나타난다. 어떤 특정 내분비계의 기능이상은 시상, 뇌화수체 또는 표적조직 이상에 의한다. 내분비샘은 관이 없는 분비샘으로서 내분비의 분비물은 직접 혈류 속으로 들어가 표적세포로 운반된다. 내분비샘에는 뇌화수체샘, 갑상샘, 부갑상샘, 부신, 취장의 랑게르한스섬, 난소, 고환이 있다. 내분비샘 중 뇌화수체는 모든 내분비계와 시상하부는 주요한 역할을 수행한다. 호르몬의 기능은 에너지를 생성하고 수분과 전해질의 균형을 이루고 신체적, 지적, 성장발달을 도우며 임신, 분만, 수유와 같은 생식과정을 조절하고 또한 신체의 전반적인 기능을 통합 조절한다.

1) 노화에 따른 내분비계 변화

뇌하수체는 일생 동안 중요한 호르몬을 적절한 수준으로 끊임없이 생산한다. 성장호르몬은 노화로 인하여 더 적은 양이 분비되어 근육량을 감소하게 한다. 기초대사율은 중년 초기부터 감소하기 시작하여 남은 생애기간 동안 점차적으로 계속 감소된다. 갑상선호르몬의 감소에 대한 반응으로 흔히 노인들은 찬 기온에 더 민감해진다. 부갑상선 호르몬은 노화로 인하여 감소하기 시작한다. 부갑상선 증가는 혈액의 칼슘농도를 증가시키게 한다.

부신의 기능은 노화로 인하여 많이 변화되지 않으며 호르몬 수준이 적절하게 신체욕구에 대처하기 위하여 생성된다. 성선 자극호르몬의 수준은 여성에서 더 많이 감소한다. 내분비 장애는 노인의 삶을 크게 바꾸어 놓을 수 있다. 예를 들어 당뇨병을 가진 노인은 평생 동안 혈당치를 정상 수준으로 유지, 조절하여야 한다.

2) 내분비계 건강 문제

노인에서 주요 내분비 문제는 당뇨병과 갑상선질환이다. 당뇨병은 1형과 2형 당뇨병이 있다. 1형 당뇨병은 췌장의 인슐린 생산세포가 파괴되어 인슐린의 분비능력이 미미하거나 완전히 결핍되어 항상 외부에서 인슐린의 공급을 필요로 한다. 2형 당뇨병은 대부분 정상적 또는 보통 이상의 인슐린 생산능력을 보유하고 있다.

당뇨병을 가진 노인들의 90% 이상은 2형 당뇨병이다. 2형 당뇨병의 원인은 알려져 있지 않지만 유전적, 환경적 요인이 중요한 역할을 하고 있는 것으로 알려져 있으며 대표적인 변수는 비만과 인슐린 저항성이다. 당뇨병의 위험을 가진 사람들에 대한 건강평가에서 과거력과 가족력을 포함되어야 한다. 또한 약물이 혈중 포도당 농도를 변화시키기 때문에 현재의 투약력을 아는 것이 중요하다. 최근의 증상 및 증후 즉, 체중 감소나 증가, 배설에 관한 문제, 피부상태, 순환상태, 생활환경 등의 전반적 평가가 필요하다. 특히 당뇨병의 위험을 가진 사람들에 대한 간호평가에서는 과거력과 가족력을 포함해야 하며 또한 약물이 혈중 포도당 농도를 변화시키므로 현재의 복용약의 종류를 아는 것이 중요하다(송미순 외, 2014; 최영희 외, 2010; 신경림 외, 2010).

당뇨병의 교육은 건강관리 측면에서 중요하다. 교육에는 당뇨병의 병태생리, 혈중 포도당과 케톤뇨의 측정, 저혈당증과 고혈당증, 발 간호, 눈 간호, 식이요법 등이 포함되어야 한다. 이때 환자 보호자를 참여할 수 있도록 하며, 소책자나 유인물, 스마트폰을 이용한 교육매체를 통해 친화력 있는 교육자료의 개발도 고려하여야 한다.

운동은 환자의 능력과 제한점을 고려해야 하므로 개별적이어야 하고 전문가의 의료적 평가가 중요하다. 운동에 대한 교육에는 운동 전에 혈중 포도당 농도를 검사하고, 저혈당증의 증상과 증후를 확인하여야 한다. 또한 저혈당을 예방하기 위해 대상자는 항상 당분을 준비하고 있어야 한다.

혈중 포도당 농도에 기초하여 노인의 운동 수준이나 강도를 조정하여야만 한다. 비만은 인슐린 저항성을 증가시켜 고혈당증이 되게 한다. 그러므로 운동은 인슐린 저항성과 고혈당증을 감소시키는 방법이나 노인은 심장, 근골격계, 시력 등의 문제를 갖고 있는 경우가 많기 때문에 운동에 따른 합병증이나 부상 또한 발생하기도 쉽다.

당뇨병을 가진 사람들은 생활방식의 변화가 요구된다. 식이, 체중, 투약, 성생활 등에 영향을 주는 만성질환을 관리하기 위해서는 질환에 대한 지식이 요구되며 환자를 중심으로 한 전문팀의 구성이 필요하다. 금연과 금주는 당뇨관리의 중요한 부분이다. 당뇨병 합병증으로 발을 절단하는 경우가 많다. 당뇨병을 가진 노인의 적절한 발 관리의 핵심은 발 궤양을 예방하는데 있다. 이는 매일 발을 씻고 주의깊게 관찰하며 문제 발생 시 적절한 치료를 통하여 이루어질 수 있다. 무알콜의 순한 로션과 영양제 등 윤활제를 이용하여 발 피부의 건조와 갈라짐을 방지하는 것이 필요하다. 발에 맞는 신발을 신어야 하며, 발에 상처가 생기거나, 붓거나, 분비물이 있으면 언제든지 의사에게 치료를 받아야만 한다(송미순 외, 2014; 최영희 외, 2010; 신경림 외, 2010).

갑상선의 기능저하증은 젊은 사람보다 노인에게 더 흔하게 나타난다. 갑상선 기능저하증(hypothyroidism)이란 갑상선호르몬 생성 장애를 유발하는 다양한 질환 및 약물 등으로 인하여 체내 갑상선호르몬이 감소되는 상태를 말한다. 노인들의 갑상선 기능저하증의 가장 일반적인 원인은 자가면역질환이며 전형적인 증상은 피로, 증가된 수면 욕구, 근육통, 건조한 피부, 서맥, 청력상실, 우울, 모발 상실, 목소리 변화, 저체온증, 안와부종, 식욕감퇴와 체중증가이다.

1.15 감각기계

1) 시각

노화에 따른 안와 주변의 피부변화와 함께 안구내의 변화도 있다. 결막은 얇아지며 누렇게 변한다. 눈물 생산이 감소하여 건조해짐에 따라 눈의 불편감이 증가한다. 공막에는 갈색점이 생길 수 있다. 각막은 내피세포의 수효가 감소되어 각막의 민감성이 감소되고 손상이나 감염 시 둔감해진다. 각막반사 또한 감소하거나 없어질 수 있다.

2) 청각 및 평형감각

연령증가에 함께 고막이 두꺼워지고 해를 거듭할수록 감염, 손상, 다른 질환으로 손상을 받을 수 있다. 중이의 이소골 관절이 퇴행하여 단단해지거나 위축된다. 이러한 변화는 음의 전달 능력을 감소시킨다. 노화로 인한 내이의 변화로 소리의 민감성, 평형 유지에 문제가 생길 수 있다.

노인 대상자와 대화를 통해 청력의 이상 유무를 확인할 수 있다. 주의 집중이 어렵거나, 정보를 반복적으로 요구하거나, 지시를 잘못 이해하는 등은 청력 문제를 평가하기 위한 예이다. 또한 노인 대상자가 보청기를 착용하고 있을 때에 보청기에 대한 사정을 한다.

3) 미각과 후각

노후로 인해 코에 있는 감각기관의 위축이 일어나 후각에 변화가 온다. 또한 구강 상부에 있는 후각 수용기가 퇴화하여 후각신경의 민감성이 감소한다. 미각의 감소는 미뢰와 유두 변화에 의해 식욕에 변호가 온다.

4) 감각기계 건강 문제

감각은 환경을 인지하고 이에 반응하는 중요한 역할을 한다. 감각 기능이 감퇴되면 해로운 환경으로부터 인체를 보호하는 능력이 저하된다. 감각의 변화는 노인의 삶의 질에 커다란 영향을 줄 수 있다. 시각과 청각장애는 의사소통, 사회 상호작용, 운동 등을 제한하며 이로써 사회적으로 고립되게 한다. 노인이 가능한 한 독립적으로 적응하고 기능하도록 돕기 위해서는 시각과 청각장애를 유발하는 질환을 이해하고 관리해야 한다.

노화와 관련된 시각계의 흔한 문제로는 노안, 백내장, 녹내장, 노인성 황반변성이 있다. 노안은 노화의 결과이지만 나머지 문제들은 안과 질환이다. 녹내장(glaucoma)은 실명의 주요 원인으로, 눈의 앞쪽 방에 위치한 방수(aqueous humor)의 유출이 차단된 결과로 나타난다. 녹내장을 조기에 발견하여 적절히 관리하지 않으면 시력을 영구적으로 상실할 수 있다. 그러므로 녹내장은 지속적으로 의료처치가 필요한 만성질환이라는 것을 대상자에게 교육하여야 하고, 적절한 의료적 관리를 통해서 더 이상의 시력 상실을 예방하여야 한다. 백내장(cataract)은 노안에서 나타나는 가장 일반적인 장애로 정상적으로 깨끗하고 투명해야 할 수정체가 구름이 낀 것처럼 혼탁해져서 빛이 망막까지 잘 전달되지 못하여 시력이 저하되는 것이다. 증상은 눈이 침침하고, 흐릿해지며 안개가 낀 것 같은 시야, 독서할 때 더욱 밝은 빛 필요, 반짝임과 눈부심(수명) 같은 더 심각한 증세를 나타낼 수 있다.

청력이 손상되면 대화를 잘 이해하지 못하고 다른 사람과의 의사소통은 물론 사회활동에 제약을 받고 여가활동이 줄어들 수 있다. 다른 사람이 무슨 말을 하는지 이해할 수 없어 좌절하거나 원활한 의사소통이 이루어지지 않으면 무력감을 느끼고, 당황하며 종종 사회로부터 위축되기도 한다. 노인에게 흔한 청력 문제는 이명과 노인성 난청이다. 이명(tinnitus)은 전도성과 감각신경성 청력 상실이 병합되어 나타난다. 어떤 나이에서도 이명을 경험할 수 있지만 나이가 들어감에 따라 더 증가한다. 이명은 의료처치나 질병에 관련된 하나의 증상이며, 영구적인 청력상실의 신호가 될 수도 있다.

청력상실(hearing loss)은 노화의 정상적인 과정은 아니며 정확히 평가해야 한다. 청력 손상은 전도성, 감각신경성, 복합성으로 분류할 수 있는데 전도성 청력 상실은 귀지 중이염, 이경화증 등으로 인해 외이관과 중이를 통한 소리의 전도가 차단되어 발생할 수 있다. 노인에게 가장 흔한 청력 상실 유형은 노인성 난청(prebycusis)으로, 전형적으로 청력 상실은 양측성이며 고음과 대화를 듣기가 어렵고 판별력도 떨어진다.

피부는 나이가 들어가면서 얼굴, 목, 팔에 주름이 생기고 피부가 늘어진다. 피부의 노화 변화는 외인성 노화와 내인성 노화로 분류된다. 외인성 노화는 자외선 노출에 의한 광노화(Photoaging)가 주된 요인이며 내인성 노화는 유전적이거나 다른 신체 변화와 같은 노화과정과 관련한 것이다. 노인에서 흔한 소양증(pruritus)은 주로 건조한 피부와 관련되나 옴, 습진, 약물작용, 간, 신장질환, 고혈당, 갑상선질환, 대상포진의 전구증상, 정맥 정체, 빈혈 등과도 관련이 있다. 열, 갑작스런 온도 변화, 땀, 의복, 비누와 같은 세제, 피로, 정서적 스트레스 등이 원인이 될 수 있다. 소양증은 신체 전반에 혹은 국소적으로 나타나기도 하는데, 피부를 긁다가 피부 보호막을 파괴하게 되면 감염이 되거나 흉터가 남을 수 있으므로 결과적으로 피부가 손상될 수 있다.

피부 건조를 예방하기 위해 지방이 많은 중성 비누 혹은 세안용 크림을 사용하는 것이 도움이 된다. 목욕은 뜨거운 물보다는 따뜻한 물을 사용하고 건조한 겨울에는 일주일에 한 번 정도 한다. 보습제는 표피의 수분벽을 재생시키는데 도움이 된다.

제2장 신체적·정신적 헬스케어 제도

멀티케어가 요구되는 인구의 급격한 증가는 단순히 노인 인구가 늘어난다는 인구 구조상의 변화만을 뜻하지 않는다. 현재는 물론 미래의 멀티케어가 요구되는 대상자의 사회 전반적인 준비가 필요하다. 멀티케어를 요구하는 인구의 특성은 각기 다른 요구를 갖고 있는, 즉 복합적인 특성을 소유한 집단으로 건강상태와 경제상태에 따라 요구되는 보건복지요구도 다양하다. 즉, 건강한 사람과 건강하지 않는 사람, 저소득층과 중산층 이상 인구들은 서로 상이한 보건복지 요구를 갖고 있으며 이에 따른 다양한 정책적 접근이 요구된다. 인류의 삶의 질 향상을 위해서는 보건·의료 서비스 통합 서비스를 제공하여 효율성을 높여야 한다. 따라서 멀티케어를 제공하는 보건의료인은 건강관리뿐만 아니라 보건복지에 대한 폭넓은 이해가 필요하다.

제1절 의료보장제도

1. 의료보장제도의 개요

의료보장은 사회보장프로그램의 하나로 국가가 국민의 질병, 부상, 분만, 사망 등으로 인한 생활상의 불안을 극복하고, 신체적 및 정신적으로 건강한 생활을 유지할 수 있도록 보장해주는 제도이다. 고령화로 노인 인구의 양적 증가 이외에 노화와 함께 만성질환과 합병증 등을 가지고 있는 노인 인구가 증가되었다. 이는 의료비 증가 외에 가족 부양부담을 증가시킨다는 점에서 또 다른 문제를 낳고 있다. 특히 치매나 와상노인은 기본적 일상활동능력이나 도구적 일상활동능력 장애로 인한 타인에 대한 의존도가 매우 높다. 따라서 노인복지정책 중 의료보장 정책은 노인의 건강 문제 해결과 직결되는 주요 복지정책이다.

영국은 국민보건서비스(National Health Service)에 대한 정책을 바탕으로 세계로부터 복지 국가의 대명사로 지칭 받은 국가인 반면, 미국은 메디케어(Medicare)

나 메디케이드(Medicaid) 등의 의료보장 프로그램이 있음에도 전체 국민을 대상으로 하는 프로그램이 미비한 실정이다. 현행 우리나라의 의료보장 프로그램으로는 사회보험 방식의 국민건강보험과 공공부조 방식의 의료급여 제도가 주축을 이루고 있으며, 무료 건강진단제도와 일부 민간 의료보험 제도도 미약하나마 존재하고 있다.

공공부조란 일반조세를 재원으로 하여 저 소득자에게 급여를 제공하는 제도이다. 공공부조정책은 2차적 사회 안전망으로서 노인 등 취약자의 생활을 보장하고 자립을 지원하는 데 목적이 있다. 공공부조는 국가마다 상이하게 표현되고 있는데 현행 우리나라의 공공부조제도의 영역에는 가장 대표적인 제도로서 국민기초생활보장제도가 있고, 그 외 의료급여, 국가 보훈, 재해 구호사업 등이 주요 영역을 차지한다(최영희 외, 2010; 신경림 외, 2010).

2. 의료급여법

2.1 목적

의료급여법은 생활이 어려운 사람에게 의료급여를 함으로써 국민보건의 향상과 사회복지의 증진에 이바지함을 목적으로 한다.

2.2 주요 내용

1) 적용대상

(1) 의료급여법의 수급권자

의료급여를 받을 수 있는 자격을 가진 사람을 수급권자라 하며 이 법에 따른 수급권자는 다음과 같다.

1. 국민기초생활보장법에 따른 의료급여 수급자
2. 재해구호법에 따른 이재민으로서 보건복지부장관이 의료급여가 필요하다고 인정한 사람
3. 의사상자 등 예우 및 지원에 관한 법률에 따라 의료급여를 받는 사람

4. 입양특례법에 따라 국내에 입양된 18세 미만의 아동

5. 독립유공자예우에 관한 법률, 국가유공자 등 예우 및 지원에 관한 법률 및 보훈보상대상자 지원에 관한 법률의 적용을 받고 있는 사람과 그 가족으로서 국가보훈처장이 의료급여가 필요하다고 추천한 사람 중에서 보건복지부장관이 의료급여가 필요하다고 인정한 사람

6. 문화재보호법에 따라 지정된 중요무형문화재의 보유자와 그 가족으로서 문화재청장이 의료급여가 필요하다고 추천한 사람 중에서 보건복지부장관이 의료급여가 필요하다고 인정한 사람

7. 북한이탈주민의 보호 및 정착지원에 관한 법률의 적용을 받고 있는 사람과 그 가족으로서 보건복지부장관이 의료급여가 필요하다고 인정한 사람

8. 5 · 18민주화운동 관련자 보상 등에 관한 법률에 따라 보상금 등을 받은 사람과 그 가족으로서 보건복지부장관이 의료급여가 필요하다고 인정한 사람

9. 노숙인 등의 복지 및 자립지원에 관한 법률에 따른 노숙인 등으로서 보건복지부장관이 의료급여가 필요하다고 인정한 사람

10. 그 밖에 생활유지 능력이 없거나 생활이 어려운 사람으로서 대통령령으로 정하는 사람

(2) 수급권자의 구분

수급권자는 1종수급권자와 2종수급권자로 구분한다. 1종수급권자는 다음과 같다.

1. 국민기초생활 보장법에 의한 수급자중 18세 미만인 자, 65세 이상인 자, 장애인고용촉진 및 직업재활법에 해당하는 중증장애인, 국민기초생활 보장법 시행령에 의한 질병, 부상 또는 그 후휴증으로 치료나 요양이 필요한자 중 근로능력평가를 통하여 시장, 군수, 구청장이 근로능력이 없다고 판정한 자, 임신 중에 있거나 분만 후 6개월 미만의 여자, 병역법에 의한 병역의무를 이행중인 자, 국민기초생활 보장법 시행령에 의한 보장시설에서 급여를 받고 있는 자, 보건복지부장관이 정하여 고시하는 희귀난치성질환 또는 중증질환을 가진 사람

2. 의료급여법에 의한 수급권자(위에서 언급한 수급권자 중 2~9번까지)

3. 일정한 거소가 없는 사람으로서 경찰관서에서 무연고자로 확인된 사람
4.그 밖에 보건복지부장관이 1종의료급여가 필요하다고 인정하는 자

2종수급권자는 다음과 같다.

1. 국민기초생활보장법에 따른 수급자 중 의료급여를 받을 수 있는 자 중 1종수급권자가 아닌 자
2. 그밖에 보건복지부장관이 2종의료급여가 필요하다고 인정하는 자

2) 실시기관

실시기관은 의료보호급여를 제공하거나 이것을 바르게 실천할 수 있도록 감시, 감독 등의 전체적인책임을 가진 기관 전체를 말한다. 그 기능에 따라 보장기관, 의료보호심의위원회, 의료급여기관 등으로 나눌 수 있다.

보장기관으로 의료급여에 관한 업무는 수급권자의 거주지를 관할하는 특별시장 · 광역시장 · 도지사와 시장 · 군수 · 구청장이 한다. 의료보호심의위원회는 의료급여 사업의 기본방향 및 대책 수립에 관한 사항, 의료급여의 기준 및 수가에 관한 사항, 그 밖에 보건복지부장관 또는 위원장이 부의하는 사항에 대해 심의한다. 의료급여기관은 의료법에 따라 개설된 의료기관, 지역보건법에 따라 설치된 보건소 · 보건의료원 및 보건지소, 농어촌 등 보건의료를 위한 특별조치법에 따라 설치된 보건진료소, 약사법에 따라 개설등록된 약국 및 한국희귀의약품센터이다. 제 1차 의료급여기관은 통원서비스를 제공하는 기관이며, 제 2차 의료급여기관은 입원서비스를 주로 하는 기관이고, 제 3차 의료급여기관은 특수진료를 전담하는 기관이다.

3) 의료급여의 내용

수급권자의 질병 · 부상 · 출산 등에 대한 의료급여의 내용은 진찰 · 검사, 약제(藥劑) · 치료재료의 지급, 처치 · 수술과 그 밖의 치료, 예방 · 재활, 입원, 간호, 이송과 그 밖의 의료목적 달성을 위한 조치이다. 의료급여의 방법 · 절차 · 범위 · 한도 등 의료급여의 기준에 관하여는 보건복지부령으로 정하고, 의료수가기준과 그

계산방법 등에 관하여는 보건복지부장관이 정한다. 보건복지부장관은 의료급여의 기준을 정할 때에는 업무 또는 일상생활에 지장이 없는 질환 등 보건복지부령으로 정하는 사항은 의료급여 대상에서 제외할 수 있다.

(1) 의료급여의 적용기준 및 방법

위의 의료급여를 받을 수 있는 적용기준 및 방법은 국민건강보험 요양급여의 기준에 관한 규칙 및 별표의 규정에 의한다고 되어 있다. 적용기준 및 방법에 대한 세부사항은 의약계, 공단 및 건강보험심사평가원의 의견을 들어 보건복지부 장관이 정하여 고시하도록 되어 있다.

〈표 Ⅱ-2-1〉 요양급여의 적용기준 및 방법

요양급여의 적용기준 및 방법(제5조제1항관련) <개정 2013.9.13.>

1. 요양급여의 일반원칙
   가. 요양급여는 가입자 등의 연령·성별·직업 및 심신상태 등의 특성을 고려하여 진료의 필요가 있다고 인정되는 경우에 정확한 진단을 토대로 하여 환자의 건강증진을 위하여 의학적으로 인정되는 범위 안에서 최적의 방법으로 실시하여야 한다.
   나. 요양급여를 담당하는 의료인은 의학적 윤리를 견지하여 환자에게 심리적 건강효과를 주도록 노력하여야 하며, 요양상 필요한 사항이나 예방의학 및 공중보건에 관한 지식을 환자 또는 보호자에게 이해하기 쉽도록 적절하게 설명하고 지도하여야 한다.
   다. 요양급여는 경제적으로 비용효과적인 방법으로 행하여야 한다.
   라. 요양기관은 가입자 등의 요양급여에 필요한 적정한 인력·시설 및 장비를 유지하여야 한다. 이 경우 보건복지부장관은 인력·시설 및 장비의 적정기준을 정하여 고시할 수 있다.
   마. '라'목의 규정에 불구하고 가입자 등에 대한 최적의 요양급여를 실시하기 위하여 필요한 경우, 보건복지부장관이 정하여 고시하는 바에 따라 다른 기관에 검사를 위탁하거나, 당해 요양기관에 소속되지 아니한 전문성이 뛰어난 의료인을 초빙하거나, 다른 요양기관에서 보유하고 있는 양질의 시설·인력 및 장비를 공동

활용할 수 있다.

바. 요양기관은 요양급여에 필요한 약제·치료재료를 직접 구입하여 가입자 등에게 지급하여야 한다. 다만, 다음의 1에 해당하는 경우에는 그러하지 아니하다.

(1) 약사법 제23조제1항 본문에 따라 의사 또는 치과의사가 직접 약제를 조제할 수 없는 경우

(2) 약사법 제23조제4항에 따라 의사 또는 치과의사가 직접 약제를 조제할 수 있는 경우 중 보건복지부장관이 정하는 경우

사. 개설자가 동일한 요양기관은 동일가입자 등의 동일상병에 대하여 같은 날 외래로 요양급여를 중복하여 실시하여서는 아니된다. 이 경우 요양급여 중복의 범위는 보건복지부장관이 정하여 고시한다.

아. 의료급여법에 따라 의료급여를 받는 자가 건강보험의 가입자 또는 피부양자로 자격이 변동된 경우 요양급여의 기간 또는 인정개수 등을 정하고 있는 행위·약제 및 치료재료에 대하여는 건강보험의 요양급여 내용과 의료급여의 수급 내용을 연계하여 적용한다.

2. 진찰·검사, 처치·수술 기타의 치료

가. 각종 검사를 포함한 진단 및 치료행위는 진료상 필요하다고 인정되는 경우에 한하여야 하며 연구의 목적으로 하여서는 아니된다.

나. 제21조제3항제2호에 따라 보건복지부장관이 정하여 고시하는 질병군에 대한 입원진료의 경우 그 입원진료 기간동안 행하는 것이 의학적으로 타당한 검사·처치 등의 진료행위는 당해 입원진료에 포함하여 행하여야 한다.

3. 약제의 지급

가. 처방·조제

(1) 영양공급·안정·운동 그 밖에 요양상 주의를 함으로써 치료효과를 얻을 수 있다고 인정되는 경우에는 의약품을 처방·투여하여서는 아니되며, 이에 관하여 적절하게 설명하고 지도하여야 한다.

(2) 의약품은 약사법령에 의하여 허가 또는 신고된 사항(효능·효과 및 용법·용량 등)의 범위 안에서 환자의 증상 등에 따라 필요·적절하게 처방·투여하여야 한다. 다만, 안전성·유효성 등에 관한 사항이 정하여져 있는 의약품 중 진료상 반드시 필요하다고 보건복지부장관이 정하여 고시하는 의약품의 경우에는 허가 또는 신고된 사항의 범위를 초과하여 처방·투여할 수 있으며, 중증환자에게 처방·투여하는 약제로서 보건복지부장관이 정하여 고시하는 약제의 경우에는 건강보험심사평가원장이 공고한 범위 안에서 처방·투여할 수 있다.

(3) 요양기관은 중증환자에 대한 약제의 처방·투여시 해당약제 및 처방·투여의 범위가 (2)의 허용범위에는 해당하지 아니하나 해당환자의 치료를 위하여 특히 필요한 경우에는 건강보험심사평가원장에게 해당약제의 품목명 및 처방·투여의 범위 등에 관한 자료를 제출한 후 건강보험심사평가원장이 중증질환

심의위원회의 심의를 거쳐 인정하는 범위 안에서 처방·투여할 수 있다.

(4) 식품의약품안전처장이 긴급한 도입이 필요하다고 인정한 품목의 경우에는 식품의약품안전처장이 인정한 범위 안에서 처방·투여하여야 한다.

(5) 항생제·스테로이드제제 등 오남용의 폐해가 우려되는 의약품은 환자의 병력·투약력 등을 고려하여 신중하게 처방·투여하여야 한다.

(6) 진료상 2품목 이상의 의약품을 병용하여 처방·투여하는 경우에는 1품목의 처방·투여로는 치료효과를 기대하기 어렵다고 의학적으로 인정되는 경우에 한한다.

나. 주 사

(1) 주사는 경구투약을 할 수 없는 경우, 경구투약시 위장장애 등의 부작용을 일으킬 염려가 있는 경우, 경구투약으로 치료효과를 기대할 수 없는 경우 또는 응급환자에게 신속한 치료효과를 기대할 필요가 있는 경우에 한한다.

(2) 동일 효능의 내복약과 주사제는 병용하여 처방·투여하여서는 아니된다. 다만, 경구투약만으로는 치료효과를 기대할 수 없는 불가피한 경우에 한하여 병용하여 처방·투여할 수 있다.

(3) 혼합주사는 치료효과를 높일 수 있다고 의학적으로 인정되는 경우에 한한다.

(4) 당류제제·전해질제제·복합아미노산제제·혈액대용제·혈액 및 혈액성분제제의 주사는 의학적으로 특히 필요하다고 인정되는 경우에 한한다.

4. 치료재료의 지급

치료재료는 약사법 기타다른 관계법령에 의하여 허가·신고 또는 인정된 사항(효능·효과 및 사용방법)의 범위 안에서 환자의 증상에 따라 의학적 판단에 의하여 필요·적절하게 사용한다. 다만, 안전성·유효성 등에 관한 사항이 정하여져 있는 치료재료 중 진료에 반드시 필요하다고 보건복지부장관이 정하여 고시하는 치료재료의 경우에는 허가·신고 또는 인정된 사항(효능·효과 및 사용방법)의 범위를 초과하여 사용할 수 있다.

5. 예방·재활

재활 및 물리치료(이학요법)는 약물투여 또는 처치 및 수술 등에 의하여 치료효과를 얻기 곤란한 경우로서 재활 및 물리치료(이학요법)가 보다 효과가 있다고 인정되는 경우에 행한다.

6. 입 원

가. 입원은 진료상 필요하다고 인정되는 경우에 한하며 단순한·피로회복·통원불편 등을 이유로 입원지시를 하여서는 아니된다.

나. 퇴원은 의학적 타당성과 퇴원계획의 충분성 등을 신중하게 고려하여 적절한 시기에 행하여져야 한다.

다. 입원환자에 대한 식사는 환자의 치료에 적합한 수준에서 의료법령 및 식품위생법령에서 정하는 기준에 맞게 위생적인 방법으로 제공하여야 한다.

7. 가정간호
   가정간호는 진료상 퇴원 후 계속적인 치료와 관리가 필요한 경우에 의사 또는 한의사의 진단과 처방에 의하여 가정전문간호사가 실시하여야 한다.
8. 의료장비
   가. 요양기관은 의료기기법에 따른 의료기기를 사용할 경우 식품의약품안전처장의 제조 또는 수입 허가를 받거나 신고한 것에 한하여 그 허가 또는 신고 된 범위에서 사용하여야 한다.
   나. 요양기관은 진단용 방사선 발생장치를 사용할 경우 의료법과 진단용 방사선 발생장치의 안전관리에 관한 규칙에 따라 시장·군수·구청장에게 신고한 것에 한하여 사용하여야 하며, 의료법 진단용 방사선 발생장치의 안전관리에 관한 규칙에 따라 검사를 받지 아니하거나 검사결과 부적합 판정을 받은 진단용 방사선 발생장치를 사용하여서는 아니 된다.
   다. 요양기관은 치료용 방사선 발생장치를 사용할 경우 원자력안전법에 따라 원자력안전위원회의 사용허가를 받거나 신고 후 사용하여야 하며, 검사를 받지 아니하거나 검사결과 부적합 판정을 받은 치료용 방사선 발생장치를 사용하여서는 아니 된다.
   라. 요양기관은 특수의료장비를 사용할 경우 의료법과 특수의료장비의 설치 및 운영에 관한 규칙에 따라 특별시장・광역시장・도지사 또는 특별자치도지사에게 등록한 것만을 사용하여야 하며, 의료법과 특수의료장비의 설치 및 운영에 관한 규칙에 따라 검사를 받지 아니하거나 검사결과 부적합 판정을 받은 특수의료장비를 사용하여서는 아니 된다.
   마. 요양기관은 그 밖에 다른 법령에서 정하고 있는 의료장비를 사용할 경우 해당 법령에서 정하고 있는 의료장비의 사용기준에 맞게 사용하여야 한다.
   바. 안전성·유효성 등에 관한 사항이 정하여져 있는 의료장비 중 진료에 반드시 필요하다고 보건복지부장관이 정하여 고시하는 의료장비의 경우에는 관계 법령상의 허가 또는 신고된 범위를 초과하여 사용할 수 있다.
   사. 의료장비의 현황을 신고받은 건강보험심사평가원장은 해당 의료장비의 제조・수입업체, 품목, 제조연월 등 의료장비의 품질 관리 및 이력 관리에 필요한 사항을 식별부호화하여 관리할 수 있다. 이 경우 식별부호화의 방법 및 절차에 필요한 사항은 보건복지부장관이 정하여 고시한다.

(2) 급여비용

가. 급여비용의 부담

급여비용은 대통령령으로 정하는 바에 따라 그 전부 또는 일부를 의료급여기금에서 부담하되, 의료급여기금에서 일부를 부담하는 경우 그 나머지 비용은 본인이 부담한다.

나. 급여비용의 청구와 지급

의료급여기관은 의료급여기금에서 부담하는 급여비용의 지급을 시장 · 군수 · 구청장에게 청구할 수 있다. 이 경우 심사청구는 시장 · 군수 · 구청장에 대한 급여비용의 청구로 본다. 급여비용을 청구하려는 의료급여기관은 급여비용심사기관에 급여비용의 심사청구를 하여야 하며, 심사청구를 받은 급여비용심사기관은 이를 심사한 후 지체 없이 그 내용을 시장 · 군수 · 구청장 및 의료급여기관에 알려야 한다. 심사의 내용을 통보받은 시장 · 군수 · 구청장은 지체 없이 그 내용에 따라 급여비용을 의료급여기관에 지급하여야 한다. 이 경우 수급권자가 이미 납부한 본인부담금이 과다한 경우에는 의료급여기관에 지급할 금액에서 그 과다하게 납부된 금액을 공제하여 수급권자에게 반환하여야 한다. 시장 · 군수 · 구청장은 급여비용을 지급할 때에 급여비용심사기관이 의료급여의 적정 여부를 평가하여 시장 · 군수 · 구청장에게 알린 경우에는 그 평가결과에 따라 급여비용을 가산 또는 감액 조정하여 지급한다.

(3) 의료급여의 제한

가. 급여의 제한

시장 · 군수 · 구청장은 수급권자가 다음의 경우 의료급여를 하지 아니한다.

1. 수급권자가 자신의 고의 또는 중대한 과실로 인한 범죄행위에 그 원인이 있거나 고의로 사고를 일으켜 의료급여가 필요하게 된 경우

2. 수급권자가 정당한 이유 없이 이 법의 규정이나 의료급여기관의 진료에 관한 지시에 따르지 아니한 경우

나. 급여의 변경

시장 · 군수 · 구청장은 수급권자의 소득, 재산상황, 근로능력 등이 변동되었을 때에는 직권으로 또는 수급권자나 그 친족, 그 밖의 관계인의 신청을 받아 의료급여의 내용 등을 변경할 수 있다. 시장 · 군수 · 구청장은 의료급여의 내용 등을 변경하였을 때에는 서면으로 그 이유를 밝혀 수급권자에게 알려야 한다.

다. 급여의 중지

수급권자에 대한 의료급여가 필요 없게 된 경우와 . 수급권자가 의료급여를 거부한 경우 시장 · 군수 · 구청장은 의료급여를 중지하여야 한다. 시장 · 군수 · 구청장은 수급권자가 의료급여를 거부한 경우에는 수급권자가 속한 가구원 전부에 대하여 의료급여를 중지하여야 하며, 의료급여가 중지된 가구에 대하여는 그 해에 다시 의료급여를 하지 아니한다. 시장 · 군수 · 구청장은 의료급여를 중지하였을 때에는 서면으로 그 이유를 밝혀 수급권자에게 알려야 한다.

제2절 응급의료에 관한 법률

1. 목적

국민들이 응급상황에서 신속하고 적절한 응급의료를 받을 수 있도록 응급의료에 관한 국민의 권리와 의무, 국가 · 지방자치단체의 책임, 응급의료제공자의 책임과 권리를 정하고 응급의료자원의 효율적 관리에 필요한 사항을 규정함으로써 응급환자의 생명과 건강을 보호하고 국민의료를 적정하게 함을 목적으로 한다.

2. 국민의 권리와 의무

모든 국민은 성별, 나이, 민족, 종교, 사회적 신분 또는 경제적 사정 등을 이유로 차별받지 아니하고 응급의료를 받을 권리를 가진다. 국내에 체류하고 있는 외국인도 또한 같다. 모든 국민은 응급상황에서의 응급처치 요령, 응급의료기관등의 안내

등 기본적인 대응방법을 알 권리가 있으며, 국가와 지방자치단체는 그에 대한 교육·홍보 등 필요한 조치를 마련하여야 한다. 누구든지 응급환자를 발견하면 즉시 응급의료기관등에 신고하여야 한다.

응급의료종사자가 응급의료를 위하여 필요한 협조를 요청하면 누구든지 적극 협조하여야 한다. 생명이 위급한 응급환자에게 다음의 경우 해당하는 응급의료 또는 응급처치를 제공하여 발생한 재산상 손해와 사상(死傷)에 대하여 고의 또는 중대한 과실이 없는 경우 그 행위자는 민사책임과 상해(傷害)에 대한 형사책임을 지지 아니하며 사망에 대한 형사책임은 감면한다.

1. 다음 각 목의 어느 하나에 해당하지 아니하는 자가 한 응급처치

가. 응급의료종사자

나. 선원법에 따른 선박의 응급처치 담당자, 119구조·구급에 관한 법률에 따른 구급대 등 다른 법령에 따라 응급처치 제공의무를 가진 자

2. 응급의료종사자가 업무수행 중이 아닌 때 본인이 받은 면허 또는 자격의 범위에서 한 응급의료

3. 제1호 '나'목에 따른 응급처치 제공의무를 가진 자가 업무수행 중이 아닌 때에 한 응급처치

3. 응급의료종사자의 권리와 의무

응급의료기관 등에서 근무하는 응급의료종사자는 응급환자를 항상 진료할 수 있도록 응급의료업무에 성실히 종사하여야 한다. 응급의료종사자는 업무 중에 응급의료를 요청받거나 응급환자를 발견하면 즉시 응급의료를 하여야 하며 정당한 사유 없이 이를 거부하거나 기피하지 못한다. 의료인은 응급환자가 아닌 사람을 응급실이 아닌 의료시설에 진료를 의뢰하거나 다른 의료기관에 이송할 수 있다. 응급의료종사자는 응급환자에 대하여는 다른 환자보다 우선하여 상담·구조 및 응급처치를 하고 진료를 위하여 필요한 최선의 조치를 하여야 한다. 응급의료종사자는 응급환자가 2명 이상이면 의학적 판단에 따라 더 위급한 환자부터 응급의료

를 실시하여야 한다. 응급의료종사자는 응급환자가 의사결정능력이 없는 경우와 설명 및 동의 절차로 인하여 응급의료가 지체되면 환자의 생명이 위험하여지거나 심신상의 중대한 장애를 가져오는 경우를 제외하고는 응급환자에게 응급의료에 관하여 설명하고 그 동의를 받아야 한다. 응급의료종사자는 응급환자가 의사결정능력이 없는 경우 법정대리인이 동행하였을 때에는 그 법정대리인에게 응급의료에 관하여 설명하고 그 동의를 받아야 하며, 법정대리인이 동행하지 아니한 경우에는 동행한 사람에게 설명한 후 응급처치를 하고 의사의 의학적 판단에 따라 응급진료를 할 수 있다. 응급의료종사자는 정당한 사유가 없으면 응급환자에 대한 응급의료를 중단하여서는 아니 된다.

의료인은 해당 의료기관의 능력으로는 응급환자에 대하여 적절한 응급의료를 할 수 없다고 판단한 경우에는 지체 없이 그 환자를 적절한 응급의료가 가능한 다른 의료기관으로 이송하여야 한다. 의료기관의 장은 응급환자를 이송할 때에는 응급환자의 안전한 이송에 필요한 의료기구와 인력을 제공하여야 하며, 응급환자를 이송 받는 의료기관에 진료에 필요한 의무기록(醫務記錄)을 제공하여야 한다. 의료기관의 장은 이송에 든 비용을 환자에게 청구할 수 있다. 누구든지 응급의료종사자의 응급환자에 대한 구조 · 이송 · 응급처치 또는 진료를 폭행, 협박, 위계(僞計), 위력(威力), 그 밖의 방법으로 방해하거나 의료기관 등의 응급의료를 위한 의료용 시설 · 기재(機材) · 의약품 또는 그 밖의 기물(器物)을 파괴 · 손상하거나 점거하여서는 아니 된다.

4. 국가 및 지방자치단체의 책임

국가 및 지방자치단체는 응급환자의 보호, 응급의료기관등의 지원 및 설치 · 운영, 응급의료종사자의 양성, 응급이송수단의 확보 등 응급의료를 제공하기 위한 시책을 마련하고 시행하여야 한다. 보건복지부장관은 중앙응급의료위원회의 심의를 거쳐 응급의료기본계획(이하 "기본계획"이라 한다)을 5년마다 수립하여야 한다. 시 · 도지사는 기본계획에 따라 매년 지역응급의료시행계획을 수립하여 시행하여야 한다. 응급의료에 관한 주요 시책을 심의하기 위하여 보건복지부에 중앙응급의료위원회(이하 "중앙위원회"라 한다)를 둔다. 응급의료에 관한 중요 사항을 심의하기 위하여 시 · 도에 시 · 도 응급의료위원회(이하 "시 · 도위원회"라 한다)를 둔다.

보건복지부장관 또는 시 · 도지사는 응급의료종사자가 아닌 사람 중에서 다음 각 호의 어느 하나에 해당하는 사람에게 구조 및 응급처치에 관한 교육을 받도록 명할 수 있다.

1. 구급차 등의 운전자
2. 여객자동차 운수사업법에 따른 여객자동차운송사업용 자동차의 운전자
3. 학교보건법에 따른 보건교사
4. 도로교통안전업무에 종사하는 사람으로서 도로교통법에 규정된 경찰공무원등
5. 산업안전보건법에 따른 안전 · 보건에 관한 교육의 대상자
6. 체육시설의 설치 · 이용에 관한 법률에 따른 체육시설에서 의료 · 구호 또는 안전에 관한 업무에 종사하는 사람
7. 유선 및 도선 사업법에 따른 인명구조요원
8. 관광진흥법에 따른 관광사업에 종사하는 사람 중 의료 · 구호 또는 안전에 관한 업무에 종사하는 사람
9. 항공법에 따른 항공종사자 또는 객실승무원 중 의료 · 구호 또는 안전에 관한 업무에 종사하는 사람
10. 철도안전법에 따른 철도종사자 중 의료 · 구호 또는 안전에 관한 업무에 종사하는 사람
11. 선원법에 따른 선원 중 의료 · 구호 또는 안전에 관한 업무에 종사하는 사람
12. 소방시설 설치 · 유지 및 안전관리에 관한 법률에 따른 소방안전관리자 중 대통령령으로 정하는 사람
13. 국민체육진흥법에 따른 체육지도자

5. 응급의료기관

응급의료기관은 응급환자를 24시간 진료할 수 있도록 응급의료기관의 지정기준에 따라 시설, 인력 및 장비 등을 유지하여 운영하여야 한다. 응급의료기관은 공휴일과 야간에 당직응급의료종사자를 두고 응급환자를 언제든지 진료할 비상진료체계를 갖추어야 한다. 응급의료기관의 장으로부터 비상진료체계의 유지를 위한 근무명령을 받은 응급의료종사자는 이를 성실히 이행하여야 한다. 응급의료기관의 장은 당직응급의료종사자로서 인력기준을 유지하는 것과는 별도로 당직전문의 또는 당직전문의를 갈음할 수 있는 당직의사를 두어야 한다. 응급의료기관의 장 응급실에 근무하는 의사가 요청하는 경우 당직전문의, 응급환자의 진료에 적합한 자로서 당직전문의등과 동등한 자격을 갖춘 것으로 인정되는 자는 응급환자를 직접 진료하게 하여야 한다. 응급의료기관은 응급환자를 위한 예비병상을 확보하여야 하며 예비병상을 응급환자가 아닌 사람이 사용하게 하여서는 아니 된다.

보건복지부장관은 응급의료에 관한 다음의 업무를 수행하기 위하여 의료법에 따른 종합병원 중에서 중앙응급의료센터를 지정할 수 있다.

1. 응급의료기관 등에 대한 평가 및 질을 향상시키는 활동에 대한 지원
2. 응급의료종사자에 대한 교육훈련
3. 제26조에 따른 권역응급의료센터 간의 업무조정 및 지원
4. 응급의료 관련 연구
5. 국내외 재난 등의 발생 시 응급의료 관련 업무의 조정 및 그에 대한 지원
6. 응급의료 통신망 및 응급의료 전산망의 관리·운영과 그에 따른 업무
7. 그 밖에 보건복지부장관이 정하는 응급의료 관련 업무

보건복지부장관은 응급의료에 관한 다음 각 호의 업무를 수행하기 위하여 의료법에 따른 상급종합병원 또는 같은 법 제3조의3에 따른 300병상을 초과하는 종합병원 중에서 권역응급의료센터를 지정할 수 있다.

1. 중증응급환자 중심의 진료
2. 대형 재해 등의 발생 시 응급의료 지원

3. 권역(圈域) 내에 있는 응급의료종사자에 대한 교육·훈련
4. 권역 내 다른 의료기관에서 제11조에 따라 이송되는 중증응급환자에 대한 수용
5. 그 밖에 보건복지부장관이 정하는 권역 내 응급의료 관련 업무

보건복지부장관은 소아환자, 화상환자 및 독극물중독환자 등에 대한 응급의료를 위하여 중앙응급의료센터, 권역응급의료센터, 지역응급의료센터 중에서 분야별로 전문응급의료센터를 지정할 수 있다. 시·도지사는 응급의료에 관한 응급환자의 진료와 응급환자에 대하여 적절한 응급의료를 할 수 없다고 판단한 경우 신속한 이송을 위하여 종합병원 중에서 지역응급의료센터를 지정할 수 있다.

보건복지부장관은 외상환자의 응급의료에 관한 외상환자의 진료, 외상의료에 관한 연구 및 외상의료표준의 개발, 외상의료를 제공하는 의료인의 교육훈련, 대형재해 등의 발생 시 응급의료 지원 등의 업무를 수행하기 위하여 중앙응급의료센터나 권역응급의료센터, 전문응급의료센터 및 지역응급의료센터 중 권역외상센터를 지정할 수 있다.

1. 시·도지사는 관할 지역의 주민에게 적정한 외상의료를 제공하기 위하여 응급의료기관 중 지역외상센터를 지정할 수 있다. 시장·군수·구청장은 응급의료에 관한 다음 각 호의 업무를 수행하기 위하여 종합병원 중에서 지역응급의료기관을 지정할 수 있다.

6. 응급환자 이송

구급차 등은 응급환자 이송, 응급의료를 위한 혈액, 진단용 검사대상물 및 진료용 장비 등의 운반, 응급의료를 위한 응급의료종사자의 운송, 사고 등으로 현장에서 사망하거나 진료를 받다가 사망한 사람을 의료기관 등에 이송 그 밖에 보건복지부령으로 정하는 용도 외에는 사용할 수 없다.

구급차 등에는 응급환자에게 응급처치를 할 수 있도록 의료장비 및 구급의약품 등을 갖추어야 하며, 구급차 등이 속한 기관·의료기관 및 응급의료지원센터와 통화할 수 있는 통신장비를 갖추어야 한다. 구급차에는 응급환자의 이송 상황과 이

송 중 응급처치의 내용을 파악하여 다음의 장비를 장착하여야 한다.

1. 구급차 운행기록장치 및 차량 속도, 위치정보 등 구급차의 운행과 관련된 정보를 저장하고 충돌 등 사고발생 시 사고 상황을 영상 등으로 저장하는 기능을 갖춘 장치
2. 구급차 요금미터장치
3. 개인정보 보호법에 따른 영상정보처리기기

다음의 시설 등에는 자동제세동기 등 심폐소생술을 할 수 있는 응급장비를 갖추어야 하며 응급장비를 설치한 자는 해당 응급장비를 매월 1회 이상 점검하여야 한다.

1. 공공보건의료에 관한 법률에 따른 공공보건의료기관
2. 119구조 · 구급에 관한 법률에 따른 구급대에서 운용 중인 구급차
3. 항공법에 따른 항공기 중 항공운송사업에 사용되는 여객 항공기 및 같은 법에 따른 공항
4. 철도산업발전 기본법에 따른 철도차량 중 객차
5. 선박법에 따른 선박 중 총톤수 20톤 이상인 선박
6. 대통령령으로 정하는 규모 이상의 건축법에 따른 공동주택
7. 그 밖에 대통령령으로 정하는 다중이용시설

구급차 등의 운용자는 구급차 등이 출동할 때에는 보건복지부령으로 정하는 바에 따라 응급구조사를 탑승시켜야 한다. 다만, 의사나 간호사가 탑승한 경우는 제외한다. 응급구조사가 출동하여 응급처치를 행하거나 응급환자를 이송한 때에는 지체 없이 출동 사항과 처치 내용을 기록하고 이를 소속 구급차 등의 운용자와 해당 응급환자의 진료의사에게 제출하여야 한다.

제3장 신체적·정신적 헬스케어 실천

제1절 응급의료체계 및 단계

응급환자의 치료에 있어 가장 중요한 것은 생명유지에 필수적으로 필요한 골든 타임을 놓치지 않는 것이며, 이를 위해서는 신속한 이송체계를 구축하여야 한다. 또 적절한 응급의료인력을 교육하고 훈련시켜서 인적자원을 양성하고 충분한 의료장비와 구급차를 준비하고 이들을 통합적으로 융합시킬 수 있는 통신체계를 구축해야 한다. 병원전단계에서 발생하는 상황이외에도 병원 내에 충분한 시설(응급센터, 입원실, 중환자실, 수술실 등)과 최고의 의료수준을 갖추고, 응급환자를 치료하기 위하여 필요한 인력, 장비, 자원 등을 효과적으로 조직하여 운영하는 것을 응급의료서비스체계라고 한다.

응급의료체계 구축을 위해 필요한 요소는 인적자원관리, 교육 및 훈련, 응급의료정보통신체계, 병원 전 현장 응급처치 및 이송단계 처치, 신속하고 적절한 후송, 응급의료관련 시설 및 기관, 병원단계의 집중 치료, 대민안전기관의 활용, 비의료인의 참여, 병원 간 의료체계의 확보, 표준화된 구급업무기록, 시민교육 및 홍보, 체계감시 및 평가, 재해관리체계, 상호유관부서의 협조 등이다.

응급처치는 어느 장소에서나 가능하여야 한다. 그러므로 응급관리시설이 완벽하거나 미비하거나, 시설이 없는 곳일 수도 있다. 응급환자 관리단계는 응급처치를 필요로 하는 환자가 발생된 현장에서 응급처치를 하게 되는 현장단계와 병원으로 이송하는 동안 응급처치를 시행하게 되는 단계로 이송단계가 있고, 병원 도착 후 응급환자의 평가와 치료단계에 따라 응급실이나 중환자실에서 치료를 하게 되는 병원단계로 나눌 수 있다(김영숙 외, 2012).

1. 현장단계

응급환자가 발생하였다는 신고 접수와 동시에 현장으로 응급차량과 요원을 출

동시키고, 환자가 발생한 현장에서 생명을 구하기 위한 응급처치를 시행하는 단계이다. 이를 위해서는 응급의료에 이용되는 자원을 파악하고 조정하며 통제할 수 있는 응급의료 전산정보시스템이 필요하며, 차량과 응급구조사, 응급장비, 이를 지원할 수 있는 통신시스템이 필요하다. 구급차가 도착하기 전까지 최초 반응자에 의해 기본적인 응급처치가 시행될 수 있어야 하며, 구급차가 현장에 도착하면 응급구조사가 더욱 전문적인 응급처치를 시행하여 환자의 상태를 안정시켜야 한다.

2. 이송단계

응급환자를 현장으로부터 병원으로 이송하는 단계이다. 환자의 이송은 지상의 육로이송, 배 등을 이용하는 수상이송, 헬리콥터 등을 이용하는 항공이송으로 구분된다. 산간벽지나 섬 지역에서 환자가 발생되었을 때 대부분의 환자는 헬리콥터를 이용하여 이송된다. 환자를 이송하는 중에도 지속적으로 전문적인 응급처치를 수행해야 한다.

3. 병원단계

응급환자가 응급센터에 도착하여 신속하고 전문적인 응급처치를 받는 단계이다. 그러므로 환자가 도착하기 전 응급의료진, 응급장비 등을 미리 충분히 확보하여 환자의 응급실 대기시간을 최소화시키고 최단 시간 내에 최대의 의료가 시행될 수 있어야 한다.

4. 심폐소생술

4.1 심근경색과 심장마비

심근경색은 심근으로 가는 혈액 공급이 많이 줄거나 멈췄을 때 일어난다. 심장마비는 한 개 혹은 여러 개의 관상동맥 안의 혈전 때문에 일어난다. 심근 손상이 너무 심하면 심장박동이 멈출 수 있고 이 상태를 심장마비라 한다. 갑작스런 심장마비는 한국인 사망률의 주된 원인 중 하나이다.

4.2 심폐소생술의 단계적 조치

심장박동이 멈췄을 때 환자는 심폐소생술(Cardiopulmonary Resuscitation), 제세동, Emergency Medical Services (EMS) 전문가를 빨리 필요로 한다. CPR은 인공호흡으로 환자의 폐에 산소를 공급하고, 가슴압박으로 심장과 폐의 순환을 유도해 산소화된 혈액을 뇌에 공급한다. CPR 기법은 영아(출생 시~1살), 소아(1살~사춘기), 성인(사춘기~노인)에게 약간의 차이만 있을 뿐 거의 비슷하게 적용된다.

1) 의식확인

심폐소생술을 시행하기 전에 시행 여부를 판단하기 위해 우선 환자를 평가하여야 한다. 환자에게 접근하여 “여보세요. 괜찮으세요?”라는 질문을 하면서 환자 어깨를 살며시 흔들어 환자의 의식 상태를 확인한다. 반응이 없으면 주변 사람들에게 119에 전화해 달라고 부탁하고, 주변에 아무도 없다면 119에 전화부터 한다. 도움을 요청한 다음에 눈으로 흉부 움직임을 관찰하고, 뺨으로는 환자의 숨결을 확인하며, 귀로는 환자의 호흡음을 들어서 호흡 상태를 확인한다. 의식이 없는 소아 혹은 영아와 둘만 있는 상황이면 우선 5주기(2분동안)의 심폐소생술을 30번 가슴압박과 2번의 인공호흡을 실시하고 나서 119에 신고를 해야 하나, 2010년 심폐소생술 지침은 연령에 관계없이 심정지 순간을 목격했을 때 신고를 먼저 할 것을 권장한다(<그림 Ⅲ-3-1>).

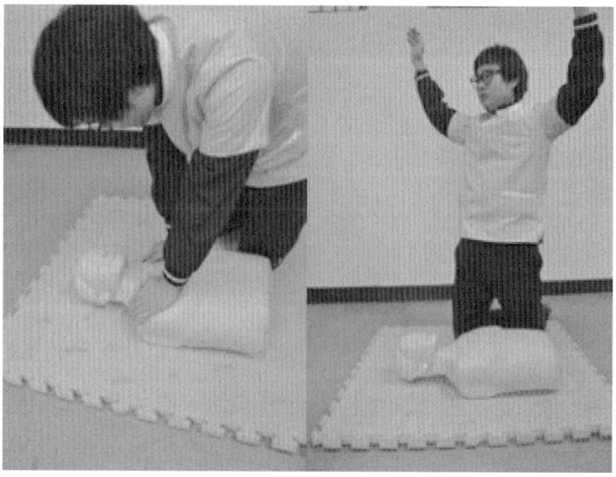

〈그림 Ⅲ-3-1〉 의식확인 및 119 신고

2) 흉부압박

흉부압박은 심폐소생술에서 가장 중요한 단계로, 가능한 딱딱한 바닥에서 실시하는 것이 효과적이다. 성인 흉부압박은 두 손을 사용하고, 소아는 한 손이나 두 손, 영아는 두 손가락을 사용한다. 흉부압박 깊이는 성인은 최소 5cm, 소아는 약 5cm, 영아는 4cm로 한다. 손 위치는 흉골의 아래쪽 절반부위 바로 아래쪽 1/2지점, 즉 가슴 한가운데이다. 강하고 빠르게 해야 흉부압박이 효과적이다. 성인의 경우 가슴압박을 30번하고 2번의 인공호흡을 실시한다(<그림 Ⅲ-3-2>).

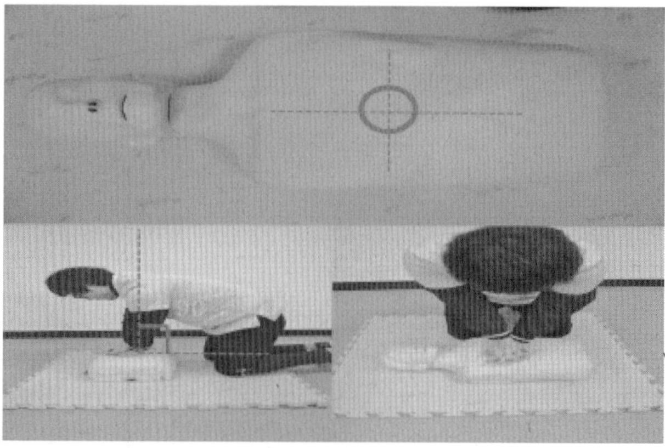

〈그림 Ⅲ-3-2〉 가슴 압박 30회

3) 인공호흡 해주기

심폐소생술 시작 전 머리를 뒤로 젖히고 턱을 들어올려 기도를 개방해 준다. 이 방법은 아래턱뼈에 붙은 혀를 목구멍에서부터 멀어지게 해 기도를 열어준다. 기도가 개방되면, 구조자는 환자의 코를 잡아 막고 환자의 입에 완전히 붙인다. 1초 동안 숨을 한번 불어넣고, 평소대로 숨을 들이마신 뒤, 다시 1초간 환자에게 호흡을 불어넣는다. 인공호흡은 위 팽만을 일으킬 수 있으므로, 환자 가슴이 부드럽게 오르내릴 수 있을 정도면 된다(<그림 Ⅲ-3-3>).

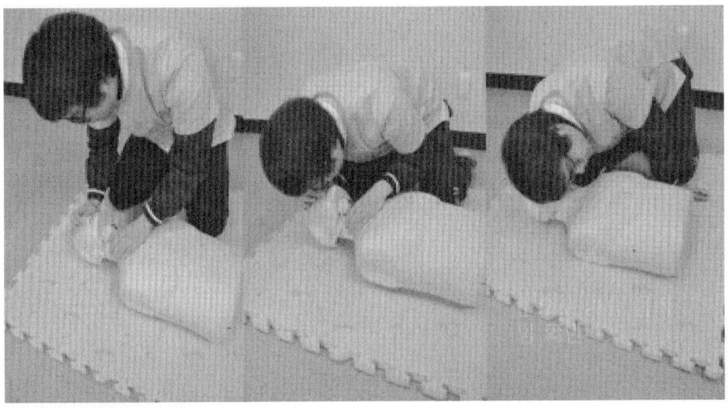

〈그림 Ⅲ-3-3〉 인공 호흡 2회

기타 인공호흡법에는 입-입 인공호흡, 입-코 인공호흡, 입-기관창 인공호흡이 있다. 입-입 인공호흡의 호흡 기구는 감염을 예방하기 위해 환자의 입 속 또는 입과 코 위에 놓아 사용하는 보호용 기구다. 보호 기구에는 여러 종류가 있다. 입-코 인공호흡은 환자의 입을 열 수 없거나, 환자가 입 주변에 심한 상처를 입었거나, 환자의 입에 입을 붙일 수 없는 경우 이 방법을 쓴다. 환자의 머리가 젖혀지고 턱이 당겨진 상태에서, 환자의 코에 입술을 밀착시켜 숨을 불어넣어준다. 이 방법은 입-입 인공호흡법과 큰 차이가 없다. 입-기관창 인공호흡은 성대 질병으로 후두 제거술을 받은 경우, 기관창이라 부르는 영구적인 작은 구멍을 통해 숨 쉬게 하는 인공호흡으로 환자의 입과 코를 막고 목의 기관창에 숨을 불어넣는다.

제2절 근골격계 질환 예방을 위한 자가운동

일반인들은 운동을 하면 건강해지고, 통증이 없어진다는 일반적인 통념을 가지고 매스컴이나 광고에서 과대선전을 하고 있다. 그러나 운동은 올바르게 하면 근골격계질환을 치료할 수 있는 약이 되지만 잘못하면 오히려 해가된다. 이제까지 알려진 스트레칭, 웨이트 트레이닝, 필라테스, 요통운동 등 많은 운동방법들은 개인의 신체적 특성, 현재의 능력, 잠재하고 있는 근골격계의 위험성, 개인의 작업 동작을 고려하지 않고 동일한 운동을 강요하고 대중들이 실시하고 있다. 이러한 일반적이고 획일화된 스트레칭, 웨이트 트레이닝은 어떤 사람에게는 도움이 되지만 오히려 증상을 악화시키는 경우가 많다. 다음은 부위별로 잘못된 자세 및 동작에 대한 추천하는 운동방법들이다. 이러한 운동은 개인의 신체적인 특성 및 평상시 자세 혹은 동작에 따라 달리 적용될 수 있음을 명시한다.

1. 목

□ 턱 당기기 운동	
- 준비자세 -	- 운동자세 -
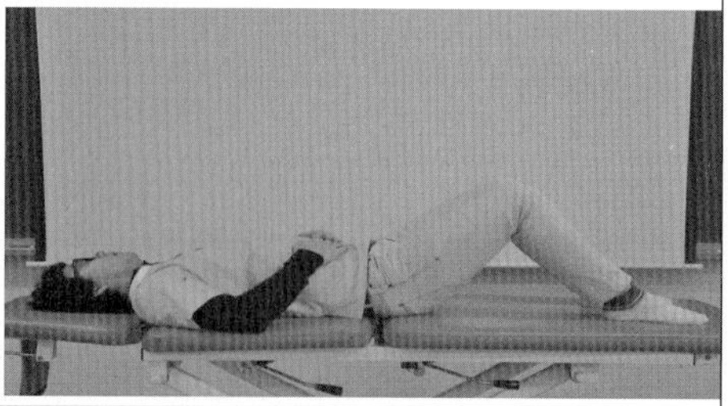	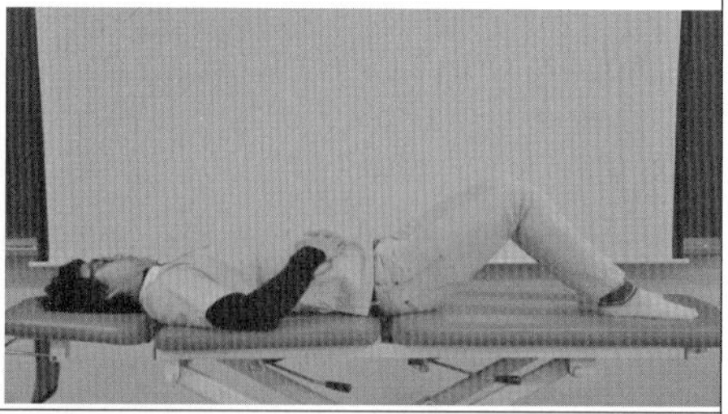
누운자세에서 아랫배를 집어넣어 허리를 바닥에 붙이고 가슴이 올라오지 않도록 가슴을 잡는다.	가슴이나 어깨가 올라가지 않도록 복근에 힘을 준다. 숨을 내 쉬면서 턱을 천천히 목 쪽으로 끌어당긴 후 10초 이상 유지한다.

<table>
<tr><td colspan="2">□ 목뒤 인대와 후두 아래 근육 늘리기 운동</td></tr>
<tr><td>-운동자세-
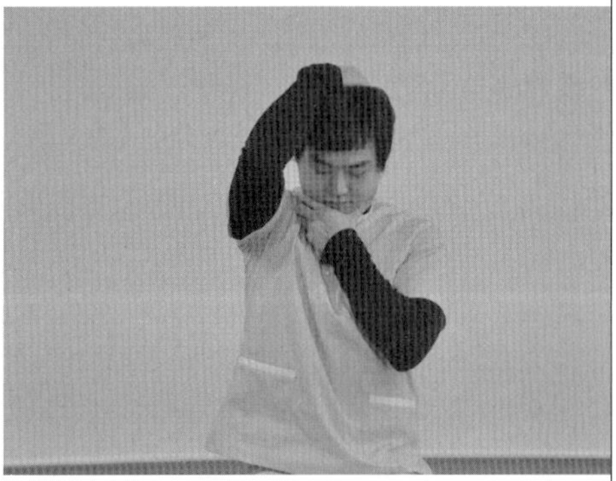</td><td>한쪽 손은 머리 뒤를 잡고 앞으로 당기고 반대쪽 손은 턱을 민다. 운동 시 턱을 당기지 않고, 목만 숙여서는 안된다.</td></tr>
</table>

<table>
<tr><td colspan="2">□ 목 회전 운동</td></tr>
<tr><td>- 준비자세 -
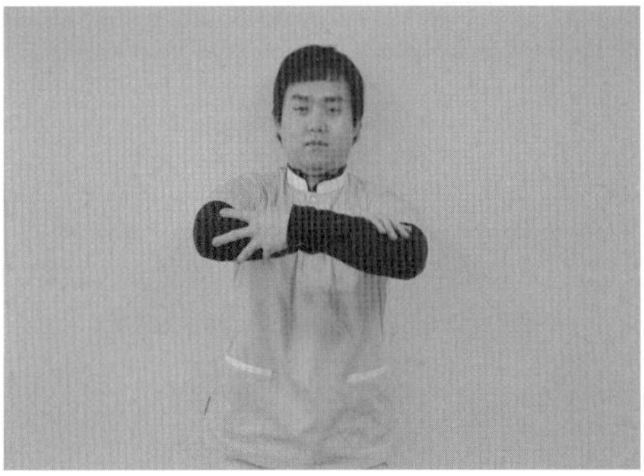</td><td>- 운동자세 -
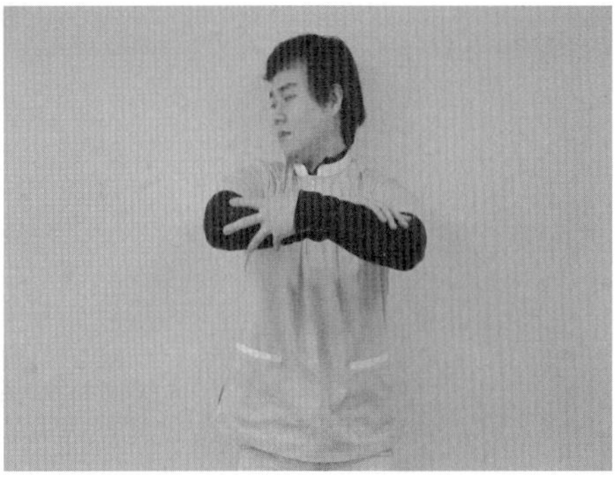</td></tr>
<tr><td>어깨 너비로 발을 벌리고 벽에 목과 몸통을 벽에 기대어 서서 팔을 교차하여 잡는다.</td><td>몸통을 벽에 기댄채로 어깨를 앞으로 당긴 후 눈높이를 수평으로 유지한다. 그 상태에서 목을 최대로 회전한다. 회전 시 턱이 앞으로 나오지 않도록 항상 턱을 당기면서 실시한다.</td></tr>
</table>

2. 어깨

☐ 어깨뼈 안정화 운동

-준비자세-

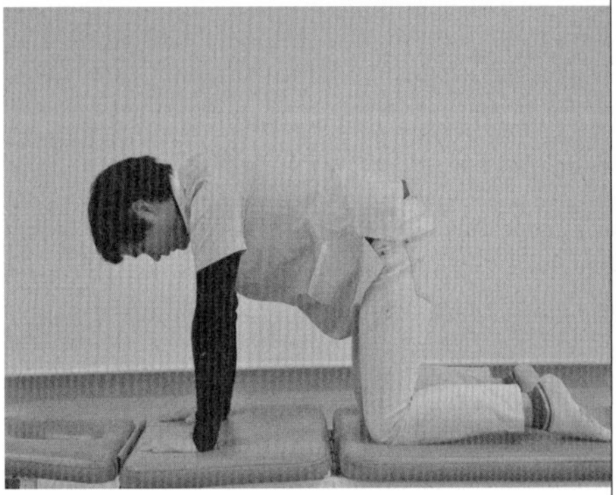

-운동자세-

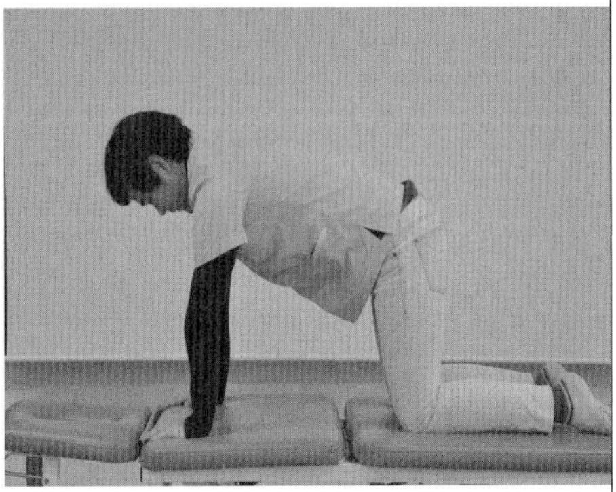

네발기기 자세에서 턱을 당기고 등이 수평이 되게 한 후 양 손으로 바닥을 민다. 운동 시, 어깨뼈가 뒤로 빠지지 않도록 항상 수평을 유지한다.

☐ 어깨뼈 회전 운동

-준비자세-

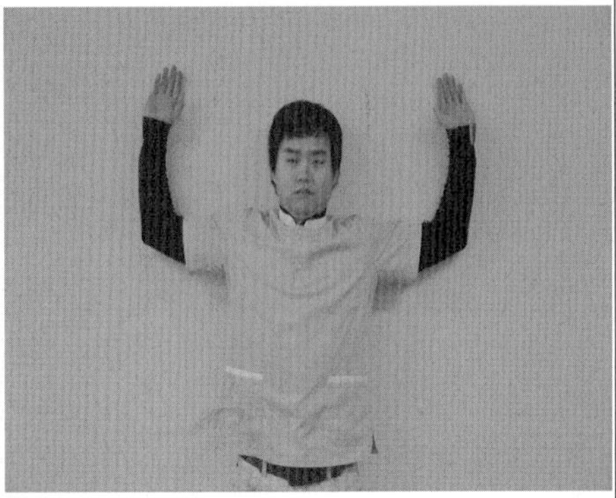

-운동자세-

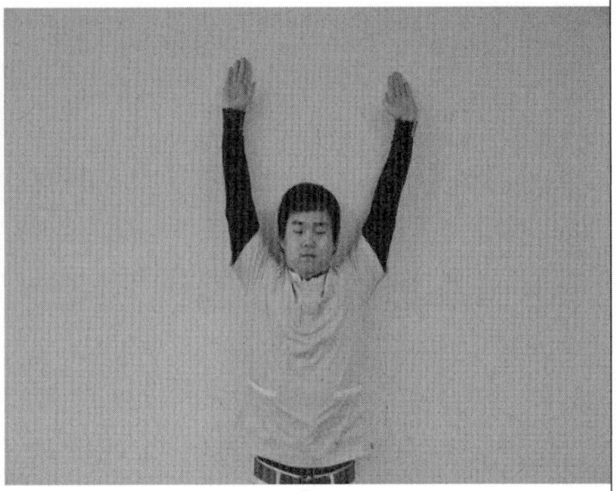

벽에 기대어 선 자세에서 허리와 등이 떨어지지 않고, 양팔을 L 자 모양으로 취한 상태에서 벽을 따라 쭉 뻗어, 어깨의 충돌이 유발되지 않도록 견갑골을 더욱 회전시키도록 한다.

□ 팔 올리기 운동	
-준비자세- 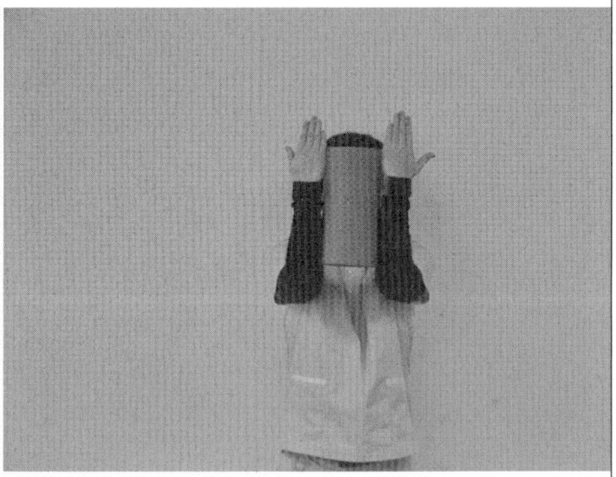	-운동자세- 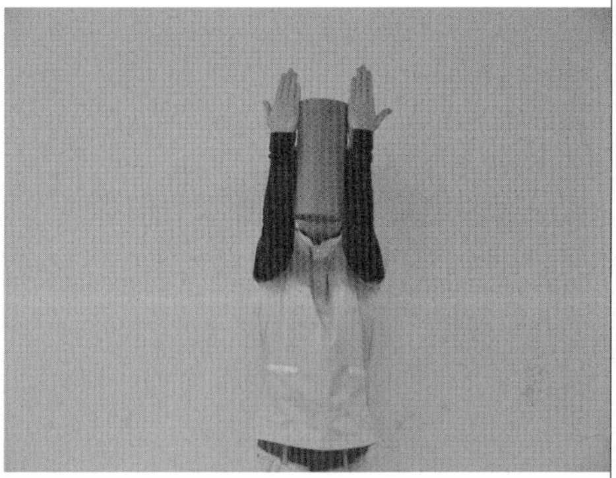
벽에 기대어 서서 머리, 등, 허리를 붙이고 팔꿈치를 앞으로 향한 상태에서 팔이 회전되지 않게 똑바로 올린다. 팔이 회전되지 않도록 도구를 이용하여도 된다.	양쪽의 손과 팔꿈치의 거리가 일정하게 유지 하면서, 올릴 수 있는 만큼 올리고 이 상태를 유지한다. 운동 시 등과 허리가 벽에서 떨어지지 않도록 하고 팔꿈치가 벌어지지 말아야 한다.

□ 팔 안으로 당기기 운동	
-준비자세- 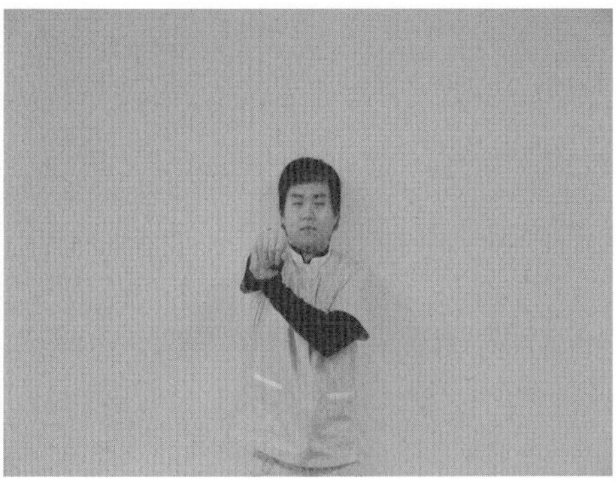	-운동자세- 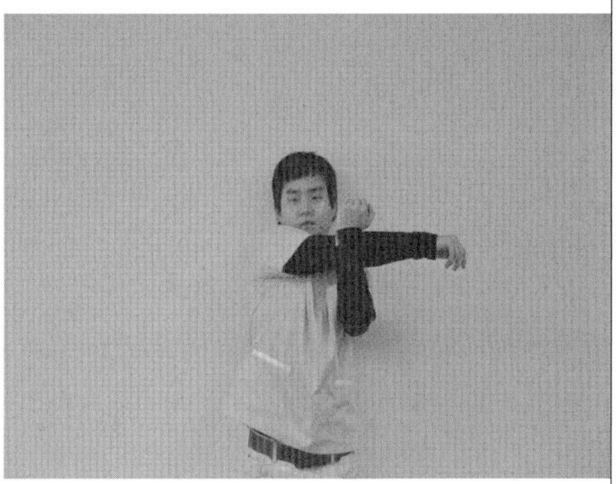
벽에 등을 붙인 후 어깨 뒤가 벽에서 떨어지지 않도록 유지하며 반대쪽 손으로 몸을 가로 지르도록 팔을 몸 쪽으로 잡아당기고 유지한다. 운동 시 어깨뼈가 들리거나 팔의 움직임 시 어깨뼈가 벌림되지 않도록 한다.	

□ 어깨관절 안쪽돌림 운동	
-준비자세- 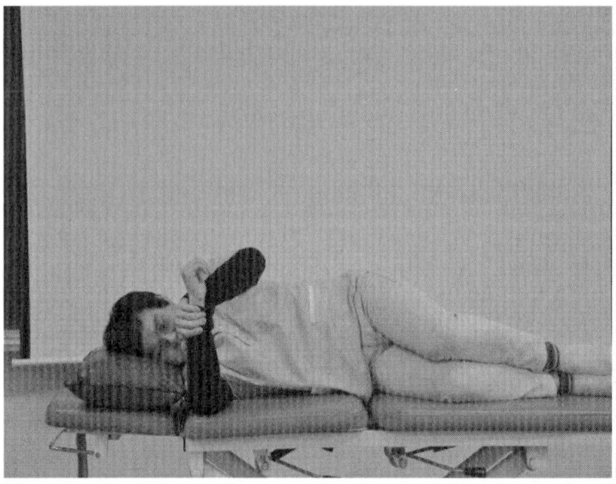	-운동자세- 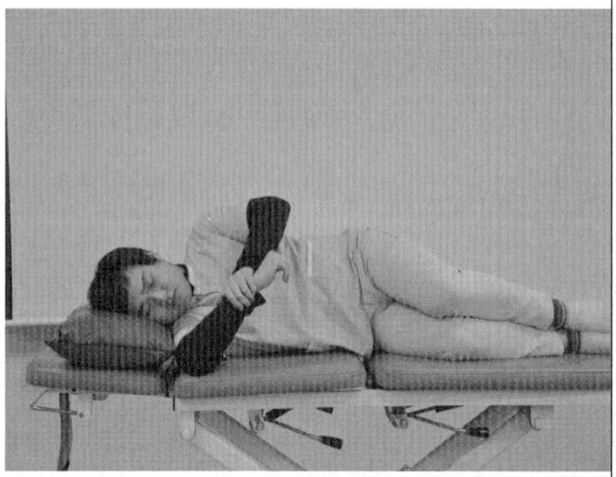
옆으로 누워 아래팔이 바닥과 직각이 되게 한 후 반대쪽 손을 이용하여 안쪽으로 회전시킨다. 운동 시 위팔뼈머리가 앞쪽으로 튀어나오지 않도록 고정한다.	

□ 어깨관절 가쪽돌림 운동	
-준비자세- 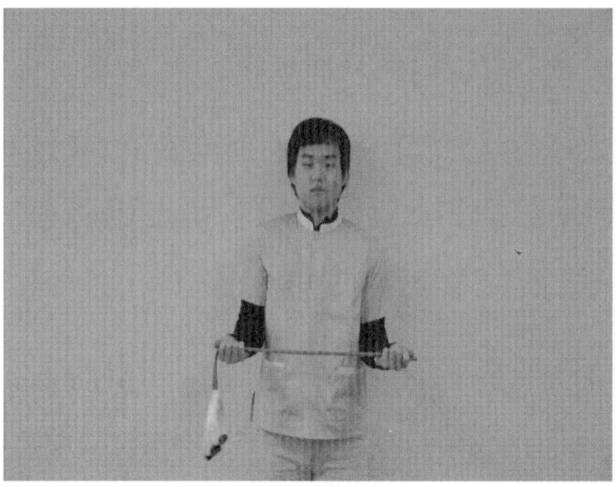	-운동자세- 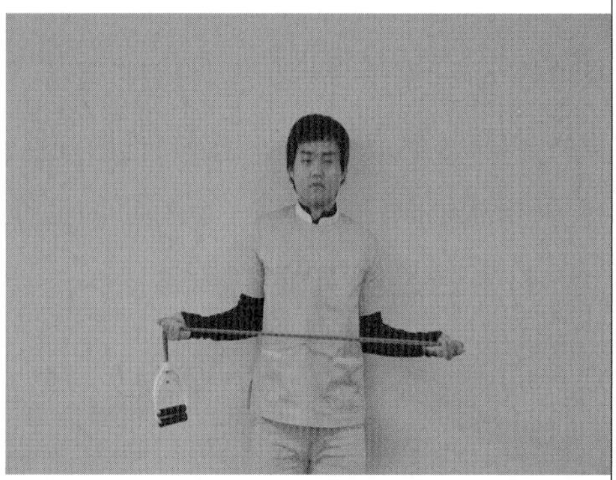
벽에 등을 붙이고 선 후 양손으로 고무밴드를 잡고, 어깨를 가쪽돌림 시킨다. 가쪽 돌림 시 팔꿈치가 몸통에서 떨어져서는 안된다. 고무밴드는 저항을 제공하며, 어깨를 가쪽돌림 시키고 유지하도록 한다.	

□ 벽보고 가슴펴기 운동	
-준비자세- 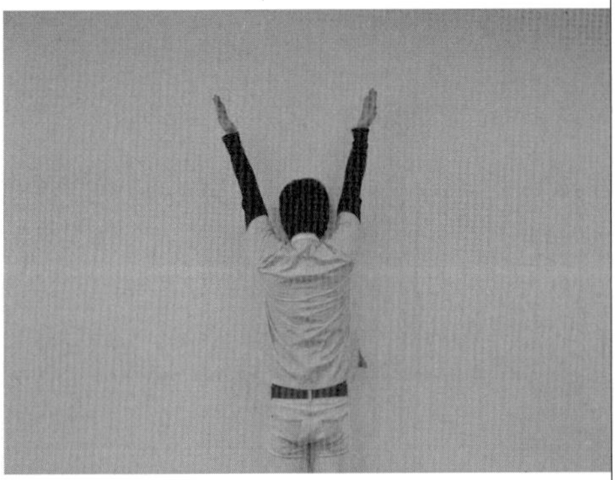	-운동자세- 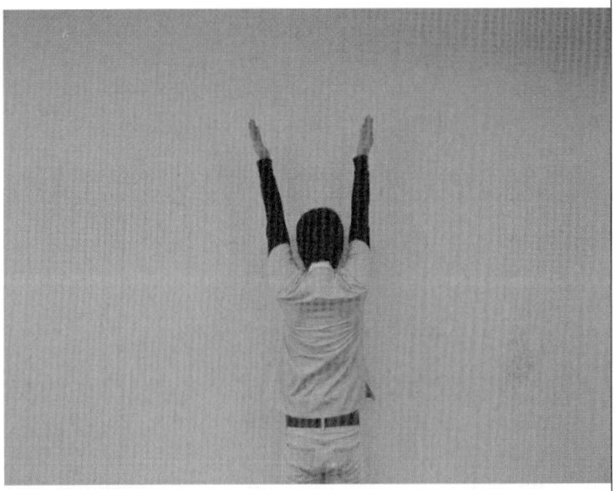
벽을 마주보고 코, 가슴, 배를 벽에 붙이고 팔을 올린 후 팔을 벽에서 가능한 멀리 떨어지도록 한 후 유지한다. 운동 시 허리가 젖혀지지 않도록 하고, 턱은 당기고 복근을 수축한다.	

□ 벽밀기 운동	
-운동자세- 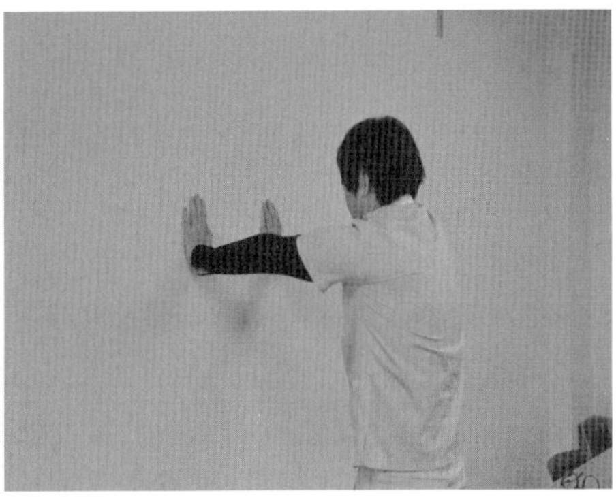	벽에 마주보고 서서 목을 당기고, 등을 곧게 유지하며 양 손을 벽에 대고 등사이가 벌어지도록 한다. 운동 시 어깨뼈가 뒤로 나오지 않도록 하여 등이 평행이 되도록 유지한다.

<table>
<tr><td colspan="2">□ 위팔 두갈래근 근력 강화 운동</td></tr>
<tr><td>-준비자세-
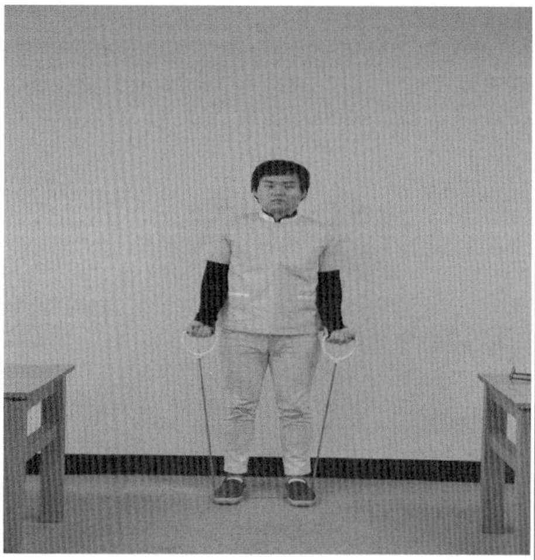</td><td>-운동자세-
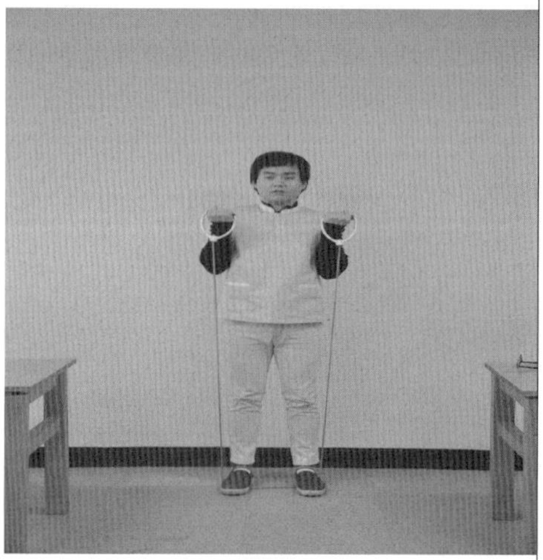</td></tr>
<tr><td colspan="2">벽에 등을 붙이고, 고무밴드를 양발 아래 놓고, 고정한 후 양손으로 고무밴드를 잡고, 팔꿈치를 구부린다. 이때 고무밴드는 저항을 제공하고, 팔꿈치를 구부리고 유지한다. 운동 시 허리를 뒤로 젖혀지지 않도록 하고 아래팔의 뒤침을 유지하면서 수행한다.</td></tr>
</table>

<table>
<tr><td colspan="2">□ 위팔 세갈래근 근력 강화 운동</td></tr>
<tr><td>-준비자세-
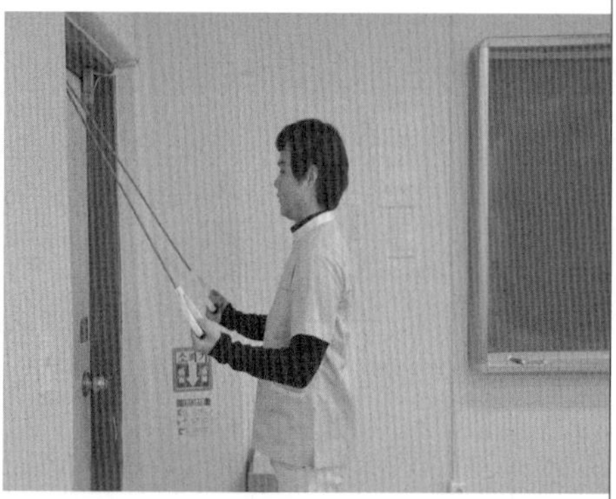</td><td>-운동자세-
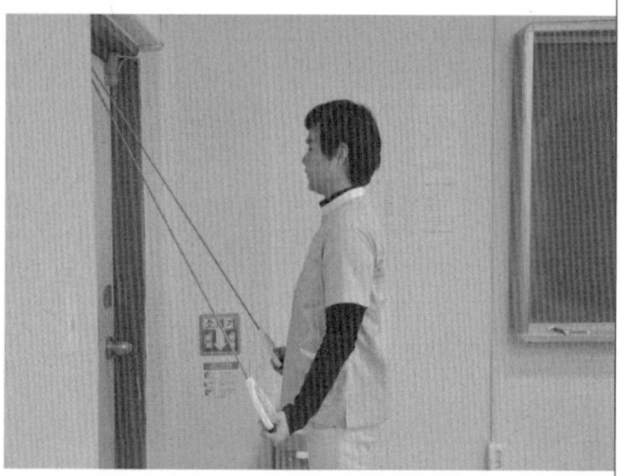</td></tr>
<tr><td colspan="2">선 자세에서 팔꿈치는 굴곡하여 양손으로 고무밴드를 잡고 팔꿈치를 편다. 이때 고무밴드는 저항을 제공하며 팔꿈치를 펴고 이 상태를 유지한다.</td></tr>
</table>

□ 어깨 앞쪽 근력 강화 운동

-준비자세-	-운동자세-
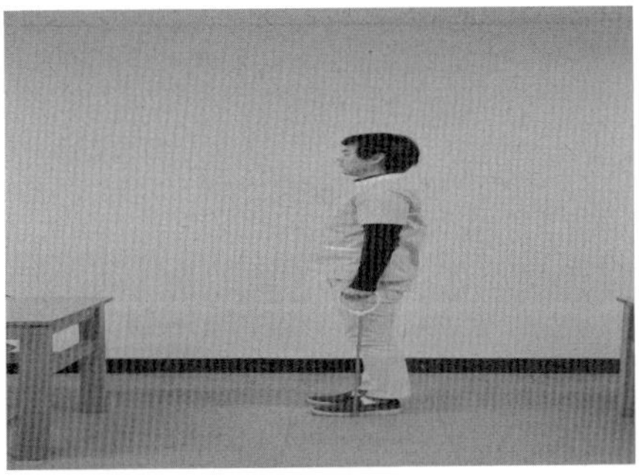	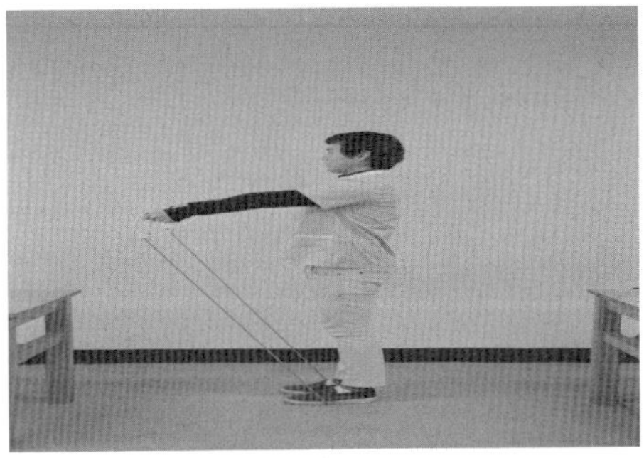

고무밴드를 양발 아래에 걸고, 양손으로 잡는다. 팔을 쭉 편 상태로 앞으로 어깨 높이까지 올린다. 이때 고무밴드는 저항을 제공하고, 팔을 앞으로 올리고 유지한다.

□ 어깨 바깥쪽 근력 강화 운동

-준비자세-	-운동자세-
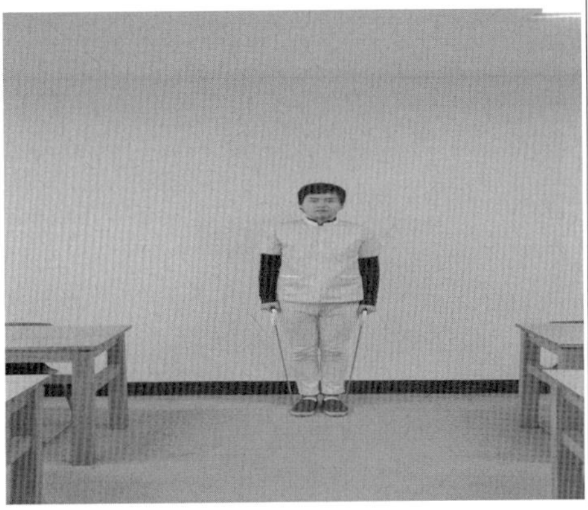	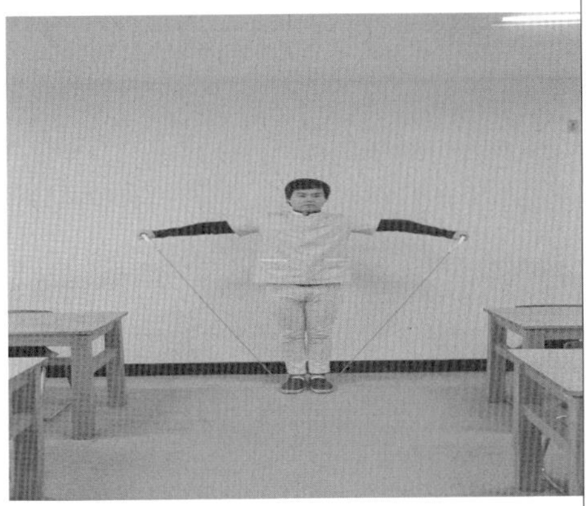

고무밴드를 양발 아래 걸고, 양손으로 잡는다. 팔을 쭉 편 상태로 옆으로 어깨 높이까지 올린다. 이때 고무밴드는 저항을 제공하고, 팔을 옆으로 올리고 유지한다.

<table>
<tr><td colspan="2">□ 어깨뼈 내밈 운동</td></tr>
<tr><td>-준비자세-
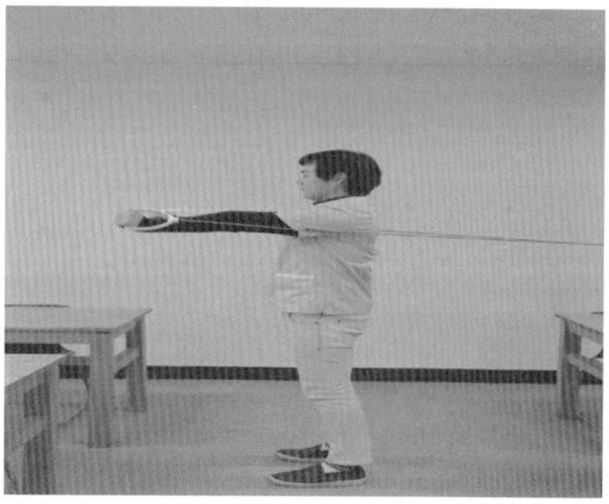</td><td>-운동자세-
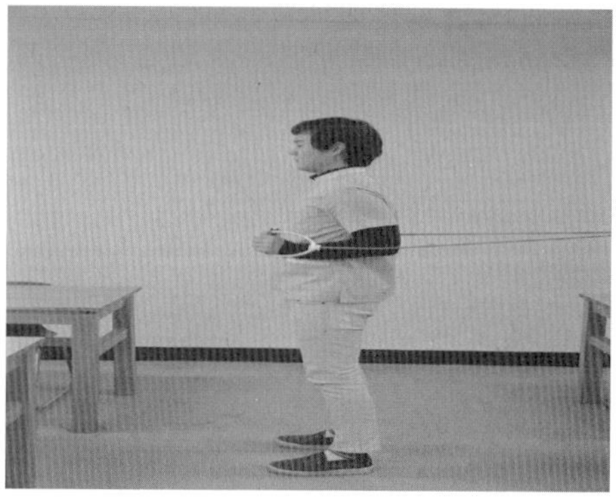</td></tr>
<tr><td colspan="2">선자세 혹은 앉은 자세에서, 어깨 높이의 고무밴드를 잡고, 팔꿈치를 피면서 어깨를 앞으로 민다. 이때 고무밴드는 저항을 제공하고, 팔을 앞으로 밀면서 유지한다. 몸통이 앞으로 기울어지지 않도록 한다.</td></tr>
</table>

3. 팔꿈치, 손목, 손가락

<table>
<tr><td colspan="2">□ 손목폄근 신장 운동</td></tr>
<tr><td>-준비자세-
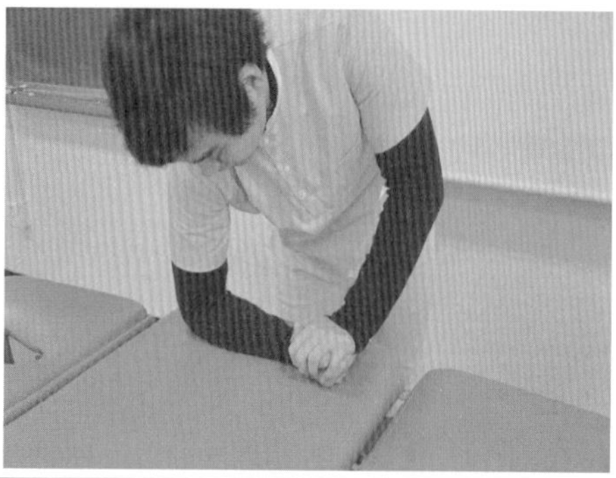</td><td>-운동자세-
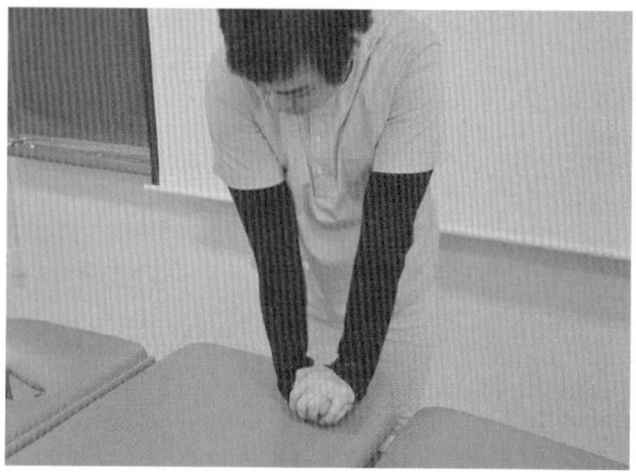</td></tr>
<tr><td colspan="2">주먹을 쥐고 손등과 아래팔을 바닥에 대고, 반대쪽 손으로 주먹이 풀리지 않게 손목아래를 고정한 후 팔꿈치를 천천히 편다. 최대한 손목이 굽힘 범위에서 유지한다. 손목을 굽힐 때 아래팔과 평행하게 굽혀야 한다.</td></tr>
</table>

□ 손가락 굽힘근 신장 운동	
-준비자세- 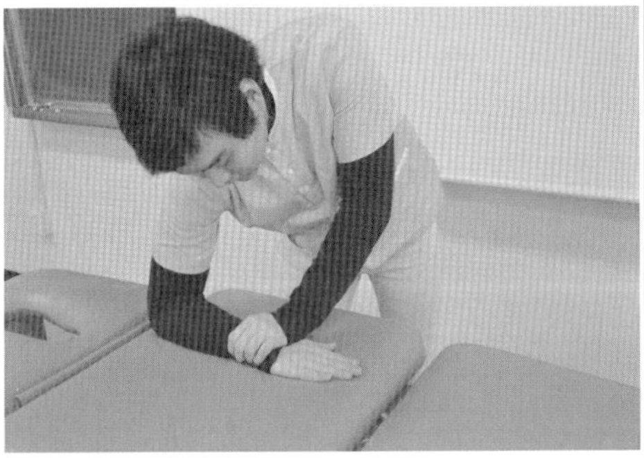	-운동자세- 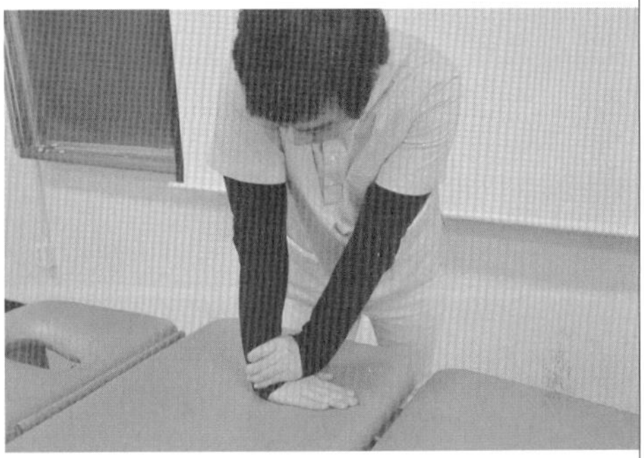
손바닥과 아래팔을 바닥에 대고, 반대쪽 손으로 고정한 후 손가락이 구부러지지 않으면서, 팔꿈치를 천천히 편다. 최대한 손목이 폄된 범위에서 유지한다. 손목이 펴질 때 아래팔과 평행하게 펴야 한다.	

□ 손목 견인 운동	
-준비자세- 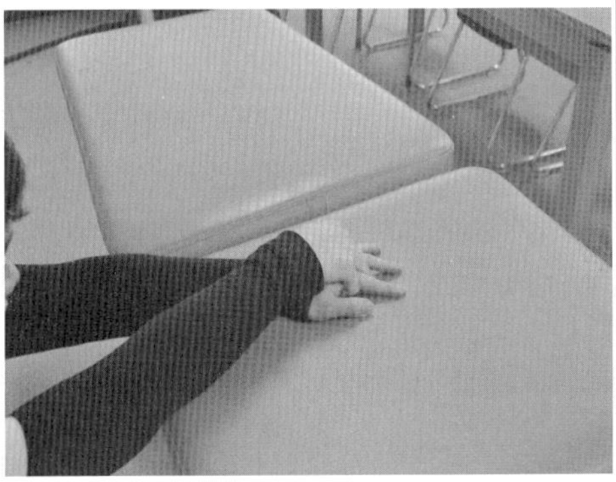	-운동자세- 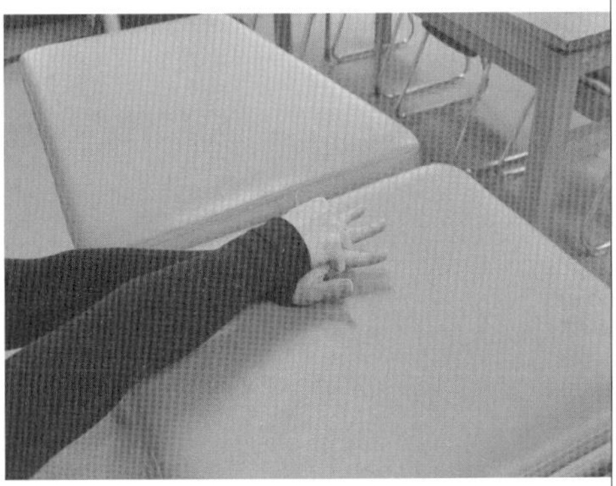
한쪽 손의 손가락을 다른 손의 손가락 사이에 놓고 손을 고정한 후 팔을 몸쪽으로 끌어당겨 손목 사이를 벌린다. 손목사이를 벌릴 때 손목이 너무 젖힘(hyperextension) 되지 않도록 주의한다.	

<table>
<tr><td colspan="2">□ 손바닥 내재근 강화 운동</td></tr>
<tr><td>-준비자세-
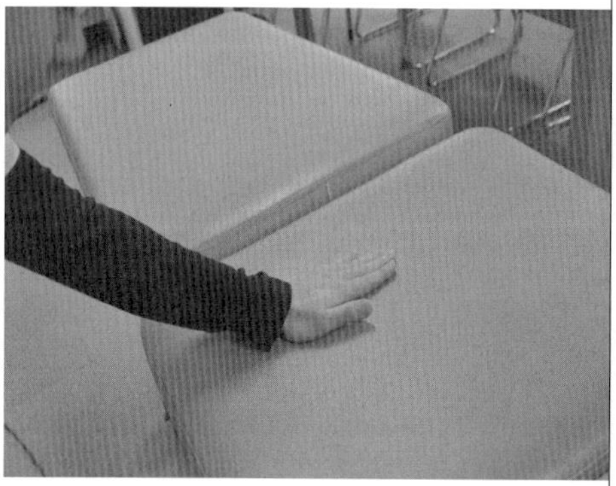</td><td>-운동자세-
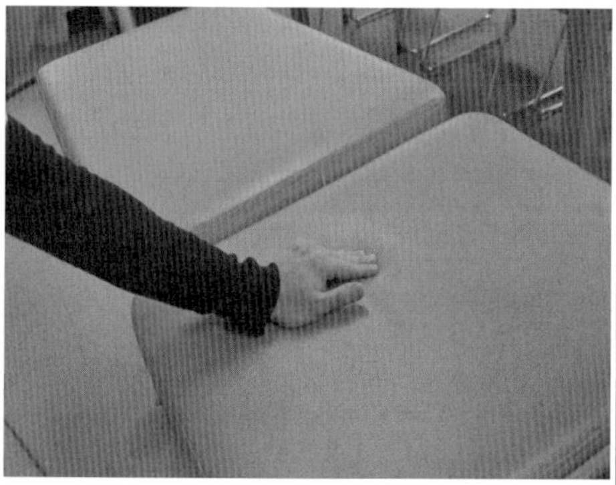</td></tr>
<tr><td colspan="2">손을 바닥에 대고, 손가락 관절을 반드시 편 상태로 유지하면서 손을 강하게 굽혀서 유지한다.</td></tr>
</table>

4. 허리

<table>
<tr><td colspan="2">□ 복근 강화 운동</td></tr>
<tr><td>-운동자세-
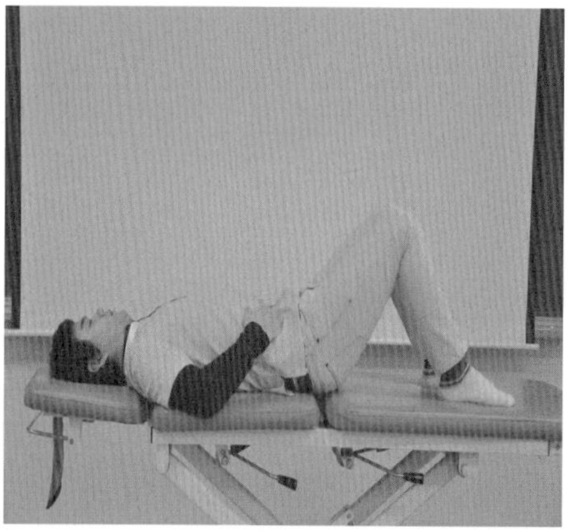</td><td>배를 집어넣어 허리를 바닥에 붙이고 누운 자세에서, 배꼽을 바닥으로 끌어당기듯이 배에 힘을 주고 유지한다. 운동 시 숨을 참지 않고 지속적으로 호흡한다. 또한 배에 힘을 줄 때 요추의 굽힘이 일어나지 않도록 주의한다.</td></tr>
</table>

□ 엉덩이 근육 강화 운동	
-운동자세- 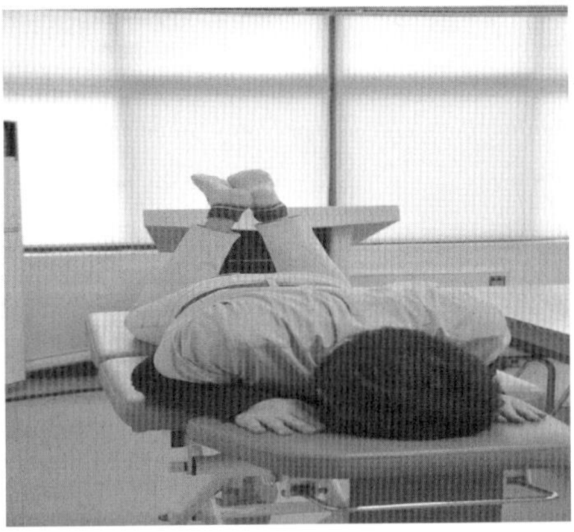	엎드려 누워 다리를 벌리고, 발 뒤꿈치를 맞닿게 한 후 서로 안쪽으로 민다. 운동 시 허벅지 뒤쪽 근육이 엉덩이 근육보다 힘이 더 많이 들어가지 않도록 하고, 요추의 폄이 일어나지 않도록 복근에 힘을 함께 준다.

□ 올바른 앉기 자세	
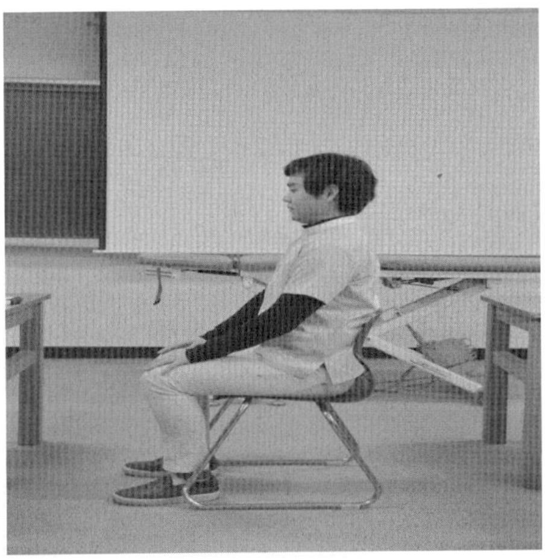	의자에 앉을 때는 엉덩이가 의자 뒤에 닿게 하고, 배를 넣어, 허리를 곧게 피고, 턱은 당긴다. 운동 시 턱이 앞으로 나오거나 등이나 허리가 구부러지지 않도록 항상 턱을 당기고 배에 힘을 주고 앉을 수 있도록 한다.

<table>
<tr><td colspan="2">□ 올바른 허리 숙이기 운동</td></tr>
<tr><td>- 앉은 자세에서 허리 숙이기 -
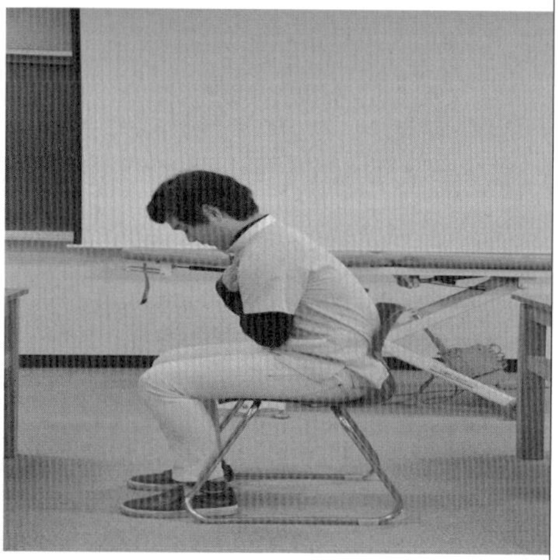</td><td>턱은 당기고 배는 집어넣고, 허리를 곧게 유지하며 상체를 앞으로 천천히 숙인다.</td></tr>
</table>

<table>
<tr><td colspan="2">□ 선 자세에서 앉기</td></tr>
<tr><td>-준비자세-
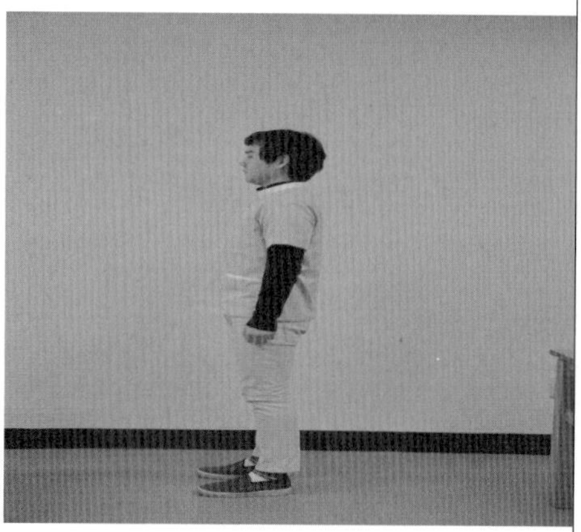</td><td>-운동자세-
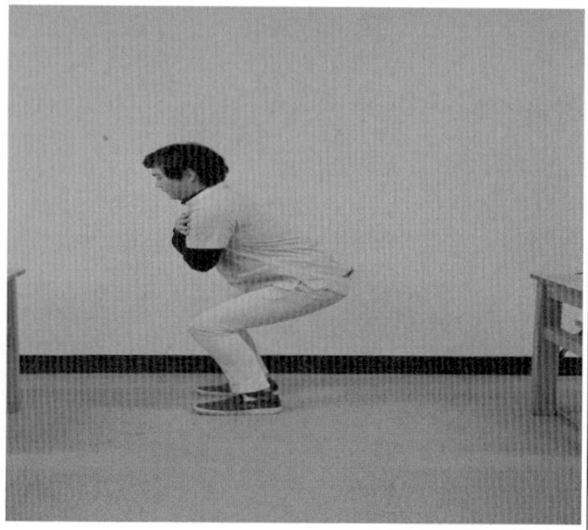</td></tr>
<tr><td colspan="2">배를 집어넣어 허리를 곧게 유지하며 고관절과 무릎을 굽혀 몸을 낮춘다. 운동 시 등이나 허리가 구부러지거나, 턱이 앞으로 나오지 않도록 주의한다.</td></tr>
</table>

□ 올바른 서기 자세	
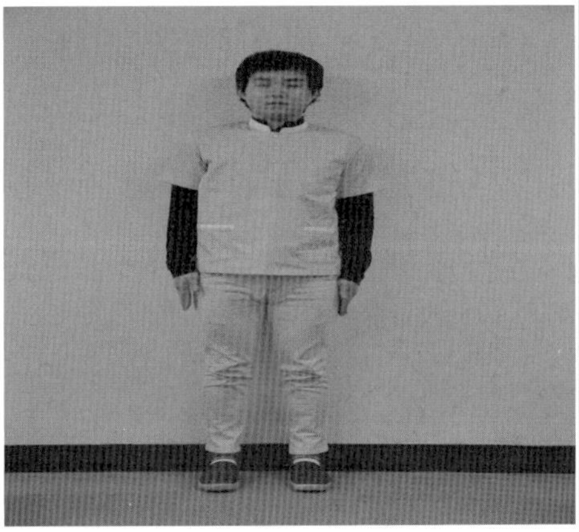	구부러진 등, 허리를 펴기 위해, 등, 허리를 벽에 대어 곧게 펴고 엉덩이에 힘을 주어 양쪽 엉덩이를 모으고, 배를 집어넣은 후 다리에 힘을 주고 서 있는다. 이때 양쪽 발에 체중을 균등히 분배하여 서 있는다.

□ 교각 운동	
-준비자세- 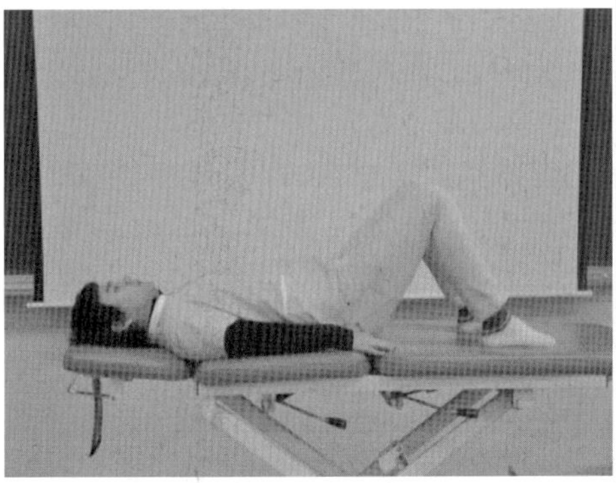	-운동자세- 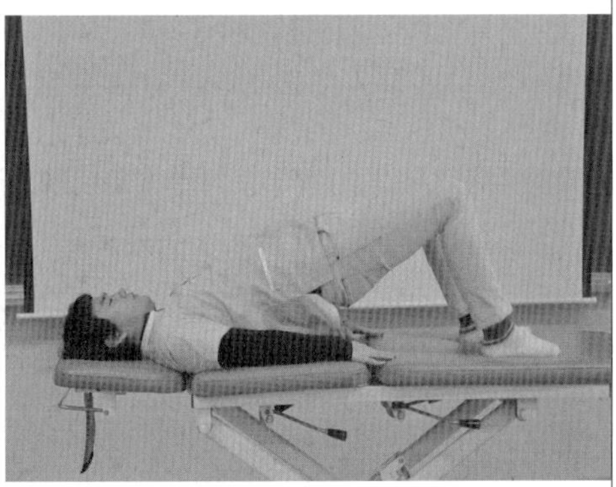
배를 집어넣어 허리를 바닥에 붙이고 양쪽 다리는 구부리고 있는 자세에서 몸과 다리가 일직선이 되도록 골반을 올리고, 엉덩관절을 편다. 처음에는 양손을 바닥에 대고 자세를 유지하도록 하고, 숙련되면, 양손을 배에 올려놓고 자세를 유지한다. 과도하게 허리가 젖혀지지 않도록 배를 집어넣도록 한다.	

<table>
<tr><td colspan="2">□ 네발기기 자세에서 뒤로가기 운동</td></tr>
<tr><td>-준비자세-
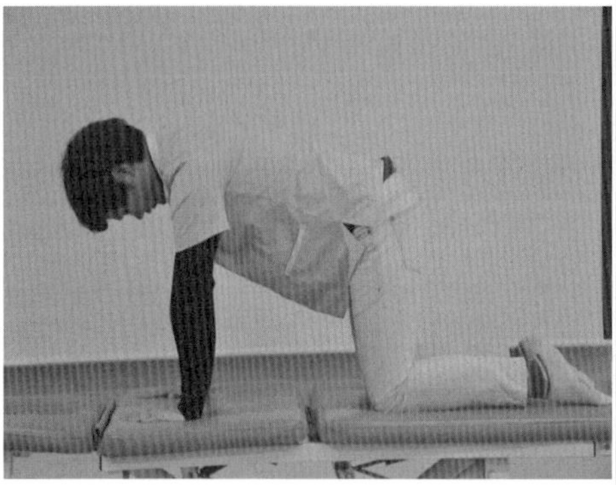</td><td>-운동자세-
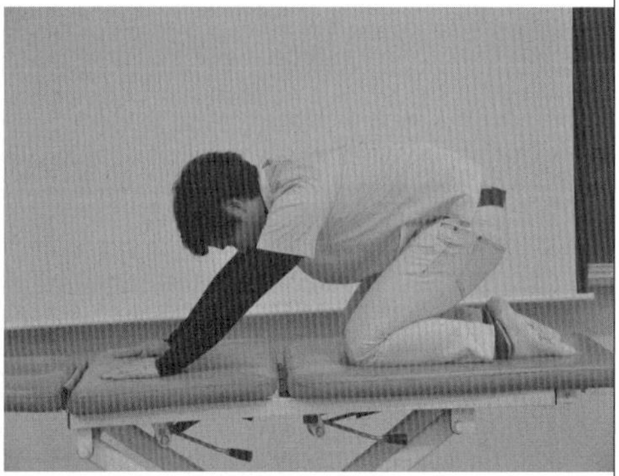</td></tr>
<tr><td colspan="2">네발기기 자세에서 등이 수평이 되게 한다. 엉덩이가 발뒤꿈치에 닿게 천천히 내린다. 이때 고개가 뒤로 젖혀지거나, 등, 허리에서 굽힘이 일어나지 않도록 수평을 유지하면서 뒤로간다.</td></tr>
</table>

<table>
<tr><td colspan="2">□ 옆구리 스트레칭 운동</td></tr>
<tr><td>-준비자세-
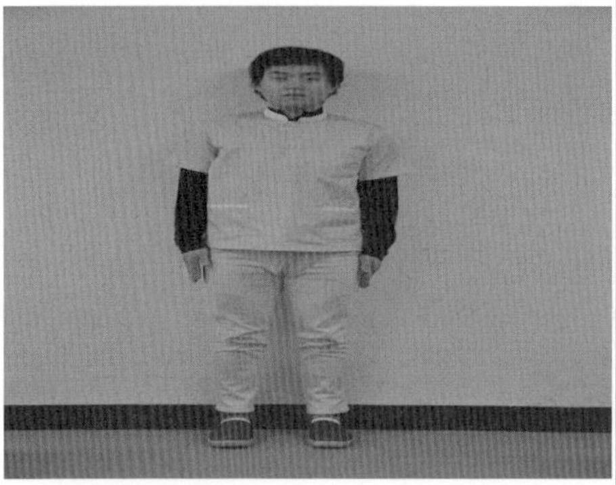</td><td>-운동자세-
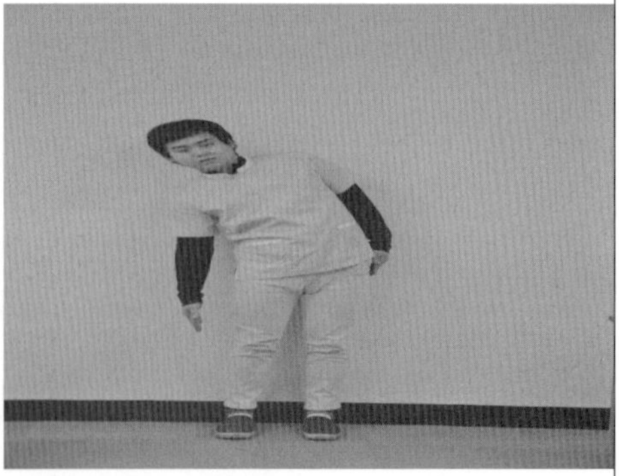</td></tr>
<tr><td colspan="2">벽에 등을 붙이고 양손으로 양쪽 허리를 고정하고 상체만 똑바로 좌 · 우 한쪽 방향으로 숙인다. 운동 시 골반이 기울어지지 않도록 주의한다.</td></tr>
</table>

□ 다리신경 스트레칭

-준비자세-	-운동자세-
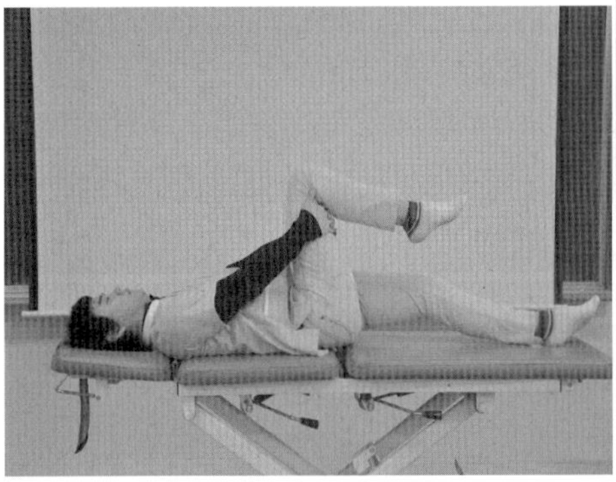	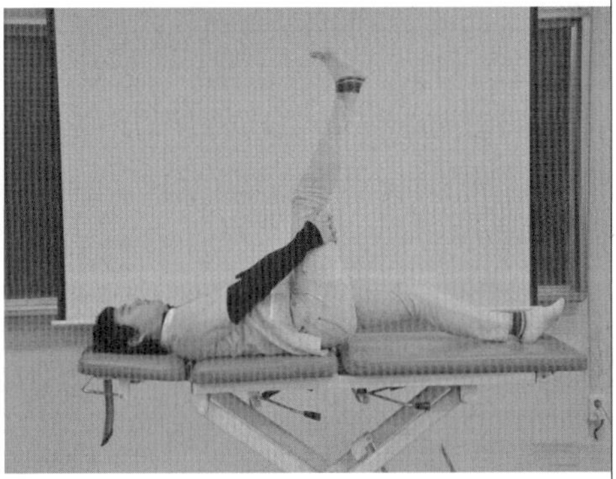

누운 자세에서 배를 집어넣어 허리를 바닥에 붙인다. 한쪽 다리를 잡고 굴곡 한 후 무릎을 쭉 펴 유지한다. 이때 반대쪽 다리는 테이블에서 떨어지지 않도록 하고, 무릎의 굽힘과 폄을 반복한다.

5. 골반

□ 엉덩관절 모음근 강화 운동

-준비자세-	-운동자세-
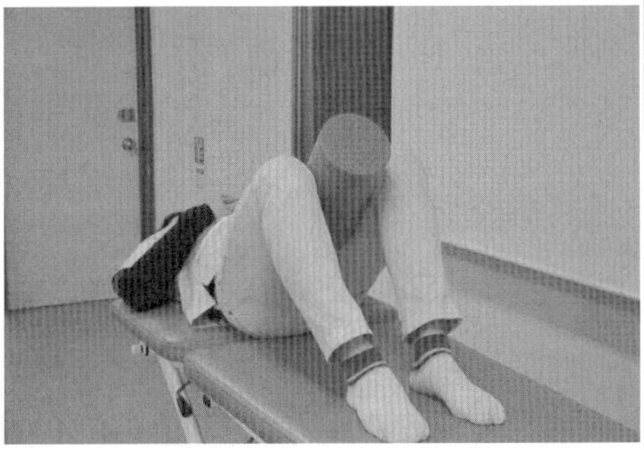	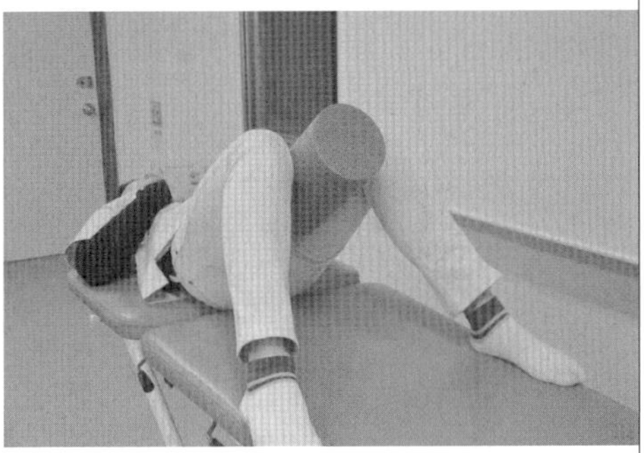

배를 집어넣어 허리를 바닥에 붙이고 누운 자세에서 양쪽 다리를 구부리고, 다리를 힘껏 모으고 유지한다. 숙련되면 양쪽 엉덩관절을 더 안쪽돌림 시키고 항상 배에 힘을 준 상태에서 운동한다.

6. 엉덩관절

□ 엉덩관절 굽힘 운동	
-준비자세- 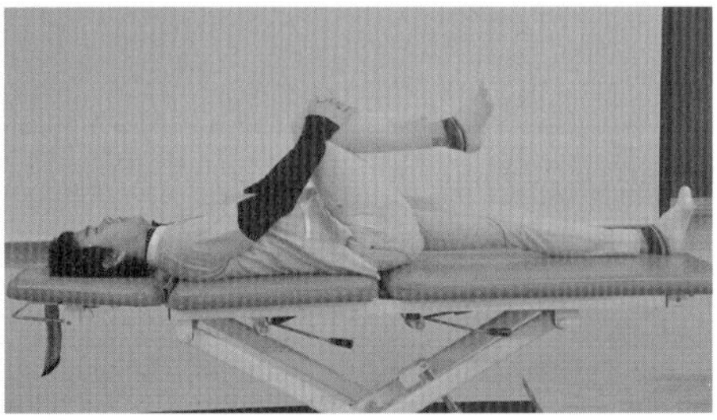	-운동자세- 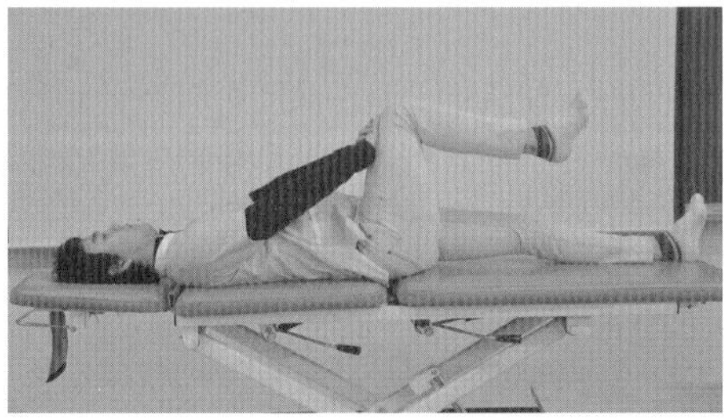
바로 누운 자세에서 배를 집어넣어 허리를 바닥에 붙이고 한쪽 다리를 잡고 가슴쪽으로 끌어 당기고 유지한다. 손으로 굽힘 저항을 준다. 운동 시 반대쪽 다리는 테이블에서 들리지 않도록 하고, 골반의 기울임이나 요추의 움직임 등이 없도록 주의한다.	
-준비자세- 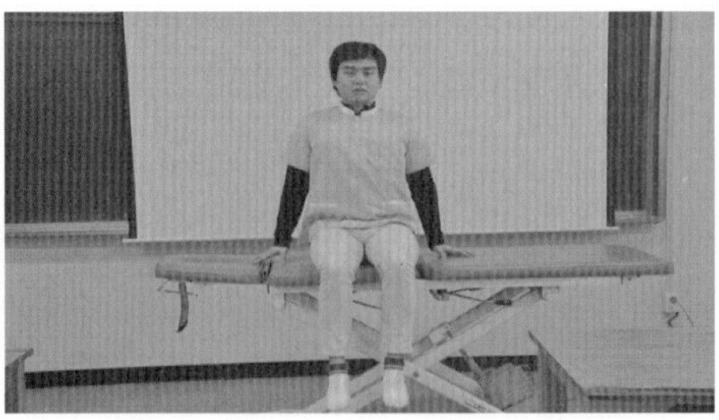	-운동자세- 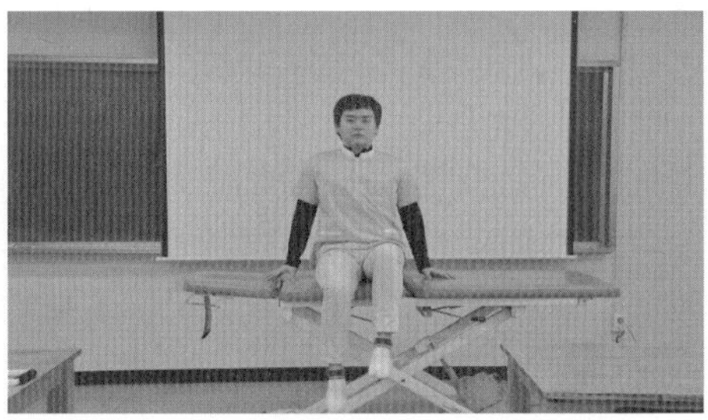
앉은 자세에서 양손을 바닥에 대고, 허리를 곧게 편 후 한쪽 다리를 들어올리고 유지한다. 운동 시 체간의 움직임이 없도록 주의하고, 숙련되면 바닥에서 손을 떼고 유지하거나, 손을 가슴에 얹어놓고 운동한다.	

<table>
<tr><td colspan="2">□ 엉덩관절 벌림근 강화 운동</td></tr>
<tr><td>-운동자세-
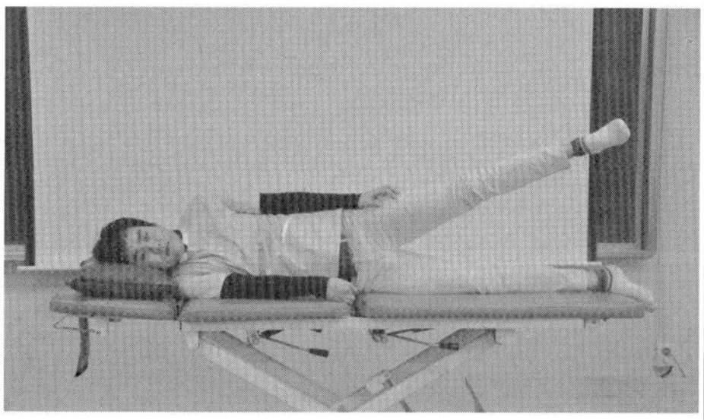</td><td>옆으로 누운 자세에서 골반이 위로 올라오지 않게 손으로 고정 한 후, 다리를 옆으로 들어 올리고 유지한다. 운동 시 체간이나 골반의 움직임이 없도록 복근의 힘을 주고 수행한다. 엉덩관절 벌림 시, 다리가 안쪽돌림 되지 않도록 주의한다.</td></tr>
</table>

<table>
<tr><td colspan="2">□ 엉덩관절 안쪽돌림 강화 운동</td></tr>
<tr><td>-준비자세-
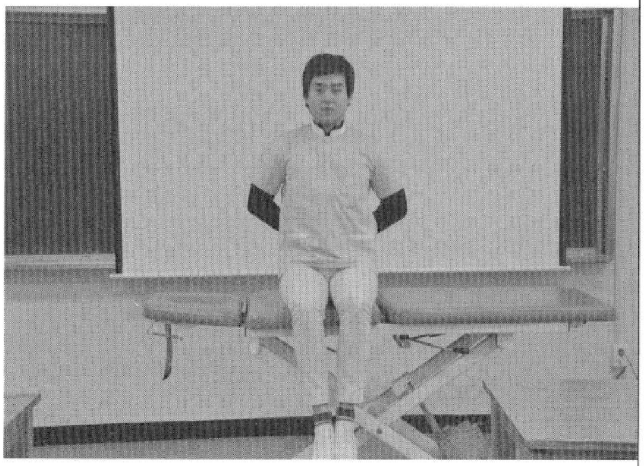</td><td>-운동자세-
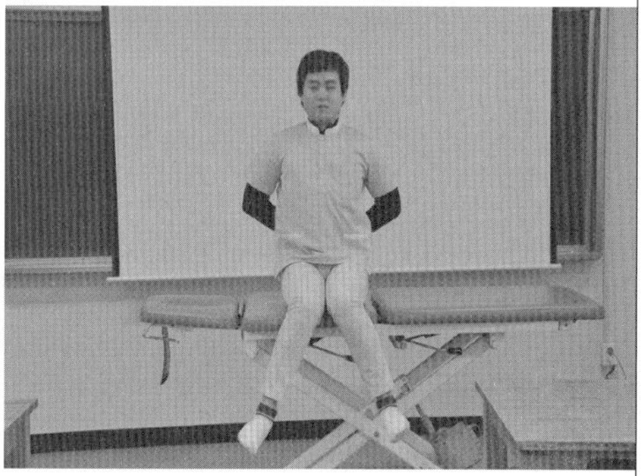</td></tr>
<tr><td colspan="2">허리를 곧게 펴고 앉아 양손을 양쪽 허리 부위에 위치시키고, 엉덩이가 들리지 않으면서, 양쪽 다리를 안쪽돌림 시키고 유지한다. 운동 시 체간이나 골반에 움직임이 없도록 주의한다.</td></tr>
</table>

<table>
<tr><td colspan="2">□ 엉덩관절 근육 근력 강화 운동</td></tr>
<tr><td>- 벌림 -
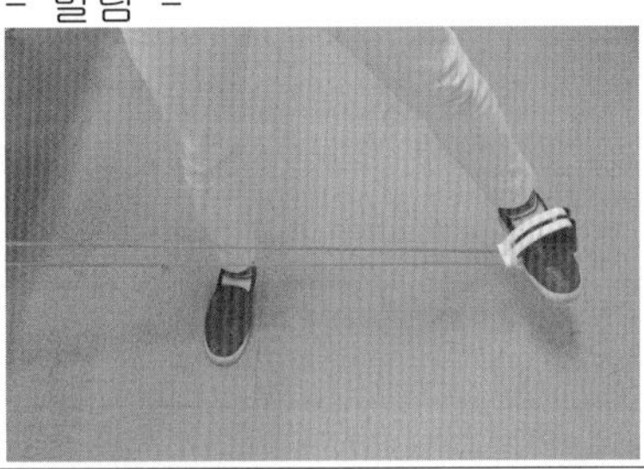</td><td>- 폄 -
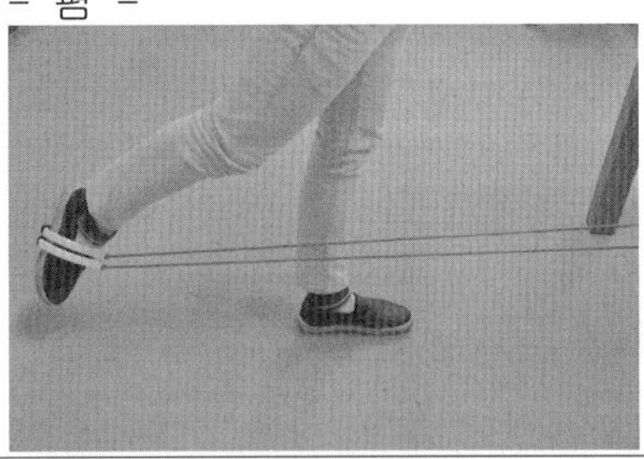</td></tr>
<tr><td>- 굽힘 -
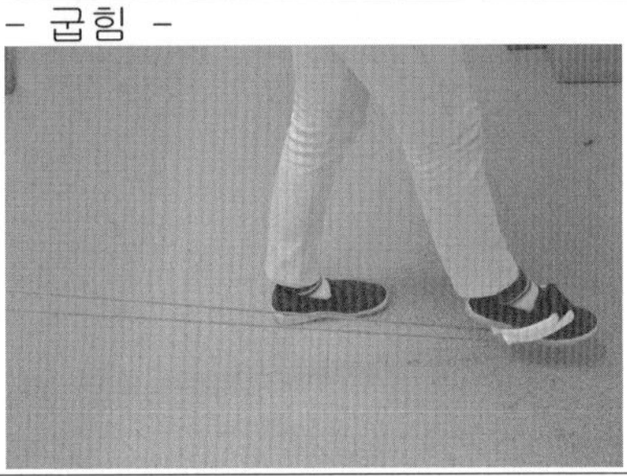</td><td>- 모음 -
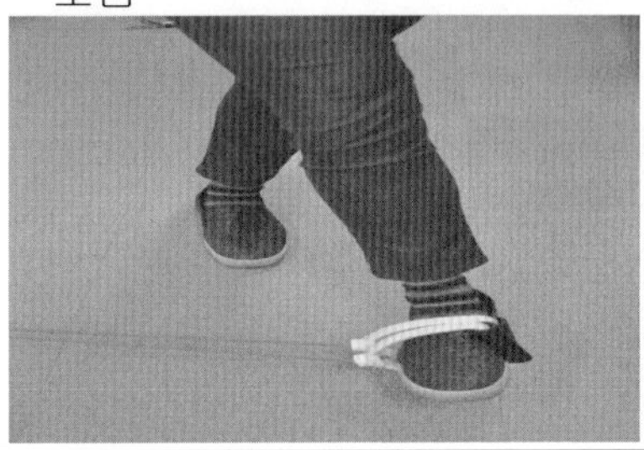</td></tr>
<tr><td colspan="2">발목에 고무밴드를 걸고, 다리를 굽힘, 폄, 벌림, 모음한다. 이때 고무밴드는 저항을 제공하고, 각 자세를 유지하도록 한다. 운동 시 체간의 움직임은 최소화한다.</td></tr>
</table>

7. 무릎관절

<table>
<tr><td colspan="2">□ 넙다리 앞쪽 근육 강화 운동</td></tr>
<tr><td>-준비자세-
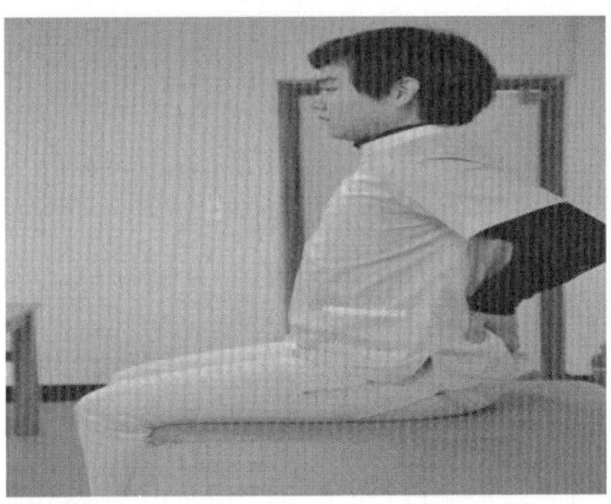</td><td>-운동자세-
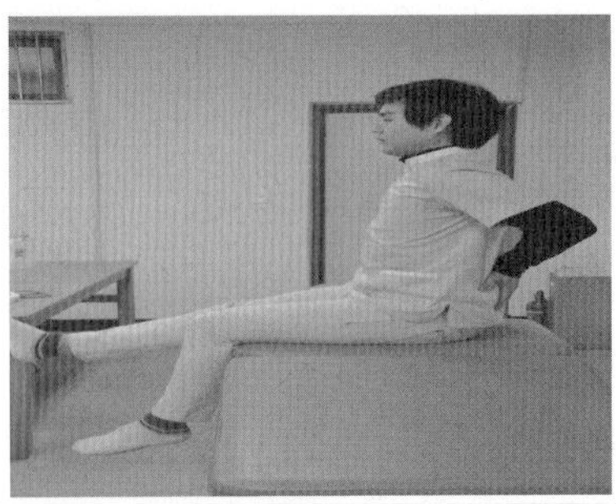</td></tr>
<tr><td colspan="2">허리를 곧게 펴고 앉아 양손을 양쪽 허리 부위에 위치시키고, 허리가 뒤로 밀리지 않게 허리에 힘을 주고 한쪽 다리를 펴고 유지한다. 운동 시 체간과 골반의 움직임은 최소화시킨다.</td></tr>
</table>

<table>
<tr><td colspan="2">□ 넙다리 뒤쪽 근육 강화 운동</td></tr>
<tr><td>-운동자세-
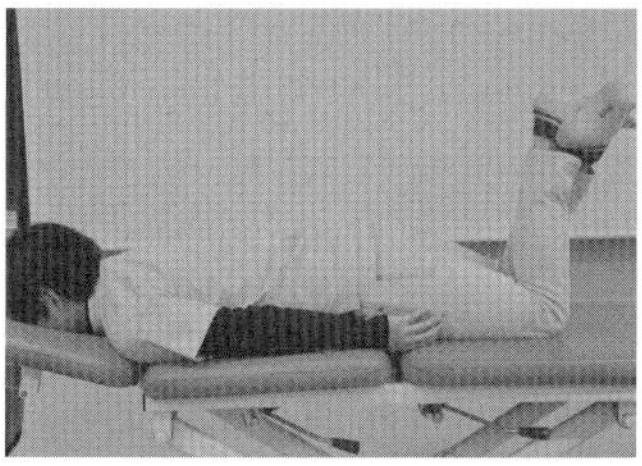</td><td>엎드린 자세에서 양쪽 다리를 구부리고, 배에 힘을 주어 배를 끌어당긴 후 한쪽 무릎은 구부리려고 하고, 반대쪽 다리를 이용하여 저항을 제공한다. 운동 시 골반과 요추의 움직임을 최소화하기 위해 배에 힘을 주고 유지한다.</td></tr>
</table>

<table>
<tr><td colspan="2">□ 앉았다 일어서기 운동</td></tr>
<tr><td>-운동자세-
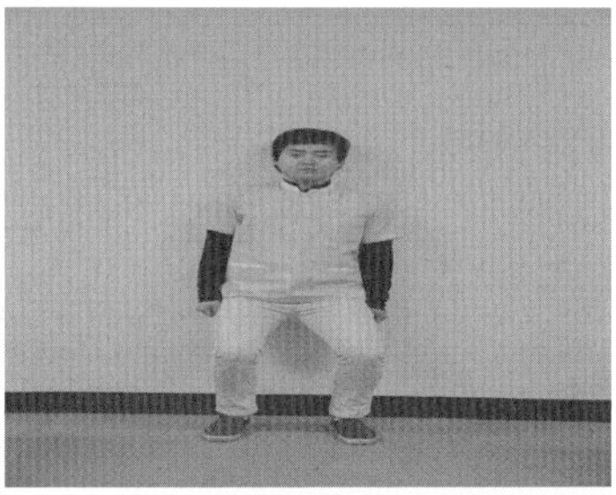</td><td>발을 어깨 너비로 벌린 상태에서 벽에 기대서서 무릎과 엉덩관절을 구부린다. 운동 시 허리가 벽에서 떨어지거나, 일어설 때 벽을 밀고 일어서지 않도록 주의한다.</td></tr>
</table>

8. 균형운동

<table>
<tr><td colspan="2">□ 한 발 서기</td></tr>
<tr><td>-운동자세-
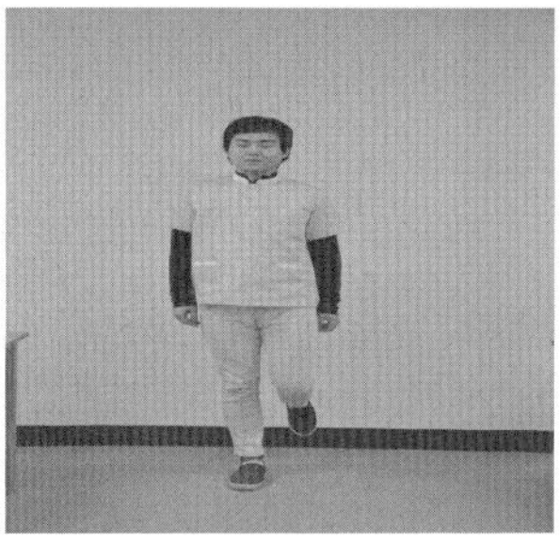</td><td>-불안정한 면-
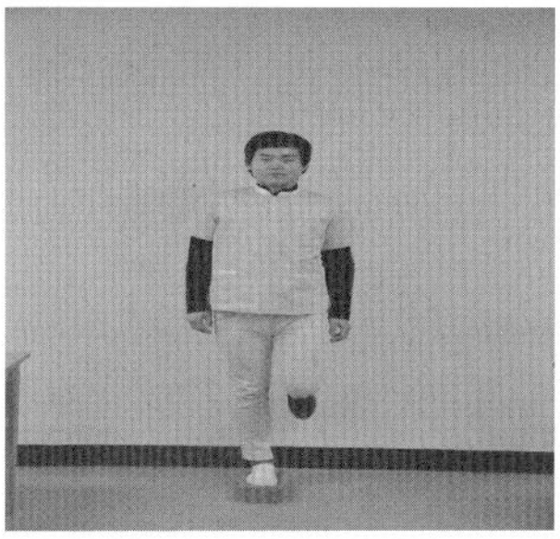</td></tr>
<tr><td colspan="2">체간과 골반이 기울어지지 않도록 하고, 균형을 유지하며, 한쪽 다리를 든다. 균형 운동 시 체간과 골반의 움직임을 최소화하고, 넘어지지 않도록 주의한다. 더 나아가서 눈을 감는다. 또는 불안정한 지면위에 서서 균형운동을 할 수 있다.</td></tr>
</table>

제3절 테이핑(Taping)

1. 개요

테이핑을 연부조직과 관절에 적용 시 이들 조직에 대해 지지 및 보호 작용과 급성기에 있어서 발생하는 통증과 부종을 최소화할 수 있게 한다. 테이핑은 이완된 자세에서 정상적인 지지 구조물에 대한 보강을 하고 손상된 조직의 추가적인 손상을 예방한다. 다양한 부위와 적용들이 조직손상의 예방·치료·재활과 스포츠에 사용되고 있다.

2. 테이핑 적용을 위한 준비

2.1 테이핑 재료

주 재료 (그림 3-4)	부 재료
○ 비탄력 접착 테이프, 보통 4cm 폭	○ 비탄력 스포츠 테이프 전에 사용할 수 있는 얇은 언더랩
○ 저알러지 기초테이프, 5cm 폭	○ 비탄력 테이핑 위에 사용하는 탄력 붕대
○ 안전 가위	○ 피부 준비 스프레이
○ 면도기 또는 털 제거 이발 기구	○ 접착제 스프레이
○ 손톱을 짧게 자른 강한 손가락	

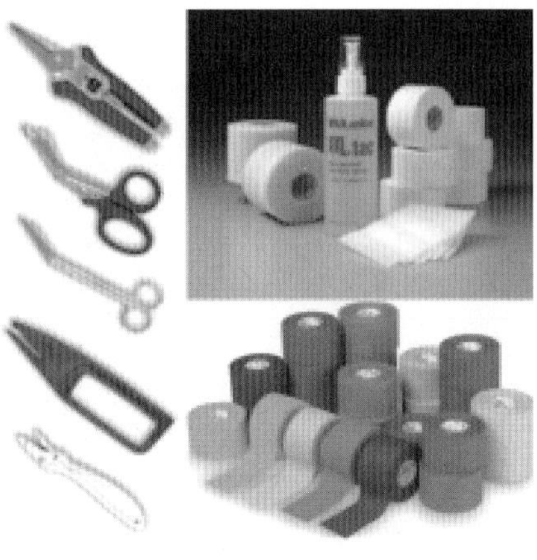

〈그림 Ⅱ-3-4〉 **테이핑 재료**

2.2 테이핑 적용 전

모든 테이핑 기법을 치료 부위에 효율적이고 정확하게 적용하기 위해서는 사전에 환자에게 몇 가지를 준비해야 한다. 첫 번째, 피부 자극을 줄이고 테이프 접착력을 향상시키기 위해 반드시 건조된 깨끗한 피부 위에 테이핑 적용을 적용한다. 두 번째, 면도기를 사용하여 적용할 인체 부위의 모든 털을 제거한다. 세 번째, 비탄력 테이프가 적용되는 피부에 견인력을 증가시키거나 테이핑에 대한 환자의 민감성이 있을 때 저알러지성 기초테이프를 먼저 적용한다. 네 번째, 비접착 언더랩의 미끄러짐으로 인해 테이핑 기법의 효과가 줄어들 수 있지만 민감한 피부를 위해 언더랩을 테이프 밑에 적용한다. 마지막으로 테이핑하기 전에 접착스프레이 또는 피부 준비 스프레이를 뿌리면 피부의 테이프 접착력을 높일 수 있다.

3. 테이핑의 적용

모든 기법에 대해서 시행자는 환자를 테이프 적용을 위해 편안하고 안전한 자세를 취하도록 하며 테이핑을 적용하는 사지와 관절 또는 신체 부위가 적절하게 노출되고 효과적인 적용을 위해 필요한 이상적인 자세를 취해야 한다. 또한 시행자도 인체공학적으로 효율적이고 안전한 자세를 취해야 한다. 시행자의 테이핑 하는 부위의 심도 있는 해부학적 지식은 테이핑 기법의 성공적인 적용과 환자의 안전을 보장하기 위해 요구된다. 테이핑의 적용에 유용한 팁은 다음과 같다.

- □ 이전 테이프 폭에 반 겹치기를 한다.
- □ 가능한 테이핑을 원위로부터 근위방향으로 적용한다.
- □ 연속적인 테이핑을 피하고, 대신 테이프를 한 번에 하나씩 감는다.
- □ 추가적인 테이핑이 필요할 경우에 위·아래에 앵커를 사용할 수 있다.
- □ 테이프의 양쪽 끝이 만날 시 가로 원주방향 테이프 감기를 피한다.
- □ 팔다리에 테이핑 시 순환이 잘되도록 약간 경사져서 감아야 한다.
- □ 테이프가 이미 적용되어 있는 부위에 고정을 위해 마무리고정 테이프를 적용한다.

☐ 피부로 당기는 것보다는 피부에 올려놓고 혈액순환을 손상시키지 않으면서 압력 없이 테이프의 일정한 장력이 유지되도록 적용한다.

☐ 테이핑을 팔다리에 적용 시, 특히 앵커와 마무리고정 테이프를 감는 환자에게 테이핑 적용 중에 근육을 수축하도록 요구한다.

☐ 신체윤곽과 뼈에 테이핑 적용 시 신체윤곽에 자연적인 방향을 따라 적용하며 테이프의 방향을 바꾸기 위해 강한 힘을 적용하지 않는다.

☐ 테이핑을 적용할 때 피부에 압력이 생겨서 통증이 발생할 수 있기 때문에 부드럽게 하면서 주름 혹은 접히지 않도록 한다.

4. 테이핑의 제거

테이핑 과정을 거친 후에 치료사나 환자 자신에 의해 테이프를 제거할 수 있다. 여러 번 겹치는 테이핑을 적용한 경우 테이프를 자를 때 안전가위를 사용할 수 있다. 가능한 테이프를 천천히 한 손으로 잡고 반대로 접히도록 하고 다른 손은 부드럽게 반대 방향으로 피부에 압력을 적용하면서 피부에서 제거해야 한다. 테이프가 피부를 벗기는 힘이 150°의 각도에서 천천히 테이프를 제거할 때 표면장력을 최소화 할 수 있으므로 통증과 외상의 가능성을 줄일 수 있다.

5. 테이핑의 금기증 및 주의사항

금기증	주의사항
☐ 개방성 상처 ☐ 테이프 알러지 또는 민감성 피부 ☐ 혈액순환 질환, 출혈 또는 응고 장애 ☐ 테이프 부착 주변 부위에 감각 소실 ☐ 피부감염과/또는 질환(피부염, 습진) ☐ 부착 부위가 약하거나 민감한 피부, 찢어지거나 타박상이 있는 부위	☐ 말초 혈관 질환 ☐ 당뇨와 같은 말초 신경병증 ☐ 스테로이드 또는 항응고제 장기 복용 ☐ 인지 손실 환자로 테이핑의 부작용에 대해 말할 수 없는 사람

6. 질환별 테이핑 적용

뒤꿈치 통증 (Calcaneal pain)	
적응증	뒤꿈치 통증, 족저 근막염, 발목관절 발등 굽힘 제한
기능	거골에 대한 종골의 위치를 바꿈으로써 잘못된 자세를 교정
재료	저자극성 테이프, 비탄성 테이프, 접착 스프레이
자세	옆으로 누운 자세에서 발목을 중립 위치 상태에서 이완시킨다. 종골의 안쪽회전을 유지하기 위해 환측 발을 아래로 하여 누어 발목 내측 면이 위를 향하게 한다.
적용	1. 종골의 안쪽회전을 유지한 상태에서 테이프의 내측 스트립은 뒤꿈치 뒤를 돌아 비스듬하게 붙인다. 2. 테이프를 종골 위로 비스듬하게 내측으로 감아 붙인다. 3. 효과를 더욱 높이기 위해 처음 테이프 위에 두 번째 테이프를 겹쳐서 붙인다.
기능확인	환자는 처음 일어설 때와 최초 보행 시 종골의 위치 조정으로 불편함을 호소한다. 환자가 가지고 있었던 통증을 유발시키는 움직임을 해 본다. 적용이 올바르게 되었다면 움직일 때 통증 없이 최대범위로 움직일 수 있을 것이다.
주의할 점	테이핑이 통증을 악화시킬 때 대부분 환자들이 아침에 가장 심한 통증을 느끼므로 밤 동안 테이핑을 적용한다.

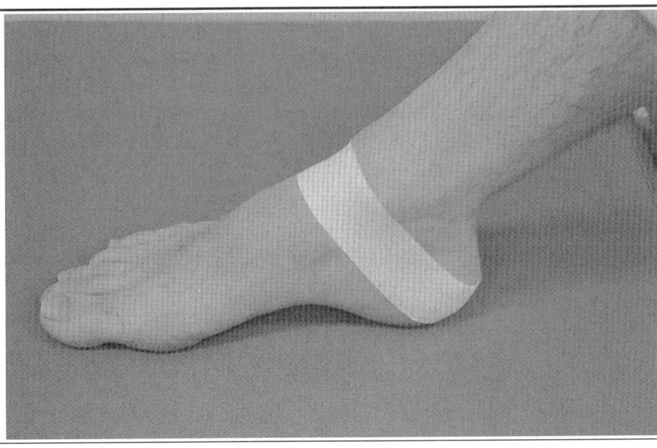

하경비 관절(Inferior tibiofibular joint) 아탈구	
적응증	발목의 안쪽번짐으로 인해 아래정강종아리 관절의 위치 이상
기능	비골을 경골 뒤로 위치조절을 함으로써 비골의 위치 이상을 교정한다.
재료	저자극성 테이프, 비탄성 테이프 또는 접착 스프레이
자세	환자는 바로 누운 자세에서 발목은 중립 위치에 놓는다.
적용	1. 비골을 뒤·위쪽으로 재위치하게 하는 것이 목적임. 2. 비골 뒤·위쪽으로 활주시킨 상태에서 테이핑을 한다. 3. 테이핑은 비골 말단 부위 즉, 가쪽 복숭아뼈의 앞·외측에서 시작해 비스듬하게 붙인다. 4. 테이핑의 방향은 뒤·위쪽으로 하여 테이프가 아킬레스 건을 통과하여 경골 앞·내측에서 끝나도록 붙인다.
기능확인	1. 테이핑은 발목의 움직임을 제한해서는 안된다. 2. 발목움직임과 같은 원래 통증 유발 자세를 취해본다. 3. 움직임은 모든 방향과 기능에서 통증을 유발하지 않는다.
주의할 점	급성기 시 너무 강하게 감아 부종 감소를 방해하지 않도록 다리를 압박해서는 안된다. 또한 비골 골절의 유무를 확인해봐야 한다.

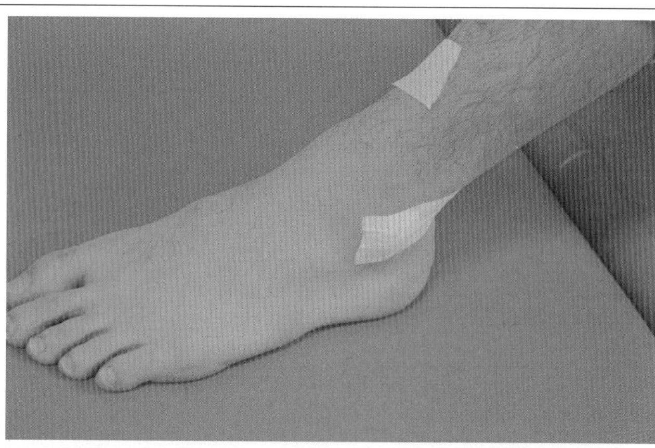

대퇴슬개관절의 통증 (Patellofemoral normal pain)	
적응증	위치이상으로 무릎 굽힘이 제한되어 있고 비골을 안쪽회전 시킴으로써 통증의 감소와 관절 가동범위 증가 시 사용
기능	환자가 무릎을 약간 굽힐 때 테이핑으로 위치이상을 고정
재료	저자극 테이프, 비탄성 테이프, 면도기, 접착스프레이
자세	선 자세에서 무릎을 약 5~10도 정도 굽힘 상태에서 경골을 가능한 안쪽회전시킨다.
적용	1. 테이핑은 경골두머리 즉 경골부위 1/3 외측에서 시작한다. 2. 앞·뒤쪽 방향으로 무릎의 앞 측면을 비스듬하게 감싼다. 3. 무릎관절의 내측면을 지난 후 무릎 뒤쪽으로 가로질러 붙인다. 4. 아래 내측 테이핑 기시점에서 보강 테이핑을 해준다.
기능확인	무릎 굽힘과 같은 통증 유발 자세를 취해본다. 테이핑으로 무릎 굽힘 통증이 소실하였고 통증 유발 행동으로 인한 증상이 호전된 것을 확인한다.

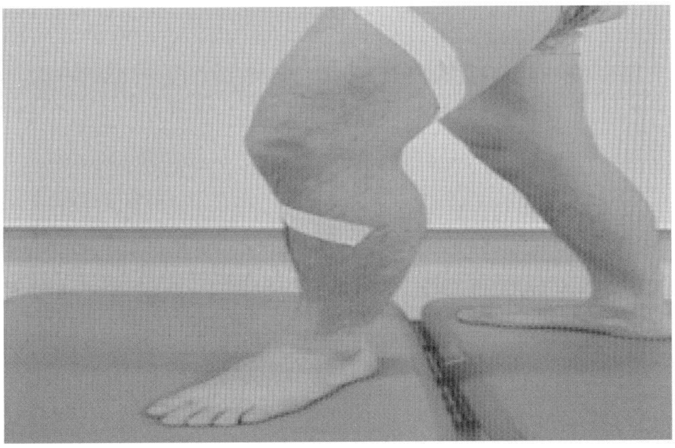

요추 테이핑 (lumbar spine taping)	
적응증	요추 굽힘 자세 혹은 굽힘 움직임을 제한한다.
기능	중립이나 폄 상태로 요추 전만 상태를 유지한다.
재료	접착 스프레이, 저자극성 테이프, 비탄성 테이프
자세	엎드린 자세, 앉은 자세 혹은 선 자세에서 테이핑을 한다. 환자는 테이핑을 붙이는 동안 요추부 통증 없이 신전된 상태여야 한다.
적용	1. 척추 만곡이 유지된 상태로 허리는 중립 위치에서 약간 폄 상태를 만든다. 2. 시행할 부위의 가장 상부와 하부에 앵커를 만든다. 3. 상부와 하부 앵커에 X-형태로 요추부를 가로질러 붙인다. 4. 상·하부 앵커에 보강 앵커를 붙인다.
기능확인	앞으로 몸통 굽히기와 같은 통증 유발 행동을 취한다. 운동범위가 제한된 상태에서 움직임은 통증이 없어야 한다.
주의할 점	테이프에 대한 피부 반응을 점검하고, 환자에게 피부 이상시 테이프를 제거하도록 교육시킨다.

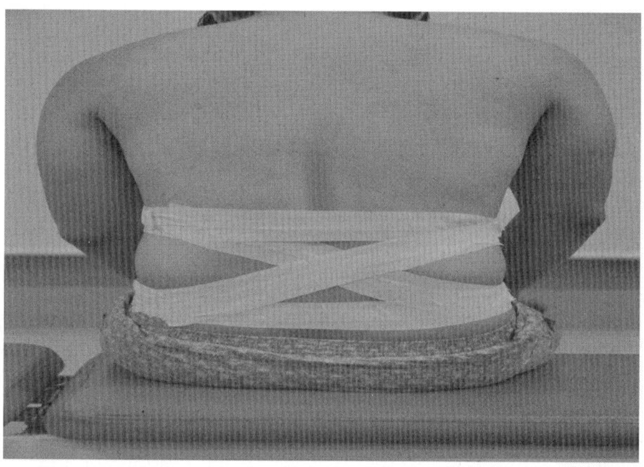

흉추 테이핑(Thoracic spine taping)	
적응증	흉추부 통증과 자세교정, 경추회전 운동 끝 범위에서 통증 혹은 경추 수축과 관련된 통증
기능	잘못된 흉추 자세를 올바르게 하고 통증 유발 자세를 피한다. 목의 특정 움직임동안 발생하는 통증을 감소시킨다.
재료	접착 스프레이, 저자극성 테이프, 비탄성 테이프
자세	어깨가 약간 편 상태에서에서 환자를 앉게 한다.
적용	1. 견갑골을 가로질러 수평으로 테이핑을 하는데, 견갑골은 운동범위의 중간 위치에서 테이핑을 하게 된다. 2. 테이핑은 견갑골 하방에서 붙이는데 견갑골 외측면에서 반대 견갑골 외측면까지 붙인다, 3. 두 번째 테이핑을 첫 테이핑 위에 붙인다.
기능확인	경추 회전 혹은 팔의 움직임과 같은 통증 유발 움직임을 하게 한다. 움직임에 대해 통증이 없음을 확인한다.
주의할 점	테이핑의 통증 양상을 바꾸거나 약화될 때 다른 방법을 활용

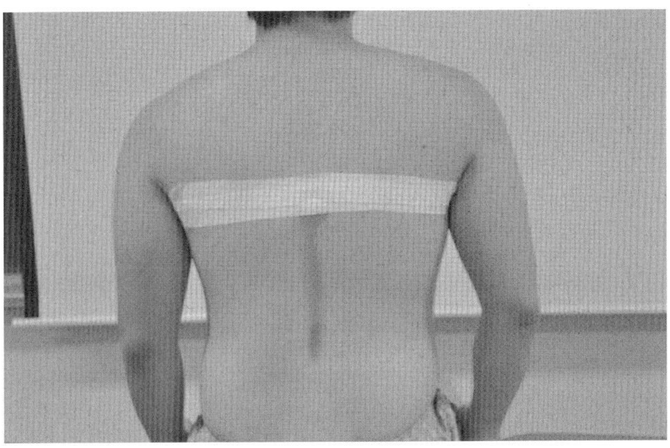

견갑골 후인(Scapular retraction)	
적응증	불안정증, 건염, 충돌 증후군
기능	견갑골을 중립 위치로 재조정 후 하부 승모근, 능형근, 그리고 앞톱니근을 수축시키도록 도와줌
재료	저자극성 테이프, 비탄성 테이프
자세	견갑골을 모으고 하방으로 내린 자세 취함.
적용	1. 저자극성 테이프를 부리돌기에서 후방부로 가로질러 견봉의 외측면을 지나 제7흉추 극돌기의 외측면까지 붙임 2. 비탄성 테이프로 저자극성 테이프 위에 붙이는데 긴장도 없이 붙이고, 어깨 뒷부분까지 붙인 후 마지막에는 견갑골을 내측 하방으로 밀어 견갑골이 모아지고 하방으로 위치가 이동된 자세로 붙임.
주의할 점	환자가 피부 과민의 과거력이 있을 때 주의

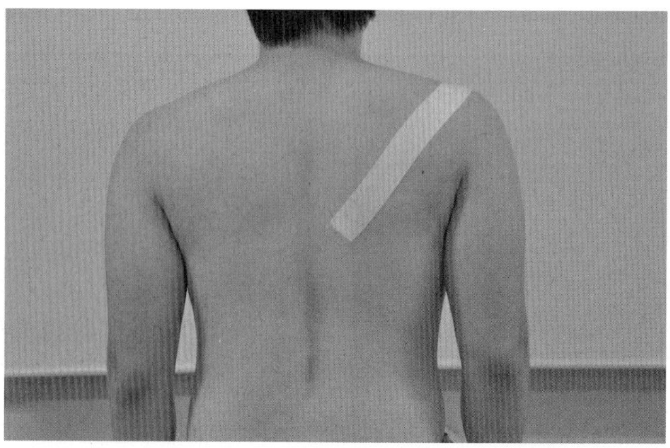

상완골두의 재위치 (Relocation of the humeral head)	
적응증	어깨전방불안정증, 충돌증후군, 회전근개파열, 유착관절낭염
기능	상완골두를 상·후방으로 들어 올려줌으로써 위치 이상을 교정해 주고 상완골두와 견봉과의 공간을 증가시켜 줌
재료	저자극성 테이프, 비탄성 테이프
자세	의자에 앉거나 서있는 자세에서 팔을 이완시킨 자세를 취함
적용	1. 테이핑 시행할 장소에 저자극성 테이프를 붙인다. 2. 상완와 관절의 전면부에 앵커를 만듦. 3. 반대측 엄지손가락을 이용하여 상완골을 상·후방으로 들어올려 줌. 4. 나선형으로 견갑골을 가로질러 견갑골 내측면에서 테이핑이 끝나도록 테이프를 강하게 당겨서 붙임.
기능확인	이 부위의 피부는 매우 예민하여 적절하게 관리하지 않으면 피부 박리가 발생할 수 있으므로 피부를 너무 강하게 전면부로 당기지 않도록 한다. 적절히 테이핑이 시행되었다면 통증 유발 움직임을 취할 때 통증은 사라짐.
주의할 점	피부 알러지가 있는 환자는 테이핑 전 피부 보호조치를 취해야 한다.

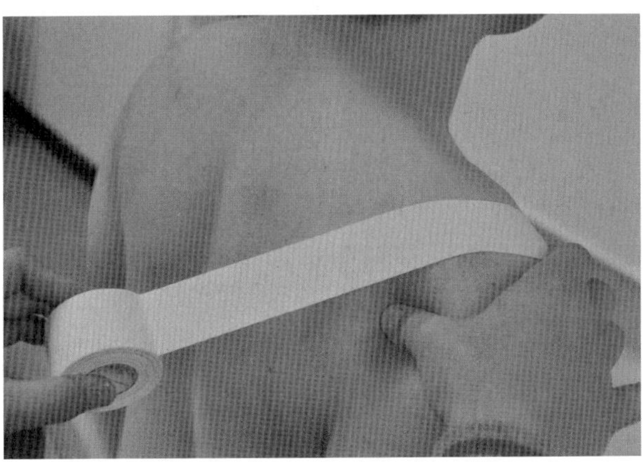

테니스 엘보우 (Tennis elbow)	
적응증	외측 상과부위 통증
기능	쥐는 기능 및 회내전 기능과 관련된 아래팔과 손목의 폄 기능에서 부하를 감소시킴.
재료	접착 스프레이, 저자극성 테이프, 비탄성 테이프, 면도기
자세	앉거나 선 자세에서 팔꿈치를 90도 굽히고 아래팔을 회전시킴.
적용(단계)	1. 아래팔 중간부위에 앵커를 만듦. 2. 앵커 내측부위에 테이프를 붙임. 비스듬하게 상방으로 외측상과를 향해 붙임. 계속하여 삼두근의 외측면을 감싼 후 이두근의 내측면에서 테이핑을 마침. 3. 두 번째 가닥은 처음 가닥의 외측면에 약 1/3 겹치도록 동일한 방법으로 붙임. 4. 처음 부위에 앵커를 다시 만들어 줌
기능확인	적용 후 환자는 주관절의 신전과 회내전에 제한됨을 느낄 것이다.

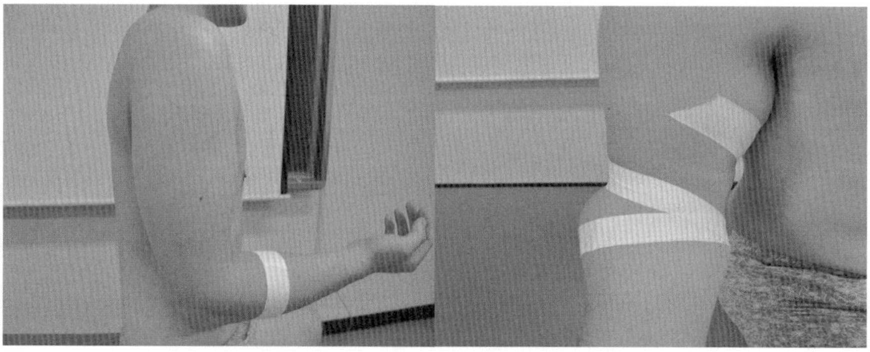

손가락 염좌	
적응증	스포츠 활동 시 경미한 손상, 신전된 손가락에서 외상 시, 눌린 손가락
기능	주위를 테이핑함으로써 보호 및 지지
재료	패드, 테이프
자세	시술자를 향해 손과 손가락을 뻗은 자세
적용	1. 패드를 손상 받은 손가락과 인접 손가락 사이에 놓음. 2. 관절면을 피해 첫 마디와 중간 마디 주위에 테이프를 붙임.
기능확인	환자가 도구를 잡거나 쥐었을 때, 던지는 것 가능 여부
금기증	골절과 인대 파열, 건 박리

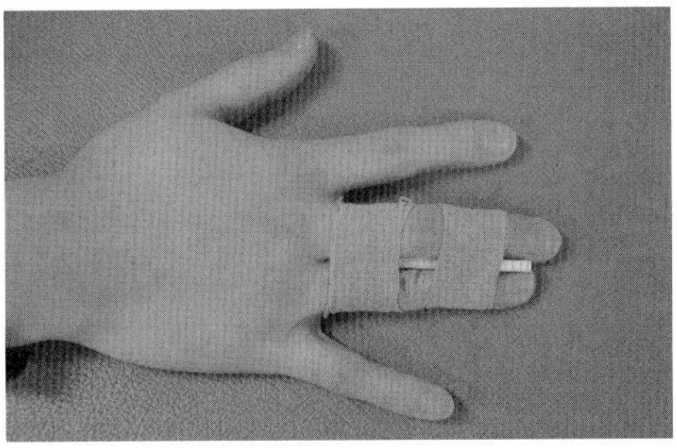

손가락 관절 지지	
적응증	측부 인대 염좌
기능	손가락 관절을 지지하여 손가락의 굴곡과 신전을 도와줌.
재료	테이프
자세	손바닥을 회내전 시킨 후, 손가락을 벌린 자세
적용	1. 중수지절 관절에서 손가락 끝까지의 거리를 측정 후 4가닥 준비 2. 첫 스트립을 비스듬하게 근위지절관절을 가로질러 붙여 손가락 첫 마디와 끝 마디를 감싸면서 붙임. 3. 동일한 방법으로 2번 덧붙임. 4. 손가락의 근위와 원위에 앵커 시행
기능확인	환자가 손가락으로 정상적으로 사용가능
금기증	골절 의심, 인대 파열이나 건 박리시

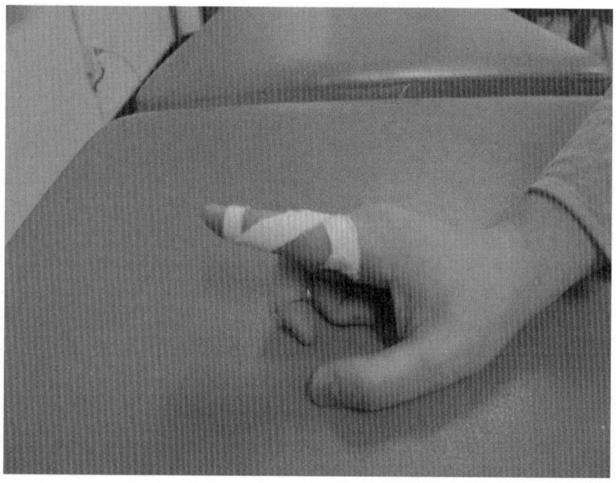

제4절 보행 및 이동 보조기구 사용

보행 시에 기능을 수행하지 못하는 하지를 보조하기 위해서 팔이 사용된다. 팔을 사용함으로써 힘을 지면에 전달하고 하지를 지지 및 보호하며 균형을 유지하기 위해 보행 보조기구가 사용된다. 보행 보조기구는 평행봉, 보행기, 크러치 그리고 지팡이가 대표적인 예이다. 이들의 종류는 매우 다양하므로 사용자에 맞게 정확하게 적용시키는 것이 중요하다.

1. 평행봉(parallel bar)

평행봉은 재활치료를 필요로 하는 환자에게 보행의 초기 훈련을 위해 사용된다(그림Ⅱ-3-5). 평행봉의 수직 봉 높이는 환자의 대전자에 맞추고, 폭은 어깨 넓이를 기준으로 조절한다. 평행봉을 잡았을 때 팔굽관절은 약 25~30° 정도 굽히도록 한다. 보행 지면 가운데 칸막이를 사용하는 경우도 있으며 거울을 설치하여 환자가 자신의 자세 및 보행에 관한 신체 모습을 봄으로써 신체도식과 감각을 향상시킬 수 있다. 훈련순서는 다음과 같다.

① 휠체어 또는 의자에서 평행봉을 잡고 일어서는 훈련을 먼저 실시한다.
② 평행봉을 잡고 균형유지가 잘 되면 손을 떼면서 균형유지 훈련을 한다.
③ 양 손으로 평행봉에 힘을 주어 푸쉬-업 자세로 몸통을 들어 올린다.
④ 몸통을 돌려 좌우로 90° 회전하는 훈련을 한다.
⑤ 평행봉 내에서 크러치보행 연습을 한다.

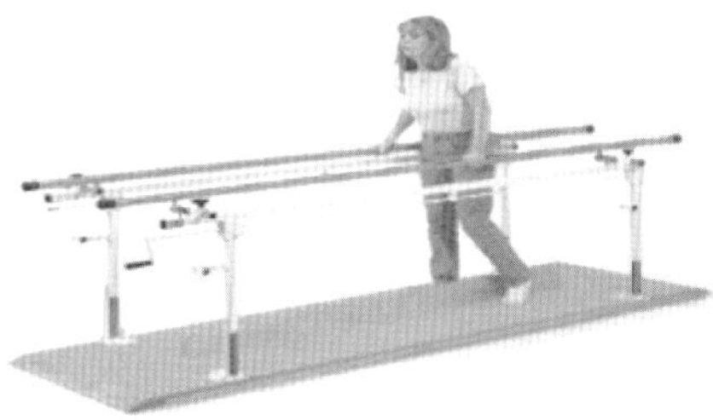

〈그림 Ⅱ-3-5〉 테이핑 재료 평행봉

2. 지팡이(Cane)

지팡이는 보행보조기구 중에서 가장 단순한 디자인을 가지나 안정성은 가장 적다. 한쪽 다리에 부분적 체중부하를 위해 사용되는 편리한 보행 보조기이다. 지팡이는 보통 나무와 알루미늄으로 만들고 손에 잘 쥐어지도록 둥근 손잡이가 있다. 지팡이 끝은 미끄럼을 방지하기 위해 흡입력이 있는 고무팁을 부착한다. 지팡이는 크게 표준형, 곡선형, 사점형, 보행기형 등으로 분류된다(<그림 Ⅱ-3-6>). 길이 측정 시 바닥면에 대해 수직이 되어야 하며 가장 높은 지점이 사용자의 대전자 또는 손목 주름에 위치하는 것이 좋다. 또한 길이는 새끼발가락의 가쪽 15cm 지점에 지팡이 끝이 위치하며 팔굽관절의 각도가 약 20° 굴곡되어야 한다. 지팡이 보행은 2점 보행(그림Ⅱ-3-7), 3점 보행(그림Ⅱ-3-8), 계단 오르고 내려오기(<그림 Ⅱ-3-9>)가 있다.

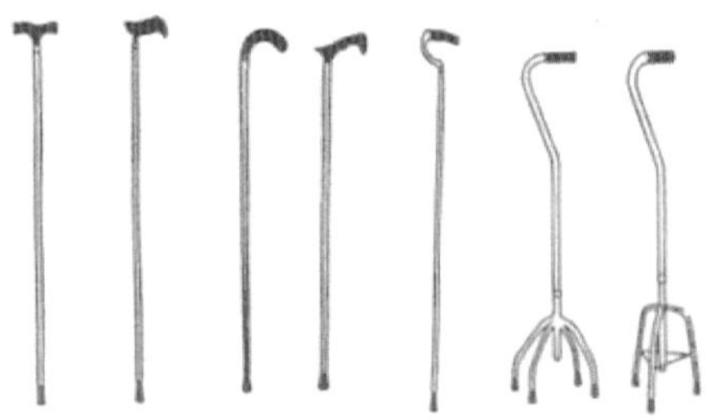

〈그림 Ⅱ-3-6〉지팡이의 종류

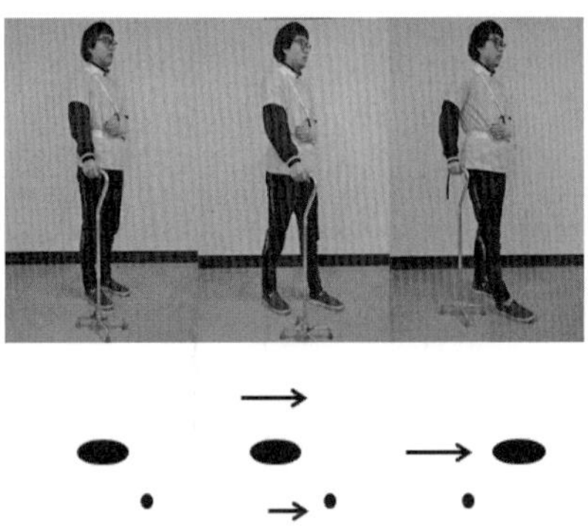

〈그림 Ⅱ-3-7〉 2점 보행

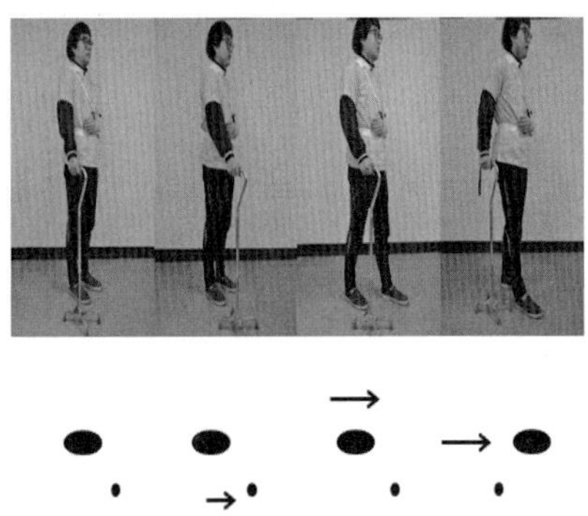

〈그림 Ⅱ-3-8〉 3점 보행

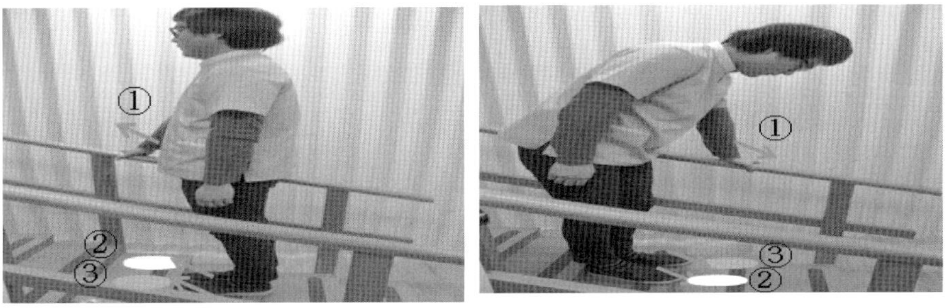

〈그림 Ⅱ-3-9〉 계단 오르고 내리기

A. 계단 오르기 : 손으로 난간을 잡는다.
→ 정상측 발을 계단에 올려놓은 후 손상측 발을 올려놓는다.

B. 계단 내리기 : 손으로 난간을 잡는다.
→ 손상측 발을 계단에 내려놓은 후 정상측 발을 내려놓는다.

3. 크러치(Crutch)

흔히 목발이라고 알고 있는 것으로 보행보조기구 중 가장 많이 쓰이며, 나무와 알루미늄으로 제작된다. 주로 하지기능이 부족한 환자에게 많이 사용되며 상지의 근력이 우수(good) 이상이 되어야 사용할 수 있다. 기본적으로 axillary pad, grip, uplight, tip, tip rubber로 구성된다. 크러치 길이 측정은 신장에서 40 cm를 빼거나 신장에 대한 77%의 길이를 크러치의 길이로 정한다. 겨드랑이 밑에서부터 약 4cm 아래에서 새끼발가락 가쪽으로 5cm 그리고 전방으로 15cm 지점까지 측정한다. 손잡이 위치는 똑바로 서서 자뼈 붓돌기 끝 또는 대전자 위에 위치하게 하여 주관절이 20~30° 구부러지게 한다.

3.1 크러치의 종류

1) 표준형 크러치(standard crutch)

환자의 신장에 따라 크러치의 길이를 조절 할 수 있는 것으로 가장 널리 사용된다. 영구 장애를 가진 사람이나 성인에게 주로 쓰이는 고정형과 일반적으로 사용하는 길이조절이 가능한 조절가능형이 있다(그림 3-10A).

2) 로프스트랜드 크러치(Lofstrand crutch, forearm crutch)

겨드랑이 받침대가 없어 팔굽관절 이하에 달린 아래팔커프와 손잡이에 의해 체중지지 할 수 있도록 되어있다. 표준형 크러치 보다 간편하고 상지 기능이 좋고 몸통 균형이 좋은 사람에게 사용된다. 4점보행이나 2점보행시 사용되지만 숙련된 환자는 swing-through 보행도 가능하다(그림 3-10B).

3) 카나디안 크러치(Canadian crutch)

한 개의 지주에서 전후방으로 두 개의 지주로 나뉘어져 겨드랑이 밑 하방과 팔굽관절 상방을 받쳐주도록 두 개의 커프가 있다. 팔굽관절폄근의 근력이 약하여 지지능력이 없을 때 사용되며 겨드랑이 밑받침이 없기 때문에 체중을 받칠 수 없어서 문을 여닫을 때 혹은 장거리를 걸을 때 불편하며 계단에서 이동 시 불안정하다(<그림 Ⅱ-3-10C>).

4) 아래팔지지 크러치(forearm support; platform crutch)

표준형 크러치에 손잡이를 떼어내고 수평으로 나무판을 지주위에 고정시키고 수직으로 된 손잡이를 부착 시켰다. 팔굽관절 굽힘구축으로 팔굽관절을 폄할 수 없는 환자 또는 크러치를 잘 붙잡지 못하는 환자에게 사용한다. 팔굽관절과 아래팔로 체중을 지지하기 때문에 계단이나 비탈길을 오르고 내릴 때 힘들다(<그림 Ⅱ-3-10>).

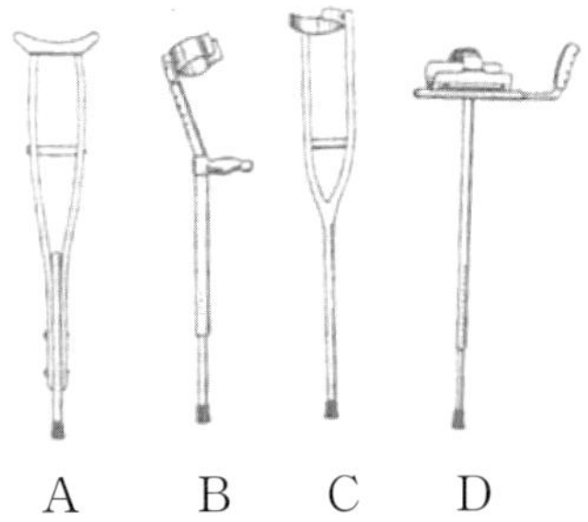

〈그림 Ⅱ-3-10〉 크러치(Crutch)

3.2 크러치의 보행

1) 4점 크러치 교대 보행(4-point gait)

가장 안전한 크러치 보행이다. 균형을 위해서 최대한 지지를 해주는 보행이며, 지면에서 항상 3점이 접촉되어 있다. 한쪽 다리가 전방으로 향하는 동안 양쪽 크러치와 다른 다리가 균형을 유지해준다(순서: 오른쪽 크러치 → 왼쪽 다리 → 왼쪽 크러치 → 오른쪽 다리)(그림Ⅱ-3-11).

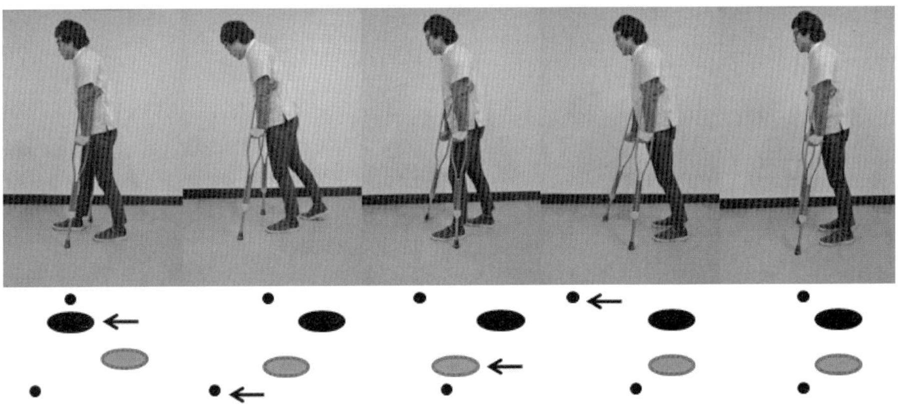

〈그림 Ⅱ-3-11〉 4점 크러치 교대 보행

2) 2점 교대 보행(2-point crutch gait)

2점은 빠르고 숙련되고 좁은 공간에서도 할 수 있다. 그러나 다리와 크러치가 교대로 움직이는 동안 한쪽 발과 크러치가 균형을 잘 유지해야 한다(순서: 오른쪽 크러치와 왼쪽 다리 → 왼쪽 크러치와 오른쪽 다리 / <그림 Ⅱ-3-12>).

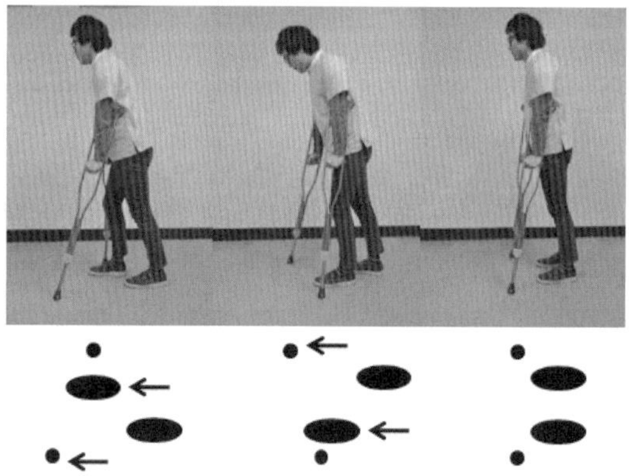

〈그림 Ⅱ-3-12〉 2점 크러치 교대 보행

3) 3점 보행(Tripod crutch Gait)

순서로 오른쪽 크러치 → 왼쪽 크러치 → 양쪽 다리를 교대 혹은 양쪽 다리를 동시에 이동한다. 무게 지지를 하지 않는 3점 보행은 환측 부위에 무게 지지를 해서는 안 되는 환자에게 적용하는 것으로 순서로 오른쪽 크러치 → 왼쪽 크러치 → 손상측 다리 → 정상측 다리 순이다(<그림 Ⅱ-3-13>).

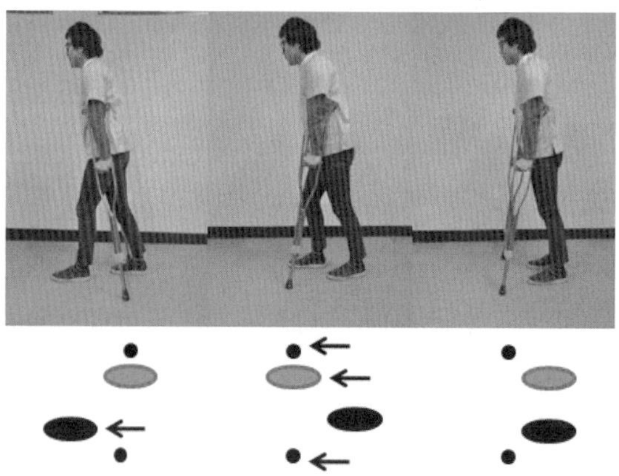

〈그림 Ⅱ-3-13〉 무게지지 없는 3점 보행

4) Swing-through 보행

가장 빠른 보행이지만 균형을 유지해야 하고 골반을 움직이고 어깨관절 주의의 근육의 근력이 좋아야 하며 머리를 앞으로 숙이고 보행해야 한다. 환자의 상지 근력과 균형이 좋아야 한다(<그림 Ⅱ-3-14>).

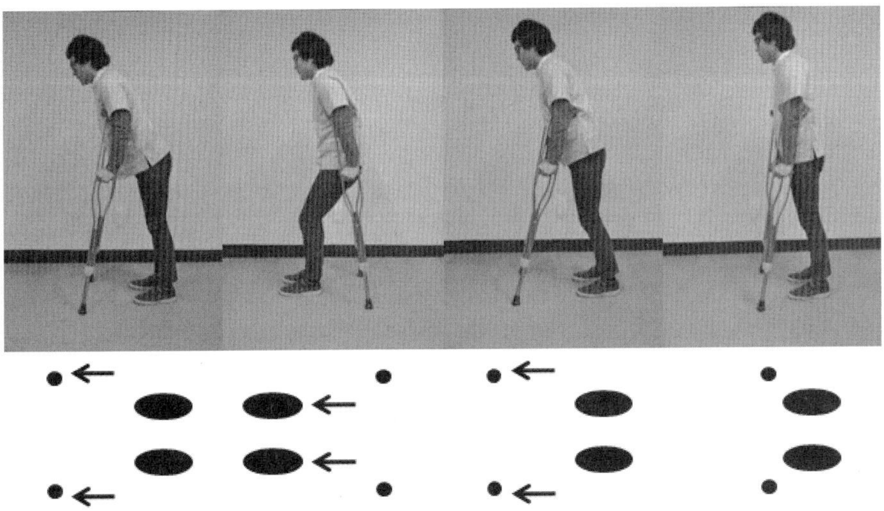

〈그림 Ⅱ-3-14〉 Swing-through 크러치 보행

5) Swing-to 보행

Swing-through 보다 느리다. 양쪽 크러치가 앞으로 양쪽 다리가 크러치 지점까지 온다(<그림 3-15>).

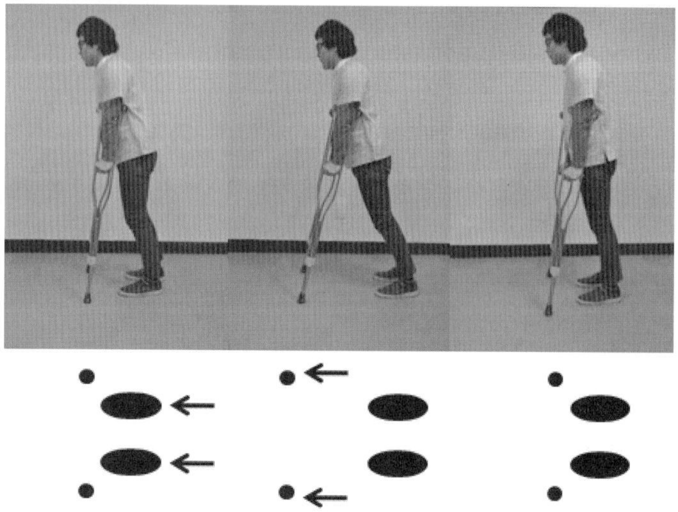

〈그림 Ⅱ-3-15〉 Swing-to 크러치 보행

4. 휠체어(Wheelchair)

휠체어는 재활과정에서 보행이 어렵거나 하지 못하는 경우, 일상생활뿐만 아니라 사회적 활동을 위하여 이동보조기구로 사용된다. 휠체어는 앉은 자세를 지지함과 동시에 이동할 수 있도록 해주는 장비이다. 적절한 휠체어와 좌석을 구비하는 것이 이동 및 그 밖의 장애를 가진 환자들의 재활과 복지를 위해 필수적이므로 다양한 종류의 휠체어가 사용되고 있다.

4.1 휠체어의 구성요소

표준형 휠체어를 기준으로 큰 바퀴인 구동바퀴(rear wheel), 작은바퀴(caster), 핸드림(handrim), 등 받침대(back rest), 손잡이(push handle), 좌속(seat), 팔 받침대(arm rest), 브레이크(wheel lock), 다리 받침대(leg rest), 발판(foot rest), 측면가드(side guard, skirt guard), 프레임(frame), 허브(hub), 차축(axle) 등으로 구성된다(<그림 Ⅱ-3-16>).

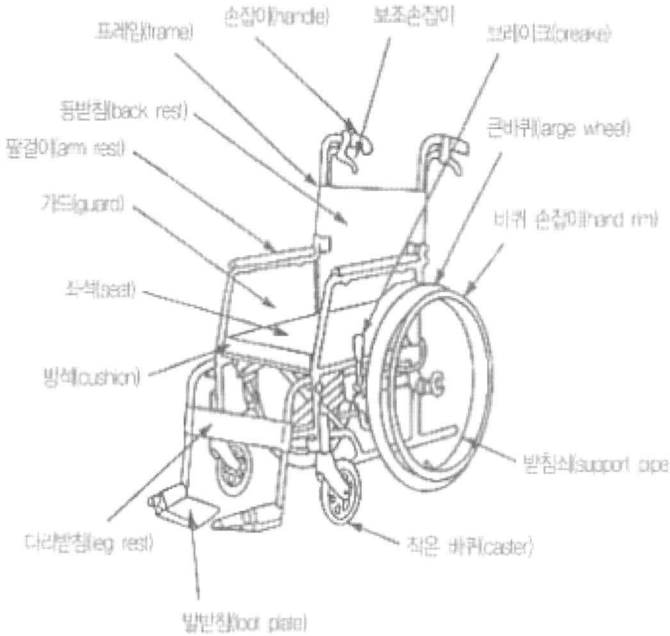

〈그림 Ⅱ-3-16〉 일반형 휠체어의 구성품

4.2 휠체어 측정(Wheelchair assessment)

휠체어 측정은 환자를 의자에 앉게 하고 측정한다. 만약에 휠체어에서 측정을 할 수 없는 환자는 의자의 형태와 가장 비슷한 쿠션에서 측정한다. 척추보조기를 착용 시 착용하고 측정한다.

1) 좌석의 폭(seat width)

환자의 몸무게가 가능한 넓은 범위에 분포하도록 한다. 엉덩이나 허벅지의 가장 넓은 부분을 가로질러 잰다. 척추보조기 착용 시 그 위의 넓이를 잰다. 욕창을 방지하기 위해 5cm를 추가한다(<그림 Ⅱ-3-17>). 점검하기 위해 환자의 엉덩이/허벅지와 휠체어 가장자리 사이에 손바닥을 넣어본다.

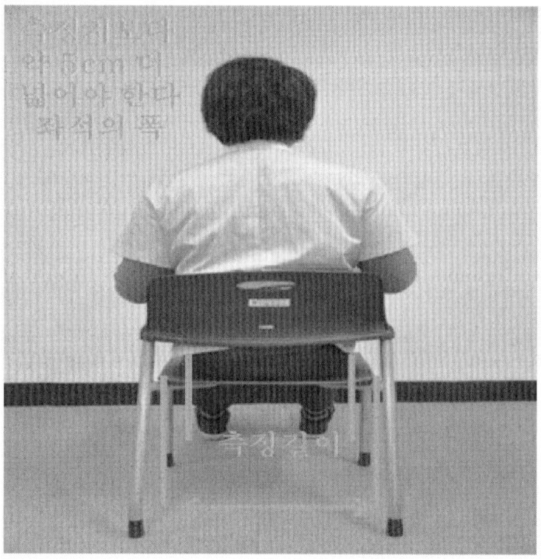

〈그림 Ⅱ-3-17〉 좌석의 폭

2) 좌석의 깊이(seat depth)

허벅지의 전체 길이를 따라 무릎 뒤에서 체중을 지지하여 앉은 곳까지 잰다. 앉은 자세에서 엉덩이의 가장 뒷부분부터 무릎 뒤의 만곡까지를 잰후 5~7.5cm를 뺀다(<그림 Ⅱ-3-18>). 점검 시 환자의 슬와부분(popliteal area)에 여유 공간이 있는지 손을 넣어본다. 고려할 사항으로 좌석의 앞 가장자리나 쿠션 등이 슬와를 압박하지 않도록 한다. 환자를 앞쪽으로 밀게 되는 보조기나 등받이 삽입의 사용여부를 확인한다. 허벅지 다리 길이의 불일치로 인한 양쪽 다리의 길이에 따라 좌석의 깊이도 달라져야 한다. Power recliner를 사용 시 환자는 약간 앞쪽으로 미끄러지는 자세가 되므로 깊이 조정에 따라 적절하게 제작해야 한다. 좌석깊이는 하지로 독립적인 추진을 하기 위해서 짧아질 필요가 있다.

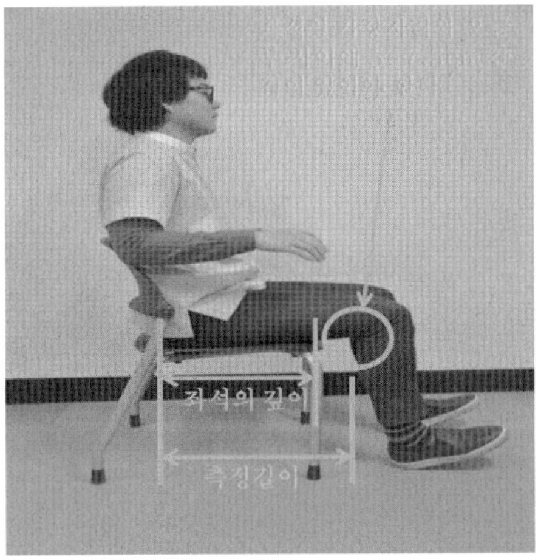

〈그림 Ⅱ-3-18〉 좌석의 깊이

3) 좌석의 높이(seat height)

휠체어 뒤쪽 끝에서 바닥까지 길이이다. 오금(popliteal fossa)에서 발뒤꿈치까지 잰 후 5cm를 더한다. 환자의 허벅지는 전체 의자 깊이에 따라 체중이 고르게 분포하도록 바닥과 평행하게 한다. 발판이 문지방 문턱, 경사로, 고르지 못한 지면을 통과하기 위해서 발판과 바닥사이에 5cm의 여유 공간이 필요하다(<그림 Ⅱ-3-19>). 점검사항으로 허벅지가 바닥에 평행함을 유지해야 한다. 좌석 방석의 앞 가장자리에서 환자의 허벅지 아래로 손가락을 넣어 확인한다. 고려할 사항으로 무릎이 너무 높으면 좌골결절(ischial tuberosity)에 압박이 증가되어 피부가 벗겨지거나 골반 변형의 원인이 된다. 또한 바닥에서 너무 높이 앉으면 환자의 무게중심이 높아지고, 의자로 이동 시와 운전을 하기 위해 자동차로 이동 시 좌석의 높이가 맞지 않아 이동의 어려움이 있다.

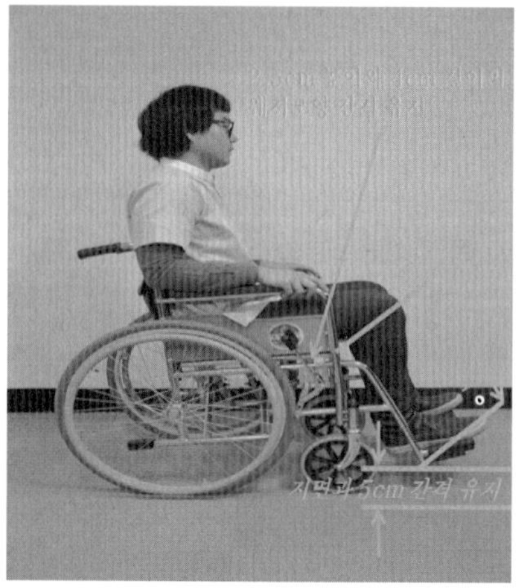

〈그림 Ⅱ-3-19〉 좌석의 높이

4) 팔걸이 높이(Armrest height)

팔걸이 높이는 의자에 앉아서 팔굽관절을 90° 굽혀서 팔굽관절 아래부터 의자 뒤쪽 바닥까지 잰 후 2.5cm 추가한다(<그림 Ⅱ-3-20>). 점검사항으로 자세가 바르게 되어야 한다. 팔굽관절을 팔걸이에 약간 앞으로 굽혀서 정상적으로 앉는 자세를 할 때 어깨는 앞쪽으로 늘어뜨려 탈구가 된다. 또한 너무 올리면 안 된다. 고려 사항으로 팔걸이가 너무 낮으면 팔이 늘어지므로 1인치 높여준다. 팔걸이가 너무 높으면 견갑골이 올라가므로 주의해야 한다.

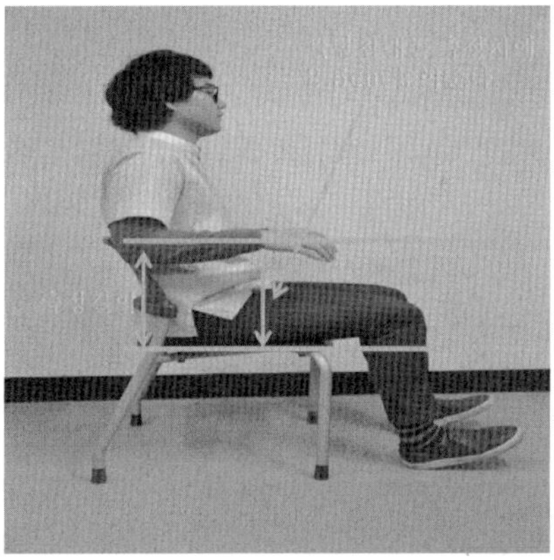

〈그림 Ⅱ-3-20〉 팔걸이 높이

5) 등받이 높이(Back height)

등받이 높이는 좌석의 뒤 끝에서 어깨뼈 위까지 잰다. 체간의 근력이 충분한 경우 팔을 자유롭게 움직이고 피부와 어깨뼈에 자극을 피하기 위하여 10cm 빼준다(<그림 Ⅱ-3-21>). 고려사항으로 후만증, 측만증(scoliosis), 또는 장기간 몸통 변형을 예방하기 위한 허리 지지대 또는 등받이를 삽입할 경우를 대비하여 등받이 높이를 측정한다. 환자는 등받이가 너무 높아서 앞쪽으로 밀리지 않도록 하고, 등받이가 너무 낮아서 방석을 놓을 경우 뒤쪽으로 몸이 기울어지지 않도록 환자의 환경을 고려한다.

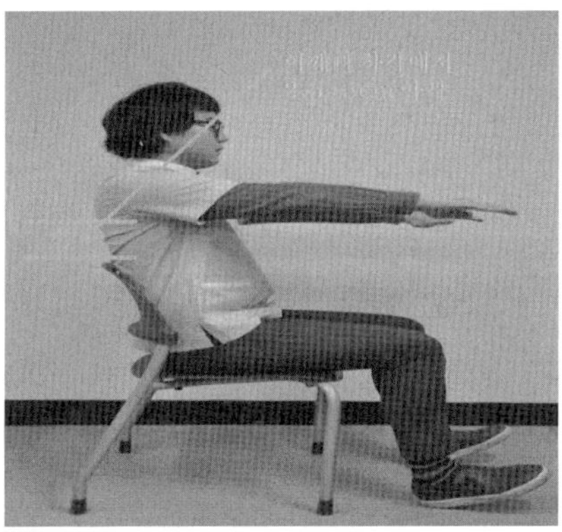

〈그림 Ⅱ-3-21〉 등받이 높이

<참고문헌>

김선엽, 김혜영, 남형천, 이건철, 이제훈(2012), 근골격계 손상을 위한 치료적 테이핑, 에듀케이션,

김장환, 박윤서, 송준찬, 신헌석, 장영재(2006), 의지 보조기학(Prosthetics & Orthotics) 3판, 탑메디오피아.

노인물리치료 교재편찬위원회(2014), 노인물리치료, 범문에듀케이션.

박지환 외(2010), 일상생활활동-생활환경과 여가활동, 현문사.

박지환(2013), Standard 물리치료학 개론, 2판, 현문사.

법제처(2014), 의료급여법, 제12362호.

법제처(2015), 응급의료에 관한 법률, 제13106호.

서울중앙병원 교육연구부(2000), 심폐소생술, 군자출판사.

최혜숙(2013), 일상생활동작학 3판, 최혜숙.

AAOS, ACEP, Alton L. Thygerson(2012), 응급처치와 심폐소생술, 개정판 6판, 한미의학.

Maria Constantinou & Mark Brown(2010), Therapeutic Taping for Musculoskeletal Conditions, Churchill Livingstone.

Rose Macdonald(2009), Pocketbook of Taping Techniques, Churchill Livingston.

제3편

사회적 감성휴먼케어

제1장 사회적 감성휴먼케어 방법

제1절 사회적 감성휴먼케어 방법의 개요

참살이(Well-being)가 일반화 되고, 주5일제가 확대 시행됨에 따라, 도시민들의 생활 재충전과 건강증진을 위한 산림휴양활동에 관한 관심은 점점 증가하는 추세다.

사회적 감성휴먼케어는 개인 및 집단이 갖고 있는 이런 정신적・심리적 문제를 고치는(repair) 것이 아닌, 돌보고(care) 치유하는(healing) 일련의 프로그램이다. 감성치유 및 보건교육을 통해 감정노동 및 감정적 사회활동의 피로감을 완화함으로써 개인과 집단이 '감성노동', '감성적 사회활동'으로 전환해 건강한 가정, 행복한 직장생활이 되도록 돕는 것을 말한다.

이 시대에 많은 사람들이 평범한 일상을 살고 있지만, 반면에 사회 한편에서는 자살하는 사람들이 급격히 늘어나는 추세다.

실제 세계적으로 전쟁보다는 자살로 죽는 사람들이 더 많다. 매년 100만명 가까운 사람들이 자살하고 있는데, 이는 40초당 1명꼴이다. 미국에서는 살해되는 사람보다 자살하는 사람의 숫자가 3대 2의 비율로 더 많다.

물론 자살은 스트레스, 고독, 우울 등 그 원인이 다양하다. 중요한 것은 그것이 사회에 만연해 있으며, 사회적 비용이 크다는 사실이다.

사회적 취약계층의 경우, 자살의 위험에 노출될 가능이 클 뿐만 아니라 정신적 문제를 방치할 경우는 사회적 부담이 크게 늘어날 수 있다. 장기적 미취업, 실직 등 정상적인 사회적 역할 상실이나 상대적 박탈감으로 인해 매사에 비판적이거나 비관적인 태도를 지니게 됨에 따라 작게는 가정의 불행, 크게는 반사회적 집단 형성으로까지 이어져 사회 생산성마저 저해하는 결과를 초래한다.

최근 잇단 사회적 이슈로 기존 '갑-을' 관계가 재조명되며, '감정노동'이 사회적으로 중요하게 논의되고 있다.

이와 관련, 호흐실드(Hochschild)는『관리된 심장, The Managed Heart』이라는 책에서 '감정노동'을 "업무상 요구되는 특정한 감정상태를 연출하거나 유지하기 위해 행하는 일체의 감정관리 활동"이 직무의 40% 이상을 차지하는 노동 유형으로 정의하고, 백화점 여성 노동자들을 대표적인 '감정노동자'로 보았다.

'감정 노동'에 대한 인식이 확산됨에 따라, 기업들도 인식을 전환해 이를 케어(care)하는 프로그램을 내놓고 있다.

노약자, 조손 가정, 한부모 가정 아동, 다문화가정, 장애우 등 취약계층은 특히 감정적으로 불안하겠지만, 이제 감정·감성은 사회적 차원에서 다뤄야 할 만큼 중요한 문제가 되었다.

정혜신 정신과전문의의 말처럼, 건강한 육체에 건강한 정신이 깃든다는 말은 이제 절반만 맞는 말이다. 정신적으로 아프면, 몸의 면역세포가 급격히 줄어들고 그로 인해 몸의 면역력이 떨어져 사소한 이유로도 암, 성인병, 면역 관련 질환 등의 병이 생긴다. 현대 사회에서는 건강한 정신에 건강한 신체가 깃든다는 것이 더 타당할 것이다.

제2절 사회적 감성휴먼케어 교육방법

1. 감성휴먼케어(Emotional Human Care: E-HC)

사회의 흐름이 제조업에서 서비스 산업으로, 단순 제품서비스에서 복잡한 감성서비스 영역으로 점차 확대·전환되고 있는 시대에 살고 있다. 이와 함께 산업의 확대에 따라 감정노동도 크게 증가하고 있다.

감정으로 노동이 이루어지고 있다는 시각은 앞서 말한 호흐실드(Hochschild)에 의해 처음 제기되었다. 호흐실드는 감정노동을 '외적으로 관찰 가능한 표정과 몸짓을 표현하기 위한 느낌의 관리'로 정의하였다. 또 '개인이 효과적인 직무수행 또는 조직 내 적응을 위하여 자신이 경험하는 실제 감정 상태와 조직의 감정 표현 규범에 의해 요구되는 감정 표현에 차이가 존재할 때, 자신이 경험하는 감정을 조절하려고 하는 개인적인 노력'이라고 정의하였다.

감정노동을 구성하는 요소로 감정 표현의 빈도, 표현되는 감정의 다양성, 바람직한 감정 표현에 요구되는 주의의 정도, 감정적 부조화 네 가지로 분류할 수 있다.

1.1 감정 표현의 빈도

서비스 제공자와 수여자 간의 감정적 상호 작용의 빈도이다. 빈도가 높을수록 서비스 제공자에게 더 많은 주의를 요한다.

1.2 표현되는 감정의 다양성

상황에 맞추어 감정을 자주 바꾸어야 하는 서비스 제공자의 경우 적극적인 계획 수립과 스스로의 행동에 대한 의식적인 관찰이 더 많이 필요하다.

1.3 바람직한 감정 표현에 요구되는 주의의 정도

주의의 정도가 클수록 서비스 제공자에게 더 많은 정신적인 에너지와 신체적인 노력이 요구된다.

1.4 감정적 부조화

감정적 부조화는 서비스 제공자가 실제 느끼는 감정과 조직에서 요구하는 기대 감정(또는 감정 표현 규범)이 충돌할 때 경험하게 된다. 감정적 부조화는 역할 갈등으로 인한 역할 스트레스의 한 유형으로, 감정노동을 수행하는 사람의 실제 감정과 조직의 감정 표현 규범에 부합되는 감정 표현·행동이 서로 상충될 때 발생한다.

서비스 분야에 종사하는 근로자가 고객에게 서비스를 제공하는 과정에서 감정노동이 수행된다. 감정노동은 근로자가 감정 상태와 감정적인 표현을 조절하고 통제하는 것으로, 고객과 직접적으로 접촉하는 최종 소비 서비스산업에서 주로 요구되는 노동형태이다.

따라서 근로자의 감정 관리가 업무상 하나의 중요한 요소가 되어 업무 성과의 대부분을 결정하는 호텔 종사자, 콜센터 상담원, 판매원 등 대인 접촉이 많은 직무를 감정노동이라 볼 수 있다.

감정노동은 근로자들의 건강에 부정적인 영향을 미치고, 근로자들의 감정을 억제함으로써 실제 감정으로부터 소외시켜 스트레스, 직무불만족, 우울감 등 심리적 안녕에 좋지 못한 결과를 가져올 뿐만 아니라 육체적인 피로로 인해 불쾌감, 짜증, 분노 등의 감정적인 반응을 일으킨다고 많은 연구들에서 보고되고 있다.

실제로 지난 해 전국민간서비스산업노동조합연맹과 노동환경연구소가 조사한 '감정노동종사자 건강실태설문(남·여 2268명)' 결과에 따르면 전체 응답자의 30.6%가 자살 충동을 느낀 적이 있다고 답했다. 이중 4%는 실제로 자살을 시도한 것으로 조사되었다.

감정노동자들의 고충이 사회적 문제로 빠르게 확산되고 있지만, 현행 법령에는 이들을 보호하기 위한 제도적 방안이 마련되어 있지 않은 상황이다.

감성휴먼케어 프로그램은, 전문가를 통한 상담 및 심리 힐링 프로그램 운영, 현 근무여건 모니터링을 통해 해당 기업체에 개선 프로그램 제시 등 감정노동자의 상처를 치유하고, 근무여건 개선에 대한 대안을 제시해 인간의 자기 존중감을 회복시키는 데 목적이 있다.

2. 산림치유

2.1 산림치유란?

산림치유(Forest Healing)[1]는 "자연환경 중에서 숲이 가지는 다양한 물리적 환경요소(숲의 경관, 소리, 향기, 테르펜, 음이온 등)를 이용하여 인간의 심신을 건강하게 만들어주는 자연요법의 한 부분이다. 인체에 미치는 생리적·심리적 효과를 과학적·의학적 성과에 기반을 둔 체계적 프로그램에 의해 검증하고 그 결과를 토대로 산림을 심신치유에 활용함으로서 피곤에 지친 현대인이 심신의 건강을 증진시키는 것을 의미한다. 즉 산림치유는 숲에서 발생되는 산소와 음이온, 피톤치드[2] 등 산림건강물질을 활용해 다양한 신체 활동과 명상을 병행해

1) 산림치유(Frest Healing)는 향기, 건강 등 자연의 다양한 요소를 활용, 인체의 면역력을 높이고 건강을 증진시키는 활동(산림문화·휴양에 관한 법률 제2조제4호)

2) 피톤치드는 1937년 러시아 레닌그라드 대학(현재 상트페테르부르크 대학)의 생화학자인 토킨이 처음 제안함. 피톤치드는 희랍어로 '식물의'라는 뜻을 가진 'phyton'과 죽이

정신적인 스트레스를 완화하고 집중력을 향상시켜 육체의 건강과 정신의 행복을 증진하는 데 효과적인 프로그램이다.

「산림문화·휴양에 관한 법률」 제2조를 보면, '산림치유란 향기, 경관, 자연의 다양한 요소를 활용하여 인체의 면역력을 높이고 건강을 증진시키는 활동을 말한다.'라고 한다. 또한 산림청에서는 산림치유를 '산림의 다양한 환경요소를 활용하여 인체의 면역력을 높이고 건강을 회복시키는 활동'이라고 정의하고 있다. 이는 그동안 '산림욕'으로 대표되던 산림이 지닌 건강증진 효과가 인체에 미치는 생리적·심리적 효과를 과학적·의학적으로 검증하고, 그 결과를 토대로 산림을 심신의 치유에 활용하는 시도로서 '산림욕[3]'보다 한 단계 진보된 개념으로 볼 수 있다.

따라서 산림치유는 우리사회 일부에서 시행되고 있는 난치병이나 불치병 치료 장소로서의 산림활용만을 의미하는 것이 아니라, 일반 국민이 도시화된 생활속 스트레스에서 벗어나 산림으로부터 심신의 쾌적함을 느끼고 이를 통해 면역력을 키워 궁극적으로는 질병을 예방함으로써 건강을 증진시키는 일련의 과정이라고 할 수 있다.

우리 정부는 국민들의 삶의 질에 대한 관심이 높아지면서 단순한 휴양공간에서 벗어나 건강 유지·증진 및 예방의학적 목적으로 산림자원을 활용하기 위한 방안을 모색하게 되었으며, 그 과정 속에서 산림치유라는 용어가 생겨났다. 우선 의료분야에서 산림치유 효과검증을 위해 산림시설을 활용하기 시작하였으며, 지자체는 산림치유 공간 제공 및 지역경제 활성화 차원에서 치유의 숲 조성사업을 추진하는 등 산림치유 수요 증가에 따른 산림치유 서비스 제공에 노력하고 있다.

다라는 뜻의 'cide'가 만나 만들어진 말이다. 20세기 초까지는 폐결핵을 치료하기 위해서는 숲속에서 좋은 공기를 마시며 요양해야 한다고 생각했다. 삼림욕을 하면 식물에서 나오는 피톤치드가 몸속으로 들어가 나쁜 병원균과 해충, 곰팡이를 없애는데 효과적이라고 믿었기 때문(오늘날에는 피톤치드를 구성하는 물질이 테르펜을 비롯한 페놀 화합물, 아랄로이드 성분, 글리코스드 등이라는 것이 밝혀짐).

3) 삼림욕이라는 용여는 1982년 당시 일본 임야청 장관이었던 아키야마(秋山)가 제안한 용어로 바닷물을 이용한 해수욕, 맑은 공기를 이용한 해수욕, 맑은 공기를 이용한 풍욕과 더불어 숲 환경에 몸을 담그는 행위를 삼림욕이라고 하고 삼림욕, 해수욕, 풍욕을 3대욕이라고 함.

일본에서도 숲이라는 자연환경을 이용하여 일상생활에 지친 현대인의 몸과 마음을 치유하는 것을 산림세라피[4]라고 정의하고 산림세라피의 효과를 과학적으로 증명하기 위한 연구를 추진하고 있다. 삼림총합연구소를 주축으로 2004년부터 숲의 건강·생리적 효과에 대한 연구에 착수하여 지자체, 민간단체가 하나가 되어 일본 각지의 숲에서 숲의 치유효과를 밝히는 실험을 하고 있으며, 그 결과를 바탕으로 전국의 아름다운 숲 중에서 치유효과가 있는 것으로 조사된 산림을 산림세라피기지(건강증진을 이한 휴양림)로 인증하고 있다. 이와함께 삼림[5]세라피(Forest Therapy) 인증제도 운영 등을 통해 개개인의 요구에 맞는 맞춤형 산림세라피 서비스를 제공하고 있다. 일본 임야청에서는 2001년부터 산림치유 목적에 따른 숲의 유형을 '의료 및 복지의 숲', '요양 및 휴양의 숲', 그리고 '생활 습관병 예방의 숲', '건강 만들기 숲' 등으로 구분하고 있다.

독일에서는 1900년대 초반부터 독일 전역에 걸쳐 기후, 지형, 온천 요법 등을 활성화시켜 산림 보양촌을 만들고, 법제화를 통하여 숲을 건강 증진과 질병 예방, 건강 회복의 수단으로 활용하고 있다. 물론 이들 자연치유 요법에 대해 건강보험 등을 적용하고 있으며, 400여개에 달하는 산림 휴양지에서 다양한 치유프로그램을 운영하는 등, 숲을 예방의학과 치료 목적으로 활용하고 있다.

독일에서는 실제로 1차 진료기관의 주치의가 환자 상태를 보고 필요하다는 판단이 들 경우에는 진단서를 발급하며, 진단서는 국가보험 또는 사보험회사에 보내져

---

4) 산림세라피는 일본 산림세라피 연구회에서 상표등록을 하여 제한된 형태로 사용하고 있다. 삼림욕의 효과를 과학적으로 밝혀내고 과학적인 데이터를 가지고 근거한 숲 치유를 산림세라피라 정의하고 있다.

5) 산림과 삼림 : 산림(山林)과 삼림(森林)은 다소 의미에 차이가 있으나 행정적인 용어로 같은 언어이다.

- '산림(山林)'은 ① 산에 있는 숲, ② 도회지에서 멀리 떨어져 있는 산야(山野)라는 비교적 좁은 뜻이며, '삼림(森林)'은 산의 숲뿐만 아니라 해안가의 숲, 공원의 숲 등 전반적인 숲을 의미한다.
- 국어사전에서는 산림(山林)은 산(山)에 있는 숲, 삼림(森林)은 나무와 풀이 우거진 곳(산 이외이 곳에 나무와 풀이 우거진 곳)
- 우리나라는 평지에 숲이 많지 않고 대부분 산에 있어 산림(山林)을 더 많이 사용하고 있으며, 일본과 대만에서는 삼림(森林)이란 용어만 사용한다.

서 보험회사의 담당의가 주치의의 소견을 바탕으로 요양이 필요하다고 인정하게 되면 요양지에 체류하는 체제비용의 상당 부분을 지불하는 방식이 널리 사용되고 있다. 독일에서의 요양은 대부분 숲(현재 300여 곳의 산림요양시설이 있음)에서 이루어지고 있다. 이는 숲속에서 요양하는 것이 사람의 몸을 건강하게 만들어준다는 사실에 대해서는 국민적 공감대가 형성되어 있다고 볼 수 있다.

〈표 Ⅲ-1-1〉 산림치유 목적에 따른 숲의 유형

숲의 유형	숲의 역할	숲과 시설장비의 목표	의료기관과의 연계
의료 및 복지의 숲	-환자 및 간호를 필요로 하는 사람의 갱생의 장 - 환자 및 복지시설의 입주자를 대상으로 하는 심신 릴렉스의 장	-유니버설 디자인의 보도 및 시설장비 -의료, 복지시설 내 혹은 시설에 가까운 숲	-숲을 이용한 치유행위는 의사의 처방아래 실시 - 복지시설의 입주자는 산림요법사의 지도에 따라 실시
요양 및 휴양의 숲	-재활치료 및 요양의 숲 -도시의 중, 고령자의 휴양의 장	-유니버셜 디자인의 보도 및 시설정비 -의료기관과 연계가 가능한 숲으로 휴양지의 매력을 동시에 가진 지역	-의료기관의 건강진단 등의 서비스 -산림요법사의 지도를 통한 숲을 이용한 프로그램 제공
생활습관병 예방의 숲/건강 만들기의 숲	-생활 습관병 예방의 장 -신체기능 강화를 위한 장	-가까운 마을 숲 -이용자에 맞는 다양한 프로그램의 운영 -보도, 표지, 벤치 등의 간이 시설 정비	-의료기관과의 연계는 없음 -시민의 주체적인 건강 만들기

이렇게 국민 생활수준의 향상과 삶의 질이 높아지면서 각 국에서는 산림치유의 활성화를 위해 많은 노력을 기울이고 있다. 특히 산림치유는 '휴식기능'보다는 '치유기능'이 강조된다는 점에서 산림휴양과 차이가 있고 삼림욕보다 한 단계 발전된 개념으로 자연환경 중 숲이 가지고 있는 다양한 물리적 환경요소를 이용하여 재충전 활동과 재활, 상담을 포함한 의료활동 등 건강 회복, 유지, 증진을 도모하기 위한 모든 활동이라고 할 수 있다.

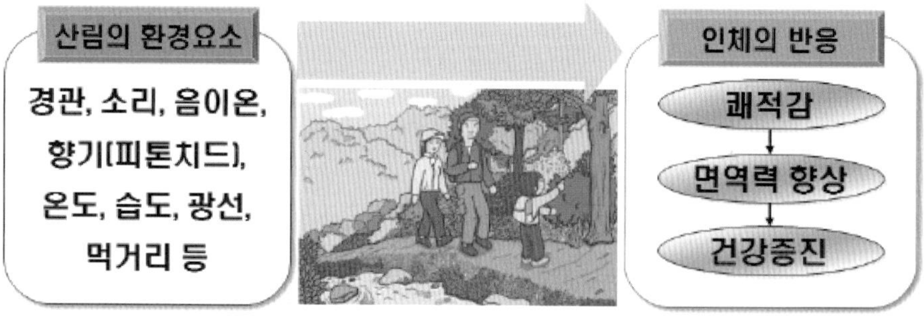

출처 : 산림청

〈그림 Ⅲ-1-1〉 산림치유의 개념

그러므로 산림치유 대상은 숲을 찾는 사람 모두이다. 즉, 치료기관에서 치료를 받고 있는 중환자 이외의 심신의 회복과 휴양, 생활습관 개선 등 신체와 정신의 건강을 원하는 모두가 그 대상이 된다.

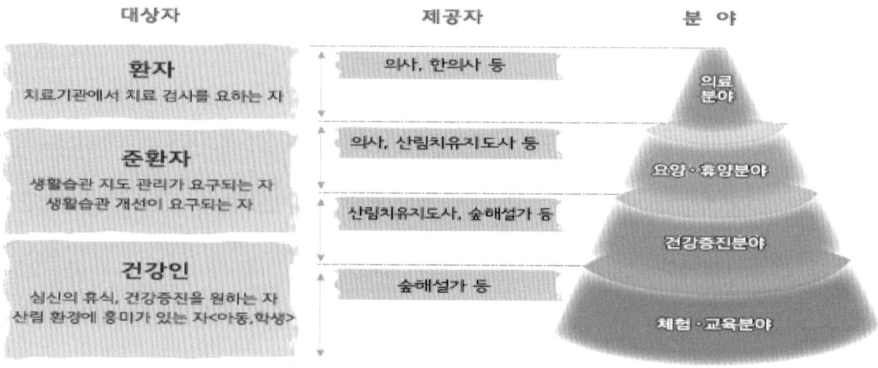

〈그림 Ⅲ-1-2〉 산림치유 대상

2.2 산림치유 인자

산림의 물리환경적 요소, 즉 피톤치드, 경관, 소리, 음이온, 온습도, 빛, 지형 등은 산림을 찾는 인간의 심신을 건강하게 해주는 산림치유의 인자가 된다. 또 이러한 물리환경적 요소 외에 자기성찰, 명상, 대화, 상담 등의 기회를 제공하는 등 산림에서 행하는 활동에 의한 심리적·사회적 요소가 산림치유의 인자가 될 수 있다(유리화, 2007)

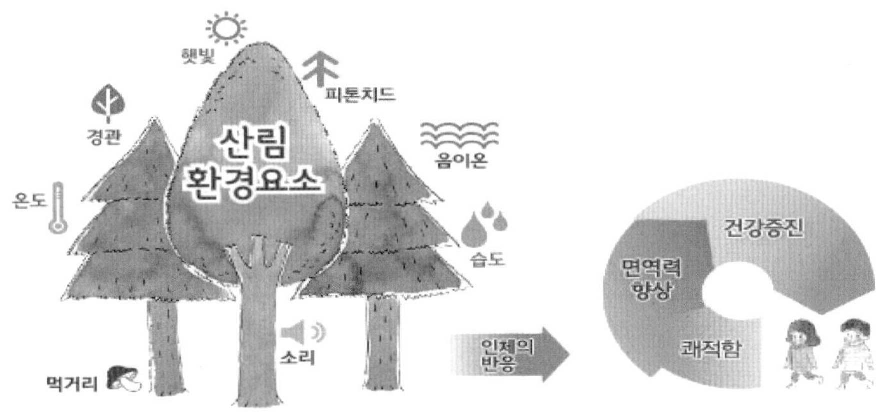

〈그림 Ⅲ-1-3〉 산림치유 인자와 영향

그림에서와 같이 산림은 경관, 피톤치드, 음이온, 산소, 소리, 햇빛과 같은 치유인자들로 구성되어 있다.

① 피톤치드

주성분은 테르펀(Terpene)이라는 유기화합물로서 흡입하면 심신에 쾌적감을 주며 피로회복을 촉진

② 음이온

도시보다 많은 양이 산림에 분포, 뇌파의 알파파를 증가시켜 마음을 안정시키는 효과

③ 산소

도시의 공기 중에는 산소 농도가 20.9% 정도이나 살림에는 1~2가 많은 산소를 함유하고 있고 깨끗하며 신진대사와 뇌 활동을 촉진시킴.

④ 경관

아름다운 숲을 보는 것만으로도 심신의 안정에 효과를 높이며, 녹시율(綠視率)이 높을수록 정서적 안정감을 증가시킴.

⑥ 소리

바람소리·나뭇잎소리·계곡물소리 등은 쾌적감과 평안감을 제공함.

⑦ 햇빛

햇빛은 세라토닌을 촉진시켜 우울증을 예방하거나 치료하는 방법으로 넓게 활용되고 있으며, 뼈를 튼튼하게 하고 세포의 분화를 돕는 비타민D합성에 필수적이며, 산림에서는 도시보다 피부암, 백내장과 면역학적으로 인체에 해로운 자외선(UVB) 차단효과가 뛰어나 오랜 시간 야외활동을 가능케 한다.

이렇게 산림치유와 관련된 환경인자는 크게 생물적 요소, 오감요소, 사회적 요소, 지형운동요소, 기후물질요소, 심리적 요소의 6개 요소로 이루어져 있으며, 이는 34개의 세부 항목으로 나누어진다.

〈표 Ⅲ-1-2〉 산림치유인자

구분	항목명
생물적 요소	숲 속 야생화, 나무의 나이, 나무의 종류, 숲 속 야생 동물, 숲 속 곤충
오감요소	자연경관, 숲의 향기, 숲의 색채, 숲의 촉감, 새소리, 계곡·폭포 소리, 바람 소리, 흙냄새, 동물 소리
사회적 요소	이해와 배려, 동반자 유형, 대화의 기회
지형운동요소	전망이 보이는 곳, 숲길의 경사도, 명상터, 일출이 보이는 곳, 석양이 보이는 곳
기후물질요소	청정한 공기, 쾌적한 온도, 산소, 피톤치드, 음이온, 햇빛, 습도
심리적 요소	명상 기회, 자기성찰 기회, 고적감, 단절·탈추감

출처 : 신원섭 등(2011), 숲을 이용한 건강·치유 프로그램 개발

또한 치유의 숲 구성인자는 하드웨어, 소프트웨어, 휴먼웨어로 구분할 수 있으며 치유의 숲과 연계를 가지고 있는 지역산촌을 치유의 숲 구성인자에 포함시키고 있다.

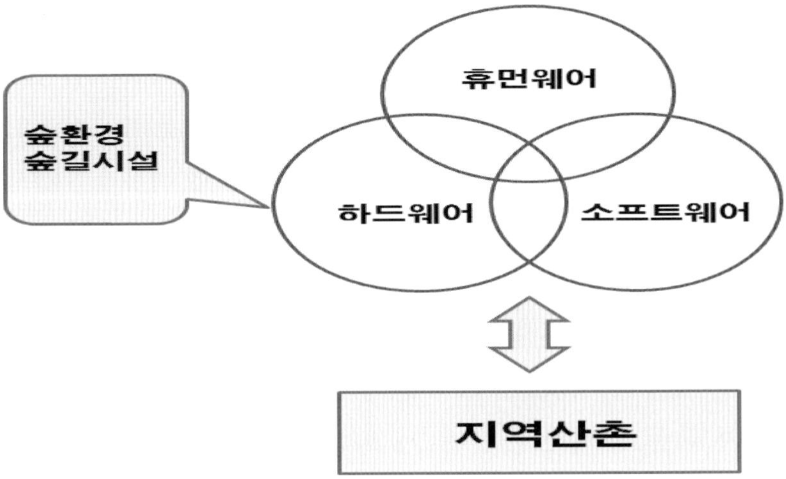

〈그림 Ⅲ-1-4〉 치유의 숲 구성 요소[6]

2.3 산림(green shower)요법이란?

1) 산림요법의 필요성

우리사회는 다양한 원인과 이유로 피로와 스트레스[7] 사회로 이행하면서 개인 및 사회의 심신 양면의 문제에 관심이 쏠리고 있다. 즉, 지금까지는 감염증의 시대, 혈관장애의 시대, 나아가 악성종양이나 변성질환의 시대였지만 이제는 정신장애의 시대로 변모하고 있다는 것이다. 시대와 의학의 변화, 그리고 사회의 변화와 맞물

6) 산림청, 「치유의 숲 조성계획 승인제도 개선에 관한 연구」, 2011. pp. 21-24

7) 인간이 오랫동안 스트레스를 받을 때에는 신체와 정신에 다양한 장애 현상이 나타난다. 특히 면역계, 자율신경계, 내분비계 등 다양한 영역에서 문제가 발생한다. 흔히 말하는 말로 건강한 몸에 건강한 마음이 깃든다고 하지만, 병은 몸 이전에 마음에서도 생기는 것이다. 다시 말하면 건강한 마음이 건강한 몸을 만들어낸다고 할 수 있다. 먼저 스트레스의 근원을 없애야 하며, 스트레스 해소법을 몸에 익힐 것 또는 스트레스를 받지 않도록 노력해야 한다.

려서 질병에도 변화가 온 것이다. 최근 정신질환의 발병률과 진단율이 급격히 증가하고 있다는 점이 이를 반증해 주고 있다. 게다가 스트레스는 현대사회의 상징이라고 할 정도로 근로자들의 거의 3분의 2가 스스로 건강하지 못하다고 여긴다. 이에 따라 건강이 사회적 화두가 된 요즘, 많은 대체요법이 큰 주목을 끌고 있다.

이에 따라 현대서양의학의 영역 밖에서도 다양한 의료적 시도가 진행되고 있다. 근대의학의 맹점을 보완하는 다양한 요법들인 한방의학, 온천요법, 색채요법, 광요법, 최면요법, 호흡법, 태극권, 각종 건강보조식품, 다양한 마사지, 아로마테라피, 식이요법(식양생[8]), 음악요법, 미술요법과 같은 여러 가지 대체요법이 시도되고 있다(모리모토 가네히사, 2006)

이러한 여러 가지 정신요법과 대체요법 가운데 산림요법은 산림욕을 하거나 숲속 활동을 통해 정신적·신체적 건강을 개선하는 요법으로 인간의 감각자극 등에 의해 촉발된 '쾌'[9]가 면역기능 활성화와 자기치유 능력의 활성화에 영향을 미친다.

독일에서는 100년의 역사를 자랑하는 크나이프요법[10]이 좋은 평가를 받고 있다. 크나이프요법은 다섯 가지 요법으로 이루어져 있다. ① 물요법 ② 운동요법 ③ 식물요법 ④ 식사요법 ⑤ 질서요법이다. 주로 자율신경계와 운동신경계에 자극을 주는 방법이고, 여기에 생활규범을 더하여 정신의 안정과 신체적 개선 및 향상에 효과가 있다.

우리나라의 산림과학원(2007)에서는 치유의 숲에서 활용할 수 있는 다양한 산림요법을 정리했다. 요법은 크게 식물요법, 물요법, 기후요법, 식이요법, 운동요법, 정

---

8) 식양생(食養生) : 음식물의 영향을 고려하면서 질병의 예방과 치료를 꾀하는 것

9) 정동행동에서 말하는 쾌감이란 본능적인 욕구가 충족되었을 때이고, 불쾌감이란 본능적인 욕구가 충족되지 못했을 때라고 할 수 있다. 감각자극의 '쾌(快)'는 본능에 따른 '플러스'의 감정, 즉 '쾌'는 자연 희구(希求), 인간이 느끼는 부드러운 소리나 색채, 어머니의 온기, 고향의 산천, 맑은 공기, 그리운 향기를 뜻한다.

10) 스트레스로 가득한 사회를 살아가면서 정신적인 피곤에 지쳐 감정과 감각이 무뎌진 사람의 뇌의 자기조절기능을 잃어버린 것이며, 인간으로서 정동이나 육체적 느낌을 잃어버린다는 것은 곧 자연생명계의 일부로서 살아 있는 감각을 잃는 것이다. 인간적인 자연스런 신체감각을 유지하면서 자아와 지성의 목소리를 따르는 삶을 위해 몸과 호흡(숨)과 마음을 가다듬어야 한다.

신요법의 6개 요법으로 구분하고 있다.

〈표 Ⅲ-1-3〉 산림요법

산림치유 유형	방 법
기후요법	기후노출, 공기좌욕, 공기욕, 일광요법, 자연관찰요법, 향기요법
지형요법	기후노출, 공기좌욕, 공기욕, 일광요법, 자연관찰요법, 향기요법
운동요법	삼림욕, 산림욕체조, 산림운동
색깔요법	질병의 징후, 비타민결핍증, 산림체험과 산림관리
향기요법	피부에 직접 바르는 방법, 흡입법, 마사지법, 목욕법, 내복법, 발향법, 근육이나 혈관에 주사하는 방법 등
발반사(마사지) 요법	기초반사구, 직접반사구, 간접반사구 자극
물치료요법	탁족, 발담구기, 온천, 물놀이, 샤워시설, 냉온탕
정신요법 (심리치료)	사색, 명상, 경관감상, 정적산림욕

출처 : 김기원, 정경수(2006), 산림요양학(일부수정)

〈표 Ⅲ-1-4〉 요법별 주요 시설

구분	주요내용 (고려사항)	기본시설	기능시설
식물요법 시 설	실내 산림욕 체험 야외 식물원 관찰 목공예 및 공작 체험	방향 식물원 실내 체험실 (공작실)	실내 산림욕 체험실, 실내 방향욕 체험실, 목공예 체험실, 공작실, 압화 및 꽃누르미 체험실, 실내온실, 약용식물원, 방향식물원, 식물관찰원, 나우위 다리, 산림욕 체조장, 산림직업 체험장
물 요 법 시 설	물치유 탁족 및 발온천	물치유 시설(팔, 발) 탁족 및 발온천	크나이프 물치유 시설, 소연못, 분수, 벽천, 탁족시설, 발온천시설(냉·온욕)습지 데크로드, 피톤치드 사우나, 물놀이장, 온천시설(특수시설)
기후요법 시 설	숲속 일광 및 풍욕	산림욕장 및 풍욕장	숲속 일광욕장, 숲속 풍욕장, 산책로, 잔디마당
식이요법	식·약용 식물원	식·약용 식물원	흙화덕, 산나물 전시실, 요리

시 설	요리 강습 및 체험	실내 체험실(요리 등)	강습장, 식당, 식용식물원, 약용식물원, 키친가든, 산나물 채취 체험장
운동요법 시 설	모험 및 체험 족압 및 맨발걷기 산림체조	숲속 모험 체험시설 족압로 및 체조장	숲속 모험시설, 족압로, 맨발걷기, 나무오르기(free climbing)체험시설, 숲길, 삼림욕 체조장, 등산로
정신요법 시 설	쉼터 및 명상 전망 및 광장	쉼터(광장) 전망대	와상의자, 흔들의자, 해먹, 평상(데크), 수상(樹上)쉼터, 전망대, 야외무대, 명상 장소(숲속, 실내), 잔디광장, 숲속광장, 숲속(야외)공연장

2) 산림요법 효과의 우수성

산림요법이란 종합적으로 숲을 이용하면서 건강증진을 꾀하는 요법이다. 몸에 좋은 피톤치드가 사람몸에 스며들어가 나빠진 부위를 치유(원상회복)시키는 것으로, 나무가 상처를 입으면 수지(송진) 등으로 상처를 치유하듯 숲에서 발산되는 피톤치드가 몸의 면역을 높이고 치유하는 성분을 가지고 있는 것이다. 따라서 숲에 가면 이러한 성분 때문에 정신이 맑아지고 마음이 차분해지면서 스트레스 등 피로에 지친 몸에게 원기를 회복시켜주는 역할을 하는 것이다. 따라서 산림욕의 효과를 인정하면서 삼림욕 속에 각종 요법을 조합하는 방식으로 건강 증진과 정신요법의 효과를 높이고자 하는 것이다. 치유성분이 많은 피톤치드는 소나무, 잣나무, 삼나무, 편백나무 등 침엽수가 참나무 등 활엽수보다 더 많이 발산된다.

산림요법 중의 하나인 크나이프요법은 다섯 개의 치료법으로 구성되어 있다. 첫째는 물요법으로 자율신경, 특히 교감신경을 자극한다. 둘째는 운동요법으로 운동신경계를 자극해서 이완효과나 감정의 고양(高揚)을 유도한다. 셋째는 식물요법으로 정신상태의 안정을 꾀한다. 넷째는 식사요법으로 신체의 균형을 도모한다. 다섯째는 질서요법으로 생활리듬을 조정하여 호르몬의 리듬을 조정한다. 이처럼 주로 자율신경계와 운동신경계를 자극하는 요법들 사이에 생활의 정규법을 집어넣어 정신을 안정시키고 신체를 개선, 향상시키고자 한다. 더불어 예방의학적 측면에서도 좋은 평가를 얻고 있다.

산림욕의 효과는 음이온, 기압, 적당한 습도를 느낄 수 있는 기온, 신선한 숲 향기(냄새), 산소 농도가 높은 공기의 흐름(바람) 등을 들 수 있다. 이런 요소들이 합세해 사람의 오감을 자극한다. 이것이 '플러스'감각이며 '쾌(快)'의 감각이다. 동시에 자연과 동화, 즉 자연과 하나되는 감각을 느끼는 것이 중요하다. 쾌를 느끼고 자연과 동화됨으로써 면역력이 활성화되고, 이는 결국 자기치유능력의 활성화를 가져온다. 산림요법에서는 산림욕뿐만 아니라 카운슬링이나 운동요법, 작업요법, 각종 정신요법, 그리고 기타 대체요법을 종합적으로 조합해 더욱 효과를 높인다.

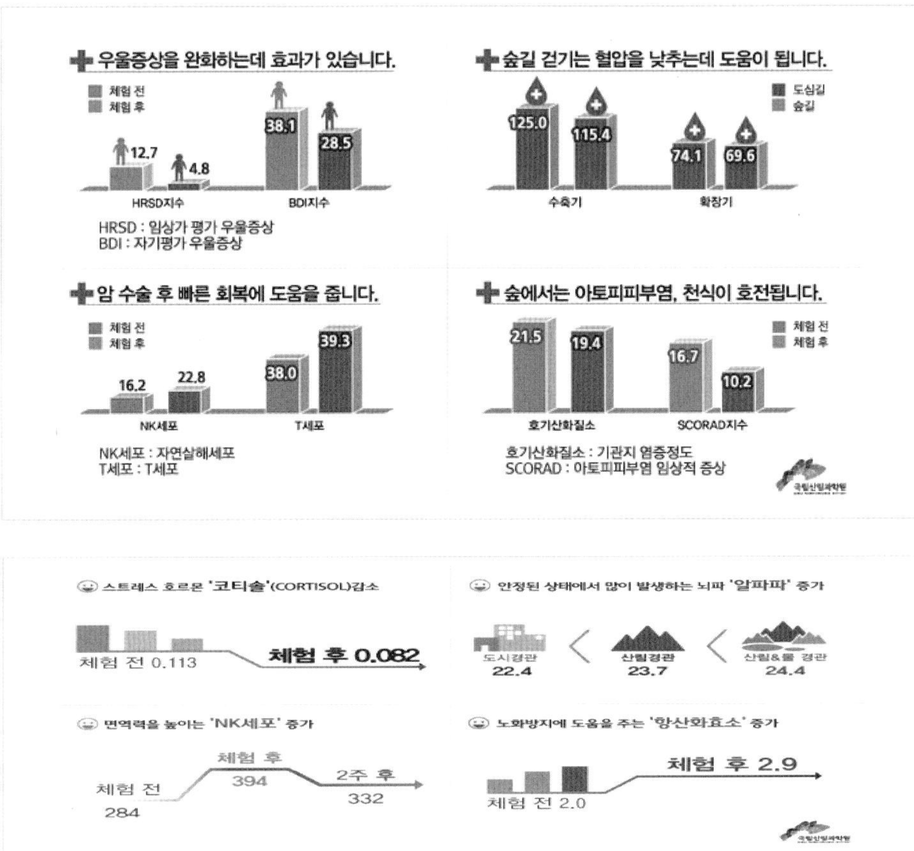

출처 : 산림청

〈그림 Ⅲ-1-5〉 산림요법의 효과

산림요법의 효과가 우수한 것은 스트레스의 근원이 되는 정보자극에서 멀어질 수 있기 때문이다. 스트레스와 멀어진 환경에서 삼림욕에 둘러싸여 자연과 동화되는 가운데 정신요법 상담을 받고, 무언가 목적이 있는 운동과 작업을 통해 좀더 효율적으로 정신건강을 개선할 수 있다.

산림요법은 산림욕과 함께 운동요법, 작업요법, 카운슬링, 모리타요법, 자율훈련법, 물요법, 아로마테라피, 놀이요법, 집단요법 등을 병행한다.

국립과학원에서는 산림요법이 우울증, 고혈압, 아토피와 암 수술 등의 빠른 회복에 치유 효과가 있으며, 산림은 건강에 도움을 주는 보약으로 간주하고 있다.

3) 산림요법의 극대화 효과

산림요법은 산림욕과 산림에서 하는 레크리에이션, 운동, 작업, 카운슬링 등을 병행함으로써 효과를 발휘한다. 이들 요법의 공통점은 '자연적'이라는 데 있다. 자연생활로 돌아가 인간이 더욱 열정적으로 살아가기 위해 필요한 인간성 부활, 활동성 회복, 건강한 심신의 재생을 꾀한다. 산림에 있을 때 인간은 고향이나 조국을 느끼고 본능적으로 숲을 그리워한다. 즉 숲은 인간이 무의식적으로 인지하는 신체적·정신적 '쾌'란 감정의 원천이며, 필요를 느끼고 찾아 헤매던 그 무엇이다.

스트레스로 인해 유발되는 질병은 너무도 많다. 스트레스로 면역력이 떨어지고 인간의 정신과 몸이 지닌 자기치유능력이 저하되면 컨디션 붕괴, 우울증, 불안, 초조, 공포, 중독, 의존증, 심신증 등으로 발전한다. 이를 해소하거나 내성을 강화하기 위해서는 면역력과 자기치유능력의 활성화가 필요하다.

피톤치드와 같은 식물의 향기, 새들의 지저귐, 숲속의 고요나 바람소리, 시냇물소리, 나뭇잎 사이로 새어드는 햇살, 높은 산소농도 속 음이온, 녹색을 중심으로 한 숲의 색채, 기분 좋은 습기 등의 정신적 스트레스를 풀어주고 집중력을 높이는 효과가 있다. 또 숲이라는 자연환경에서 운동과 레크리에이션 같은 유희요법, 각종 정신심리요법을 병행하면 단독으로 행할 때보다 훨씬 효과가 올라간다.

산림욕과 함께 좌선, 작업요법, 유희요법, 운동요법, 온천요법, 집단요법을 응용하거나 카운슬링을 병행하면 대뇌피질, 간뇌 등에 부활자극(復活刺戟)[11]을 주어

한층 더 효과적이다.(모리모토 가네이사 외, 2006)

최근 일본이나 독일 등 선진국에서는 숲속에서 건강을 증진하는 사람들이 많아졌고 국가적 차원에서 건강보험 등으로 이를 지원하고 있다. 우리나라 산림청도 최근 휴양림 등 숲이 좋은 곳에 치유의 숲을 조성하여 국민들에게 제공하고 있으며 앞으로 더 많이 늘어날 것으로 예상한다.

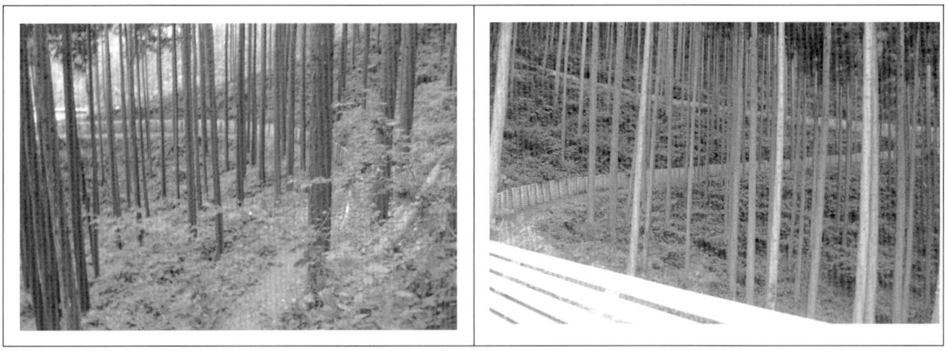

〈그림 Ⅲ-1-6〉 일본 치유의 숲

3. 대체의학

3.1 대체의학과 보완대체의학

인간의 질병을 다루는 의학은 종합적이고 전인적인 접근방식을 적용해야 완전한 건강을 되찾을 수 있다는 관점에서 '치유(케어, care)' 개념이 최근 중요한 문제로 제기되면서 다양한 치료법이 도입되고 있다. 지금까지의 정통의학 또는 제도권의학(Orthodox medicine)은 인류를 질병에서 어느 정도 해방시켜주었나 인체를 지나치게 세분화하여 인체에 대한 전체적인 접근의 중요성을 잃어버렸다. 또 검사와 약물에 대한 의존도를 지나치게 높여 더 나은 치유를 기대하는 사람들에게 상당부분 실망을 안겨준 점도 간과할 수 없다.

---

11) 부활자극(復活刺戟) : 생활체(生活體)가 동기를 얻어 행위로 옮겨가는 준비가 된 상태, 중추신경계의 흥분이 증대하거나 주의 수준이 높아지는 것을 포함하며, 행위를 수행하는 데는 적당한 부활수준이 있다.

대체의학(代替醫學, alternative medicine)은 정통의학(正統醫學), 제도권의학(Orthodox medicine)을 대신한다는 의미로 사용되며, 정통의학의 어떤 부분을 보충해준다는 의미로 보완의학이라고도 하며, 서구적 정통의학 또는 주류의학에 대비되므로 비정통의학(비주류의학), 제3의학이라고도 한다.

보완대체요법은 대체요법(alternative therapy), 보완요법(complementary therapy), 보완대체의학(complementary alternative medicine), 종합적인 돌봄(holistic care), 비제도권의학(unorthodox medicine) 등 여러 가지 용어로 사용된다.

보완대체요법의 사전적 정의로는 '현대 서양의학영역에서 과학적으로 검증되지 않았거나 임상적으로 사용되지 않는 의학·의료체계를 총칭하는 것'이다. 일반 의과대학에서 정규강좌로 개설되어 있지 않은 의학 분야며, 일반병원에서도 실시하지 않는 의료를 말한다. 그럼에도 불구하고 최근 사회적 관심이 높아지고 있을 뿐 아니라 그 수요까지 넓어지고 있어 의학적, 과학적 유효성 검증이 필요한 미개척 분야다.[12)]

미국국립보완대체요법연구소(NCCAM, National Center of Complementary and Alternative Medicine)[13)]에서의 보완대체요법은 '다양한 범위의 치료 철학, 접근방식, 치료법을 포괄하는 것으로 의과대학이나 병원에서 일반적으로 교육하거나 사용하지 않고, 의료보험을 통해 수가가 지급되지 않는 치료나 진료행위'라고 정의한다. 그러므로 보완대체요법은 글자 그대로 현대서양의학의 단점을 보완[14)]하는

---

12) 상대적으로 한의학을 오히려 역사가 더 긴 정통의학으로 볼 수 있으나, 적어도 서양인의 시각에서 보면 한의학은 보완대체요법의 한 영역일 뿐이다.

13) 미국은 대체의학 관련연구를 1993년부터 시행하여 1999년에는 대체의학을 연구하는 12개 기관(하바드, 존스홉킨스, 콜럼비아대학 등)에 총 5000만 달러의 자금을 투자하여 에이즈, 천식, 알러지, 암 등의 난치병을 중심으로 침, 한약을 위시한 각종 치료법의 효능을 연구하고 있으며, 117개 의과대학 중 75개 대학에서 대체의학을 교육하고 있다. 이처럼 미국은 연구와 교육을 통해 그들의 방법으로 대체의학이라는 새로운 의료 양식을 만들어가고 있다.

14) 초기 보완대체요법을 영어 표기에 충실하게 '보완대체의학'으로 풀이한 것이 현대서양의학을 '대체'할 수 있다는 식으로 오해를 사기도 했다. 특히 1996년 코크란 공동계획(The Cochrane Collaboration)에 나타난 보완대체요법 영역(Complementary Medicine Field)을 보면, 구체적으로는 침구나 마사지, 카이로프락틱 등의 치료자원을 포괄적으로 다루는 분야임을 알 수 있다. 하지만 중국의학이나 아유르베다(인도의 전통의학)같은 일부를 제외하면, 대부분의 보완대체요법은 의료로서 체계가 서 있지 않

요법이다.

세계보건기구(WHO)에서는 대체의학을 해당 국가의 전통의 일부가 아니고 주류 의료체계에 통합되지 않은 다양한 부류의 건강관리 행위(Broad set of health-care practices that are not part of a country's own tradition and not integrated into the dominant health care system)"로 정의하고 있다.

대체의학 용어사용에 있어서도 영국을 비롯한 유럽에서는 '보완', 미국에서는 '대체'를 사용하는 경향이 있는데, 최근에는 세계적 기준으로 통용되는 대체의학을 칭하는 용어로 CAM(보완대체의학, Complementary and Alternative Medicine)으로 일반화되고 있다. CAM은 1992년 NIH(National Institutes of Health)에서 OAM(The Office of Alternative Medicine)을 신설한 이후 각국 보건당국 및 의학계의 관심을 받기 시작[15]하였다.[16]

보완의학(Complementary Medicine)이란 일반적인 서양의학에 병행되는 보완적인 의학으로 수술 후 불편함을 줄이기 위해 아로마 치료를 행하는 것 등이라 할 수 있다. 대체의학(Alternative Medicine)은 서양의학의 치료방법을 대체하여 사용한다는 의미로 의사가 암환자의 치료를 위해 수술, 방사선 치료, 약물치료를 하는 것 대신 특별한 음식으로 치료하는 것과 같은 것이다. 통합의학은 안전성과 효과가 과학적으로 입증된 주류의 의료요법과 보완대체요법을 일컫는다. 그러나 엄밀히 따진다면 보완[17], 대체[18] 그리고 통합의학은 그 의미가 약간씩 다르다고 할 수 있다.

은 단순한 것들까지 포함하기 때문에, 현 상황에서는 이를 보완대체의학이라고 하기보다는 보완대체요법이라고 부르는 쪽이 정확할 것이다.

15) 최근 미국인구의 38%(Horrigan BJ. New NHIS surey reveals THAT 38% of American adults sse CAM, Explore(NY).2009;5(2):71-3.), 영국인구의 46%(Thomas KJ, Nicholl JP, Coleman P Use and expenditure on complementary medicine in England: A population based survey. Complement Ther Med. 2001;9(1)2011), 호주인구의 약 44%(Xuc CC, Zhang AL, Lin V, Da Costa C, Story DF. Complementary and alternative medicine use in Australia: A national population-based survey. J Altern Complement Med. 2007;13(6):643-50.)가 보완대체요법을 사용하는 것으로 조사되었으며 이러한 보완대체요법의 사용은 점차적으로 증가하는 추세다.

16) shin HK, Lee KK, Huang DS. A study on the current status and prospect of CAM world market. Seoul:KIOM. 2007:29-30

17) 보완(Complementary)은 '전통적인 서양의학방법과 병행하여 적용"하는 의미로, "이

우리나라는 서역의학(西域醫學)으로 일원화된 외국에 비해 한방과 양방이 이원화되어 있으며, 이러한 특징으로 인해 서양의학을 제외한 모든 종류의 치료법을 보완대체의학으로 보는 의견과 한의학을 정규의학으로 포함하면서 그 외의 치료법을 보완대체의학으로 보는 의견 등 서로 다른 시각이 존재한다(김슬기 외, 2002).

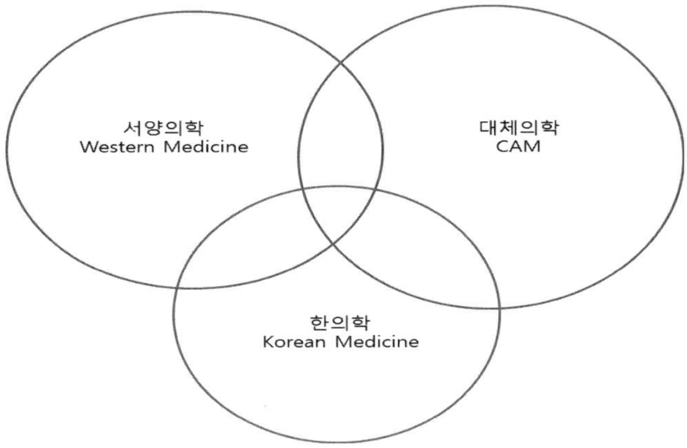

〈그림 Ⅲ-1-7〉 CMA(Complementary and Alternative Medicine) 서구

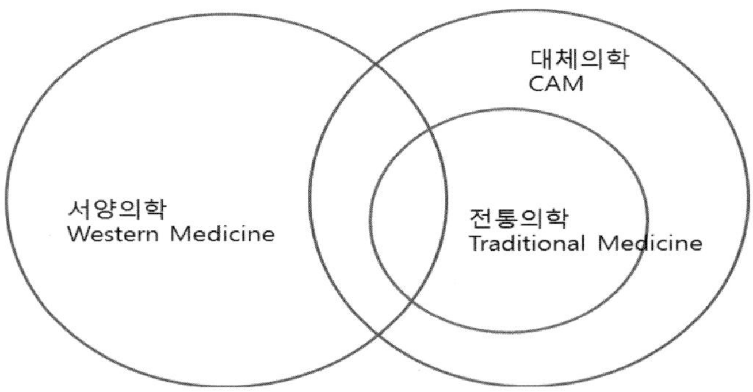

〈그림 Ⅲ-1-8〉 CMA(Complementary and Alternative Medicine)국내(강경수, 2013)

때는 주로 서양의학적 방법만으로는 완전한 해결이 안 되거나 환자의 고통과 어려움을 보완적 방법을 통해 다소 완화시켜 주게 되는 것"으로 통합적 의료(Integative Medicine)의 기본 철학과 동일하다"라고 한다.

18) 대체(Alternative)는 '생의학적(Biomedical) 차원에서 일반적으로 수용할 수 없는 의료처방이나 의료체계로서 한 가지 보건문제나 질병의 해결을 위해 서양 의학적 방법을 배제하고 단독적으로 적용되는 것"으로 쓰고 있다.

〈표 Ⅲ-1-5〉 NCCAM 미국 국립 보완대체의학연구소의 대체요법 분류

분류	요법
대체의료체계 (代替醫療體系, Alternative medicalsystems)	1) 동양의학, 2) 침술, 3) 양자의학, 4) 아유르베다의학, 5) 동종요법, 6) 자연요법
2. 심신중재 (心身仲裁, Mind-body interventions)	1) 명상요법, 2) 요가, 3) 최면요법, 4) 신경-언어프로그램(NLP), 5) 기도요법, 6) 심령치료법, 7) 정신치유, 8) 자발요법, 9) 꿈치료법, 10) 라히이만요법, 11) 심상유도법, 12) 바이오피드백요법, 13) 오락요법, 14) 무도용법, 15) 음향(소리)요법, 16) 음악치료, 17) 예술치료, 18) 화초치료, 19) 원예요법, 20) 생물학적 치과치료법
3. 생물학 기반치료 生物學基盤治療, Biological-based therapies)	1) 생약요법, 2) 향기요법, 3) 분자정형치료, 4) 라에트릴치료, 5) 봉침(독)요법, 6) 중금속제거요법, 7) 해독요법, 8) 영양보충요법, 9) 식이요법, 10) 절식요법, 금식, 11) 장요법, 12) 주스치료, 13) 효소요법, 14) 환경의학, 15) 산소요법, 16) 광선요법, 17) 고열요법, 18) 수(물)치료, 19)(소변)요법, 20) 생물학적 치과치료법
4. 수기치료 및 신체 기반 치료 (Manipulative and body-based methods)	1) 카이로프랙틱(척주교정의학), 2) 정골의학, 3) 족부의학, 4) 마사지요법, 5) 바디윅요법, 6) 반사요법, 7) 응용운동학, 8) 근자극요법, 9) 롤핑요법, 10) 신경치료, 11) 재건요법, 12) 세포치료법, 13) 두개천골자극요법, 14) 홍채진단학
5. 에너지 치료 (Energy therapies)	A. 생체장치료 1) 기공치료, 레이키치료[19], 접촉요법 B. 생전 자기 기반치료 1) 에너지의학

따라서 현재 우리나라 사회에서 인정되는 정통의학(Conventional Medicine, Allopathic Medicine), 주류의학(Mainstream Medicine), 제도권 의학(Orthodox Medicine), 정규의학(Regular Medicine)에 속하지 않는 모든 보건의료체제 및 이와 동반된 이론이나 신념, 그리고 진료나 치료에 이용되는 행위와 제품

19) 레이키테라피 : 일본인 우스이 미카오(臼井甕男, 1865~1926)가 개발한 접촉요법 (Touch Therapy)의 일종

등의 치유지원 전체를 보완대체의학이라 통칭한다.[20]

자연치유학 내지 보완대체의학은 전문적인 치료를 의미하는 의학이라기보다는 인간에게 부여된 놀라운 항상성, 재생력, 치유력을 최대한으로 개발하고 이용하여 스스로 건강을 유지하고 신체의 질병을 치유하여 건강증진과 질병을 예방하는 것으로 의료보다는 보건에 가까운 학문이므로, 전통의학의 한 분야라 할 수 있다. 이렇게 "자연치유술은 아직까지는 제도권의 의학치료술"이 아니므로 새로운 독립적 분야라고 할 수 있다(이형환, 2013)

3.2 보완대체요법이 늘어난 까닭

1990년대 들어오면서부터 보완대체요법의 이용율이 높아지고 많은 나라에서 보완대체요법에 대한 연구 및 정책적 지원이 시작되었다. 보완대체요법이 늘어나는 이유로는 현대서양의학만으로는 만족할 만한 치료효과를 얻을 수 없는 만성질환이나 생활습관병이 증가하였기 때문이다. 효과적이긴 하지만 부작용도 피할 수 없는 서양의학이 비용 대비 효과 면에서 비효율적이라는 생각이 퍼지면서 보완대체요법에 의지하는 환자가 늘고 있다.[21]

세계보건기구가 기존의 전통적 의료자원을 활용하기로 한 이유는 질병구조가 변화하면서 현대서양의학의 한계가 드러난 데 원인이 있다. 이런 상황이 배경으로 작용해 전통적 의료자원을 재평가하였고 건강을 위한 개인의 자조노력을 높이 평가하게 된 것이다.

---

20) 우리나라 상황은 외국과는 달리 한의학이 주류의학, 제도권 의학, 정규의학에 속하므로 한의학은 보완대체의학에 포함되지 않는다(협의의 보완대체의학). 또한 우리나라 의학을 서양에서 도입된 의료체제라고 규정하면 한의학이 보완대체의학에 포함될 수도 있다(광의의 보완대체의학). 또한 의료와 비의료의 경계선 상에 위치한 행위 혹은 제품(선식 등)이 치료, 예방, 건강증진 등과 같은 의학적 목적으로 이용되는 것은 모두 보완대체 영역에 포함시킨다.

21) 1978년 세계보건기구가 알마아타에서 선언한 공중위생에 관한 보건 이념과 시책의 특징 중 하나는, 개인의 자조노력(自助努力)을 분명하게 언급하였음. 1981년 '모든 인류에 건강을'이라는 슬로건을 채택했지만 현대서양의학의 자원을 모든 인류에 미치게 하는 것은 현실적으로 불가능

보완대체요법은 자신의 증상이나 체질 등의 요소를 고려해서 요법을 자율적으로 선택하기 때문에, 만성질환에 관한 현대서양의학과 더불어 일반의학과 견주어 비용 대비 효과도 우수한 면이 있다. 그러나 보완대체요법이 현대서양의학과 다른 부분은 임상적으로 그 효과가 증명되고, 실태조사를 통해 새로운 제도나 요법에 관한 자격이 확립된 연후에 개인의 판단과 책임에 따라 실시한다는 점이다. '자기책임'에 따른 능동적인 이용과 실시야말로, 의사가 실시하는 일반의학에서는 찾아볼 수 없는 결정적 차이이며 보완대체요법만의 특징이다.

보완대체요법을 많이 활용하는 질환으로는 첫째 우울증, 불안증, 주의력결핍장애, 자폐증 등의 정동장애[22]가 있다. 둘째로 알츠하이머병, 편두통, 긴장형 두통, 말초 신경병, 다발성 경화증, 파킨스병 등의 신경계 질환이 있다. 셋째로 중이염, 만성 부비동염, 바이러스성 상기도 호흡기 감염, 에이즈, 단순포진, 만성 간염, 요로계 감염, 재발성 이스트 감염(recurrent yeast infection) 등의 감염성 질환이다. 넷째로 고혈압, 심부전, 관상동맥 질환, 말초혈관 질환, 부정맥, 뇌졸중 등의 심혈관 질환이다. 다섯째로 천식, 아토피 피부염, 알레르기비염 등이다. 여섯째로 인슐린 저항 및 대사증후군, 당뇨병, 갑상선 기능 저하증, 골다공증, 비만증, 이상지질혈증 등의 대사·내분비 질환이 있는 경우다. 일곱째로 과민성 대장 증후군, 위식도 역류질환, 소화성 궤양질환, 담석증, 소아의 재발성 복통 등의 위장관 질환이다. 여덟째로 섬유 근육통 증후군, 만성 피로증후군, 류머티즘성 관절염, 염증성 장 질환 등의 자가면역질환이다. 아홉째로 출산 진통 관리, 임신의 오심 구토, 폐경, 월경 전 증후군, 월경분순, 양성 전립선 비대증, 신결석(신 및 방광 결석), 만성전립선염, 요통, 목, 통증, 통풍, 팔목터널증후군 등이 있다. 마지막으로 유방암, 폐암, 전립선암, 대장암, 피부암 등의 암질환이다.

이렇게 의료 현장이나 보건정책에서 보완대체요법에 대한 대응방식이 바뀌자 보완대체요법에 대한 교육에도 급속한 변화가 일고 있다[23].

---

22) affective disorder, 기분이 너무 좋거나 우울한 것을 주 증상으로 하는 정신장애
23) 1994년 미국 연방의회에서는 환자와 의료 전문가가 함께 치료법을 선택하는 '의료허

3.3 한국의 보완대체요법 사용 실태 및 연구 현황

한의학이 주류정통의학으로 자리매김하고 있는 한국의 경우 한의학을 제외한 보완요법 사용비율이 약 60%가 넘는다. 한의학을 포함할 경우 일본과 같이 75%에 육박하는 점을 고려할 때 미국이나 유럽과 비교해도 보완대체요법에 대한 국민이나 환자의 관심도가 적지 않을 것으로 판단한다. 반면 2003년 대한의사협회 의료정책연구소가 발표한 의사들의 보완요법에 대한 인식도 조사에서 응답자의 18%만이 보완대체요법을 실시하는 것으로 나타나 보완대체요법에 대한 국민들의 욕구에 의사들이 상당히 부응하지 못하는 것으로 나타났다.

이는 미국이나 유럽과는 달리 카이로프락틱, 동종요법[24], 자연치유요법(Naturo pathy) 등 주요 보완요법에 대한 학술 단체나 교육기관이 거의 없거나 초기단계에 머물러 있는 것이 원인으로 보인다.

한국의 전통자연의학은 동의보감과 함께 발전해 오다가 1900년대 초부터는 일본의 침략과 함께 현대 서양의학에 밀려 일본 통치 하의 억제 정책적으로 자취를 거의 감추게 되었다. 1945년 해방 후에는 전통의술의 태동을 시작하였으나 한국전쟁과 일본 탄압동안 무너진 40여 년간의 공백을 한꺼번에 메울 수는 없었다고 본다.

침술에 대한 법적인 자격증과 시술이 가능하였으나 이것도 1970년대 법적으로 불법화되면서 전통의술에 대한 발전의 길은 막혔으나, 1980년대에 와서 미국의 자연치유술이 점진적으로 도입되면서 발전의 실마리가 잡히기 시작했다. 그러나 우리나라는 맹인을 위한 안마법만이 유일한 자연치유의 수단으로 활용되어 왔을 뿐

용법(The Access to Medical Treatment Act : AMTA)'이 상원 본의회를 통과, 국립보건원의 대체의료사무국은 1998년에 국립보완대체의학연구소(NCCAM)로 바뀌었다. 또 보완대체요법의 효과와 과학적 근거를 명확히 밝히기 위해서 전국의 재단과 대학에 아홉 개의 연구센터를 설립, 요통에 관해서는 하버드대, 노화는 스탠포드대라는 식으로 전문영역을 내세운 열세개의 연구 프로그램이 생겨남. 일본에서도 4년제 학부과정의 알반대학이 있으나 객관적인 정보를 제공해주는 공식기구도 없이 치료 제공자들의 일방적인 내용이 여과 없이 전달되는 실정

24) 동종요법(同種療法) : 독일 의사 하네만(Samuel Hahnemann, 1775~1843)이 개발한 요법으로 인체에 질병 증상과 비슷한 증상을 유발시켜 치료하는 대체 의학의 일종. 유사요법으로 호메오파티(homeopathy)라고도 함.

자연치유 또는 대체의학 시술은 법적으로 허용이 안되며 불법의료행위로 간주되어 왔다.

의료법에서는 유사의료방지라는 법 테두리 속에서 무면허 의료 행위에 대한 무조건적인 금지로 인해 지나치게 단순 경직되어 있으며, 철저한 분리제도에 의해서 의사와 한의사간에도 상대방의 의술을 사용하지 못하게 되어 있어 자연의학의 통합을 통한 서양의학의 자기 수정의 길도 봉쇄되어 있다.

우리나라의 많은 환자가 병원 치료에 대한 보완 및 완치 목적으로 보완대체요법을 이용하지만 보완대체요법의 효과나 부작용에 대해 과학적으로 검증된 결과가 많지 않아 의료진과 상의 없이 환자나 보호자의 선택에 따라 이용하는 것이 우리의 현재 실정이다(이형환, 2013).

3.4 보완대체요법을 둘러싼 과제

보완대체요법의 이용률 증가에 따라 무작위 대조시험이나 임상연구만 늘어난 것이 아니라, 부작용 유무나 의료 과실의 빈도, 의료비에 미치는 영향 등에 관한 연구도 탄력을 받고 있다. 이들 연구의 공통점은 보완대체요법의 이용을 둘러싼 기존 의학과의 바람직한 연계방식을 주요 과제로 다루었다는 것이다. 특히 보완대체요법을 병행하는 환자와 의사 사이의 관계를 중심으로 하였다. 의사는 자신의 환자가 겪은 보완대체요법 이용 경험이나 병행현황에 대해 묻기를 껄끄러워하고, 환자 또한 그런 정보를 의사에게 적극적으로 전달하려 하지 않는다.

<그림 Ⅲ-1-8>은 모든 정보가 환자에게만 집중되면 의사나 보완대체요

법 전문가가 서로 정보를 교환할 수 없기 때문에, 환자의 각종 헬스케어 행위는 단편적이며 체계적으로 관리되지 못하고 있다. 이는 일본의 경우도 마찬가지이다.

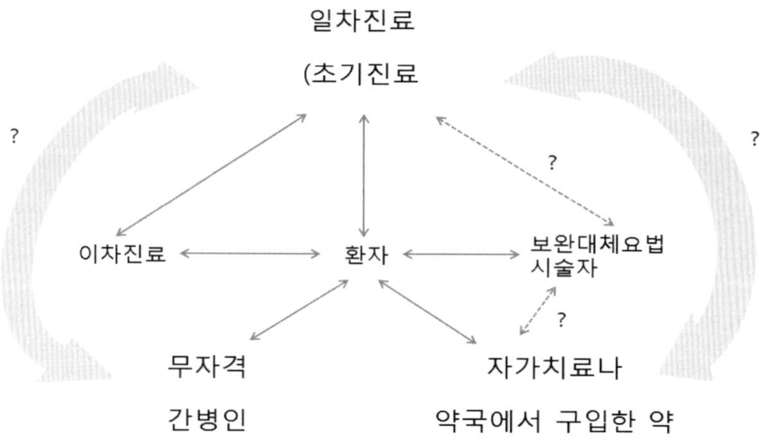

〈그림 Ⅲ-1-9〉 보완대체요법을 행하는 환자와 각종 헬스케어의 관계

실제로 일본과 미국의 이용률을 비교해보면 일본은 수기요법과 같은 신체적, 실제적 요법을 널리 행하는 반면, 정신면의 치유나 영적(spiritual)인 요법은 적다. 서양에서는 동양을 정신성과 영성(靈性)을 중시하는 민족이라고 여기는데, 보완대체요법 분야에서 드러난 정신성이나 영성에 대한 관심도는 오히려 서양인에게 더 많이 나타났다.

신체적·정신적·사회적 건강과 함께 세계보건기구가 제시한 네 번째 건강인 영적인 건강은 서양뿐만 아니라 전통 의료를 실시하는 개발도상국과 의료 서비스가 열악한 국가나 지역에서는 오히려 건강관이나 질병관의 근간을 이루는 경우가 많다[25].

현재의 이용 현황, 현대서양의학과의 관계, 의사의 태도와 평가, 비용 문제 등,

25) 2001년 1월 인도네시아에서 소비자보호법 위반으로 일본의 대형식품회사 간부가 국가경찰에 체포되었다. 이 사건은 식품으로 인해 영적 건강에 해를 입지 않도록 소비자를 보호하기 위해 내린 조치였다. 종교적으로 사용을 금한 돼지고기 기름이 이 회사 상품의 원재료로 쓰였고, 그로 인한 건강피해는 이슬람교 신자로서 받은 정신적 고통뿐만 아니라 부정 탄 음식을 입에 넣었다는 의미의 영적 고통까지 포함한다. 영적 건강은 종교적인 문맥과 따로 떼어놓을 수 없으며 종교는 문화에 속하는 사실을 떠올린다면 건강관은 문화적 건강을 의미한다고 해도 좋을 것이다.

우리나라에서 보완대체요법이 처한 상황은 역사적 맥락에서 외국과는 사정이 다르다. 하지만 연구는 이제 걸음마 단계로, 지금까지 미국, 영국, 독일, 일본 등에서 거론해온 수많은 과제는 국내에도 똑같이 적용할 수 있다. 또 연구와 정책적 접근이라는 양 측면에서 어느 정도 진전을 이룬 서양과 달리, 국내의 보완대체요법은 아직 상업적 측면의 단편적 보급에 머물러 있고 의료체계도 잡혀 있지 않아 연구와 정책 차원에서 모두 뒤쳐져 있다.

따라서 우리 의료계도 하루 빨리 의사는 다양한 치료술을 개발하고 배워서 국민의 복지향상에 기여하는 자세가 필요하며, 다양한 의술의 발달에 저해되는 일은 없어져야 상생의 길이 열릴 것이다

4. 보건교육

보건교육은 대상자들이 최적의 건강상태를 유지하고 증진할 수 있도록 보건과 건강에 관한 지식을 보급하고 태도 및 행동에 영향을 주어 그 가치를 내면화함으로써 건강행위를 실천할 수 있도록 돕는 과정이다.

이에 대한 WHO의 정의는 "사람들이 건강한 삶을 선택하고 유지하며 유용한 의료서비스를 합리적으로 사용하고 개인 또는 집단적으로 건강수준 및 환경개선에 대한 결정을 스스로 하도록 돕는 역할"이라고 정의하여 보건교육을 사람들과 그 행위에 중점을 두어 접근하고 있다.

보건교육은 금연, 절주, 운동, 영양, 정신보건, 안전, 중독, 구강보건, 성보건, 모자보건, 생애주기별보건교육, 지역보건, 학교보건, 산업보건, 환경보건, 재활보건, 질병예방관리 등이 포함된 교육을 포함하고 있다.

사실 지난 세대까지만 하더라도, 영양이나 산업보건 등이 중요했다. 하지만 2천년대 초 유행한 웰빙(well-being)부터 최근의 힐링(healing)까지 '건강'에 대한 사람들의 관심이 변함에 따라 보건에 대한 중요 패러다임도 많이 바뀌고 있는 게 사실이다.

21세기 들어 도(都)-농(農) 간의 생활의 격차가 뚜렷해진 가운데, 세대 간 갈등,

고유가, 고물가, 높은 실업률, 대량 실업, 사회계층의 고령화 등이 일상화됨에 따라 그동안 '몸' 중심의 보건 활동만으로는 부족하게 된 것이다. '몸' 중심의 보건 활동은 기본으로 하되, '마음'과 '정신'을 함양하고 치유하는 보건활동이 필요해진 것이다.

지역보건이 강조되는 것은 이 때문이다. 이제 더 이상 대형 보건정책만으로는 노년층의 정신・신체 건강이나, 중년층의 여가활동 생활보건을 돕거나 청장년층의 알콜중독, 쇼핑중독, 게임중독 등 중독 증상을 치유・관리하기가 어렵다.

제주도 '올레길'로 대표되는 지역의 '걷기 열풍'은 이러한 인식 변화를 잘 드러내 주고 있다. 우리 보건당국에서도 몇 년 전부터 지자체 보건소를 중심으로 '건강 마을 가꾸기'라는 시범사업을 시행하고 있다. 건강지도사의 조언 하에 마을 자체적으로 걷기, 요가 운동을 하고, 자기들끼리 사례 발표도 한다. 가장 큰 효과는 마을 사람들이 운동만이 아니라 '마음을 함께' 한다는 것이다.

이제 보건의 중심은 '건강'만이 아니라, 바로 건강한 '삶'인 것이다. 감성 휴먼케어 프로그램의 일환으로 진행할 보건 교육 역시 '건강한 삶'에 중점을 두고 있다. 그리고 이 '건강한 삶'이란 '지역'에 뿌리를 두고 있다.

지역의 역사, 전통, 지리, 인구 구성, 산업체계, 비전 등을 지역 보건 당국과 공유하면서 지역 주민에 맞는 건강한 삶을 제시하고, 아픈 몸을 낫게 하는 것은 물론 건강한 정신・신체를 유지하도록 지도하는 것이 감성휴먼케어 프로그램 보건 교육의 핵심이다.

'마음의 감기'로도 불리는 우울증은 이제 더 이상 낯선 병이 아니다. 우울증은 인류를 괴롭히는 열 가지 질병 가운데 네번 째이며, 평생 동안 5명 중 1명이 걸릴 수 있을 정도로 발병률이 높다. 자살을 시도하는 사람의 90%가 우울증을 앓고 있으며, 우울증 환자의 15%는 자살로 생을 마감한다. 현대인의 생활은 불과 한세기의 전의 사람들은 상상할 수 없을 정도로 여유롭고 풍요해졌지만, 일상적으로 우울증에 시달리는 사람은 50년 전보다 10배나 늘었다. 어쩌면 지금은 50년 전보다 10배나 더 외롭고, 쓸쓸한 세상인지도 모른다.

감성휴먼케어 프로그램은 '삶'에 주목한다. 따라서 보건 교육 또한 '건강한 삶'을 주목한다. '지역'을 중심으로 '마음을 함께 나누는 것', 그것이 감성휴먼케어 프로그램 보건 교육의 지향점이다.

5. 예술치료

오늘날 21세기 사회환경은 급속한 변화와 다양성을 특징으로 현대인이 적응해야 할 여러 가지 영역이 존재하고 있다.

이러한 환경적응에 현대인들은 많이 지쳐가며 사실 정신적, 신체적 균형감이 깨어지는 다양한 스트레스에 시달리고 있다. 그 결과 우울증, 자살률 증가, 가족관계의 단절 등 심각한 주제가 사회현상으로 드러나고 있다.

예술치료는 음악이나 미술, 연극, 문학, 무용 등의 예술장르를 체계적으로 사용하여, 현재의 제한점을 바람직한 방향으로 나가도록 도와주는 심리·사회·운동치료이다. 여기서 바람직한 상태란 사고의 제한점, 감정적인 제한점, 행동적인 제한점이 개선된 상태를 말한다.

예술 활동은 생리적 측면에 직접적으로 영향을 미친다. 음악이나 춤 등은 혈압·맥박·호흡·피부반응·뇌파 등에 긍정적인 변화를 가져 온다. 이러한 자율신경계의 변화는 자연치유력과 면역력을 높이는데 기여한다.

또한 예술치료는 창조적인 표현치료로서 잠재된 역량을 끄집어내주는 역할을 한다. 심리적으로 무기력하거나 위축된 경우 활력을 되찾게 하고, 자아가 심하게 손상되어 있는 사람은 건강한 자아감을 갖도록 한다. 예술치료를 통하여 언어발달이나 대인관계 개선을 도울 수도 있다.

예술치료의 방법들에는 연극치료, 미술치료, 게임치료, 독서치료, 음악치료, 무용치료가 있다.

5.1 예술치료의 종류

1) 연극 치료

함께 상상하고 행동하는 과정을 통해 마음의 상처와 불편함을 풀어내고 회복하는 힘을 일깨운다. 참여자는 배우가 되어 시공간을 움직임과 소리, 노래, 이야기 등으로 표현하고, 때로는 관객이 되어 극 속에 투영된 자신의 모습을 통찰하여 자신에게 필요한 변화를 연습한다.

2) 미술 치료

미술 활동을 통해 감정이나 내면세계를 표현하고 스트레스를 완화시키는 방법이다. 말로 표현하기 힘든 느낌, 생각들을 미술 활동을 통해 표현하여 안도감과 감정의 정화를 경험하게 한다. 내면의 마음을 돌아볼 수 있도록 하여 자아 성장을 촉진시키는 치료법이다.

3) 게임 치료

게임 치료방법에는 집중력을 높이는 뉴로피드백 (Neurofeedback) 치료가 있다. 기본 뇌파를 측정한 후 미로 찾기, 볼링, 화살로 물건 맞히기 등 PC게임을 한다. 게임은 조이스틱이 아닌 뇌파에 의해 실행되며 더 집중해야만 게임이 진행되는 방식으로 기준치를 향상시키는 과정을 거치면 서 집중이 습관화된다.

4) 독서 치료

미리 선정된 책을 읽고 치료사와 다양한 활동 및 상호작용을 통하여 개인적인 문제를 해결하도록 적응과 성장을 돕는 활동이다. 참여자들은 책을 읽고 말하는 과정을 통하여 자기 자신의 개인적인 특성과 상처, 대인관계 패턴, 그리고 가족에 대하여 새롭게 통찰하게 됨으로써 자신에 대한 이해가 증진된다.

5) 음악 치료

음악 또는 음악적 요소인 멜로디, 화성, 리듬, 셈여림 등을 이용하여 정신과 신체 건강을 향상시키는 방법이다. 어떤 필요를 파악하고 그것을 달성하기 위해 단계적인 과정을 적용한다. 음악 치료사는 장단기치료의 목적을 내담자와 의논하면서 진행한다.

6) 무용 치료

신체의 움직임을 사용하여 개인의 감정과 정신을 온전하게 하는 것을 목적으로 한다. 무용의 정해진 규칙이나 형태에 얽매이지 않고 다만 무용의 일반적인 요소들을 사용하게 된다. 무용 치료는 근육과 호흡기, 순환기 등의 해부학적 구조를 자극해 환자의 잠재력을 일깨우는 방식이다.

※ 예술지수(Artistic Quotient)

'미국의 국민화가'로 불리는 그랜마 모지스(Grandma Moses, 1860 ~ 1961)라는 화가가 있다. 그런데 모지스가 관절염으로 바느질을 할 수 없어 여동생의 권유로 그림을 그리기 시작한 게 72살 때다. 그때까지 미술에 대한 어떠한 교육도 받지 않았지만, 화가 모지스는 이후 30년 동안 화가로 활동하며, 101세에 세상을 떠날 때까지 1,600여 점의 그림을 남겼다. 그의 그림의 소재는 자신이 살던 곳의 풍경, 그곳에 깃든 추억, 그리고 사람들이었다.

예술가적 자질이나 능력은 '그랜마 모지스'만의 특별한 것일까? 물론 불멸의 이름을 남길 만큼 위대한 예술가가 되는 데는 천재적이고, 특별한 예술적 재능이 필요할 것이다. 그렇지만 우리의 일상에 의미를 부여하고 빛깔을 내는데 전문적이고 각별한 예술이 필요한 것은 아니다. 우리 각자가 지닌 창조의 능력, 예술가적 자질만으로 충분하다.

미국 심리학자 다니엘 골먼의 책, 『감성지능(Emotional Intelligence』(1995)에서 비롯된 EQ(Emotional Quotient)라는 개념은 사람들 사이에서 널리 알려져 있다. 문제는 EQ가 기존 학업 성적 중심이 아닌, '자기의식', '자기규제', '동기유발', '공감', '사회적 기량' 등 인간의 내적 능력을 강조하기는 하지만, '창조'나 '재구성' 등 적극적이고 능동적인 개념을 포함하고 있지는 못하다.

AQ(Artistic Quotient), 예술지수, 예술지능은 이러한 EQ를 넘어 능동적인 창조를 통해 일상을 재구성하고, 나와 타인의 마음을 움직이고, 사회와 교류하는 지능을 말한다. 그리고 이러한 지능은 특별한 사람에게만 있는 것이 아니라 우리 모두가 지니고 있는 것이다.

문학, 미술, 음악, 공연, 영화, 춤과 같이 꼭 장르화된 것만이 예술이 아니다. 똑같은 일상, 반복되는 권태, 아픈 상처, 끝이 없는 우울 등에 균열을 내는 것 - 메마른 마당에 꽃씨를 심어보는 것, 우중충한 담벼락에 함박웃음을 그려 넣는 것, 노부부가 이른 새벽 커피숍에서 가벼운 아침을 먹고 바다를 보러 떠나는 것 또한 창조이고 예술이다. 이러한 '예술적 삶'을 인식할 수 있도록 저마다 가지고 있는 '예술적 자질'을 인지하고 키워낼 수 있도록 책을 읽고, 공연과 영화를 보거나 하는 것이다.

현실로 나타나는 전 사회의 고령화 현상은 쇼크라 할 만하다. 박동석 등은 『고령화 쇼크』(2003)라는 책에서 "2020년, 한국전쟁 직후인 1954년부터 1965년까지 태어난 '베이붐 세대'와 그 이후 1970년대 중반에 태어난 '베이비버스트(출산율이 뚝 떨어지는 현상)' 세대(일명 X세대)간 전쟁이 일어난다."고 언급한 바 있는데, 현재 연금제도를 둘러싼 세대간 갈등을 볼 때 이미 현실화되고 있는 상황이다. 실제 한국의 고령화 속도는 세계에서 가장 빨라 2050년에는 노인 인구 비율이 세계 최고에 이를 전망이다.

'100세 시대'라는 표현도 이제 익숙한 말이 되었다. 하지만 그 '100세'가 어떤 '100세'냐에 대해서는 우려가 많다. 정년퇴직하고도 이제 40년을 일 없이 사는 시대가 온다는 뜻이기도 하다. '부모 봉양'은 이제 옛말이 됐다. 독거노인 수 증가와 함께 노인 자살 비율이 급격하게 늘어나는 것 또한 아직 한참은 덜 여문 '100세 시대' 때문이라고 풀이할 수 있다. 노령인구를 대상으로 한 인문학 강좌가 늘어나는 현상도 이와 무관하지 않다.

먹고 살기 어려운 세상에 '예술은 무슨!'이라고 생각하기 십상이다. 본인은 예술과 거리가 먼 사람이고 지레 겁부터 먹는 게 대다수이다. 고령층은 특히 더하다.

역발상을 해보자. 당장 이렇게 저렇게도 안 된다면, 그래서 현실을 재구성하기 어렵다면, 이러한 현실에 균열을 한 번 내보자고. 그리고 거기에 소소한 기쁨을 심어보자고 말이다. 특별한 사람만이 할 수 있는 일이 아니다. 우리 모두 할 수 있다. 우리 모두 그러한 능력을 지니고 있다.

감성휴먼케어 프로그램의 예술 치유는 이러한 예술 지능을 발견하고, 함양하는 것을 돕는다. '예술가'를 만드는 게 아니라, 예술 지능을 통해 '삶의 주인'이 되도록 보조하는 것이다.

5.2 예술치료의 특징

1) 고대원시사회에서 비롯된 예술치료

현재 존재하는 모든 예술치료의 원형은 고대사회의 제례의식에서 찾아볼 수 있다. 고대사회의 제례의식이란 단순한 종교행사가 아니라 근원과의 합일과 영혼치료를 목표로 하는 엄숙한 종교의식이었다. 행사에는 음악, 춤, 색상이 분명한 의상, 주술사의 주문 등 오늘날 예술치료의 주요 장르들이 동원되었다. 즉 통합예술치료의 원형이라 할 수 있다.

전문적인 수준에서의 예술치료의 발생지 미국을 중심으로 예술치료가 세계적으로 보급되었다. 프랑스를 위시한 유럽 몇 국가들은 예외이지만, 오늘날 한국 등 세계 각국에서 활용되고 있는 예술치료기법과 철학은 미국적 문화를 배경으로 하고 있다.

(1) 미술치료

1969년 미국최초로 미국 미술치료협회(AATA) 발족 이후 20여년에 걸쳐 심리학의 발전에 힘입어 오늘날에 이르고 있다.

(2) 음악치료

르네상스 시기부터 유럽에서 예방의학으로서의 음악의 가치가 중시되었다. 바로크 시대와 고전기였던 16~18세기에 Richard Browne은 자신의 저서[음악의학], [노래 부르기 음악 그리고 춤이 인체에 미치는 영향에 관한 유물론적 에세이]에서 예방의학적 조치의 하나로서 노래 부르기를 권장하였다. 이 책들은 음악치료의 근본원리에 관한 최초의 영어저서로 알려졌으나 이러한 유럽에서의 전통에도 불구하고 그 후 음악치료를 실제로 교육현장이나 치료현장에서 활용하는 정도는 미국에 비해 활발한 것 같지 않다.

(3) 미국의 음악치료

2차 세계대전으로 인한 병원에서의 육체적 재활, 각종 사회적응 교육현장, 신경정신과적 치료 등의 분야에 대한 수요가 늘어나고 음악치료에 대한 사회적 관심이 늘어나면서부터 활성화의 길을 걷게 되었다. 1946년 122개 퇴역군인병원 대부분에서 부상자들을 위한 음악치료가 시행되었고, 44개병원은 음악치료사를 정규직으로 고용하였다. 음악의 임상치료적 가치가 인정받게 되면서 1950년 연방음악치료협회가 창립, 1971년 미국음악치료협회(AAMT)가 창설되었다. 이후 음악치료전문가들을 양성하기 위한 여러 교육 프로그램과 인증 프로그램들이 만들어져서 운영되고 있다.

(4) 무용동작치료

Charles Darwin이 1872년 자신의 저서 [동작은 결코 거짓말을 하지 않는다.]를 통해 인간의 비언어적 표현에 대해 비중 있는 언급을 하였다. 1952년 Raymond Birdwhistell이 [동작학 입문]을 통해 동작학 이라는 용어를 창시하였다. 1942년 미국의 Marian Chase가 워싱턴의 성 엘리자베스 병원 정신병동에서 미국 최초로 무용치료를 시작하였다. 1966년에 Marian Chase를 회장으로 미국 무용치료협회가 발족되었다. 거의 모든 철학과 심리학의 발생지는 유럽이지만 이를 실제로 활용하고 전문적 직업군으로 발달시키고 있는 것은 미국이다.

모든 인류는 인종에 관계없이 모두 공통적 속성이 있는 존재이나 각 민족들의 고유의 유전적인 요소는 각자에 맞게 변화된 예술치료의 개발을 요구하였다. 따라서 우리민족만의 고유한 한국형 예술치료기법의 개발이 현재 과제이다.

2) 학제적 접근

예술치료는 심리학, 의학, 예술학 등 여러 분야의 이론을 바탕으로 수립된 종학

합문적 접근이다. 새로 등장하는 이론들을 수용하고 변용시켜 임상이나 연구에 활용하는 실천 지향적인분야인 것이다.

Freud와 Jung의 심리학을 근거로 하여 예술치료의 토대가 만들어 졌으나 교육학이나 사회복지학, 과학적 조사방법론, 의학이론 등의 발전도 예술치료의 내용을 더욱 풍요롭게 할 것이다. 뇌 과학을 비롯한 에너지 의학 등 새로운 인체 해부생리학적 이론들과 지식도 예술치료의 이론적 외연을 확대하는 데 기여할 것이고, 예술치료의 범위가 확대되는 만큼 정체성의 위기를 해결해야하는 부담도 늘어날 것이다. 이에 따라 이러한 흐름 속에서 예술치료의 통합적 성격이 더욱 두드러질 수 있도록 많은 노력을 기울여야 할 것이다.

3) 치료효과의 과학적 입증

미국의 경우 현재의 추세는 대부분의 치료사들이 치료효과에 대한 정밀한 연구결과 제시에 대해 익숙하지 못해 예술치료의 학문적 위상을 높이지 못하고 있다. 거의 모든 예술치료 분야가 치료효과를 객관적으로 입증할 것을 요구하고 있기 때문이다.

5.3 예술치료의 주요 효용성

현대의학의 발전에도 불구하고 인간의 질병이 약물과 의료기계적 처리만으로는 완전한 회복이 어렵다는 인식이 팽배해짐에 때라 소위 통합의학의 관점에서 각종 전통 보조요법이 다시 각광 받기 시작하며, 예술치료 역시 종래와는 다른 새로운 차원에서 주목받기에 이르렀다. 새롭게 조명 받고 있는 예술치료가 인간의 심신질환을 예방하거나 치료하는데 있어서 어떤 측면에 도움이 될 수 있는가 살펴본다.

1) 완전한 통합적 건강의 구현에 기여

통합적 건강은 육체적 건강, 정신적 건강, 사회적 건강, 영적 건강을 의미한다. 네 가지 측면의 건강이 조화와 균형을 이루고 있는 상태가 통합적 건강으로 세계보건기구도 정의하고 있다.

인간은 마음과 육체가 통합된 존재이다. 이러한 여러 차원의 건강들은 서로 별개의 것이 아니라 상호 밀접하게 연결되어 있다. 영적·정신적 건강이 쇠약해지면 육체적 건강 또한 쇠약해지며 사회적 건강도 무너지게 마련이다. 육체적 건강은 의사 등 법적 의료 인력이 첨단의료장비와 약물을 동원하여 증상을 제거하고 돌보는 것이 가장 효과적이며, 영적·정신적·사회적 건강 측면은 상담능력과 인품, 종교관 등을 갖춘 전문가들, 예술치료 전문가들이 돌보는 것이 더 효과적이다.

2) 몸 치료의 핵심인 심리치료

과거에는 의학적으로 심신분리론적 사고가 주류를 이루던 서양의학과 마음이 몸에 미치는 영향력이 구제적인 물질적 존재라는 것을 전제로 성립된 동양의학으로 나누었으나 현재는 마음과 육체의 치료적 상호관계를 인정하여 통합의학이 새로이 등장하고 있다.

3) 악성 유전자의 발현 억제

모든 육체적 질병은 유전자 차원의 결함에서 비롯된다. 유전자에는 생명의 운행에 직접 관여하는 중요한 핵심정보이며 설계도이다. 이런 유전자에는 변화를 거치는데 변화의 종류에는 긍정적 변화와 부정적 변화가 있다. 부정적 변화가 병에 속하는 것이다. 인간의 경우 부정적 변화에 대응할 수 있는 안전장치가 있는데 이를 자생력 유전자라고 한다. 통합치료는 자생력 유전자를 회복시키며 이에는 긍정적 사고, 편안한 휴식, 안전한 식사, 자연적 생활, 적절한 운동 등도 중요하지만 예술활동을 통한 영성회복노력 또한 통합치료수단이라고 할 수 있다. 예술활동은 육체적 이완과 영적 정신적 에너지를 회복시키기 위한 도구로서 사용될 때 통합치료의 중요한 보조도구가 된다.

4) 심층의식에서의 병적 소인 제거

예술치료는 각 의식 층에 자리 잡고 있는 병적 소인을 스스로 확인하고 흔들어깨워 배출시킴으로써 병의 원인을 제거하거나 예방하는데 탁월한 효능을 발휘 즉 그림, 음악, 동작 춤을 통해 드러나는 자기 안의 자기를 지켜봄으로써 치료와 병 예방, 의식혁명, 인격 성장의 길이 열릴 수 있다.

5) 만물 상호불가분성에 대한 인식을 통한 분리불안 극복

타인, 자연, 우주 등 각 요소로부터의 분리는 질병의 원인이 된다고 주장하는 것이 현대정신의학의 주장이다. 우주, 자연과 그리고 타인과 공명하는 자신을 심상화 하는 것은 인간의 영적·정신적 건강과 의식진화에 도움을 주며 예술치료는 종교와 더불어 이러한 기능을 훌륭하게 수행해 낸다.

6) 자율치료 능력의 활성화

인체에는 자기치료 능력이 존재한다. 의사도 자신이 직접 병을 치료한다기보다는 환자 스스로의 자기치료능력을 보조한다는 입장을 취하며 명상상태, 즉 의식변형상태에서 행하는 각종 예술활동은 인체의 자기치료 능력을 활성화시켜 면역력을 증진시키고 치료효과를 높여준다.

7) 주체성 회복과 자신감 증대

예술치료는 환자 또는 클라이언트의 주체적 활동을 전제로 한다. 환자 스스로가 혼자서는 하지 못한 현상과 경험들을 예술활동을 통해 경험하도록 하는데 목적이 있으며, 예술활동의 목표는 활동 과정 그 자체에서 경험하는 자아인식이다.

8) 이완과 정서표출

동작은 감정과 정서의 표현이지만 동시에 동작이 정서를 변화시키기도 한다. 동작은 감정으로부터 유래된다. John Martin은 머리나 사지에서 나오는 동작은 의식적인 행동을 전하고 몸통에서 나오는 동작은 무의식적 정서적인 행동을 암시한다고 말하였다. 이러한 신체적 부위에 잠재되어 있는 정신 병리학적 소인을 각종 예술활동을 통해 제거하거나 감소시키는 것이 예술치료의 목표이다.

9) 에너지 의학적 관점

에너지 의학에 따르면 우리의 의식도 추상적 존재가 아니라 물리적인 힘으로 타인이나 사물에 영향을 미친다. 에너지의 전달방향은 일방적인 것이 아니라 상호 공명하는 속성이 있다. 공명의 내용에 따라 우리는 상호 간의 병적 요인에 감염되기도 하고 치유되기도 한다. 여러 유형의 집단 예술치료는 의식 에너지의 활성화, 질병치료 및 예방에 기여한다.

10) 신경 되살리기

신경은 우리 몸의 정보전달 통로이다. 신경이 손상되었을 때는 의학적 방법인 약물치료, 수술요법 등이 있고, 각종 예술치료 분야 또한 좋은 치료 방법이다. 미술치료의 색상이나 형태 감촉, 음악치료의 소리진동, 리듬, 화음, 무용동작치료의 근육 움직임, 놀이치료, 드라마치료 등의 신격 자극 효과는 매우 탁월하다.

제3절 효과적인 사회적 감성휴먼케어 실현방법(E-HC)

1. 질병 억제에서 감성지향으로

생활습관병은 주로 개인의 생활방식에 발병원이 있다. 따라서 진정한 의미에서 완치는 어렵다. 그래서 생활습관병이 사망원인의 대부분을 차지하는 여러 나라에서는 DNA, 세포나 장기에 주목하던 기존의 요소환원론적 의료체계에서, 전인적(全人的)이며 포괄적인 통합의료체계로 급속도로 이행하고 있다.

실용주의 의학을 이끌어온 미국에서도 미국국립보건원(National Institute of Health: NIH)의 의학의료관련 예산에서 보완대체요법(complementary and alterna tive medicine : CAM)관련 예산의 비중이 빠르게 증가하고 있다. 또한 전통적으로 산림요법을 포함한 자연요법을 건강보험제도에 대폭 수용해 온 독일을 포함한 유럽에서도 이러한 경향은 점차 뚜렷해지고 있다.

아시아에서는 중국과 인도가 각각 한방의학(韓方醫學)과 아유르베다(Ayurveda)[26] 의학의 전통을 지니고 있으며, 최근 중국에서는 중의학과 서양의학을 통합한 의학의료분야가 급속도로 발전하고 있다.

일본에서도 보완대체요법에서 통합의학으로 이행하려는 움직임이 눈에 띄게 늘고 있다. 만성질환은 수십 년에 걸친 일상의 생활습관이 유전적 소인과 복잡하게 얽혀 발병 여부에 영향을 미친다. 즉 기존의 특정 병인(病因)에 의한 특정 질병이 발병해서 사망에 이른다는 단순한 '병인-질병'구도만으로는 오늘날의 질병건강구조에 대응할 수 없다. 따라서 일상생활 습관 즉, 라이프스타일(lifestyle) 요인과 유전과 같은 소인이 복잡하게 얽혀 일어나는 건강과의 현상을 대상으로 한 새로운 체계에 눈을 돌렸다. 예방의학과 건강증진, 재활간호를 중심으로 한 21세기형 의학의료를 구축하기 위한 이론과 실천체계를 확립할 필요가 생겨난다.

2. 인류와 함께해 온 삼림요법과 보완대체요법

지구상에서 인류가 삶을 시작한 이래로 인간은 숲에서 수많은 은혜를 입어왔다. 산림(山林)은 자연이 준 약용식물의 보고이며, 천연 약의 거대한 저장고이다. 삼림에서 얻는 식재(食財)나 건축물, 향료, 수자원을 소재로 한 보완대체요법은 여러 방면에 걸쳐 있다.

서구에서 이용률이 높은 요법 가운데 하나인 자연요법은 산림을 포함한 자연환경과 생태계를 치료에 이용한 요법을 말한다. '자연요법'은 가장 오래되고 매우 간단한 치료법으로 인간의 생명력을 높여 자연치유력을 끌어내는 요법이다. 치료방법은 자연식품을 먹고, 건강한 생활습관을 유지하고, 건강에 해를 끼치지 않는 주거환경과 자연스러운 생태계에 둘러싸여 생활하는 삶 등이다. 질병 예방의 관점에서는 상식으로 통하는 것들뿐이다. 하지만 '자연요법'을 엄격한 자기관리에 따라

26) 인도의 고대 의학이자 장수법 '아유르'는 장수, '배다'는 지식이라는 뜻으로 생명(건강)과학을 의미한다. 약 3000년 전에 발생해, 기원전 500년 무렵에 주술의학을 탈피하여 '합리적 경험의학'으로 완성되었다

실천하는 일은 그리 쉬운 일이 아니다. 치료목적으로 실행할 때는 적절한 프로그램을 짠 다음에 적용해야 하고 '자연'이라고 보기 어려운 다양한 치료적 개입이 필요하다. 그리고 나라나 지역마다 개입하는 방법에도 차이가 있어 제각기 다른 '자연요법'이 생겨난다.

유럽은 자연요법의 역사가 매우 깊다. 히포크라테스의 '신체의 회복력(vismedicatrix naturae, 생명력)이란 말이 공통의 초석이 되기 전부터 이미 자연요법은 치료체계로서 인정받았다.

인류는 산림이 길러온 약용식물이라는 점에서 민간약이나 전승약으로써 오늘날까지 계승해 왔으며, 다시 미래로 전할 의무가 있다. 약용식물을 생활에서 이용하기 쉽게, 또는 오래 저장할 수 있도록 건조와 같은 가공과정을 거친 것이 생약이다. 즉 약용식물이 식물성 생약의 기원이다. 먼 옛날 중국 대륙에서는 오랜 경험을 통해 생약을 체질이나 신체상황에 맞게 이용하는 방법을 체계화했다. 이는 한방의학으로써 오늘날까지 이어져 내려왔다.

3. 식물을 기반으로 하는 복지사회(산림문화와 산림복지)

3.1 생태학적 위기의 원인으로 인간 중심의 사고

인간이 그 자신의 생존과 이익을 위해서 자연을 변형시켜 온 것이 자연환경에 많은 영향을 끼쳤고 과학적 발견, 테크놀러지, 조직적 수련의 수준은 인간의 환경에 대한 요구와 인구 수준에 맞추어 자연의 평형을 유지해 올 수 있었다. 그러나 무분별한 경제개발, 도시화와 산업화로 인한 생태계의 자연스러운 순화단절, 생태권의 재생능력 상실 등 자연의 감당 능력을 넘어서게 만들었다.

이에 따라 생태복지가 등장하게 되었다. 즉 인간과 인간, 인간과 자연 간에 관계성 중시, 인간은 인간의 이성적 능력, 감성적 능력, 영적능력을 구현해 가는 존재로 생태계와 함께하는 '환경 친화적 인간복지'라고 정의할 수 있다. 즉, 생태계 파괴나 환경오염 등에 기초한 인간복지가 아니라, 건강한 생태계의 보전과 복구 및 이러한 건강생태계를 활용한 건강한 삶, 쾌적한 삶을 추구하는 인간복지와 생태계복지가 동시에 조화될 수 있는 복지를 의미한다.

따라서 자연은 삶의 장소로서 경제적·심리적·정서적 욕구도 충족되는 장소로 전체 생물 공동체나 생태계, 숲, 강, 산을 인간에 대한 가능한 유용성으로써가 아니라 인간과 자연 간의 하나의 연대공동체로 인식하는 사고가 필요하다. 즉, 자연대상물로서 산림이 경제적 효용가치로서만 생각할 때에는 시장경제와 사회복지의 범위에 국한되나 산림의 보전, 관리 그리고 향유하고자 하는 인간과 자연의 협력적·연대적 관계 추구에서는 생태복지적 영역이라고 할 수 있다. 결국 '산림복지'는 절대적 개념이 존재하는 것이 아니라, 새로운 복지의 영역을 창조해 나가는 작업이라고 할 수 있다.

3.2 생태복지의 요소

생태복지의 요소로는 균형, 순환, 지속성, 다양성, 총체성, 참여와 진화, 자립(자주관리), 인간과 환경의 조화, 지속가능성, 평등성, 다양성과 사전 대응성을 들 수 있다.

1) 사전대응성

건강한 생태계 유지 및 활용은 인간 질병, 특히 고령화 질병을 사전에 예방하는데 역할

2) 쾌적한 생태환경

사회경제적 지위에 상관없이 환경적 불평등을 최소화하는 것

3) 다양성

참여주체의 다양성으로 중앙정부, 광역자치단체, 지자체, 지역주민들의 참여를 강조하는 것을 의미

4) 지속가능성

세대 간의 형평성과 건강한 생태계에 기반을 둔 인간복지의 실현만이 저비용·고효율성 지속가능한 복지

궁극적으로 생태복지는 지구상의 모든 생명을 가진 존재들의 다양성을 유지하고, 이전 세대로부터 물려받은 환경과 삶의 질을 다음 세대에 물려주는 지속가능성을 유지하며, 사회의 소득불평등, 환경 불평등을 해소하는 것이다. 따라서 건강한 생태계는 물질제공기능, 조절기능, 비물질적 기능과 지지기능(supporting) 등을 제공하며, 이를 토대로 건강, 사회적 유대관계, 물질적 토대보장과 사회안전망 등 사회복지환경이 조성될 수 있고, 궁극적으로는 인간의 고유권리인 행복한 삶과 자유와 선택을 실현하는 삶이 실현될 수 있는 것이다(산림청, 2011).

3.3 생애주기별 산림복지체계

산림은 풍수적 기능과 경관적 기능, 기후 조절기능, 생산적 기능과 함께 생태적 기능과 문화적·교육적 기능을 수행하기 때문에 보전의 가치가 높은 것으로 평가되고 있다. 특히 여가시간 증가와 시대적인 흐름에 따른 산림휴양과 산림복지의 수요 증가 등 최근 산림을 휴양적 가치 활용과 아울러 지속가능한 사회를 위한 매개체로서 산림의 역할이 점점 증대되고 있다.

이에 우리 정부는 산림을 경제·환경·사회적으로 중요한 국가 자원으로 육성하여 지속가능한 산림복지국가의 기반 마련을 구상하여 가치 있는 산림자원의 산업화를 통해 국가경제에 기여하고 전략적 미래 불루오션으로 개척한다는 계획을 세우고 있다. 이에 따라 2010년 '생애주기별 산림서비스' 개념이 '산림복지'로 확장시켰다. 생애주기별 산림복지는 정신적, 육체적 건강과 사회적 안녕을 위한 산림의 보전적 활용을 통해 국민에게 '산림이 제공하는 자연 혜택을 평등하게 누릴 수 있도록 기회를 제공하는 것이다. 즉, 자연산림의 혜택이 모든 이에게 평등하다고 하나 공간적으로 한정된 사람으로의 접근성으로 인해 불가항력의 산림복지 소외 계층이 발생하게 된다. 이러한 산림복지의 소외계층 간의 차별을 줄이기 위한 방안으로 생애주기별 차별화된 프로그램을 제공하여 산림복지의 혜택을 체계적으로 누

릴 수 있도록 제공하는 것을 '생애주기별 산림복지'로 규정할 수 있다. 따라서 출생부터 사망까지 생애주기별로 숲을 통해 휴양·문화·보건·교육 등의 다양한 혜택을 누릴 수 있도록 산림복지서비스를 제공하는 것이다.

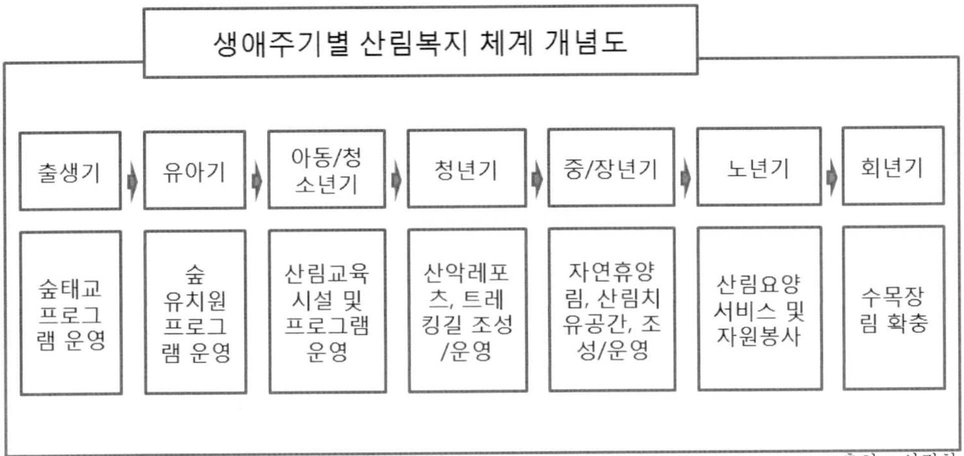

출처 : 산림청

〈그림 Ⅲ-1-10〉 생애주기별 산림복지 체계 개념도

3.4 복지의 효율성과 지속성을 위한 사회서비스분야로서의 산림복지

복지는 직접적인 현금지원[27]보다 사회서비스분야의 지원이 중요하다. 산림이용은 사회서비스분야 중 국민들이 선호하는 분야로서 산림휴양은 근로의욕을 향상시키는 강한 요소를 가지고 있다. 휴양으로 인한 면역력강화, 주의력강화, 긍정적 마인드 형성, 사회적 관계에서의 여유와 배려심 향상, 인성과 사회성 향상 등 적극적 사회활동인자로서 기능할 수 있도록 도움을 준다. 이처럼 사회서비스 분야로서 산림이용 확대를 통한 다양한 이용 프로그램 제공은 사회활동에서의 긍정적인 구성원으로 활동할 수 있는 동기부여를 제공[28]한다.

27) 현금지원으로 인한 근로동기부여 하락 가능성을 지양할 수 있는 방안은 보육, 의료, 교육, 여가, 휴양, 재취업 직업훈련 등의 서비스분야에 대한 지원의 확대이다. 사회서비스분야가 확대되면 일할 의욕도 향상되고 이를 영유하고자 하는 동기부여가 자연스럽게 근로 의욕으로 연결되면서 서비스지원 확대 효과가 지속적으로 유지될 수 있다.

28) 각종 연구보고서에 따르면 2일 동안의 숲에서의 휴양활동이 인간의 면역력을 증가시키고 항암단백질을 증가시켜 건강에 효과가 있다는 내용의 보고도 있으며, 2일 동안

〈표 Ⅲ-1-6〉 사회복지와 산림복지의 특성 구분

구분	사회복지	산림복지
추구목표	경제발전(시장필요)에 따른 복지달성	인간과 자연과의 친화성 강조에 의한 삶의 질 제고
대상	재화와 인간	인간과 자연
가치목적	소득재분배, 사회연대, 기본생계보장, 공평, 사회적 적절성	보편성, 포괄성, 자율성, 순환성
자원의 특성	한정된 물적·인적자원	지속가능한 자연대상물
급여의 형태	현금, 현물	환경조성을 통한 수혜 및 교통약자를 위한 접근성 편의
급여의 성격	경제적 욕구 충족 및 대인서비스	정신적, 심미적 욕구 충족, 자연 치유 및 향유 서비스
급여의 자격	기여와 보상	무기여 보상
재정	사회보험료 및 조세	조세
정책결정	중앙정부	산림청
전달체계	정부와 지자체 행정체계/민간의 비영리단체와 공사 협력 집행체계	집행체계 국유림 : 지방산림청 사유·공유림 : 지자체
운영주체	공사 혼합	지방산림청, 지자체

4. 원예요법과 녹지복지

원예요법(園藝療法 Horticulture therapy)은 꽃을 피우고 채소를 가꾸고 식물을 키우는 원예행위를 통해 몸과 마음의 병을 고치는 대체의학의 일종이다.

녹색식물을 눈으로 보고, 좋은 향기를 맡고, 식물을 기르면서 몸을 움직이고, 식물이 자라는 것을 보면서 성취감을 느끼는 것 모두가 치료법이 된다. 원예요법의 목적은 환자들의 두뇌를 자극하여 운동시키고 심리적으로 정서적인 안정감을 갖게 하는데 있다. 사람이 관상식물을 보고 있을 때는 왼쪽 뇌의 전두부와 측두부의 활동력이 매우 높아지고 사고와 기억력을 주관하는 부위의 활동력이 두드러지게

의 산림휴양이 한 달간 지속된다는 보고도 있음.

증가하는데, 이는 다시 말해서 식물을 보고 있는 것만으로도 스트레스 해소와 뇌 기능 활성화에 도움을 줄 수 있다는 뜻이다.

국내에서는 원예치료가 알려진지는 오래되지 않았지만 이미 여러 기관들과 다양한 계층의 사람들 사이에서 원예치료의 효과가 입증되고 있고 활발한 학문적 연구와 임상연구가 진행되고 있다. 지금까지 원예요법은 주로 정신적·신체적 장애자를 치료 대상[29]으로 하였으나 일반인들도 얼마든지 효과를 얻을 수 있다. 예를 들어 건조한 실내에 식물을 두어서 저절로 습도조절이 되도록 하는 아주 간단한 방법도 원예요법에 해당되는데, 이처럼 생활 속에서 적용이 가능한 원예요법이 알려지면서 일반인들 사이에서도 원예요법이 급속도로 퍼져 나가고 있다.

마츠오(松尾, 2002)는 원예요법과 원예복지(horticultural well-being)를 다음과 같이 정의한다. 원예요법은 심신의 일부가 불편한 사람들이 전문가의 지원을 받아 원예의 효용을 누림으로써 좀 더 행복해질 수 있도록 돕는 절차이다. 그리고 이 절차를 지원하는 전문가인 원예요법사(horticultural therapist)는 대상자가 지닌 심신의 불편함을 이해하고 무엇을 어떻게 개선할 필요가 있는지, 이를 위해서 어떤 원예활동이 가장 적합한지를 판단해 대상자에게 맞춰 계획하고 실천하는 능력을 지닌 사람이어야 한다.

원예복지는 사람의 행복 및 치료나 재활훈련을 포함한 심신의 건강, 인간적 성장 등을 포함한 삶의 질 향상을 증진하기 위해 원예가 지닌 다양한 효용을 활용하는 일이다. 다시 말해 원예복지는 모든 사람을 대상으로 하며, 자유로이 원예를 즐기는 행동을 통해 삶의 질적 향상을 목표로 한다. 이에 반해 원예요법은 심신 일부의 불편함 때문에 혼자서는 자유로운 원예활동이 불가능한 사람이 원예를 이용해서 건강 회복과 증진을 시도하는 것이다.

원예가 심신을 건강하게 만드는 메커니즘의 대부분은 의식적인 행동을 발단으로 한다. 그 중에는 사람이 무의식적으로 받는 효용도 있다. 원예활동을 좋아하는

29) 원예요법을 정신박약자나 정서가 불안정한 사람, 정신적 장애가 있는 사람에게 적용을 하면 자신감과 자존심을 길러주고 자제력을 증진시키는 등의 치료효과를 볼 수 있는데 한 예로 치매 노인들이 식물을 기르는 원예치료를 한 뒤 우울 정도가 감소하였다고 연구결과도 있다.

사람은 당연히 식물이 주는 무의식적인 효용을 누리지만, 무의식적인 효용은 원예에 관심이 없는 사람이나 원예활동을 하지 않는 사람도 누릴 수 있다. '녹지복지'는 원예를 좋아하는 사람뿐만 아니라 원예나 식물과 관련 없는 사람이 누리는 식물의 무의식적 효용까지 포함해 사람들의 생활의 질을 높이고자 하는 것이다.

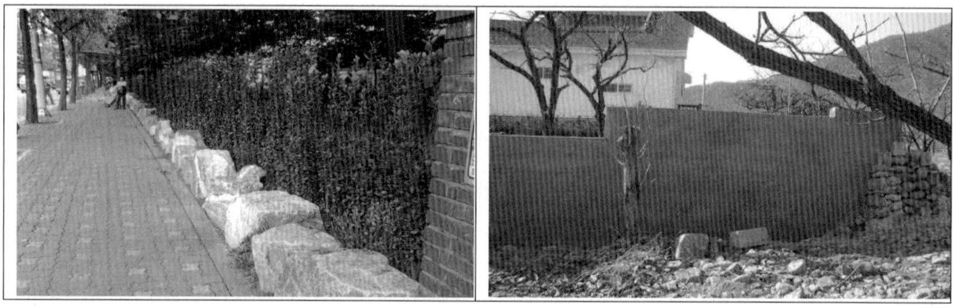

〈그림 Ⅲ1-11〉 식물을 바라볼 때의 효과

원예복지가 원예활동에 의해 생활의 질을 향상시키는 것이 목적이라면, 녹지복지는 원예와 상관없는 사람들에 대해서도 식물과 녹지의 무의식적인 효용을 포함한다. 녹지복지의 목적은 재배나 정원 가꾸기 등 원예에 관한 의식적 활동이 주는 효용과 더불어 식물이나 녹지가 주는 무의식적인 효용을 더해 인류 전체로 그 같은 효용을 확대해 삶의 질을 높이려는 것이다. 나카무라와 후지이(中村·藤井, 1992)는 나무울타리에서는 알파파가 좀더 많아지고 식물로 인해 긴장감이 누그러지는 사실을 실험을 통해 밝혔다.

구로코와 후지이(黑子·藤井, 2002)는 콘크리트블록담장과 인터록킹블록(interlocking block)[30]으로 포장된 인공물 공간과 나무울타리, 잔디로 둘러싸인 식물공간의 알파파 전달 실험에서 식물공간에서는 소음스트레스를 회복하는 속도가 빠른 것으로 나타났다.[31]

30) 인터록킹블록(interlocking block) : 도로나 지면의 포장에 사용하는 블록의 일종
31) 모리모토 가네하사 등, 『산림치유』, 전나무숲, 2006. pp. 223~225.

제2장 사회적 감성휴먼케어 제도

제1절 제도 현황과 문제점

우리나라에서는 2005년 산림치유포럼을 창립하여 숲의 자연치유효과에 대해 과학적인 관점에서 연구하려는 움직임이 시작되었으며, 세계산림기구연합회(IUFRO : International Union of Forest Research Organization)에서도 2007년 산림치유에 관한 테스크포스 그룹(IUFRO Task Force on Forest and Human Health)을 신설하여 숲이 가지는 인간의 생리적·심리적 건강증진효과를 과학적으로 증명하기 위한 활동이 세계적으로 시작되고 있다[32]

1. 우리나라의 산림치유사업 육성정책

우리나라는 2007년부터 치유의 숲 조성사업에 착수함으로써 산림치유사업이 현실화 되었다. 산림청은 1988년 이후 자연휴양림 제도를 도입하여 1994년에는 삼림욕장 4개소를 조성하고, 소득증가, 주5일 근무제에 따른 여가시간 증가 등으로 산림휴양이 중시됨에 따라 산림청은 국가적 사업의 하나로 정착시켰다. 2007년부터 일반인의 건강증진을 도모하고 숲을 통해 도시민의 경미한 생활습관병을 치유하고 일반질병의 면역력을 높이는 것을 목적으로 치유의 숲을 조성하고 이 치유의 숲에 건강증진센터를 세우기로 했다. 2008년에 시작된 제5차 산림기본계획의 산림서비스 부문에서 산림 문화 휴양 기본계획을 세우고, 추진전략으로 국민참여를 통한 산림이용서비스 확대를 추진과제의 하나로 산림치유 활성화를 위한 기반구축을 제시하였다.

산림청은 산림치유 활성화를 위한 기반을 구축하기 위해 2007년부터 경기도 산음에 치유의 숲 조성 사업을 착수한 이래 사업을 확대하여 2013년 말 현재 6개소

---

32) 박범진, 이준우, “지역주민의 건강증진과 지역경제 활성을 위한 산림치유 활용”, 「한국환경생태학회 학술대회 논문집」, 20(2), 2010. p. 151.

가 조성되고 있으며 13개소가 설계단계에 있으며, 운영되고 있는 곳은 경기 산음, 강원 청태산, 전남 장성의 치유의 숲과 장흥의 편백 숲 등 4곳이다. 치유의 숲은 처음에는 중앙정부인 산림청만 조성하였지만 2010년부터 지방자치단체도 참여하였다. 2013년 현재 운영되는 치유의 숲은 4개에 불과하지만 산림치유 프로그램 이용자는 매년 2~3배씩 늘어날 정도로 급증하고 있다.

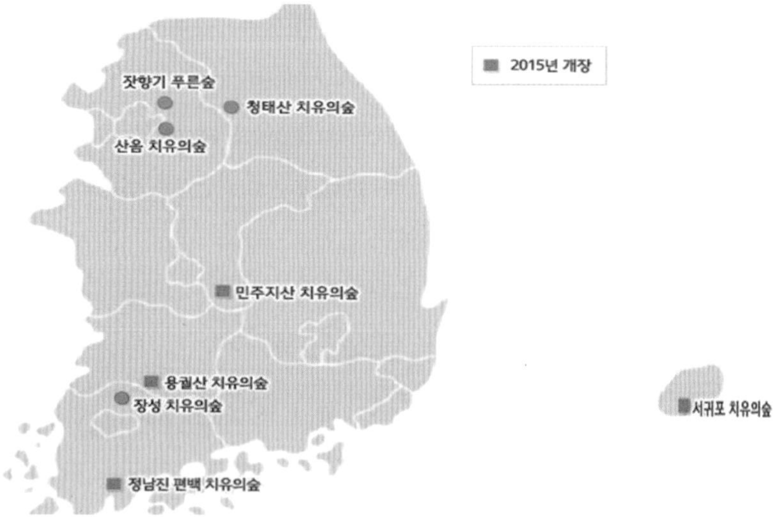

〈그림 Ⅲ-2-1〉 치유의 숲 현황

산림청은 산림서비스를 강화하기 위해 1999년부터 숲해설가 제도를 도입한 후 환경교육관련 민간시민단체가 주로 숲 해설가를 양성하였다. 2007년부터는 이들에 대한 인증사업을 시작하였고, 나아가 산림치유가 치유의 숲을 중심으로 활성화되는 것을 계기로 삼아 산림치유프로그램을 진행할 산림치유지도사를 양성하는 제도를 도입하였다. 2012년 산림문화·휴양에 관한 법령과 규칙을 개정하면서 산림치유를 "향기, 경관 등의 자연의 다양한 요소를 활용하여 인체의 면역력을 높이고 건강을 증진시키는 활동"으로 정의하고 치유의 숲 제도와 산림치유를 담당할 산림치유지도사 제도를 도입하였고, 2013년 산림치유지도사를 처음으로 배출하기 이르렀다. 이렇게 우리나라는 산림청이 산림의 치유효과에 관심을 가지게 되었고 치유의 숲 조성사업으로 전개됨으로써 산림치유사업이 본격화되었다.

산림의 휴양기능을 강화하기 위해 산림청과 지자체가 자연휴양림과 삼림욕장을 조성하였고 산림의 치유기능이 인정되면서부터 치유의 숲을 별도로 조성하고 산림치유프로그램도 개발하기 시작하였다. 치유의 숲을 허가하는 기준이 설정되고 치유의 숲 시설의 종류 및 설치기준과 관련된 시행령이 제정됨으로써 사실상 산림치유 허가제가 운영되었다.

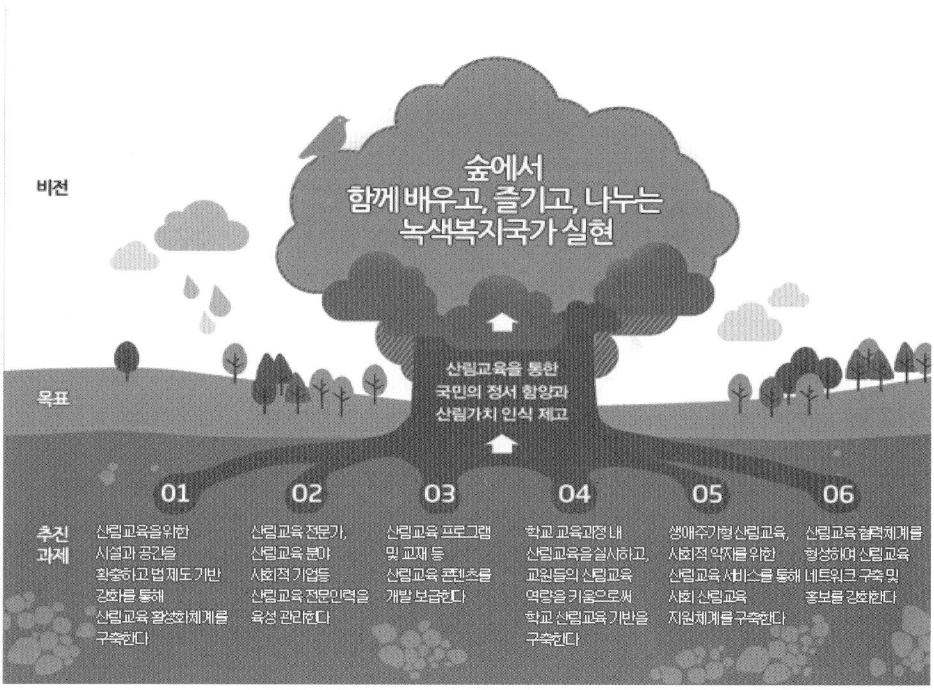

출처 : 산림청

〈그림 Ⅲ-2-2〉 산림종합계획 비전 및 목표

1.1 숲에서 행복을 누리는 국민의 숲 지정·운영

산림청은 국민에게 산림관리 및 체험활동에 참여할 수 있는 기회를 제공하기 위해 2004년부터 국유림에 「국민의 숲」을 지정·운영(법적근거 : 국유림의 경영 및 관리에 관한 법률 제14조)하고 있다.

「국민의 숲」에는 ① 체험의 숲 : 개인, 가족 등이 지정된 국유림에서

나무를 심고 가꾸며 산림문화를 즐길 수 있는 숲, ② 단체의 숲 : 학교, 기관, 기업, 단체 동호회 등이 지정된 국유림에서 나무를 심고 가꾸며 산림문화를 즐길 수 있는 숲, ③ 산림레포츠의 숲 : 산악자전거 등에 적합한 국유림을 일정 조건하에 동호인 들이 산림레포츠를 즐길 수 있도록 개방한 숲, ⑤ 사회환원의 숲 : 산림사업 공익법인 등이 국유림에 휴양시설을 조성하여 일정 조건 하에 사회에 환원할 수 있도록 지정된 숲으로 구성되어 있다.

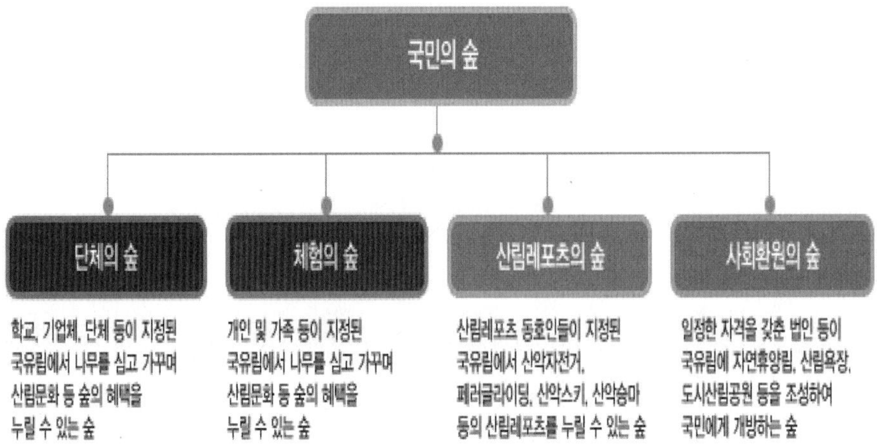

〈그림 Ⅲ-2-3〉 국민의 숲

〈표 Ⅲ-2-1〉 국민의 숲 지정·운영 현황

(단위 : 개소, ha)

계		단체의 숲		체험의 숲		산림레포츠의 숲	
개소수	면적	개소수	면적	개소수	면적	개소수	면적
151	13,070	52	1,256	75	5,127	24	6,687

출처 : 산림청

제5차 산림기본계획 변경계획(2013-2017)의 비전에서도『온 국민이 숲에서 행복을 누리는 녹색복지국가』로서 목표는 『숲을 활력 있는 일터·쉼터, 삶터로 재창조 - 다양한 산림 혜택의 선순환 구조 확립』이다. 이와 같은 비전과 목표 달성을 위해 산림청은 7대 전략인 지속가능한 기능별 산림자원 관리체계를 확립하고 ① 도시숲 확충과 산림경관의 보전 및 관리, ② 생애주기 맞춤형 산림복지 서비스의 확대, ③ 산림과 문화가 어우러진 쾌적한 숲길 환경 조성, ④ 활력 있는 산촌 만들기를 제시했다.

또한 '생애주기별 산림서비스' 개념이 '산림복지'로 확장됨에 따라 생애주기를 7단계로 구분하여 국민들에게 산림복지서비스를 제공하고 있다.

〈표 Ⅲ-2-2〉 생애 주기별 단계와 산림복지 개념

생애주기 단계	산림복지 내용	추진방향
탄생기	출산활동 지원	태교의 숲 확대, 아기 탄생목 심기 임산부와 태아를 위한 다양한 프로그램 개발
유아기	양육활동 지원	숲속 유치원 확대
아동·청소년기	숲 체험과 산림교육 등 제공	국립산림교육센터 조성 숲속 수련장을 중소형 청소년 시설로 운영 산림학교, 그린캠프 등 가족 및 학교 단위 프로그램 개발 취약·위기계층 청소년 자활·자립 기반 마련
청년기	레저와 문화 활동 지원	산촌마을, 자연휴양림 등과 연계한 산악레포츠단지, 레포츠코스 조성 숲속결혼식, 공연 및 전시, 회의 등을 할 수 있는 산림복지센터 운영 계획
중·장년기	휴양과 치유서비스 제공	특성화 된 자연휴양림 운영 국립 산림치유원 조성 전국을 트레킹 숲길로 네트워크
노년기	산림을 통한 요양기회 제공	국립 산림치유원에 노인 전용 치유 및 요양 공간조성 산촌생태마을을 산림요양마을로 조성
회년기	자연으로의 회귀	자연친화적 장묘 서비스 지원

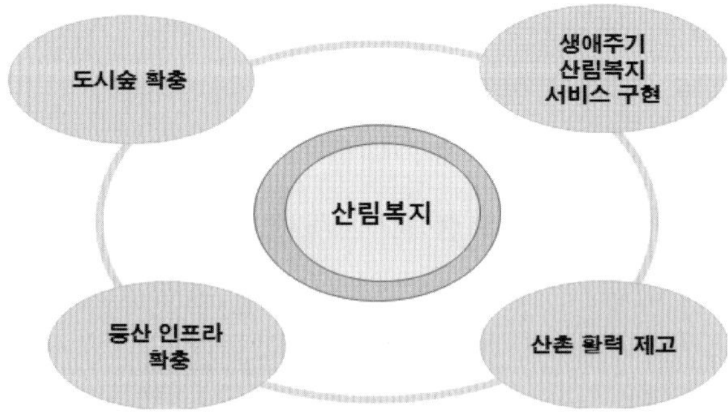

〈그림 Ⅲ-2-4〉 산림복지서비스 확대·재생산 체계 구축 전략도

1.2. 산림치유개념 명문화에 따른 치유의 숲 조성

산림치유정책 기본방향(2009)은 산림휴양·산림요양·산림치유 등 유사 용어를 휴식기능과 치유기능을 중심으로 개념을 정립한 것으로 산림휴양은 산림에서 편하게 쉬면서 몸과 마음을 돌보는 활동, 산림요양은 산림에서 장기간 몸과 마음을 편안히 하면서 활력을 증진시키는 활동, 산림치유는 산림의 다양한 환경요소를 활용하여 인체의 면역력을 높이고 회복시키는 활동이다. 이러한 산림치유, 숲치유, 산림세라피 등으로 혼용되고 있는 용어를 공식적으로는 『산림치유(Forest Healing)』로 통일하여 사용하고 하고 있다. 신문, 방송 등 언론매체에서는 주로 『숲치유』를 사용하는 경향이 있으나, 한국갤럽 설문조사 결과 전체적으로 『산림치유』를 선호하는 것으로 조사(산림치유 44.8%, 숲치유 41.2%, 산림세라피 10.7%)되었다.

산림청에서는 산림의 정신적·육체적 치유효과 등에 대한 체계적인 연구와 이를 체험할 수 있는 공간으로서 ‘치유의 숲 조성 기본계획’을 수립(2007)한 바 있다. 산림문화·휴양에 관한 법률에서는 치유 개념을 명문화하고 있으며, 동법률 제3조에서는 이를 진흥하기 위한 국가의 책무를 규정하고 있다.

① 치유의 숲 기본방향을 숲이라는 공간을 치유의 공간으로 활용하여 국민의 건강을 증진시키고 산촌 활성화에 이바지 할 일이다. ② 이용자의 안전 확보를 위해 의학적 안전 확보, 체력적인 안전 확보 등을 위한 부대시설을 배치하고 배후시설을 조성하며, 치유의 숲에는 안전요원을 배치한다. ③ 보행 및 이용의 다양성 확보

를 위하여 건강한 사람으로부터 가벼운 병증이 있는 사람, 스트레스를 받은 사람 등 다양한 사람이 이용 가능해야 한다.

이밖에 치유의 숲 조성기준을 대폭완화했다(2014. 12). 특별·광역시 내 치유의 숲 조성기준(면적)을 국공립은 50만㎡에서 25만㎡로, 사립은 30만㎡에서 15만㎡로 대폭 완화했다. 이는 최근 도시화·산업화의 영향으로 고혈압 등 만성질환과 아토피 등 환경성 질환이 늘어남에 따라 산림치유에 대한 관심과 수요가 높아지고 있는 상황인데, 그러나 대도시에는 국·공립의 경우 50만㎡(축구장 50개 크기) 이상, 사립의 경우 30만㎡ 이상으로 치유의 숲을 만들 수 있어 대상지를 구하는 일이 쉽지 않았다. 2015년 현재 특별·광역시 치유의 숲은 전체 29개소(부산·울산)인 6.9퍼센트에 불과한 실정이다.

〈표 Ⅲ-2-3〉 치유의 숲 면적 기준 완화

구분		당초	개정
특·광역시	국·공립	50만㎡	25만㎡
	사립	30만㎡	15만㎡
도심지역		신설	10만㎡

출처 : 산림청

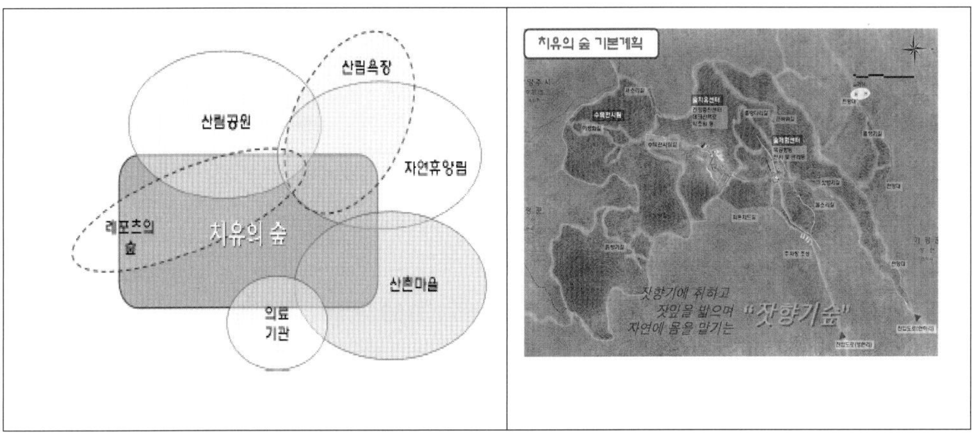

〈그림 Ⅲ-2-5〉 치유의 숲 기본개념도 및 기본계획도

1.3. 도시숲 조성 운동 등 도시생태계 기능 회복 주력

도시숲이란 국민의 보건휴양·정서함양 및 체험활동 등을 위해 조성·관리하는 산림 및 수목으로 공원, 학교숲, 산림공원, 가로수(숲) 등을 말한다. "도시숲"은 법적·물리적 공간개념 이상으로 환경·생태적인 측면과 함께 문화적·전통적 공동체(community) 측면을 포괄하는 개념으로 사용할 수 있기 때문에 문화와 공동체라는 의미를 내포하며 일반 시민들에게 친근한

용어인 '숲'을 사용하는 것이 바람직하다. 우리나라는 급격한 도시화로 인해 전체 인구의 약 90퍼센트가 도시지역에 거주하고 있으나 생활권 주변에서 누릴 수 있는 도시숲[33]은 부족한 실정이다. 특히, 특별·광역시의 경우 1인당 생활권 도시숲 면적이 평균 5.4㎡로 런던(27㎡), 뉴욕(23㎡), 파리(13㎡)등 선진도시와 많은 차이를 보이고 있다. 도시숲은 도시민들의 위락활동과 건강증진을 위한 필수적인 장이기 때문에 접근성이 좋아야 한다.

이에 따라 산림청에서는 도시숲과 학교숲, 가로수 등의 조성을 통해 시민들이 누릴 수 있는 녹색생활 공간을 늘리고 도시생태계 기능을 회복시키기 위해 노력하고 있다.

〈표 Ⅲ-2-4〉 국·공유지 도시숲 조성현황

(단위 : 개소)

구분/연도별	계	'03	'04	'05	'06	'07	'08	'09	'10	'11	'12	'3
국유지 도시숲	50	12	6	6	3	3	9			6	3	2
공유지 도시숲	2,447			70	90	262	374	502	349	339	276	185
계	2,497	12	6	76	93	265	383	502	349	345	279	187

33) 자연적인 도시숲 : 도시 내 산림, 수목원 등 보전 및 관리 중심
인공적인 도시숲 : 학교숲, 마을숲, 비오톱, 가로숲, 특수공간 숲 등

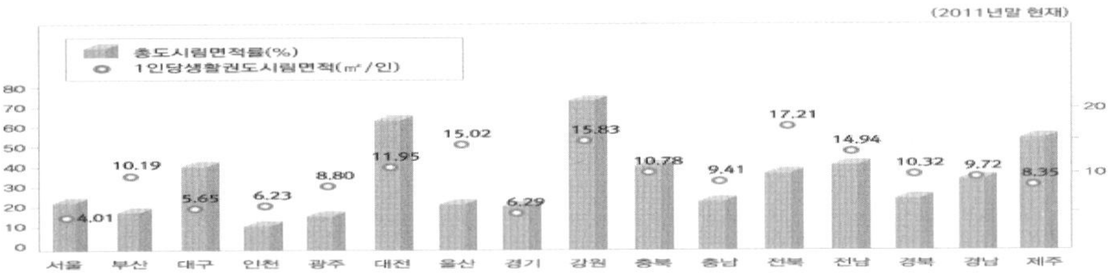

※ 1인당 생활권 도시림 목표 : 10㎡/인(2017년)

〈그림 Ⅲ-2-6〉 전국 도시림 현황

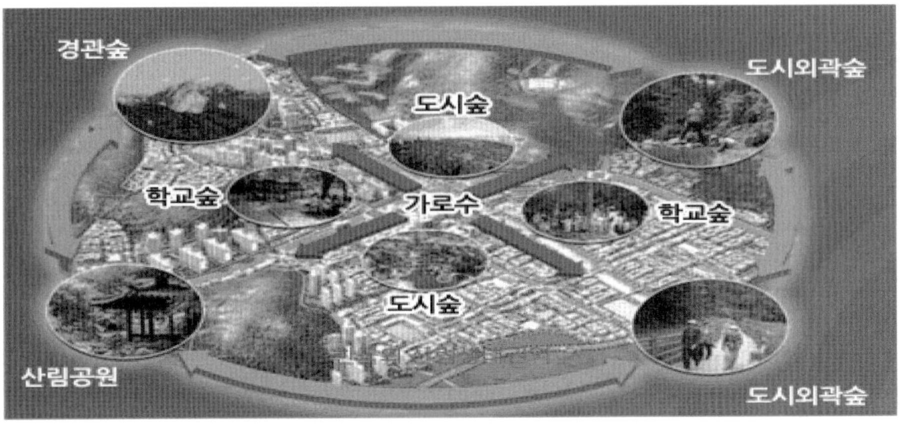

〈그림 Ⅲ-2-7〉 도시숲 유형 개념도

〈표 Ⅲ-2-5〉 교과서 반영 제안

학교급	주요 관련 교과	반영내용
초등저학년		해당사항 없음
초등고학년	국어, 재량활동	도시숲이 주는 기분
중학교	사회, 환경	도시 숲이 가지는 기능에 대해 파악하여 중요성인식 도시숲과 열대야, 열섬현상
고등학교	사회, 생태와 환경	도시 숲의 중요성, 필요성 시민의 참여로 이루어지는 도시숲

또한 도시숲은 여름 한낮의 평균 기온을 37℃완화시키고, 습도는 9~23% 상승시키는 등 친자연적인 기후조절 기능으로 인간에게 쾌적한 생활 환경을 제공한다.

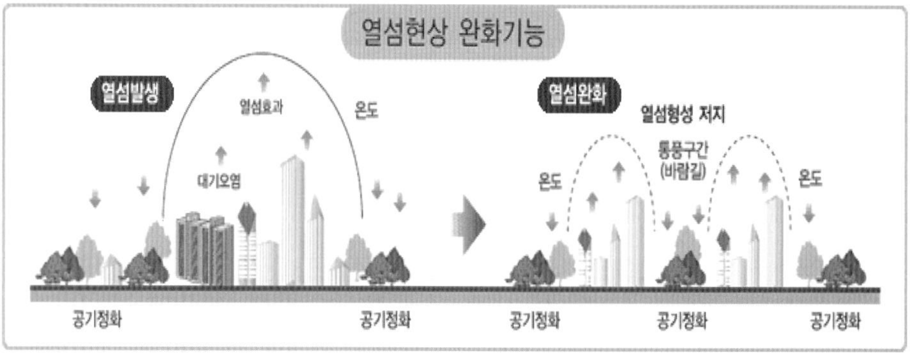

〈그림 Ⅲ-2-8〉 열섬현상 완화기능

아름답게 우거진 도시숲은 시민들에게 심리적 안정 효과는 물론 휴식과 산책을 즐길 수 있는 여유로운 공간이며 그 지역을 상징하는 랜드마크(landmark)의 역할을 한다(www.forest.go.kr).

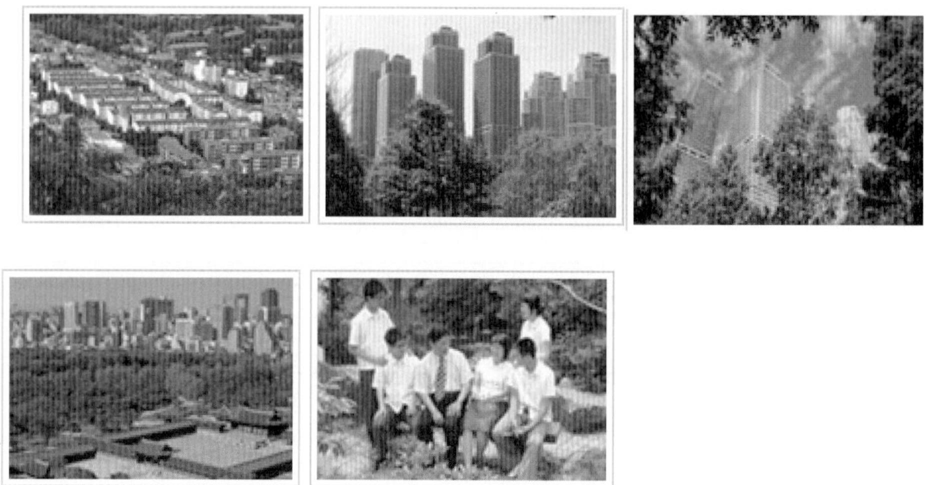

〈그림 Ⅲ-2-9〉 도시숲

2. 대체의학 제도화 현황

2.1 대체의학, 대체요법, 대체의료

의료(醫療, medical treatment)는 의술로 병을 고치는 행위로 의학을 근간으로 직접 의학이 사람에게 활용되는 모든 상황을 개념적으로 일컫는 말이다. 한편 의학(醫學, medical science)은 의술의 근간이 되는 학문으로 사람의 신체와 생명을 연구하는 자연과학으로 정의할 수 있다. 따라서 학문적으로 연구되는 모든 것을 '대체의학'으로 불러야하고 실제 의학으로써 시술되거나 사용되었을 때 '대체의료'라고 해야 한다.[34)]

우리나라에서의 대체의학 도입에 관한 촉발은 구당 김남수 선생의 '의료법 위반 논란'과 이춘진 의원의 '보완대체의료정책위원회'의 설립을 주요 골자로한 입법발의라고 할 수 있다. 이후 보건복지부의 '대체의학 제도화 검토' 발표는 그 동안 조심스럽게만 여기던 대체의학의 등장을 공론화한 것이다. 2010년 7월 29일 헌법재판소의 판결은 "보건위생상 위해가 생길 우려가 없는 범위 내에서 제도권 의료행위 이외의 치료방법을 적극적으로 연구해 이를 의료행위에 편입하거나 또는 국민이 쉽게 이용할 수 있도록 하는 제도를 마련할 필요성이 있다"고 하여 대체의학에 상당한 변화 예고는 물론 대체의학의 도입을 위해 사회적으로 준비해야 할 단계임을 명시하였다. 이제 대체의학이 유행산업(booming industry)을 형성하여 국민적 관심을 끌었던 도입단계를 지나, 이제는 의료수단으로써 자리매김해야 한다는 도입 옹호론의 사회적 합의가 이루어지고 있음을 반영하고 있다(강경수, 2013).

우리나라에서 대체의학의 분류는 대체의학의 '주요영역별'로 나누는 것이 일반적이다. 또 국내에서는 '서구의 영역'과 '우리나라의 영역'을 따로 구분하고 있다. 대체의학의 분류에 관하여는 세계 각 나라의 대체의학을 다루고 있는 곳 마다 다르다. 그 이유는 어디까지 대체의학의 범주에 포함시킬 것인가에 대한 생각이 다르고 실제 각국 국민들의 대체의학에 대한 인식 정도에 따른 차이라고 생각된다.

---

34) 대학에서 임상적 결과를 연구하고, 학술적으로 현황을 분석하는 것은 대체의학으로 불리고, 병의원에서 의사, 한의사 혹은 간호사들이 대체의학을 토대로 시행하는 의료행위는'대체의료'라고 불러야 한다.

따라서 국제적인 대체의학 협의체나 위원회 따위의 기구가 없는 실정에서 단일화된 분류기준을 만들기란 어려운 일이다.

2.2 대체의학 제도화의 의미

대체의학 제도화(制度化)란 대체의학의 연구 대상이 되는 대체요법(代替療法) 또는 민간의술(民間醫術), 전통의학(傳統醫學), 대중요법(大衆療法) 등에서 옥석을 가려 법제화시킨다는 것이다. 그러나 학문 자체를 법제화시킬 수는 없을 것이다. 국가가 법으로 규정하여 통제할 수 있는 것은 '사람'이다. 즉, 대체의료업을 할 수 있는 자격을 국가가 배타적으로 인정하면 제도화 또는 법제화(法制化)의 의미를 갖게 된다. 즉 업(業)을 할 수 있게 '국가가 인정'한다는 점에서 국가의 보건정책으로 활용된다는 것이다. 그리고 그 자격을 '배타적'으로 인정[35]한다는 점에서 철저한 관리와 통제가 수반된다는 것을 의미한다.

직업 면허는 직업영역에 대한 보호 및 육성과 관련하여 국가기관 등이 지정하는 자격보유자만이 해당 직무를 수행할 수 있도록 업무상의 독점을 인정해 주는 것이다. 면허(免許)란 일반인에게는 허가되지 않는 특수한 행위를 특정한 사람에게만 허하는 것으로 일종의 행정처분(行政處分)이다. 즉, 행정청(行政廳)의 권한으로 행하는 것이므로 국가 관리, 소위 제도권에서 통제되는 것을 의미한다. 결국 대체의학의 제도화나 법제화 또는 공인화의 여부는 대체의료행위를 할 수 있는 사람을 '면허'를 통해 국가가 관리하느냐의 여부이며, 대체의학 제도화는 대체의료인 양성

35) 현행 보건의료업(「보건의료기본법」 제3조 정의종항에 규정된 '보건의료인'이 행하는 모든 활동을 통칭한다)종사자의 자격에 대한 규정은「의료법」 제2조에서 의사·치과의사·한의사·조산사 및 간호사를 '의료인'으로, 「의료기사 등에 관한 법률」 제2조에서 임상병리사·방사선·물리치료사·직업치료사·치과기공사 및 치과위생사를 의료기사(「의료기사 등에 관한 법률」 제1조에 규정된 '의무기록사', '안경사'는 의사 또는 치과의사의 지도하에 진료 또는 의화학적 검사에 종사하는 자가 아니므로 제외)로, 「약사법」 제3조(약사 자격과 면허), 제4에 약사, 한의사를 '약사 및 한의사'규정하고 있다. 이 모든 자격은 면허(免許)로써 ① 해당 대학 '교육이수(「의료법」 제5조, 「의료기사 등에 관한 법률」 제4조, 「약사법」 제3조(약사 자격과 면허), 제4조(한약사 자격과 면허)에 각각 규정되어 있다)'를 응시자격조건으로 ②'국가시험' 최종 합격을 통해 발급하고 있다.

을 법으로 규정하는가의 문제로 귀결된다.

지금까지 대체의학을 누구의 주도로 어디에 편입시킬 것인가에 대해 서양의학(西洋醫學)과 한의학(韓醫學) 간에 알력다툼이 지속되어 왔다. 우리나라 보건의료체계의 특성은 전통의학(傳統醫學)에 근간을 둔 한방의료체계와 1876년 문호개방 이래 근대 서양의학의 도입에 따라 발전해 온 서양의료체계가 '갈등적 공존'의 존재양식으로 구축되어 왔다. 대체의학의 제도권 흡수의 주체에 있어서도 서양의학에서는 의학의 한 분과(分科)로써 예방의학과, 가정의학과, 재활의학과 등의 영역을 중심으로 발전하는 방향을 견지하고 있으며, 한의학계에는 전세계적인 기준으로 한의학은 보완대체의학에 속하는 것이므로 그 당위성을 주장[36]해 왔다.

2.3 대체의학의 독자적인 학문성 논의

보완의학(complementary medicine) 또는 대체의학(alternative medicine) 또는 둘을 합친 보완대체의학(complementary & alternative medicine)은 제도권 의료계에서 정통의학의 기존 치료방법이 아닌 부분적인 보완 내지는 대체의학의 개념을 의미하는 용어로서 이 용어는 제도권의료의 입장에서 바라보는 시각으로 본 용어다.

제도권 밖에서는 자연치유(학) 또는 자연치료(학)이라 하여야 타당성이 있다. 자연치유는 상기의 제도권에서 사용하지 않는 새로운 치료 방식과 처방, 즉 사람을 전체를 보고 치료한다는 전인치유 사상이 있다는 의미이다. 따라서 자연치료학은 전통적 제도권의 의학술은 아니다.

36) 대체의학 도입에 따른 우리나라 의학계의 모습은 서양의학에서는 의료일원화(醫療一元化)를 한의학에서는 통합의학체계(統合醫學體系)를 구성하고 있다. 구체적으로 대한의사협회 보완대체의학특별위원회는 '우리나라는 의·한방 의료 이원화라는 특수성으로 인해 보완대체의학의 제도권 진입이 더욱 어려운 실정으로 보완대체의학이 자리잡으려면 의료 일원화가 함께 논의되어야 한다. 따라서 현대의학을 근간으로 한의학과 보완대체의학이 융합된 통합의료시스템 내에서 시행되어야 한다". 라고 주장하고 있다. 의료일원화를, 한의학계에서도 "21세기 통합의학은 최고의 치료 효과를 얻기 위해서 주류의학과 보완대체의학에서의 최선의 치료법들을 유기적으로 활용하는 것으로서, 한국의료현실에서 본다면 한의학, 서양의학, 각종 CMA요법이라는 세 가지가 가지고 있는 장단점들을 유기적으로 활용하는 차세대 의학을 의미 한다"라며 통합의학체계를 주장하고 있다.

국내 4년제 대학에서는 2005년 교육과학기술부(교육부)의 인가를 받아 대체의학과(또는 대체요법학과)를 설립, 대학원 과정 또는 개설되어 있는 곳이 많다. 교육기관으로써 학제를 갖추고 대체의학만을 연구하고 가르치는 학문의 요람이 생겨난 것은 양자구도였던 의학계가 삼자구도로 확장되었음을 의미한다. 물론 대체의학이 '의학(醫學)'이 아닌 '요법(療法)'이나, '시술법(施術法)' 등 "보건의료제도, 시술, 제조물이 과학적인 근거를 바탕으로 체계를 이루지 못하였으므로 '의학'이라고 하기에는 부족하다"라고 주장하고 있으나, 정통의학(正統醫學)의 파생분과로서가 아닌 독자적인 학문으로 연구되고 있다는 점에서는 반론의 여지가 없다.

서양의학에서는 현대의학을 근간으로 대체의학의 흡수를 주장한다. 의사의 대체의료행위가 현행 의료법에 위반되지 않을뿐더러 기존의 의료인 양성 체제를 가지고 있어 쉽게 흡수할 수 있다는 논리이다. 대체의학의 체계적인 연구개발과 안전한 대체의료서비스 수급이 제도화의 목적인 것에 비추어 설득력이 있으나, 대체의학의 대두가 기존학의 비용적 한계로 말미암은 의료접근성 저하, 의인성(義因性) 질환들의 증가, 환자들의 건강권이 경제논리로 침해되는 부작용이 이유가 되었다는 점에서 대체의학이 서양의학의 범주로 편입되어야 한다는 주장이다.

그러나 한약계가 대체의학 제도화의 중심이 될 경우, 한의학의 정체성에 관한 논란이 발생할 수 있다. 국내의 대체의학은 지금까지 체계화된 지식과 포괄적인 이론체계에 입각하여 주로 한약과 침술이라는 규범적인 한방의료서비스로 제공되고 있다. 한의학(韓醫學)은 중국의 한방(漢方)에서 비롯했으나 우리 전통의학을 접목하여 민족의학으로 발전했다. 만약 한의학이 국내에서는 서양의학과 더불어 정통의학의 지위를 요구하면 세계적인 기준으로 볼때 한의학도 보완대체의학이라는 아전인수식의 논리가 되어버린다. 따라서 한의학의 본류가 되는 중의학(中醫學, 漢醫學)의 국내 도입을 반대하면서 국제적인 기준에서 보완대체의학이라는 주장은 무리가 있다. 또한 한의학 중심으로 흡수될 경우 서양의 대체의학을 기술적으로 수용할 수 있을지의 의문과 당초 우리 한의계가 주장하던 전통의학 혹은 민족의학이라는 본연의 고유성마저 훼손될 수 있는 우려가 있다.

제2절 해외사례 분석

1. 산림치유

1.1 일본의 산림복지 정책

1) 산림욕에서 출발한 산림치유

일본에서는 1982년부터 산림욕이란 용어가 보급되기 시작했다. 당시 일본 임야청 장관인 아키야마(秋山)가 산림산책을 통한 보양을 주창한 것이 계기가 되었다. 아키야마는 당시 대중적 관심을 모았던 피톤치드(pytoncide)를 언급하며 숲속에는 이러한 살균물질이 있어서 숲속을 거닐면 감기정도는 손쉽게 치료된다고 하였다. 이렇게 1980년대에 시작된 일본의 산림욕은 많은 국민적 호응을 얻었지만 산림욕에 관한 과학적 연구결과 보다는 경험을 통해 알고 있었던 숲의 쾌적함을 바탕으로 얻어낸 호응이었다. 2000년대에 들어서자 건강증진효과를 과학적으로 밝히려는 움직임이 시작되었으며, 그 배경에는 경험보다는 근거를 중심으로 하는 의학 또는 간호학에 대한 관심이 높아짐에 따라 지금까지 경험으로만 알던 숲의 건강증진 효과를 과학적 근거를 중심으로 하여 밝히고자 하는 다양한 연구가 진행되었다.

산림치유는 산림욕과 다를 것이 없이 인간이 숲 환경에 몸을 담금으로써 몸과 마음을 건강하게 하는 행위이지만 산림욕과의 큰 차이는 산림욕이 보다 더 경험중심으로 숲의 건강증진효과를 논하는 것에 반하여, 산림치유는 과학적 근거를 바탕으로 숲의 건강증진효과를 설명한다는 점이다.

2) 산학연 그리고 정부참여의 산림치유 프로젝트

일본정부는 산림치유를 널리 알리고 산림치유를 통해 산촌진흥을 꾀하기 위해 2004년부터 연구원 및 기관, 일본 임야청, 산림관련 단체 등이 산림치유 추진위원회를 구성하여 각 지역의 주요 산림을 대상으로 생리, 지리·물리적환경에 관한 연구를 시작했으며 이는 그 지역의 숲을 ‘산림치유기지’로 인증하는 것이 주된 목적이었다.

산림치유연구회는 특별기업회원을 중심으로 숲의 치유효과를 이용한 상품을 개발하고 산림치유 보급을 위한 심포지엄, 강습회의 개최, 출판물 제작을 담당하였고, 연구기관인 치바대학과 삼림종합연구소는 산림치유 기지의 후보지를 대상으로 인증시험을 실시하여 산림치유 기지 인증에 기초자료를 제공하였으며, 임야청은 각각의 기관에 대한 조언과 조절 역할을 담당하였다.

일본에서는 2008년까지 31개의 산림치유 기지와 4개의 산림치유 로드가 인증되었다. 일본의 산림치유는 건강증진을 목적으로 하는 휴양활동의 하나로서 자리잡아가고 있는데, 가장 큰 특징은 산학연과 정부가 참여하고 있는 산림치유연구회의 산림치유 기지 인증 프로젝트를 통하여 산림치유를 적극적으로 추진해 나간다는 것이다.

산림치유 프로젝트에 참여하고 있는 참여주체들은 각각의 뚜렷한 목표를 설정하여 그 목표를 위해 노력하고 있으며, 연구를 담당하고 있는 대학과 연구소는 근거중심학(EBM)의 관점에서 산림치유를 연구하기 위하여 인간의 생리신호 측정을 통한 과학적 데이터 축적과 그 결과를 논문으로 출판하고, 일반인을 대상으로 하는 공개 심포지움의 개최, 각 관련 서적 출판, 그리고 연구결과를 통한 언론 홍보에 노력하고 있다.

한편 각 기업은 숲의 향기를 담은 방향제와 음료수 등과 같은 산림치유 용품 등을 생산한다. 그리고 일본정부는 숲 환경을 건강증진에 장소로 활용하여 의료비 지출을 줄이고 산촌을 방문하는 관광객의 증가를 통한 산촌 활성화를 꾀하고 있다.

일본에서는 숲과 산촌을 이용한 휴양활동이 주로 산촌체험 산촌관광 등의 형태로 휴양활동의 주를 이루었지만 점차 그 패턴이 건강 증진을 위한 산림치유로 변해감에 따라 산림치유 기지 프로젝트에 관한 지방정부의 관심은 매우 높다.

3) 산림치유 기지(로드)

현재 일본의 산림치유 포털에서는 각각의 산림치유 기지와 로드에 대한 여러 가지 정보를 제공하고 있으며, 각각의 산림치유 기지(로드)를 홍보하고 각 지역을 방문하고자 하는 방문객이 방문지를 선택하는데 이용할 수 있도록 설계하고 있다.

이 정보는 산림치유 기지(로드)의 특징을 입지 조건과 주변의 환경조건(시설조건, 운영프로그램, 지역의 자연자원)그리고 기타로 나누어 제공되고 있다.

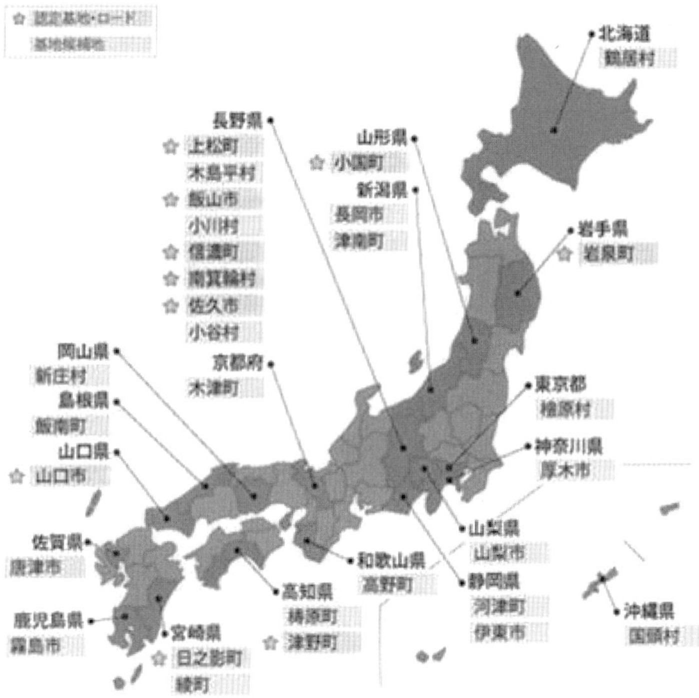

〈그림 Ⅲ-2-10〉 일본의 산림치유 기지와 산림치유 로드의 위치도

일본 NPO법인인 산림세라피소사이어티(forest therapy societ)는 2009년 설립되어 산림세라피스트(forest therapist) 자격자 육성, 숲 정비 등 실천적인 산림세라피(forest therapy) 활동을 지원하고 있다. 이 단체는 삼림욕의 효과를 의학적·과학적 관점에서 입증해 일본 전역에 삼림욕기지(거점)를 지정하고 있다. 현재 인증을 받은 기지는 전국 53곳에 달한다. 이 단체에서 발급하는 자격증은 산림세라피가이드(forest therapy guide)와 산림세라피스트(forest therapist) 두 종류로 약 1,000여명이 자격증을 취득했다. 종사자 수는 300명 정도로 추산되며, 임상심리사, 정신보건사회복지사 등 의료, 심리 관련 자격증을 소지한 기존 종사자들이나 은퇴 후 제2의

인생을 설계하는 고령자들이 주로 자격증을 취득하고 있다.

4) 오쿠타마마치 산림치유정책(박범진·이준우, 2010)

오쿠타마마치는 도쿄의 수림원 지역이며 일본에서 거목이 가장 많은 지역으로 선정될 만큼 자연환경이 뛰어나다. 이러한 이유로 연간 140만 명의 관광객이 방문하고 있다.

오쿠타마마치 산림치유 정책의 목표는 ① 마을주민의 건강유지, 건강증진 그리고 예방을 통하여 장수마을 만들기, ② 도시민의 건강유지, 건강증진, 그리고 예방에 기여하기, ③ 관광객 늘리기, ④ 관광객의 방문형태를 당일형에서 숙박형으로 바꾸기, ⑤ 지역경제 활성화에 기여하기

오쿠타마마치의 산림치유정책은 다음과 같은 특징을 가진다. ① 대학 및 연구기관과의 연계활동: 치바대학, 산림총합연구소 등의 연구기관과의 연계를 통하여 시설의 설계 및 세라피스트 교육 등의 활동을 하고 있다. ② 행정기관과 지역주민 연계의 체계적 조직 : 행정기관과 지역주민의 연계 조직으로 추진위원회 산하에 실행위원회와 5개의 전문부회(보건 및 의료부회, 숙박부회, 산림치유가이드부회, 지역산 식품재료부회, 세라피로드정비부회)를 개설하여 오쿠타마마치의 산림치유를 추진하고 있다. 추진위원회와 실행위원회 그리고 세라피로드 정비부회는 행정기관인 오쿠타마마치가 담당하고 있으며, 보건 및 의료부회, 숙박부회, 산림치유가이드부회, 지역산 식품재료부회는 오쿠타마마치에서 각 분야에 종사하고 있는 지역 주민이 주축이 되어 참여하고 있다. ③ 지역병원과의 연계 : 숲치유 참가 전에 지역병원에서 의사의 진료를 받을 수 있는 연계 프로그램을 개발하여 운영하고 있으며, 또한 지역병원장이 보건 및 의료부회를 담당하고 있다. ④ 산림세리피 가이드 교육 : 2008년도에 처음으로 산림세라피 가이드의 육성교육을 실시하였고 2009년도부터 산림세라피 가이드에 의한 워킹 프로그램이 가능하도록 지속적인 교육을 실시하고 있다.

1.2 독일의 산림 복지 정책

독일은 산림치유의 선진 국가로서 1800년에 시작된 기후 요법을 모태로 한 산림치유의 역사를 지니고 있다. 이후 산림 지형요법 및 자연 건강 조양법과 같은 현재의 산림 보양 및 휴양촌 형태의 다양한 산림치유 사업을 행하고 있다.

오랜 역사만큼 산림치유와 관련된 다양한 정책이 지정되어 있다. '휴양환경유지조례(1976)'를 비롯해 녹색공간 확보와 정비가 중요하다는 취지하에 비록 자기 집 정원의 나무라 할지라도 1m이상 되는 나무는 벌목을 금지하는 '수목보호조례(1978)', 베리어프리계획(휠체어나 유모차가 다니기 편하도록 방벽 없애기)과 유사한 '종합 초록회 및 경관계획(1982)' 등을 시행하고 있다. 또한 의료보험제도를 통해 2000년 당시 독일에서는 4년에 한번씩 3주일 동안 쉬는 것을 법적으로 규정하였다. 휴식은 집에서 쉬는 것이 인정되지 않기 때문에 각 개인은 의료보험회사를 통해 독일 전국에 있는 휴양지로 가야만 한다.

〈표 Ⅲ-2-6〉 바트 뵈리스호펜의 3가지 산책코스

산책코스	내용
교외 숲에 관한 정보나 크나이프 요법 코스를 안내하는 산책	휴양시설, 휴식장소 등에 대한 안내를 받고 명소나 유적지도 방문, 숲에서 길을 잃었을 때 대처법 등에 대해서도 안내
호흡·순환기 계통운동, 재활운동을 포함한 산책	호흡체조를 통해 청정한 공기로 신진대사를 높이는데 목적, 산책 중간에 '보행 수조(천연 지하수 이용)'에서 혈액순환을 돕는 걷기운동
지방산림관리청, 산림공무원의 안내에 따라 숲을 학습하는 산책	산림의 역사, 주요 수종의 판별방법, 조림 및 보육 관리방법, 병충해·기상재해, 앞으로의 산림 대책 등에 대해서 배우며 산책

바트 뵈리스호펜 시의 휴양과는 크나이프 의사연맹과 지방산림관리청과의 협력으로 3가지 산책 코스를 거리나 경사 등에 따라 난이도나 내용

이 상이하여, 질병의 종류나 대상에 맞게 선택하여 활용이 가능하도록 운영되고 있다(김세천 외, 2007).

2. 보완대체요법

2.1 미국(박종구 외, 2000)

미국은 대체의학에 대한 국민의 요구가 증대됨에 따라 미정부는 1992년 국립보건원(National Institutes of Healty, NIH) 산하에 대체의학연구소(Office of Alternative Medicine, OAM)를 설립한 후 1998년 국립보완대체의학연구소(National Center for Complementary and Alternative Medicine, NCCAM)로 확대 개편하여 중앙정부 차원(1999년, 5,000만 불 예산)에서 대체의학에 관한 연구평가, 정보교류, 교육 및 훈련을 지원해 오고 있다(NCCAM, 1999).

이런 조치는 1970년대 초 중국과 미국의 수교가 수립 후 침술이 서방세계에 소개된 이후부터 미국 내 각 주에서 의사에 대한 경쟁집단으로 성장하게 된 정골요법사, 카이로프랙틱의사나 자연요법사 등에 대한 면허 허용이 뒷받침되었다고 본다. 미국의 각 주에 따라 대체의료에 대한 법적 규제나 내용에 차이가 있으나, 1997년 이후 척주지압요법(chiropractic)에 대한 면허는 유일하게 모든 주에서 허용되고 있고, 침술(acupuncture)과 마사지요법(massage therapy)에 대한 면허도 폭넓게 허용되고 있다. 또한 Medicaid(저소득자에 대한 의료보장제도)와 Medicare(65세 이상의 노인이나 신체장애인)에서도 척주지압요법에 대한 보험급여를 제공하고 있으며, 네바다주의 모든 보험회사뿐만 아니라 뉴욕, 캘리포니아, 워싱턴, 오레곤 주의 포틀랜드 등 에서도 침술 치료에 대한 보험급여(Acupuncture Insurance Service, AIS)를 확대하였고, 대체요법(Alternative Health Insurance Service)만을 위한 보험회사도 생겨나고 있다.

미국 국립보완대체의학센터(NCCAM)는 자체연구기능보다 외부 연구기관에 대한 대체의학 관련 연구지원 및 관리를 담당하고 있는 기관이다. NCCAM의 주된 연구의 목적이 주류의학 외 다른 의료시술, 형태에서 유용한 것들의 안전성과 효과를 확인하여 주류의학시스템에 통합시키는 것이라 할 수 있다. 이러한 목적 하에 수행되거나 지원되는 주요 연구영역은 보완대체요법 치료의 기전·암·약용식물·건강 상의 불평등문제·통합의학 등으로 구분하고 있다. 일반적 연구방법은 임상시험으로 연구대상 요법이나 약초 등은 이미 충분한 예비자료가 갖추어진 것들로서 이들 데이터를 기반으로 각각 1, 2, 3상 임상시험이 여러 임상센터를 포함하여 광범위하게 수행되고 있다.

보완대체요법의 치료기전 연구와 관련해서 지원되고 있는 과제들로 대표적인 것은 '요한초(St. John's wort)의 우울증 치료효과', '상어연골의 폐암치료', '치매에 대한 은행잎의 효과', '참의 관절염 진통효과' 등이며 모두 다기관 3상 임상시험 과제들이다. 침에 대해서는 급만성 통증을 중심으로 지원이 되고 있으며, 비통증성 질환 즉 고혈압, 마약중독, 산전 후 우울증과 같은 것에 대해서도 일부 지원이 되고 있다. 또한 침의 효과를 생물학적·생화학적 방법으로 기전을 밝히기 위한 과제에 대해서도 지원할 예정이다. 아울러 치료기전 연구와 관련해서 플라시보효과(placbo effect)에 대해서도 사회심리학적·신경생리적 영향에 대해 연구하고 있다.

암은 미국인 암환자의 85% 정도가 보완대체요법을 병행한다는 측면에서 주된 관심분야로 설정되어 있다. 암과 관련해서는 환자에 도움을 주는 것과 그렇지 않은 것을 판별하기 위해 연구비가 지원되고 있는데 주요 연구대상 요법으로는 곤잘레즈요법, 상어연골요법 등이다. 또한 암환자의 치료뿐만 아니라 말기에 접어들어 치료방법이 없는 환자들에 대해 고통을 감소시키고, 투병생활의 '삶의 질'을 유지하게 하는 보완요법에도 지원이 이루어진다.

약용식물에 대한 연구에서는 앞서도 언급한 요한초, 은행잎, 외에도 인삼, 팔메토씨앗 등에 대해 안전성과 효과, 그리고 양약과의 병행사용에 대한 연구가 이루어지고 있다. 또한 식이보조제에 대한 평가와 연구가 이루어지고 있는데 대표적인 식이보조제 연구로서 유방암환자에 대한 콩 연구나, 요로감염에 대한 Cranberry의 효과연구가 있다.

외부에 대한 연구지원은 연구과제지원, 실험·개발지원, 교육과제지원, 소규모 실용화연구지원, 연구센터지원, 학술회의 지원 등으로 다양하게 지원이 이루어지고 있다. 또한 보완대체의학 관련 박사과정과 연구기관을 대상으로 연수사업 지원금을 지급하고 있다.

외부연구지원 대상 과제들은 앞서 언급한 요법들 외에도 약초요법, 침 명상, 광선치료, 카이로프랙틱, 마사지 등 다양한 요법들에 대한 효과 평가가 주를 이루고 있다(신현규·임병묵, 2002).

2.2 유럽

영국에서 1542년 'Quack's Charter'에 의해 엉터리 의사로 불리우던 전통적 시술자들(traditional healers)이 법적 인정을 받은 이후 유럽 국가에서도 매년 1/3 이상의 국민들이 비정통의료(non-orthodox care)를 이용함에 따라 보완대체의학(Complementary and Alternatice Medicine, CAM)이 1980년대부터 급부상하게 되었다. 가장 이용 빈도가 높은 국가는 프랑스, 독일, 벨지움 순이며 그 이용율이 각각 49%, 46%와 31% 수준이었다. 이중 대체의학에 대해 배타적인 정책(exclusive politics)을 펴 온 벨지움과 프랑스에서는 정골요법사와 척주지압사가 법적으로 시술을 할 수 없도록 제한되어 있고, 오직 의사와 물리치료사(physiotherapist)에게만 허용되어 있다. 약 40%의 네덜란드 의사는 동종요법을, 통증진료소에 근무하는 독일 의사의 77%는 침술을 각각 환자 진료시에 활용하고 있다. 이렇듯 유럽의 여러 국가 간 보건정책 유형에 다소 차이가 있지만 주로 동종요법과 척주지압요법 등의 시술이 선호되고 있다.

영국에는 현재 160여종의 대체의학 시술방법이 난립하고 있으나, 이 중 6종의 치료방법이 전체 이용의 3/4을 차지하고 있다. 대중적 이용 빈도가 높은 치료방법은 침술, 척추교정술, 동종요법, 한약요법(herbal medicine), 최면요법 등이 있다. 1993년에는 백만 파운드의 공공재정이 대체의학 이용에 소요되었다. 용인적 정책(tolerant politics)을 취하고 있는 영국에서는 대체요법에 대한 규제가 최소한으로 한정되어 현대의학과 동일한 법률의 적용을 받아 자유롭게 시술할 수 있다. 정골요법사협회(General Medical Council)와 동일한 양식으로 대체요법에 대한 규제를 담당하고 있다. 대체의학 교육과정이 점차 학문적으로 체계화되고 있어서 척추교정술, 정골요법, 침술 및 한방 시술자를 대학교육에 준하여 배출하고 있으며, 졸업자들에게는 이학사의 학위가 수여된다. 영국 전체 의과대학의 약 25% 및 대부분의 간호대학들이 대체의학에 관한 연수강좌나 정규과목을 개설하여 활발히 운영하고 있다.

미국과는 달리 유럽에서는 대체의학의 가능성과 한계를 과학적으로 검토 분석하여 그에 관한 공공기반의 구축과 함께 각국의 대체의학 관련 입법조항을 상호 조율하는 것을 주된 목표로 「COST Action B4」라는 범유럽 차원의 대체의학 종합연구지원사업을 운영하고 있으며, 이에는 덴마크, 헝가리, 이태리, 노르웨이, 영국, 스위스 정부 등이 참여하고 있다.

2.3 호주

호주의 Victoria주에서 발표된 보고서에 따르면 1970년부터 1986년 사이에 대체의학과 건강음식산업(health-food industry)이 급성장하여 대체의학 시술자들은 12배, 건강음식 소매점은 5배가 각각 늘어났다. 1993년도 기준 남호주(South Australia)에 거주하는 15세 이상의 성인 3,004명 중 적어도 1회 이상 대체의학 이용 경험이 있는 자는 48.5%였다. 남자(42.0%)보다는 여자(54.8%)에서 그 이용률이 더 높았다. 호주는 대체의학 영역에 연간 6.2억 정도의 호주달러가 지출된 것으로 추정되며, 호주에서도 카이로프락틱 대학이 설립되어 운영되고 있다(박종구 외, 2000).

2.4 중국

중국은 몇 천 년의 역사를 통해 질병 치료와 예방에 대한 풍부한 경험과 이론을 가지고 있으나 중국인들에게 높은 친화성을 가진 중국의학(中醫學)과 관련된 의료자원만으로는 급증하는 의료욕구를 충족할 수 없기 때문에 근대에 도입된 서양의학에 대한 허용적 정책으로 보건의료의 수급문제를 해결하고자 노력해 왔다. 중앙정부에는 서양의학을 관장하는 위생부 및 중의약을 관리하는 국무원 산하의 중의약관리국이 있으며, 지방정부에는 각 성, 자치구, 직할시, 시 등에 중의약과 서의약을 전담하는 중의약관리국과 위생부 산하 지방행정조직이 각각 구성되어 있어 보건의료행정체계가 이원화되어 있다. 또한 1950년대 이후 현재까지 어느 한쪽을 중심으로 한 결합방식이 아닌 중의(中醫)이론 위주의 중성의(中西醫) 결합치료 시행, 양의(洋醫)이론 위주의 중서의(中西醫) 결합이론 모색, 중서의(中西醫) 결합 후 형성된 새로운 이론을 바탕으로 한 중서의(中西醫) 결합병원, 종합병원과 전문병원의 서양의(西洋醫) 진료과와 연구실, 종합병원의 중의(中醫) 진료과, 중서의(中西醫) 기구 등이 다양하게 운영되고 있다.

1981년에는 "중국중서의종합잡지(中國中西醫給合雜誌)"가 창간되어 악성종양(대장암, 폐암), 협심증, 당뇨, 백혈병, 골절 등에 효과가 있는 임상약들의 개발과 전통적인 중의(中醫) 이론에 대한 많은 협력연구의 결과들이 발표되었다. 이는 서로 전혀 다른 두 의학체계가 같은 질병을 대상으로 유기적인 결합 하에 각기 고유의 장점을 발휘하고 단점을 보완해서 보다 좋은 치료와 예방효과를 내려는 목적의 통합정책(integrated politics)을 추진한 결과로 볼 수 있다.

제3절 실현을 위한 제도개선(방향 및 대안제시)

1. 산림요법과 보완대체요법

세계보건기구가 총괄한 전 세계 120여 개국의 전통의료 및 보완대체요법에 대한 현황보고에 삼림요법에 대한 설명은 없다. 따라서 '산림요법'은 독자적인 요법으로 인정받지 못했다는 사실을 알 수 있다. 그렇다고 산림자원이 지금까지 인간의 건강에 기여한 적이 없었던가 하면, 결코 그렇지 않다. 산림에서 얻는 식재(食材)나 건축물, 향료, 수자원을 소재로 한 보완대체요법은 여러 방면에 걸쳐 있다.

서구에서 이용률이 높은 요법 가운데 하나인 자연요법은 산림을 포함한 자연환경과 생태계를 치료에 이용한 요법으로, '자연요법'은 가장 오래되고 매우 간단한 치료법으로 인간의 생명력을 높여 자연치유력을 끌어내는 요법이다. 치료방법을 살펴보면 자연식품을 먹고, 건강한 생활습관을 유지하고, 건강에 해를 끼치지 않는 주거환경과 자연스러운 생태계에 둘러싸여 생활하는 삶 등이다. 질병 예방의 관점에서는 상식으로 통하는 것들뿐이다. 하지만 '자연요법'을 엄격한 자기관리에 따라 실천하는 일은 그리 쉬운 일이 아니다. 치료목적으로 실행할 때는 적절한 프로그램을 짠 다음에 적용해야 하고, '자연'이라고 보기 어려운 다양한 치료적 개입이 필요하다. 그리고 나라나 지역마다 개입하는 방법에도 차이가 있어 제각기 다른 '자연요법'이 생겨난다.

유럽은 자연요법의 역사가 히포크라테스의 '신체의 회복력(vismedicatrix naturae, 생명력)'이란 말이 공통의 초석이 되기 전부터 이미 자연요법은 치료체계[37]로서 인정받았다. 독일에서는 그 이후 자연요법과 현대서양의학의 협력이 진전되었고, 1960년대에 이르면 자연요법사 1만 2500명 중 1만여 명이 의사였다. 게다가 현재 독일에서 자연요법은 의과대학의 필수과목이며, 의사 국가고시의 출제과목이기도 하다. 즉 독일에서는 일반의학 속에 자연요법이 포함돼 있다. 하지만 자연요법에 관한 연구는 미미해서 100년이나 되는 기간 동안 자연요법의 체계나 치료법의 대다수는 본질적으로 전혀 변하지 않았다.

유럽의 자연요법을 대표하는 구체적인 치료법은 물요법[38]이다. 물요법시설은 광물자원의 산지나 건강에 좋은 온천수나 냉수가 샘솟는 곳, 흔히 스파(spa)라 불리는 장소에 세운다. 독일에서는 광천수가 솟아나는 장소를 뜻하는 '바트'로 시작하는 이름을 가진 땅이 바로 이 스파에 해당한다. 물요법에는 다양한 탕약을 집어넣은 족욕탕이나 완탕(腕湯)[39], 좌욕, 한증탕, 사우나, 습포나 머드팩이 포함된다. 베네딕트 루스트(Benedict Lust)는 물요법에 적당한 운동과 신선한 공기의 효용을 결합시켰다. 그는 아침 일찍 이슬을 맞으면서 맨발로 5~10분 정도 숲이나 초지에서 산책하는 것을 최소한의 요법으로 삼았다. 영국의 처칠, 미국의 루스벨트도 이 요법의 지지자였다. 1980년대 초에는 독일 전국 250개 시설의 광천수가 솟아나는

37) 많은 분야들로 나뉘어 있었지만 19세기 초부터 광천수가 솟아나는 산림지역 내 치료소에서 수치료법(水治療法, hydropathy)과 운동요법을 중심으로 행하는 현재의 자연요법으로 정립되었다.

38) 물요법(hydrotherapy) 물을 이용하여 각종 질병을 다스려 낫게 하는 일. 물요법은 수치료법과 같은 뜻으로 쓰인다.

39) 팔을 물에 담그는 목욕법

숲속 보양지[40]에서 50만에 육박하는 독일인이 자연요법을 실시했다.

미국이나 캐나다의 자연요법에서 산림욕이 차지하는 비율은 독일의 자연요법과 견주면 그다지 높지 않다. 미국의사협회(American Medical Association)가 미국 내 민간요법에 대한 올바른 판단을 돕기 위해 펴낸 입문서에서는 다음과 같이 설명하고 있다. 자연요법의 원형은 1895년 존 쉴(John H. Scheel)에 의해 시작되었다. 진료소와 온천의 요양소에 환자를 머무르게 하면서 자연식이나 단식, 허브와 마사지 등으로 생명력을 증폭시켜서 병을 이겨낼 수 있는 자연회복력을 꾀하는 요법이다. 단독의 구체적인 요법을 뜻하지는 않고 오히려 자연적인 치료 전반을 의미한다. '자연에 존재하는 물이나 공기, 태양 등의 에너지를 이용해서 사람의 자연치유력을 간접적으로 높이기 위한 케어를 중심으로 한 치료법의 총칭' 이라고 나와 있다. 현재 북미의 자연요법은, 1902년 'naturopathy'라는 단어의 권리를 사들인 베네딕트 루스트가 새롭게 창설하고 보급한 방법이다. 독일에서 발전한 자연요법이 북미로 건너오면서 산림욕이나 공기욕을 치료수단의 극히 일부로 삼는 쪽으로 바뀐 듯하다.

미국의사협회의 입문서는 보완대체요법 이용이 늘어난 1993년에 발행되었다. 당시 이미 합법적으로 의료 활동에 종사할 수 있는 미국 자연요법사협회(Americal Association of Naturopathic Physicians : AANP) 회원이 미국 전체에 약 400명이었다. 하지만 자연요법사가 행하는 치료에는 비과학적인 면도 있기 때문에 공식적인 인가를 내줄 필요가 없다는 비판도 소개돼 있다. 유럽의 높은 평가와 달리 북미에서는 자연요법에 분명한 선을 긋고 있다. 최근 자연요법사협회에 따르면, 자연요법은 질병치료와 예방을 위한 일차보건의료(primary health care)에 속하는 개별 체계로 정의한다. 그 기법은 현대서양의학이나 전통의료, 과학적인 것에서부터 경험칙(經驗則)을 따르는 것까지 다방면에 걸쳐 있다. 자연요법사의 학습 과정에는 영양학, 물요법, 장세척법, 물요리법, 수기요법, 식물학 등이 포함되며, 이 중에는 침구나 중국의학, 아유르베다의 지식을 배우는 사람도 있다. 현재 북미에는 주(州)의 시험 응시자격을 얻을 수 있는 자연요법사 양성과정이 설치된 대학이나 단과대

40) 건강을 증진하기 위한 목적으로 마련된 지역 또는 시설

학이 있으며, 이미 미국에 약 1,300여 명, 캐나다에 500여 명의 자격보유자가 있지만 무자격 시술자의 수는 확실치 않다.

자연요법사를 찾는 미국인 환자는 70% 이상이 여성이며, 95% 이상이 백인이며, 연령으로는 34~64세가 60% 안팎이다. 약물요법, 비타민, 미네랄, 다이어트 등이 주된 치료 내용이며, 시술을 행한 시설이나 장소는 확인할 수 없었다.

일본 보안대체요법 분야에서 자연요법이 조사대상이 된 적은 지금까지는 없다. 인지도가 매우 낮기 때문이다. 하지만 서양에서처럼 자연요법사의 지도에 따라 전문시설에 머무르면서 체계적인 치료와 보험 적용을 받을 수 있는 것은 아니다. 또 온천욕이나 단식은 보완대체요법으로서 질병치료를 목적으로 실시하기도 하지만, 심신이완이나 스트레스 해소 같은 심리적 효과를 얻기 위해서나 단순히 생활습관의 변화를 위해서 행하기도 한다. 그 때문에 '치유'효과의 근거에 대한 논의는 지금까지 거의 없었다.

한편 스트레스가 많은 현대사회에서 자연요법 및 보안대체요법의 치유효과에 기대가 쏠리면서 의료자원으로 평가하기보다는 시설이 좋은 관광지에만 집착하는 경향이 강했다. 산림욕도 이 점에서는 마찬가지여서 치유나 의료자원으로서는 지금까지 거의 논의하지 않았다. 산림욕의 치유효과에 대해서는 여러 번 언급했지만, 아직까지 그에 대한 논의가 없는 점은 보완대체요법의 측면에서 관심이 부족했다고밖에 말할 수 없다. 그러나 최근 이러한 시도가 이루어지고 있다. 따라서 보완대체요법을 시행할 때, 실제 몸으로 효과를 느낄 수 있는 요법이 어떤 것이 있는지에 대한 관심을 높이고, '어디에 어떤 효과가 있는지' 효능을 확실하게 밝힐 필요가 있다. 보완대체요법은 급격한 변화를 맞았고, 현재 기존 의학과 보완대체요법을 연결한 통합의학(統合醫學)으로 나아가기 위한 시도가 진행 중이다. 이 같은 흐름은 기존 의학에 새로운 변화가 생길 가능성을 시사한다. 동시에 다양한 요법의 집합체에 불과했던 보완대체요법을 의학적 관점에서 재편하여 새로운 근거에 기반한 치료자원으로 재구성하려는 시도가 필요하겠다.

2. 대체의학

2.1 독립된 대체의학 도입 주체의 필요성

서양의학과 한의학이 대체의학의 도입을 위해 일정부분 그 역할을 해오고 있음은 자명하다. 하지만 어느 한 쪽의 의도와 이해에 의해 대체의학을 제도화한다면 여러 문제점들을 피할 수 없는 것도 사실이다. 따라서 현재 대체의학의 도입취지에 맞게 교육과정과 실습과정을 운영하는 대체의학을 중심으로 독립된 영역으로 대체의학 주체를 구분할 필요가 있다. 현재 많은 한의원이나 양의원에서 간호사와 간호조무가의 대체의료서비스 제공은 공공연한 사실이다. 그런 행위들이 법적영역의 경계가 모호함을 핑계로 일반현상으로 고착되는 것은 자칫 대체의학을 양성화시키지 못하고 음성적인 의료행위로 일반화 될 수 있는 우려를 낳는다. 또한 대체의학과 졸업생들이 체계화된 교육과정과 실습과정을 통해 사회로 배출되더라도 실제 이들이 대체의료행위를 할 때 법적인 제약을 받음은 물론이고, 그로 인해 직업선택의 자유 역시 현실적으로 침해되고 있다.

이와 관련하여 "대학에서 대체의료관련 학과가 개설되어 운영되고 있지만, 국내의 교육은 아직도 대부분 학원이나 민간단체 또는 민간협회를 중심으로 교육이 이루어지고 있다. 정규교육과정 이외의 건강교육관련 기관이나 시술소가 난무하고 있음에도 이에 관련한 교육수준이나 기능 활동들이 아무런 표준절차 없이 이루어진다는 사실 또한 관련 법제화의 노력이나 이후 전문가 양성에 가장 커다란 걸림돌로 지적되고 있다. 그 결과 교육의 통일된 내용이 없으며, 각 단체들마다 자격증이나 수료증을 배포하여 이익을 추구함으로써 서로의 자격시비가 일삼아지고 있는 것은 고스란히 대체의학을 공부하는 교육대상자의 피해로 이어질 수 있다. 따라서 이미 설립된 4년제 대학의 대체의학과를 중심으로 법제화가 추진되어야 한다는 것이다. 물론 현재 대학의 대체의학 교육내용이 앞으로의 제도화에 적합하다는 것은 아니다. 대체의학과가 대체의학을 학문적으로 더욱 발전시키고, 대체의학 도입의 현실적이고 실질적인 문제점들을 해결해 나가는 주체가 되어야 한다는 것이다(강경수, 2013).

2.2 대체의료행위가 법으로 보호 받기 위한 선결요건

대체의료행위가 법적으로 보호받기 위해서는 대체의료행위를 할 수 있는 즉, '자격'을 갖추기 위해서는 ① 체계적인 의학상 전문지식 습득, ② 사회통념상 일반 공중을 대상으로 한 생명, 신체의 안정성, ③ 보건위생상의 낮은 위해성, ④ 상당기간 임상실습 이후의 국가적 검증 이라는 선결문제가 해결되어야 한다.

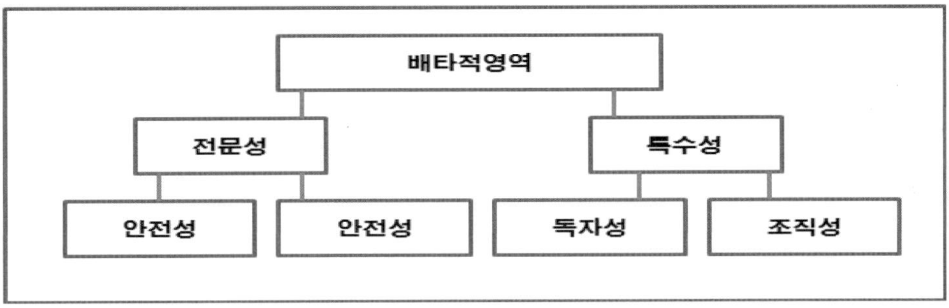

〈그림 Ⅲ-2-11〉 배타적 영역을 인정하기 위한 요건

2.3 대체의학의 제도화 기준(제시)

제도화되어야 할 대체의학은 다음과 같은 요건을 충족해야 할 것이다. 첫째로 안정성이다. 전 세계적으로 과학적인 검증절차를 충분히 거친 것이어야 하며, 외국에서도 실제 자격을 부여하고 행하여지고 있는 것, 인체에 대한 침습행위가 중하여 생명의 위험 또는 증상 해까지 초래하지 않는 것이어야 한다.

둘째로는 치료목적이 분명하여 오남용할 여지가 적은 것, 치료효과가 인체의 생리적 반응 결과로 검증 가능한 것, 한국인의 건강관과 부합하는 것이어야 한다.

셋째로는 전문성으로 기존의 다른 의료분야와 배타되는 영역을 확보할 수 있어야 하며, 대학에서 일정시간 이상 전문적으로 교육 및 학습이 가능해야 한다.

네 번째로는 보충성(보완성)이 있어야 한다. 즉, 기존의학과 상호 대비됨이 없이 상호보완적인 역할의 것이어야 하며, 기존의 의학 시스템에 서로 상충하는 치료법일 경우 별도의 지침 규정이 있어야 한다.

다섯째로는 경제성으로 국민보건증진에 끼치는 순이익에 상응하거나 또는 저렴

해야 한다. 즉, 지나친 의료기기의 사용으로 의료접근성이 낮지 않아야 한다.

우리나라 대체의학 교육이 북미주, 유럽 등에 비해 국내에서 인정을 받고 있지 못하는 점은 ① 기초 의과학 교육이 미비 내지 부족한 상태이다. 이는 그 만큼 과학적 접근에 대한 인식이 부족한 상태로 교육이 시작되었다는 것과 학문적 발전에 지장을 초래할 수 있다는 것을 의미한다. ② 기술적 테크닉과 경험에 의존한 실기의 습득에 치중한 시간 배정을 보이고 있다. 이는 이론과 원리에 근거한 다양한 응용법이 나오지 못하고 고답적 내지 폐쇄적이고 일률적인 전수차원의 교육에 집착하고 있음을 의미한다. ③ 공통적이고 표준화된 교과목 배정이라기보다는 편파적이고 부분적인 교과목으로 구성되어 있다. 이는 교육의 질을 향상시키는데 제한점으로 작용하며 경쟁력 있는 교육이 이루어지지 못하고 있음을 의미한다. ④ 자격을 갖춘 대체의학 전문 교수의 부족으로 절대적으로 교육적인 약점을 가지고 있으며 국내·외의 전문 교수의 교류와 소통, 그리고 네트워크가 부족한 상태이다. 이는 글로벌화 된 경쟁력 있는 교육이라기보다는 고립적이고 지엽적인 차원의 교육으로 전락하여 발전의 저해 요인으로 작용한다는 것을 의미한다. ⑤ R&D차원의 전문 연구소와 학제 간의 교류를 통한 발전적 통합 계획이 수립되지 않은 상태이다. 이는 지속적인 연구의 필요성을 느끼지 못하고 있으며 여러 전분야(multidisciplinary)에 걸친 접근성이 결여되어 있는 것과 의료 다문화 특성이 부족하다는 것을 의미한다. ⑥ 완전한 대체의학 학제 시스템이라기보다는 부분적인 전공으로서 존재하는 현상을 보이고 있다. 교육적 측면에서 일시적 트랜드에 의해 만들어진 시스템으로 여겨질 수 있다.

2.4 국내 보완대체의학 개선방안 제시

보완의학에 대한 수요가 전 세계적으로 급증하고 있으나 대부분의 보완의학은 치료나 효과나 안정성이 과학적으로 검증되지 않았다. 그럼에도 불구하고 보완의학이 현대의학을 대체할 수 있는 것처럼 과대 홍보되는 경향도 나타나 검증되지 못한 많은 보완의학들이 환자에게 적용되고 있어 경제적 손실, 생명의 위험 등 많은 문제들이 노출되고 있다. 또한 보완의학이란 환자의 치료(curing)보다는 현대의학적 치료로서 만족되지 않은 영역(정신적, 심적, 사회적, 영적)에서 환자의 치유(healing)를 도와주는 문자 그대로 현대의학을 보완하는 역할을 하는 것임에도 불구하고 일부 비의료인들에 의해 일차적인 치료로서 소개되어 현대의학적 치료를 지연시켜 부작용이 발생하는 경우가 있다.

보완대체의학적 치료 방법을 환자에 적용하기 전에 고려해야 할 점은 우선적으로 보완대체의학적 치료 대상이 되는 환자를 선별하는 것이다. 즉 정통의학적 병력 청취, 이학적 검사 등을 통한 진단과정을 실행한 후 ① 생명에 위험한 질환을 가진 환자, ② 정통의학에서 확실하고 효과적인 치료 방법이 있는 환자는 제외되며, ③ 효과적인 정통의학적 치료가 없는 환자, ④ 정통의학적 치료를 거부하는 환자, ⑤ 정통의학과 보완대체의학의 통합적 접근을 통해 시너지 효과가 있는 환자에서 보완대체의학적 치료의 대상이 되면, 특정한 보완대체의학의 안전성(safety), 유효성(effectiveness), 유용성(availability), 윤리성(ethics), 비용(cost) 등을 고려한 후에 치료에 적용해야 한다(이성재, 2004).

이와 함께 교육부문에서는 기초 의과학 시간 배정을 늘려 의료의 오류와 폐해를 줄일 수 있을 뿐만 아니라 응용력을 높여 발전적인 학문으로 거듭날 수 있다. 기술적 훈련은 인턴쉽과 레지던트쉽 제도(preceptorship)를 통해 강화해야 하며 2년 이상의 임상 경험을 위한 심화교육과 현장 실습이 이루어져야 한다. 그리고 4년제 학부과정과 대학원 과정을 완벽하게 갖출 수 있는 교육 시스템이 필요하며 연관된 정통 보건계열과의 병렬적 배치가 요구된다. 간호사, 직업치료사, 물리치료사, 방사선사 교육과정과 이웃하여 이에 상응하는 이론 및 실습 훈련이 필요하다. 이와 함께 선진 대체의학 교육 체계에 준한 표준화된 커리큘럼의 확보와 이에 필요한 전문 교수진이 필요하다. 기초 의과학 교육에서부터 임상 훈련에 이르기까지 일관성 있는 교과과정이 필수적이며 이를 위한 의사 수준의 교수진 그리고 국제적인 네트워킹을 통한 긴밀한 교류가 필요하다. 그리고 연구개발 분야에서 명실상부한 대체의학연구소 설립과 연구 실적이 이루어져야 하며, 대체의료의 과학적 근거와 효능 입증, 그리고 관련제품의 개발 및 검증이 체계적으로 확립되어야 한다. 요법적 연구뿐만 아니라 기능성 식품, 영양학적 분석, 생활 습관과 라이프스타일 개선 치료법 등에 대한 연구가 다각도로 이루어져야 한다. 마지막으로 전문적인 교과과정을 갖춘 최소한 4년제의 대체의학 대학과 대학원 과정으로 존재하여 학문적인 기초와 임상 훈련과정이 개설되어야 한다.

2.5 보건교육

세계 각국의 보건교육 전문 인력은 다음과 같다.

1) 미국

미국은 보건교육사가 보건교육 전문가로서 관련기관에 배치되어 활용되고 있다. 미국의 경우 보건교육사는 크게 CHES(Certified Health Education Specialist)와 Health educator로 분류하고 있으며, 보건교육사(Health educator)는 대상자의 건강증진을 도모하기 위한 활동을 기획·수행·평가하는 전문 인력으로서 업무의 특성에 따라 지역 보건교육사(public or community health educator), 학교보건교육사(school health educator, health education teacher), 사업장 보건교육사(business and industry health educator) 등으로 명칭이 다양하게 불리고 있다. 군 보건소 조직에 보건교육사가 임명되어 보건교육에 대한 전반적인 계획을 수립하고 관내에서 보건요원들이 원활한 보건교육을 수행하고 평가할 수 있도록 지도하며 도와주고 있다.

2) 일본

일본의 보건교육사는 건강교육의 실천과 그 평가를 행하는 실천건강교육사와 실천건강교육사를 양성 지도하는 전문건강교육사로 구분하고 있으며, 자격취득조건은 소정의 연수를 받고 특정 비영리조직(NPO: Non Profit Organization)법인으로 발족된 "일본건강교육사양성기구"(2003년 9월)의 인정위원회가 시행하는 시험에 합격해야 한다.

3) 세계보건기구(WHO)

1948년 제네바 본부에 보건교육부서를 설치하고 보건교육사가 수명(5-6)이 배치되어 활동하고 있다. WHO 6개 지역 각 사무소에서도 1-2명의 보건교육사(CHES)를 임용배치하고 있으며 이들은 주로 미국의 보건대학원 출신으로 보건교육사 자격을 획득한 자이다.

4) 스코틀랜드

평균수명의 연장과 건강증진, 건강생활습관 유도, 보건서비스 질 향상 등의 건강증진사업 목표를 추구하기 위해 교육된 보건교육전문가(보건교육사)를 활용하고 있다.

5) 싱가포르

건강한 생활습관 유도, 지역사회참여 및 협동강화를 위해 보건교육과에 교육을 이수할 보건교육 전문인력(보건교육사)을 배치활용하고 있다.

6) 말레이시아

보건부의 공중보건원에 2년의 보건교육 전문과정이 있어 보건직 공무원을 위한 전문보건교육인력을 배출하여 활용하고 있다.

7) 필리핀

전국시·군 보건과에 보건교육사들을 배치하여 활용한다.

8) 기타

벨기에, 서독, 네덜란드, 아일랜드 등에도 보건교육 전담자를 교육·훈련시켜 모든 보건사업 분야에서 활용하고 있다.

제3장 사회적 감성휴먼케어 실천

제1절 에코투어리즘과 산림환경교육

현대사회에서는 일상생활 속에서 산림과 관계되거나 목재의 이용 등에 대해 체험하거나 배울 기회가 갈수록 적어지고 있다. 이 때문에 산림이 보유한 다양하고 입체적인 기능과 임업과 목재 이용의 의의 등에 대한 이해와 관심을 높이기 위한 산림 환경교육이 점차 중요해지고 있으며 이는 곧 산림환경교육을 통해 산림과 환경에 대해 좀 더 깊이 이해할 수 있기 때문이다.

이렇게 환경의식이 높아지면서 에코투어리즘(eco-tourism, 생태관광)에 사회적 관심이 급속도록 높아지고 있다. 에코투어리즘이란 여행자가 가이드의 안내나 조언을 받아 자연관광자원의 보호에 힘써가며 자연보호를 의식하면서 자연을 배우고 알아가는 활동을 가리킨다.

자연관광자원이란 동식물의 서식지 등의 자연환경 외에도 자연과 밀접하게 연관된 풍속처럼 문화생활과 관련된 요소까지 포함된 개념인데, 1982년 IUCN(국제자연보호연맹)이 '제3회 세계국립공원회의'에서 처음 다뤘다고 한다. 이후 지속 가능한 관광으로서 확대된 에코투어리즘은 UN이 2002년을 에코투어리즘의 해로 선포한 것을 계기로 국제적으로 정착되었다.

일본에서는 2007년 에코투어리즘 추진법을 제정했다. 이 법률은 지역 내 에코투어리즘 활동에 관한 종합적인 틀을 정해 놓았으며 자연환경을 보전하여 후세에 물려줄 것과 국민의 건강하고 문화적인 생활을 실현해 나갈 것을 목적으로 한다. 즉, 자연환경을 보전하면서 관광 및 지역 발전을 추진하고, 환경 교육의 장으로서 자연환경을 활용하려는 데 그 목적이 있다.

또한 농산어촌지역에서 자연이나 문화, 그 토지에 사는 사람들과의 교류를 즐기려는 체제형 여가활동을 그린투어리즘(green tourism)이라고 한다.

이같이 삼림욕 같은 산림공간 활용이 진행되면서 산림이 인간의 심신에 미치는 이완 효과에 대한 관심이 고조되고 있다. 그 때문에 산림이 지닌 치유 효과에 주목한 '산림치유 기지' 활동 등도 활발히 진행 중이다. 따라서 이 같은 산림치유 효과를 산림환경교육 과정에 도입하는 작업 역시 갈수록 중요해질 것이다.

앞으로 산림을 자연과 만나는 장(場)으로 충실히 활용하려면, 안정되고 쾌적한 이용도 중요하지만 동시에 과도한 이용에 따른 식생 및 서식지 파괴와 같은 문제가 일어나지 않도록 적절한 이용한도를 정해서 엄격하게 규제하는 활동 역시 필요하다. 이 같은 산림의 다면적 기능이나 치유 효과, 이용의 적정선 등에 대해서 지도하는 역할을 담당할 인력이 아직 많이 부족한 실정이므로 하루 빨리 교육된 인재를 배출해야 할 필요성이 있다(히라노 히데키외, 2013).

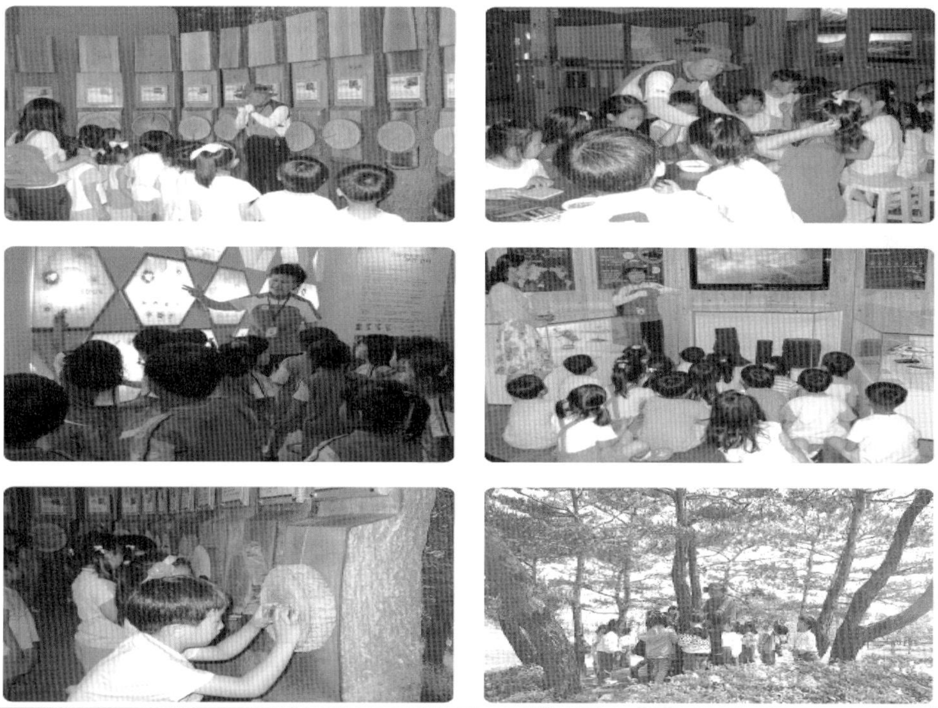

〈그림 Ⅲ-3-1〉 다양한 숲체험 활동을 통한 산림환경교육과 체험

제2절 국내·외 실천사례(제천시, 2013)

1. 국내 산림치유 사례

1.1 국립백두대간산림치유단지

국립백두대간산림치유단지는 경북 영주와 예천지역의 소백산자락에 위치하며, 부지면적 2,889ha(중점시설지구 152ha)으로 2016년 상반기에 개원할 예정이다.

주요기능은 산림치유 체험, 연구개발, 교육 등을 기능적·물리적으로 통합하여 기초연구에서 응용·산업화까지를 연계하는 거점을 조성한다. 또한 백두대간의 풍부한 산림자원을 활용하여 국민의 보건의학적 수요와 산림휴양·치유 수요를 충족시킬 것이다.

주요시설로는 건강증진센터, 수치유센터, 산림치유마을, 치유숲길, 연구센터 등이 조성된다. 여의도공원의 7배 면적으로 조성되는 중심시설지구(152ha)에는 전시, 치유, 연구기능의 복합시설로서 치유프로그램 이용자의 현재 상태를 검진·치유하는 건강증진센터와 물을 통한 심신의 치유 효과를 목적으로 굽이쳐 흐르는 수계와 자연치유기능을 극대화한 수치유센터, 장·단기 체류 요양시설인 산림치유마을이 있으며, 또한 산림지구에 조성되는 숲길을 무장애 시설로 조성되고 소백산 국립공원, 묘적봉, 천부산 권역으로 연결되어 50km에 달하여 안전하고 편안하게 산림치유를 체험할 수 있도록 하였다.

국립백두대간산림치유단지는 산림치유 효과가 극대화될 수 있도록 친환경·친자연적으로 조성되어 무장애 시설과 신재생에너지 사용, 전기버스, 전기카트를 운행하여 무공해로 운영될 예정이며, 지역 주민과 상생하고 안정적인 일자리 창출과 주변의 관광문화와 연계한 프로그램 개발 등으로 백두대간 낙후지역의 새로운 저탄소녹색성장의 롤 모델이 될 것으로 기대하고 있다.

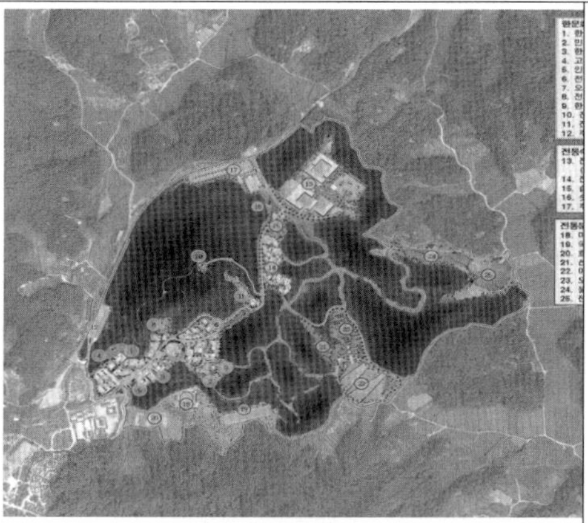

국립백두대간 한문화테마타크 시설위치도

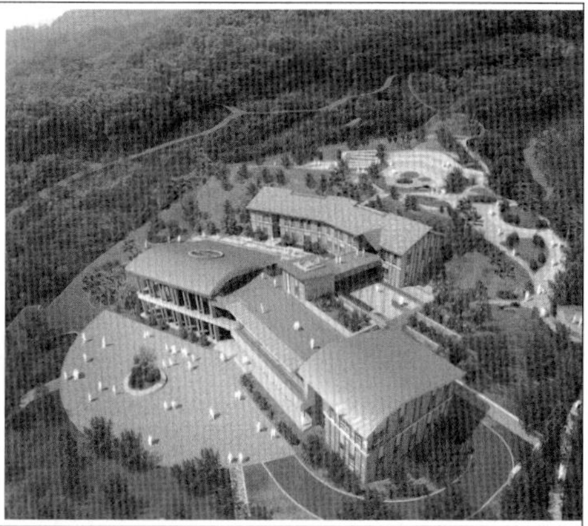

국립백두대간 세라피단지 조감도

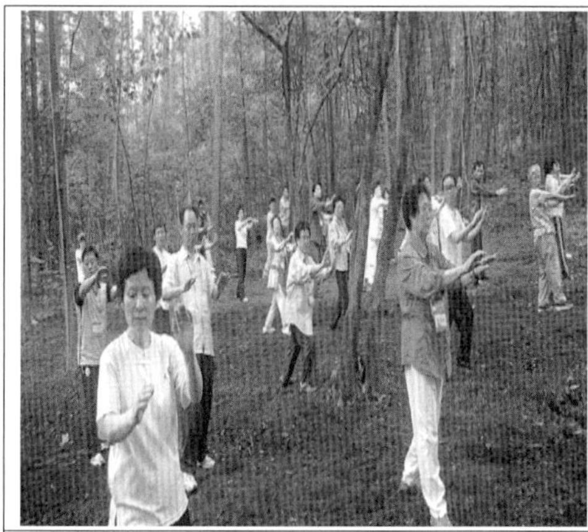

산림욕 장면

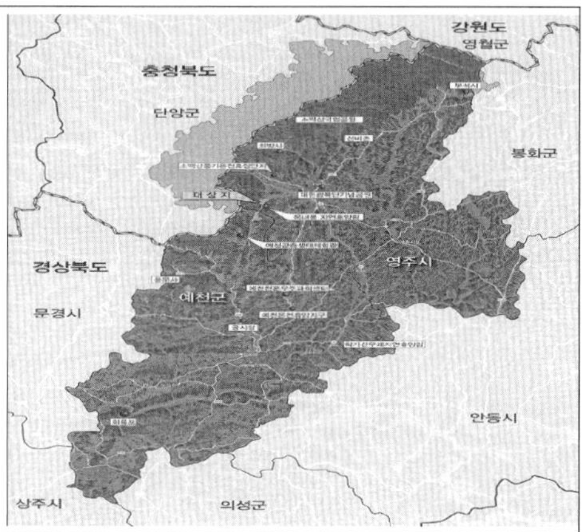

국립백두대간 세라피단지 위치 및 시설

〈그림 Ⅲ-3-2〉 **국립백두대간산림치유단지**

1.2 힐리언스 선(仙)마을

힐리언스 선(仙)마을은 정신과 의사인 이시형 박사 주도 하에 강원도 홍천군에 선마을을 건립하여 질병의 예방에 필요한 생활습관 개선 프로그램을 전 국민에게 전파하는 것이 주목이다.

위치는 강원도 홍천군 서면 중방대리 7번지로 약 893,000㎡의 면적을 보유하고 있으며 주요 시설로는 춘하재(식당, 로비, 촌장님실, 강의실), 추동재(소강의장, 로비, 휘트니스룸, 스파, 스트레스존), 객실(롯지, 캐빈), 트래킹코스를 구비하고 있다(http://www.healience.co.kr).

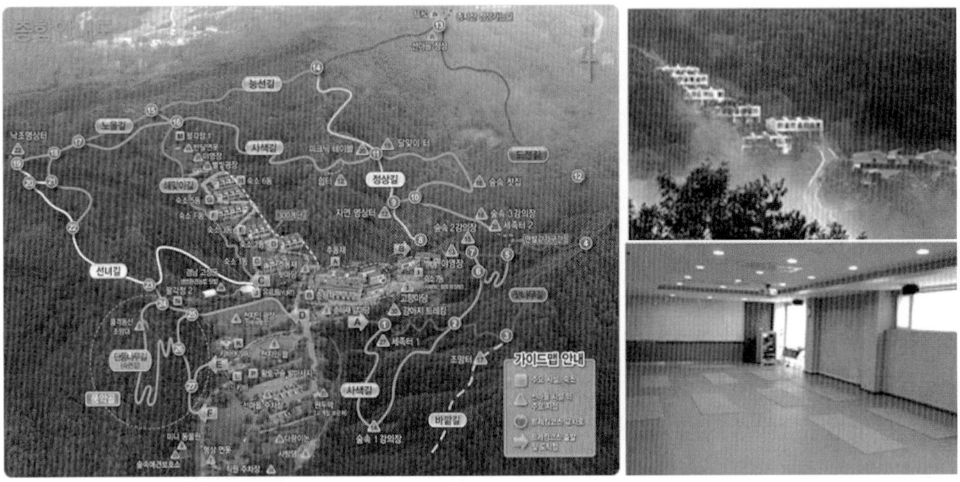

〈그림 Ⅲ-3-3〉 힐리언스 선마을의 주요 이미지

힐리언스 선마을은 ㈜힐리언스가 운영주체로 국내 제약회사인 대웅제약 등과 식품업체인 풀무원 등이 125억원을 투자하여 설립한 순수 민간기업이다. 생활습관을 바꿈으로 인해 인간의 면역력과 자연치유력을 강화시켜 삶의 질을 건강하게 향상시키고자 하는 목적으로 설립되었으며, 상대적으로 고소득층을 대상으로 한 자연의학 건강증진 프로그램을 운영하고 있다.

〈표 Ⅲ-3-1〉 힐리언스 선(仙)마을의 주요프로그램

정규 프로그램			기타 프로그램		
프로그램	프로그램 내용	비용	프로그램	프로그램 내용	비용
하이라이프	생활습관 개선	72만원 (2박3일)	힐러 명상 자격 과정	치유사 육성 자격 프로그램	35만원 (1박2일)
마음공부	스트레스 감소 마음습관 정립	46만원 (2박3일)	마스터 힐러 자격 과정	선마을의 수업 지도자 양성 과정	300만원 (8주)
생활습관 개선	식·마음·운동·리듬 의 4대 습관 개선	110만원 (6박7일)	선마을 STAY	생활습관 지속 관리	510만원 (1달)
암 너머 New Life	암 수술 후 치료와 관리	79만원 (2박3일)	숲속의 하루	당일코스를 통한 리프레쉬 프로그램	59천원 (1일)
부부캠프	부부 행복지수 플러스 프로젝트	59만원 (1박2일)	건강워크샵	기업 인재 맞춤형 프로그램 (1박2일)	
화성남자 금성여자	남녀의 차이 이해	42만원 (1박2일)	연간행사	크리스마스, 어린이날, 어버이날, 정월대보름, 여름휴가, 단풍놀이 등 다양한 이벤트	
청소년 영힐링 캠프	청소년을 위한 힐링 프로그램	시행 예정			
다이어트 캠프	생활습관 개선을 통한 다이어트	66만원 (3박4일)			
원데이 미라클	인생건강 중간 점검	33만원 (1박2일)			

최근 3년간 힐리언스 선(仙)마을의 방문객 및 매출액의 증가율은 비용이 비교적 높은 편임에도 불구하고 계속 증가하고 있어 고소득층을 겨냥한 맞춤형 프로그램이 성과를 내고 있다.

〈표 Ⅲ-3-2〉 힐리언스 선(仙)마을 매출 현황

구분	2010년	2011년	2012년
매출액	3,055,889천원	3,746,184천원	4,485,466천원
가동률	53%	65%	80%
방문객	18,084명	22,150명	27,082명

※ 매출액의 경우 힐리언스 선(仙)마을 기준임(코어센터 제외). EBITDA 기준 손익임

1.3 깊은 산속 옹달샘

깊은 산속 옹달샘은 (재)아침편지 문화재단이 설립해서 운영하는 시설로 <고도원의 아침편지>를 발송하는 고도원 주도 하에 여러 회원들의 성금과 자원봉사로 충청북도 충주시에 2010년 4월에 개원하였다.

위치는 충청북도 충주시 노은면 문성리에 약 231,400㎡의 면적으로 주요시설로는 만남의 집, 나눔의 집, 명상의 집, 하얀 하늘집, 동그라미집, 네잎클로버집, 춘하추동, 꿈사라리집, 옹달샘 카페 등의 주요 건축물이 있으며, 주요 공간으로 첫문, 자기이름 새기기, 야생화 꽃밭 등을 갖추고 있다(http://www.godowoncenter.com).

깊은 산속 옹달샘은 세대별 맞춤형 프로그램이 주를 이루고 있는 것이 특징이며, 2박3일과 3박4일로 진행되는 단기 프로그램이 주를 이루고 있다. 특히 많은 고도원 씨의 회원들이 장기간에 걸쳐 참여하여 설립한 만큼 시설운영이 안정적으로 이루어지고 있다. 프로그램은 걷기와 명상 위주의 단순한 프로그램으로 구성되어 있다.

〈표 Ⅲ-3-3〉 깊은 산속 옹달샘의 주요프로그램

정규 프로그램			기타 프로그램		
프로그램	프로그램 내용	비용	프로그램	프로그램 내용	비용
옹달샘 걷기명상	하루일정으로 걷기와 명상	4만원	옹달샘 스테이	숙식하며 자유롭게 명상함	7-9만원
옹달샘 하루명상	하루일정으로 명상	12만원	휴잠	연수 프로그램(1박2일 기준)	17-20 만원
잠깐멈춤	주말에 걷기와 명상	22만원	옹달샘 단체기업 연수	연수 프로그램(1박2일 기준)	18-22 만원
통증과 트라우마 치유명상	3박4일 동안 명상, 운동, 음식, 힐링 마사지, 퀀텀터치 등	45만원	깊은산속 링컨학교	청소년 대상 메토링 프로그램(2박3일 기준)	27만원
비채명상	3박4일 일정의 걷기와 명상	40만원			
꿈꾸는 부부학교	3박4일 일정의 예비부부와 신혼부부 사랑치유 프로그램	65만원			
중년 부부학교	3박4일 일정의 중년부부 사랑치유 프로그램	65만원			
금빛 부부학교	3박4일 일정의 50대 이상 부부를 위한 사랑치유 프로그램	65만원			
명상 다이어트	3박4일, 6박7일 동안 절식하며 몸과 마음을 비우는 건강 프로그램	45만원 75만원			
단식명상	3박4일, 6박7일 일정의 금식을 겸한 명상 프로그램	45만원 75만원			
화려한 싱글학교	20-40대 싱글을 위한 2박3일 프로그램	31만원			
꿈너머꿈 청년학교	18세 이상 30세 미만을 대상으로 한 프로그램	31만원			

이용 현황을 살펴보면 2010년 약 2만명, 2013년에는 약 4-5만명이 방문하였음에도 아직까지는 적자를 보이고 있으나 방문객이 급속히 증가하여 곧 흑자로 전환될 것으로 예측되고 있다.

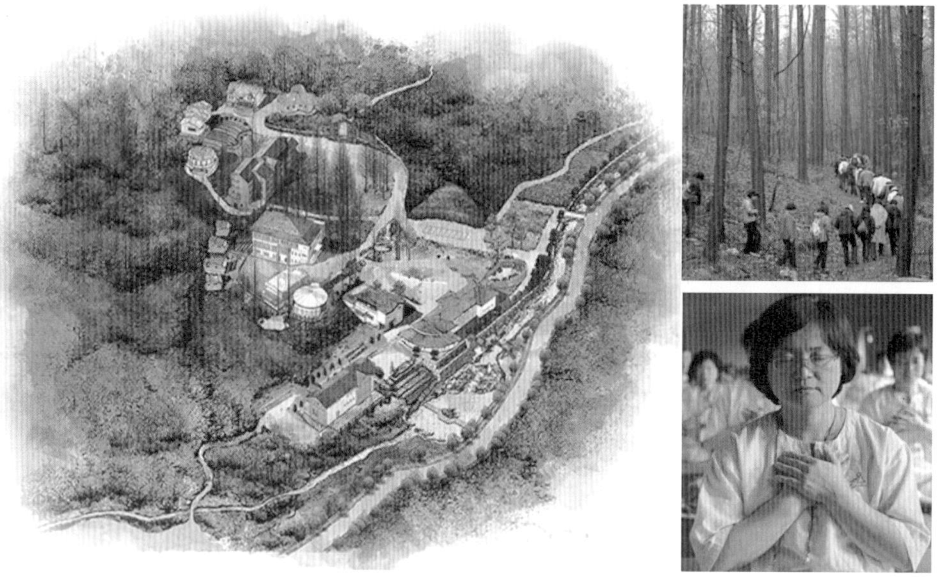

〈그림 Ⅲ-3-4〉 깊은 산속 옹달샘의 주요 이미지

1.4 숲체원

비영리 공익재단인 한국산림복지문화재단이 만든 시설로 청소년을 주대상으로 하여 숲에 대해 체계적인 교육을 받을 수 있도록 장소와 프로그램을 제공하고 있다.

숲체원은 강원도 횡성군 둔내면 청태산에 위치하며 면적은 17ha에 이르며 주요 시설로는 교육시설(본부동, 대강당, 강의동, 실습동), 숙박시설(1룸, 2룸, 3룸), 편의시설(방문자센터, 숲속휴게소, 식당, 휴게동), 숲체험 코스(편안한 등산로, 숲탐방로, 세라피코스, 오감체험장, 생태체험장, 산림생태체험시설, 포레스트 어드벤처)로 이루어져 있다(http://www.soopchewon.or.kr/).

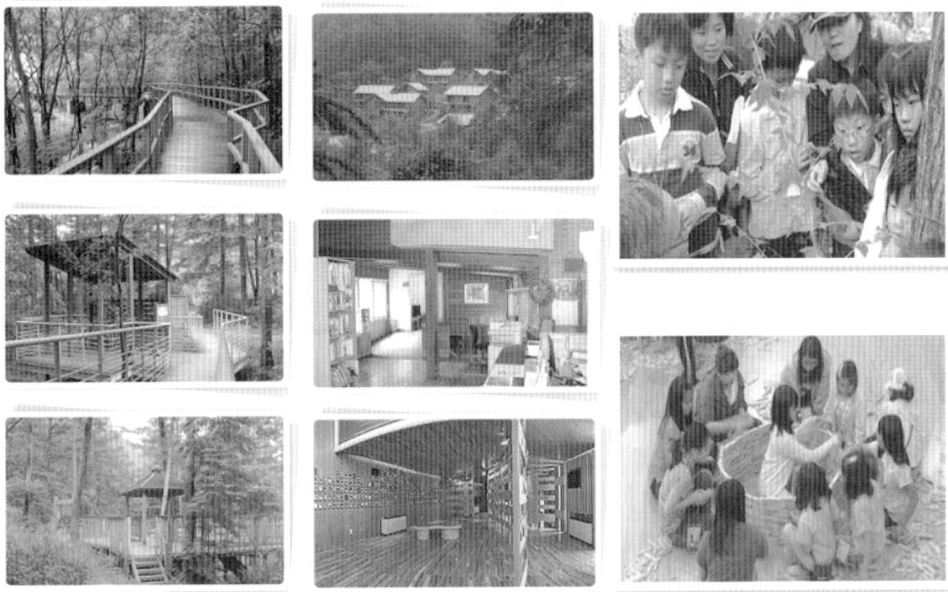

〈그림 Ⅲ-3-5〉 숲체원의 주요 이미지

운영주체가 비영리 공익재단으로 가족캠프, 청소년 수련활동, 기업체연수 등 수련 및 체험활동과 휴양을 겸할 수 있는 숲과 자연 체험 전문시설이다. '유니버셜 디자인'으로 설계되어 장애인, 노약자, 임산부 등도 편안하고 안전하게 자연을 체험할 수 있도록 친환경적으로 조성(휠체어 데크로드)되어 있다. 특히 첨단오수정화시설, 지열이용냉난방시스템, 태양광가로등 등 친환경공간을 지향하고 있는 것이 특징이다.

숲체원의 이용 현황은 연 10만 명 정도 방문하는 것으로 추정하고 있으며, 1일 참가비가 1만 원대, 2박3일 참가비가 5만 원 정도로 비용이 아주 저렴[41]하다.

41) 산림청 복권기금(녹색자금)을 지원받고 있어 운영에는 전혀 지장이 없음.

〈표 Ⅲ-3-4〉 숲체원의 주요프로그램

정규 프로그램		기타 프로그램	
프로그램	프로그램 내용	프로그램	프로그램 내용
청소년 단체학교교육	학생들을 대상으로 실시되는 숲체험 프로그램	Vision Quest 교육	직장인을 대상으로 한 산림치유 프로그램
일반단체교육	일반인을 대상으로 실시되는 숲체험 프로그램	숲모니터링	인공림과 천연림 비교체험
녹색자금 지원교육	청소년을 대상으로 실시되는 녹색성장 프로그램	숲치유	숲치유
목재체험교실	국산목재활용 목재용품 제작	녹색교육	숲가꾸기, 비오톱, 탄소화폐

1.5 경주자연치유센터

경주자연치유센터는 자연의원 조병식 원장이 자연치유에 대한 연구, 진료, 교육, 자연치유에 필요한 환경과 주거, 유기농 식품재료, 기능식품 생산 및 개발을 목적으로 경상북도 경주시에 2011년 말에 개원하였다. 면적 약 10만평(자연마을 포함)에 주요 시설로는 자연의원, 경주숲속한의원, 사내고원 자연마을(15평 단독주택 6채, 30평 공동주택 3채, 40평 공동주택 3채, 50평 공동주택 1채로 총 60명 거주 가능), 자연의학연구소를 갖추고 있다(http://www.natureclinic.co.kr/).

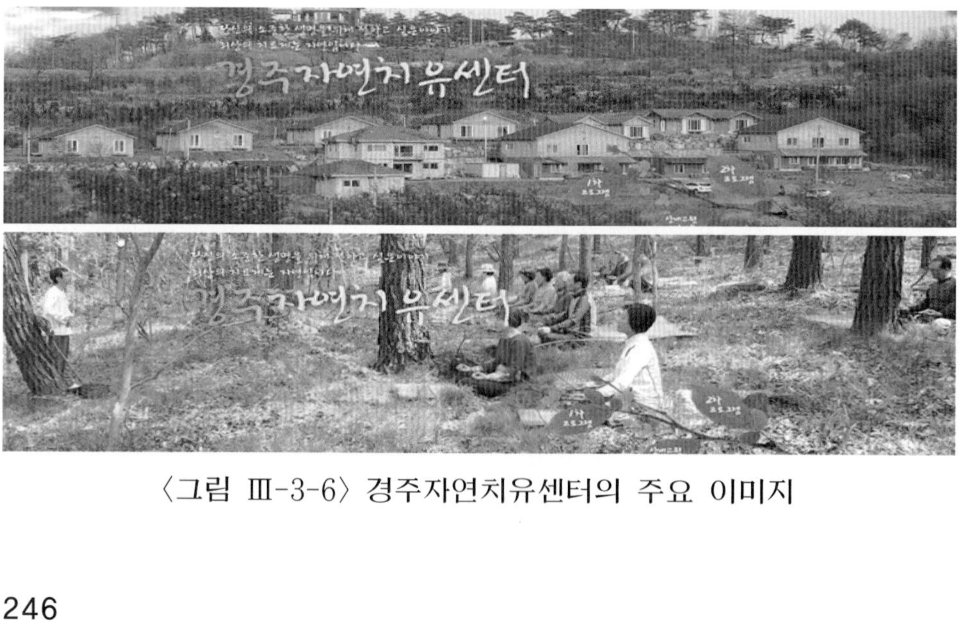

〈그림 Ⅲ-3-6〉 경주자연치유센터의 주요 이미지

경주자연치유센터는 병원에서 출범한 힐링시설로 권위 있는 의사들이 자연치유요법 프로그램을 운영하고 있는 점이 특징으로 시설의 성격이 요양병원과 거의 유사하다고 할 수 있다. 따라서 실제 질병에 걸린 사람들과 질병 위험에 많이 노출된 사람들을 대상으로 하여 장기 프로그램을 운영하고 있다. 또한 사내고원 자연마을이 조성되어 장기 체류가 가능하다.

〈표Ⅲ-3-5〉 경주자연치유센터의 주요프로그램

정규 프로그램			기타 프로그램	
프로그램	**프로그램 내용**	**비용**	**프로그램**	**프로그램 내용**
1차 프로그램	17박 18일 일정의 해독·정화 프로그램	220만원	외래진료	월/수/금요일 외래진료
2차 프로그램	6개월 일정의 자연면역 프로그램	보증금 3천만원 + 160만원		
산내고원 자연마을	장기거주형 프로그램			

이용 현황을 살펴보면 장기치료 환자 20명 정도가 상시 거주하고 있으며, 1·2차 프로그램 참가자 20명 정도가 3주마다 교체되고 있어, 연간 400명 정도가 이용하고 있다. 연간 이용객 수는 큰 변화 없이 일정하여 안정된 수익을 보이고 있으며, 수익의 상당부분을 산내고원 자연마을에 주택을 조성하는데 투입하고 있다.

2. 국외 산림치유 사례

2.1 일본 오쿠타마 산림세라피기지

일본오쿠타 산림세라피기지는 도쿄도 니시타마군(東京都西多摩郡多摩町氷川 215-6)에 위치하며 2008년 4월 산림세라피(Forest Therapy) 기지로 인증획득되었다. 세라피 로드(Therapy Road)에는 5개의 코스가 있으며, 세라피 스테이션, 벤치, 화장실, 휠체어 전용 모노레일 등의 편의시설이 설치되어 있다. 부대

시설로는 숙박시설인 인근 마을 내 숙박시설 다수, 학습체험시설인 산고향마을(山のふるさと村), 물과 숲의 조화관으로 구성되어 있다. 오쿠타마마치는 도쿄도의 가장 서쪽에 위치해 있는 마을로 전체 면적의 90% 이상이 산림지역이며, 아름다운 계곡과 더불어 일본 환경성의 전국거목조사에서 선정된 981그루의 거목이 있는 지역으로 도쿄도의 도시지역에 거주하는 관광객을 중심으로 매년 170만명이 방문하는 자연 관광지역이다.

오쿠타마마치는 원래 관광지로 유명하였으나, 관광객 감소에 따른 지역 침체가 장기화되자, 이에 대한 지역 활성화 및 특성화 차원에서 산림치유 기지 조성을 모색하였다.

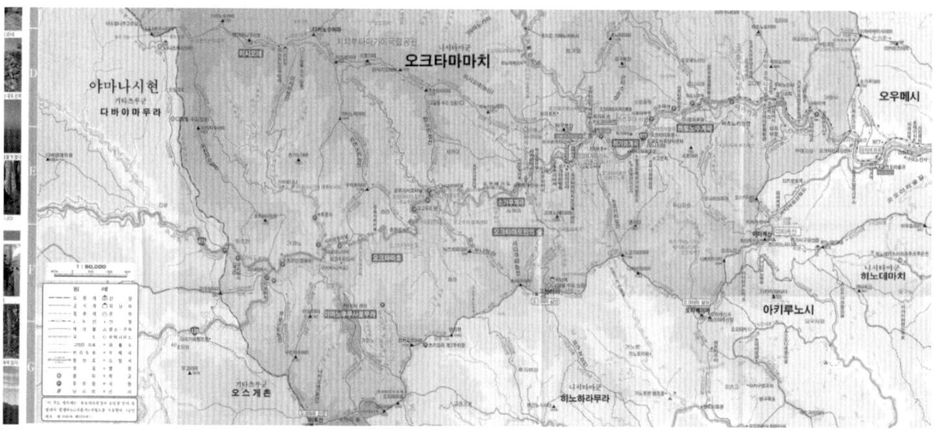

〈그림 Ⅲ-3-7〉 오쿠타마 산림세라피기지 주변 현황도

1) 주요 시설

5개의 주요 코스를 중심으로 다양한 운동 강도와 자연을 체험할 수 있는 세라피로드(Therapy Road)가 정비되어 있으며, 총 길이는 약 25Km이다. 5개의 코스 중 하나인 「향기의 길」의 경우, 휠체어 이용이 가능한 모노레일을 설치하여 배리어프리(barrier free)에도 적극적으로 힘을 쏟고 있다.

2) 운영프로그램 현황

계절별로 운영방식을 봄·여름·가을에 집중하여 4계절에 맞는 프로그램을 개발하고 있다.

〈표 Ⅲ-3-6〉 계절별 운영 프로그램

봄	'기분이 산뜻해지는 신록의 오쿠타마'라는 제목으로 마치지역의 병원에서 문진을 통한 건강체크 후에 숲길을 걸으면서 신록을 즐기는 가장 전형적인 형태의 프로그램
여름	'물과 친해지는 청수의 오쿠타마'라는 제목으로 오쿠타마의 숲과 계곡을 이용한 물 중심의 프로그램
가을	'기분이 산뜻해 지는 낙엽의 오쿠타마'라는 제목으로 숲속 캠핑활동에 가족이 참여함으로써 가족 간의 관계를 되돌아보는 프로그램
겨울	기획 중

3) 이용 현황

주로 동경, 치바, 사이타마 등 수도권 이용자가 중심(전철 2시간 거리)이며, 전용의료시설은 계획되어 있지 않으나, 지역병원(요양병원)에서 기초적인 문진 및 체력검사 등을 의사에게 의뢰하는 프로그램을 운영하고 있다.

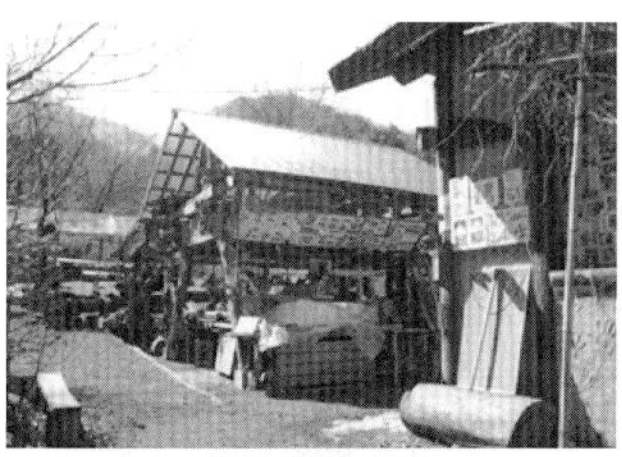

산고향마을 목공체험장

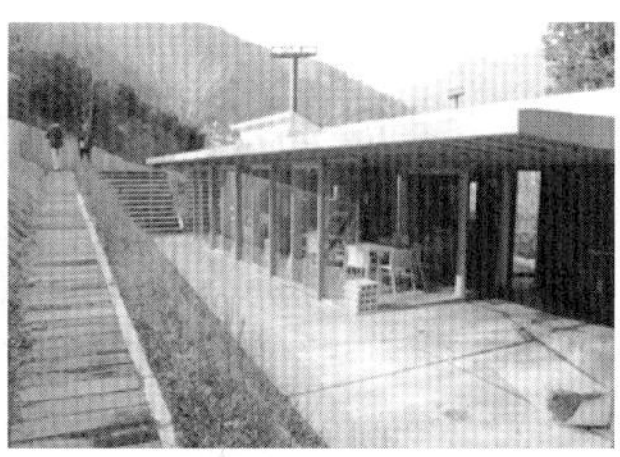

세라피 스테이션

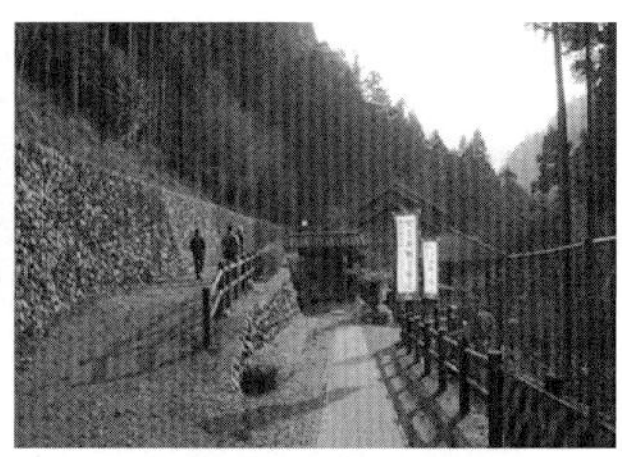

하토노스케이코쿠 산책길

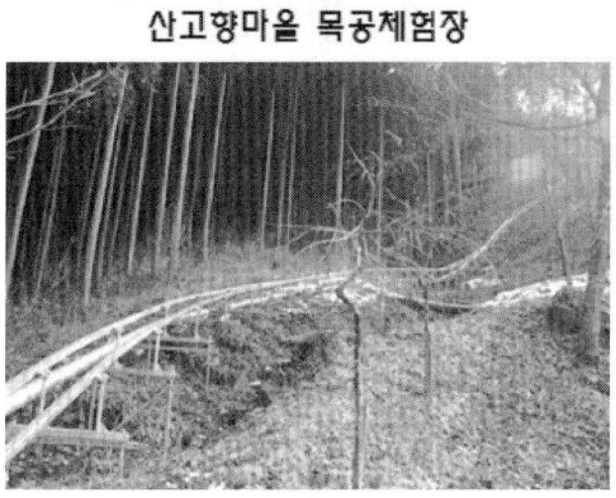

휠체어용 모노레일

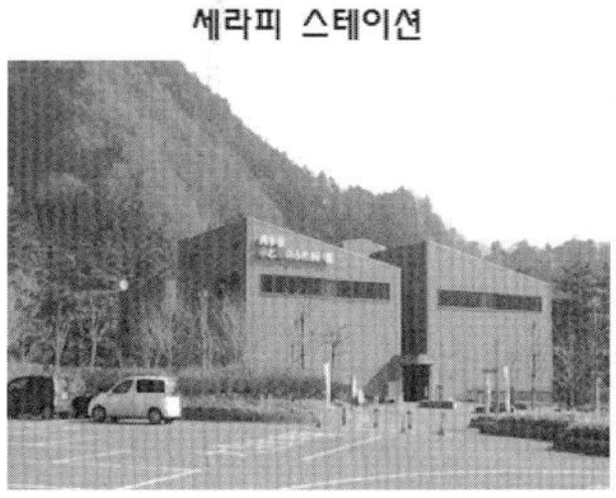

물과 숲의 조화관

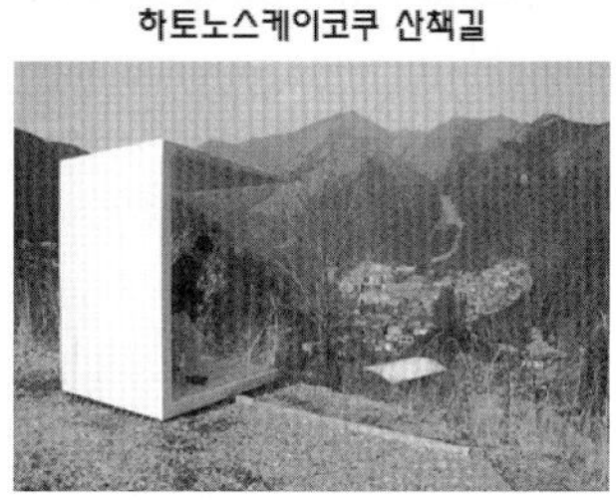

전망쉼터

〈그림 Ⅲ-3-8〉 오쿠타마 산림세라피기지 주요 시설 이미지

4) 주요 특징

도쿄 등 수도권에 연접한 지리적 이점을 활용하여 도시민들의 참여를 유도하기 위한 노력을 하고 있으며, 마치즈쿠리(まちづくり) 운동적 성격이 강하다. 기존 시설을 최대한 활용하다 보니 산림세라피는 이용객의 주의를 환기시키고, 참여를 유도시키는 아이템으로 활용되는 것으로 나타나고 있다. 따라서, 별도의 시설을 새롭게 조성하기보다는 산림세라피스트와 같은 전문가이드 활용, 기존 숙박시설 정비 등을 통한 산림치유 숙박시설 인증 등과 같이 기존 시설에 소프트웨어적인 보완·보강을 하는데 주요 초점을 맞추고 있다.

1.2 일본 이이야마 산림세라피기지

일본 이이야마 산림세라피기지는 나가노현 이이야마시(長野縣飯山市大字飯山 1110-1)에 위치하고 있으며 2006년 4월 산림세라피기지로 인증획득을 하였으며, 숙박 및 온천시설 200개소(공식인증 숙박업체 29개소)를 갖추고 있다.

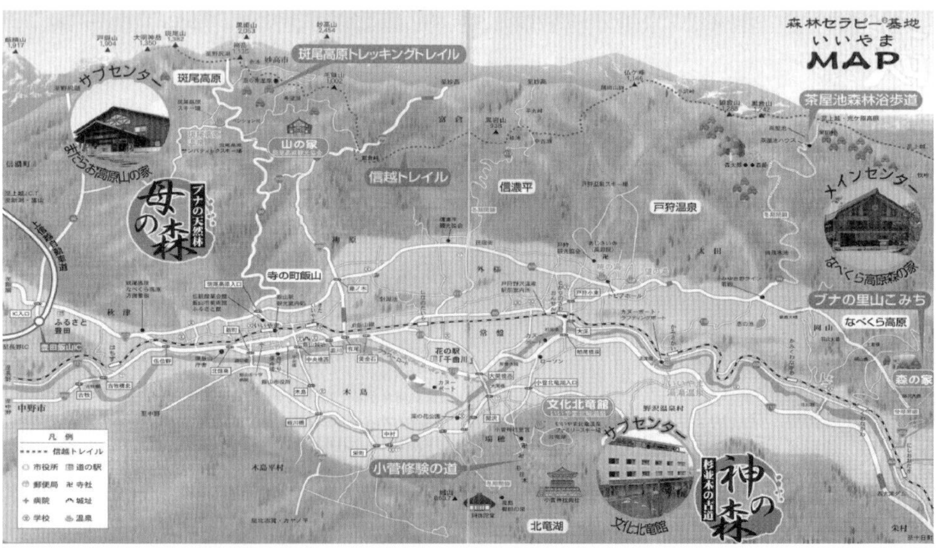

〈그림 Ⅲ-3-9〉 이이야마 산림세라피기지 주변 현황도

2006년 4월 산림세라피기지로 인증을 받았으며, 산림세라피기지 인증 5년 전에 생리실험을 통해 치유효과에 대한 과학적 검증을 일본 최초로 받은 곳이다(의학적 검증은 아니나 NK세포 활성화와 암세포 활동 저하 등을 검증하였음). 현재 의료서비스는 없으나 앞으로 지속적으로 도입할 계획에 있으며, 특히 지역 병원의 장기요양자들을 유입시키는 프로그램을 구상 중이다. 세라피기지 추진은 지역경제 활성화를 위해 지자체에서 주도하였고, 또 다른 목적으로는 지역 청소년에게 숲의 중요성을 강조하기 위함이었다.

주요 시설 및 정식 명칭 : 마음의 고향 이이야마(「心のふるさと」信州いいやま) - 엄마의 숲(母の森)·신의 숲(神の森)

엄마의 숲·신의 숲이라는 이름처럼 이이야마시의 숲에는 각각의 스토리가 있으며, 본인의 컨디션에 맞춰 세라피스트와 상담하여 숲을 정할 수 있다는 점도 큰 장점으로 내세우고 있다.

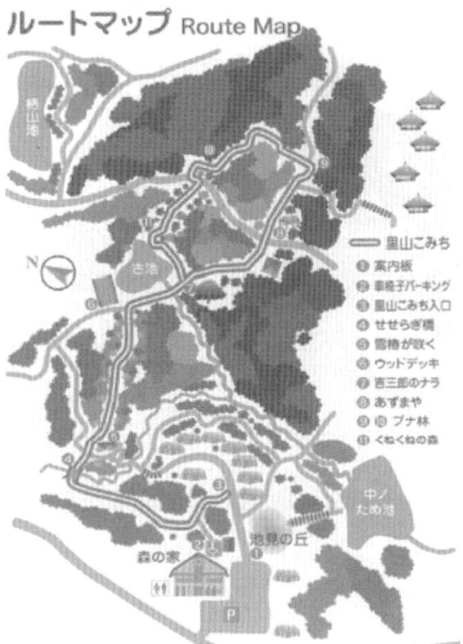

코스 안내도

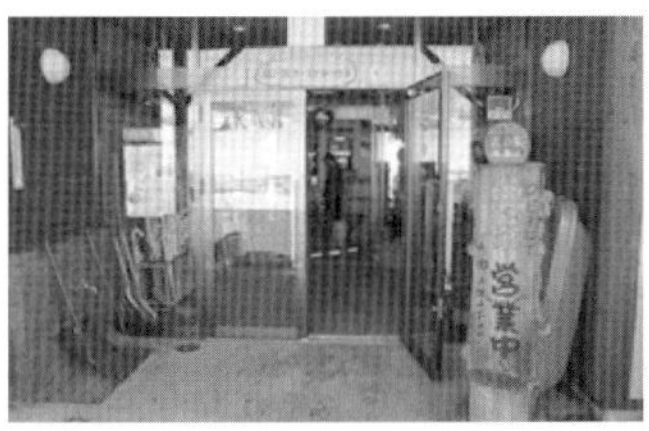

숲속의 집 입구

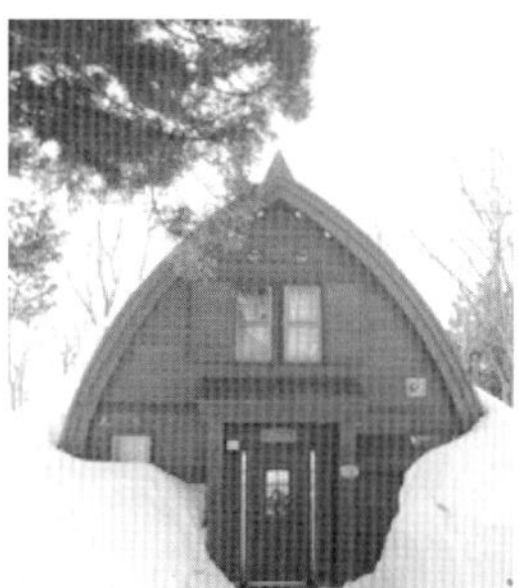

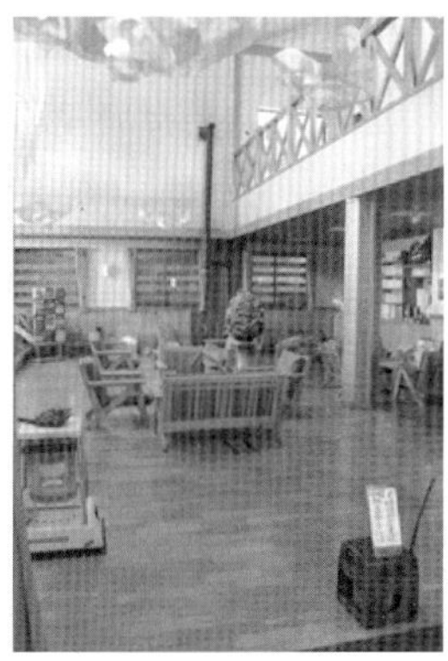

캐빈 내외부

〈그림 Ⅲ-3-10〉 이이야마 산림세라피기지 주요 시설 이미지

'엄마의 숲'은 너도밤나무의 천연서식지로 폭설과 거친 자연조건이 길러낸 너도밤나무 고목군이 장관을 형성하고 있다.

'신의 숲'은 코스게신사(小菅神社)의 뒤쪽에서 연결되는 800m 삼나무길로, 이곳 일대는 헤이안 말기 시대에 불교 수행 장소로, 일본 고대의 산악신앙을 중심으로 전통과 풍토가 현재까지도 강한색채를 띠며 산림과 정신문화가 강하게 연결되어 있는 산림지역이다.

코스는 3개 거점을 중심으로 크게 3개 코스로 구분되며, 표고 1,000m 고원에 산재된 습원과 호수, 그리고 3개의 산정을 연결하는 고원 숲 길은 50km에 달하여, 탐방객이 신체상태와 이용시간에 따라 코스를 선택할 수 있도록 배려하고 있다. 대표 코스로는 너도밤나무 마을산 작은길(ブナの里山こみち)이다.

1) 이용 현황

연령대는 30대 이상이 주로 방문하며, 여성이용객이 70-80% 차지하며, 직장인 등 스트레스 해소(리프레쉬)를 위한 방문객이 많다(70-80%). 직접적인 치유효과를 위한 방문객들도 조금씩 증가하고 있으며(20-30%), 태교를 위한 임산부 방문사례, 화학물질 과민증(MCS·Multiple Chemical Sensitivity) 및 전자파 과민증(ES) 여성이 의사와 함께 방문한 사례, 우울증 진단 후 방문한 사례 등이 있으며, 환자 후송(Pick-up) 시스템은 없으며, 주로 의사와 환자가 직접 방문하고 있다. 연간 방문객은 약 1,000여명이며(이이야마시 전체는 약 100만명), 운영수익은 흑자상태고 숙박 cabin(10동, 63인 수용가능)은 거의 만실로 숙박시설 130개중 30여개가 산림치유 인증을 받은 숙박시설로 구성 되어 있다. 30명의 세라피스트가 활동하고 있으며, 산림치유 코스뿐만 아니라 온천 및 스파, 자연식 등과 연계하여 치유효과를 극대화시키고 있다.

2) 운영프로그램 현황

절기별, 연중, 맞춤형 등 다양한 프로그램을 운영하고 있으며, 당일형, 1박 2일형,

2박 3일형으로 운영하고 있다. 계절별로는 봄, 여름, 가을에 집중하여 4계절에 맞는 프로그램을 운영하되, 겨울에는 치유보다는 노르딕, 스노슈잉 위주로 운영하고 있다.

3) 주요 특징

눈과 온천이 많은 나가노현의 계절적 약점을 극복하기 위한 겨울철 프로그램 및 온천 연계프로그램 운영이 비교적 활성화되어 있으며, 세라피스트의 역할에 대한 명확한 이해와 기본 방향이 수립되어 있다. 사단법인으로 운영하면서 지자체와 지역병원, 지역주민(자원봉사자)의 협업체계가 비교적 잘 갖추어져 있어, 지역의 의료시스템과의 연계 또는 건강관련 연구자와의 공동연구를 통하여 다른 지역과 크게 차별화된 산림치유 프로그램을 운영하고 있다. 이이야마 산림치유단지는 방문객이 줄고 있는 농산촌 마을과 인구 감소로 환자가 줄고 있는 지역 의료시스템이 서로 상생할 수 있도록 운영되는 좋은 사례로 볼 수 있다.

1.3 일본 시나노마치 산림세라피기지

시나노마치 산림세라피기지는 나가노현 시나노마치 농림과 치유의 숲계(長野縣上水內郡信濃町大字柏原428-2 信濃町役場 農林課 癒しの森係)에 위치하며 2006년 4월 산림세라피기지로 인증받았다. 고도는 약 800m 이상으로 연평균 기후 11도 전후로 시나노마치 신에츠병원(信濃町立 信越病院)이 주변 시설로 위치해 있으며, 산림세라피인증 숙소 28개소의 숙박 및 온천 시설을 갖추고 있다. 그밖에 동화 극장, 동화의 숲 갤러리 등 볼거리가 있으며 시노마치는 전통국수(소바)로도 유명하다.

코스 전체가 대부분 30년 이상된 자연림(국유림)이라서 인허가 상의 문제점으로 새로운 코스개발이나, 시설 조성에 어려움을 가지고 있다(인위적 조림은 없고, 간벌 및 제초 작업정도만 시행).

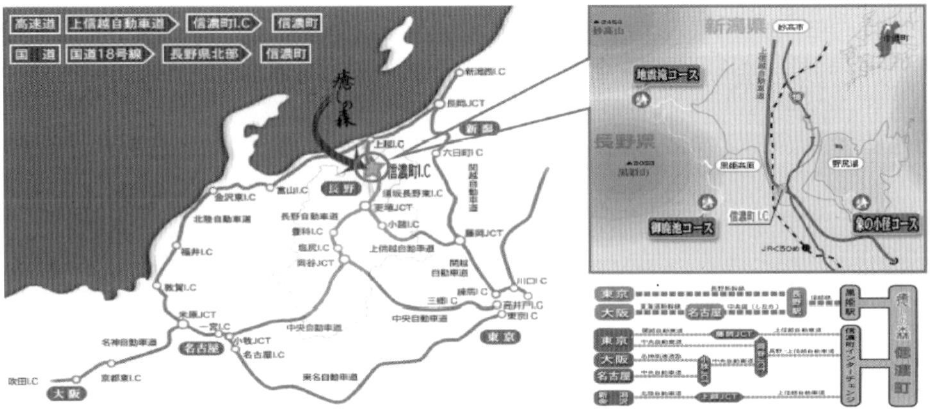

〈그림 Ⅲ-3-11〉 시나노마치 산림세라피기지 주변 현황도

1) 주요 시설

산맥에 둘러싸인 자연자원이 풍부한 지역으로 많은 예술가들에게 사랑을 받아 온 곳으로 대표적인 코스에는 거리와 고저차, 난이도가 설명되어 있는 종합 안내판이 설치되어 있으며, 코스 내의 산림치유법과 효과 등이 적힌 게시판도 10개소 설치되어 있다. 치유로드 입구에는 목재 칩을 깔아 놓아 지체 장애자들도 쉽게 이용할 수 있도록 배려하고 있으며, 숲속에는 유해한 자외선이 80% 이상 차단되어 피부에 자극이 적고 피부 알레르기 반응을 일으키지 않아 여름철에 해수욕보다 산림욕에 더 많은 인기를 끌고 있다. 다양한 형태의 숙박 프로그램과 메디컬트레이너 동반의 운동요법, 숲체험 프로그램, 인근병원과의 연계 등이 잘 되어 있는 점이 특징이다.

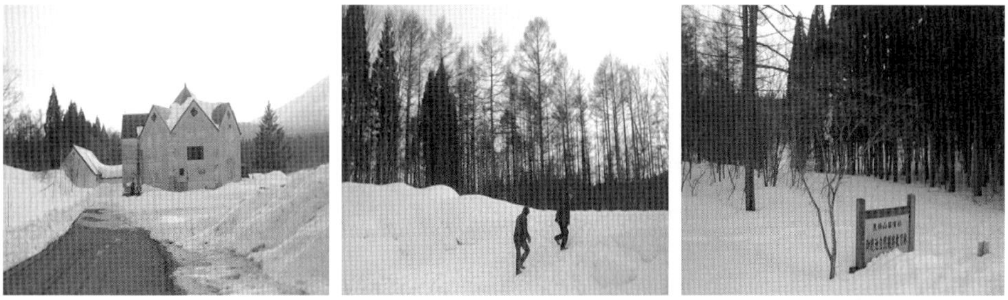

동화의 숲 갤러리 치유의 숲길 코스 안내판

〈그림 Ⅲ-3-12〉 시나노마치 산림세라피기지 주요 시설 이미지

2) 산림세라피코스

〈표 Ⅲ-3-7〉 오지카호수 일주코스(御鹿池一周コース)

거리	1.2km
소요시간	약 2시간
위치	쿠로히메고원 등 숲과 초원이 풍부한 자연 속에 위치함
난이도	오지카호수를 일주하는 코스로 깨끗이 정비된 길을 걷는 쉬운 난이도의 코스
내용	동이나물의 서식지가 있는 습지초원과 작은 폭포도 2개가 있음 차량 진입이 금지되어 있으므로 작은 새의 지저귐도 잘 들리며 차분히 산책을 즐길 수 있음. 휴게소로 쿠로히메 동화관과 동화의 숲 갤러리가 부근에 있으며, 식사도 가능함.

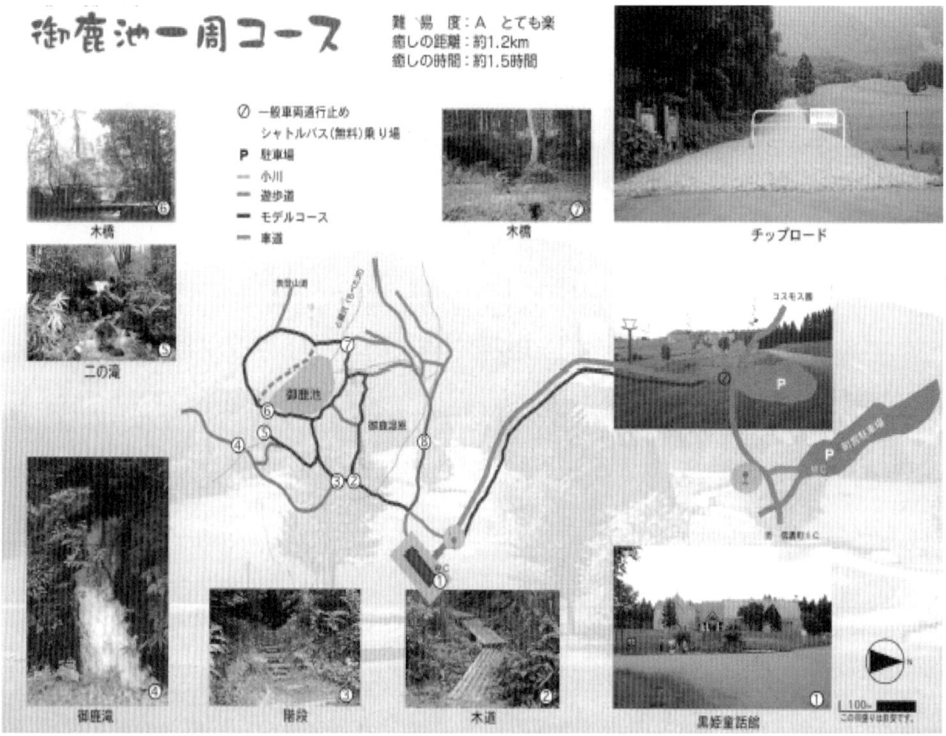

〈그림 Ⅲ-3-13〉 오지카호수 일주코스(御鹿池一周コース) 안내도

〈표 Ⅲ-3-8〉 지진폭포 코스(地震瀧コース)

거리	7km
소요시간	약 4.5시간
내용	침엽수, 활엽수와 함께 즐기는 긴 코스로 수려한 자연 속에서 산림욕을 즐길 수 있음. 코스의 종점에는 일본 폭포 100선 중의 하나인 지진폭포가 있으며, 계수나무와 호두나무 거목들로 유명함. 도로에서 멀리 떨어져 있어 자연의 소리 이외에는 다른 어떤 소리도 들리지 않음.

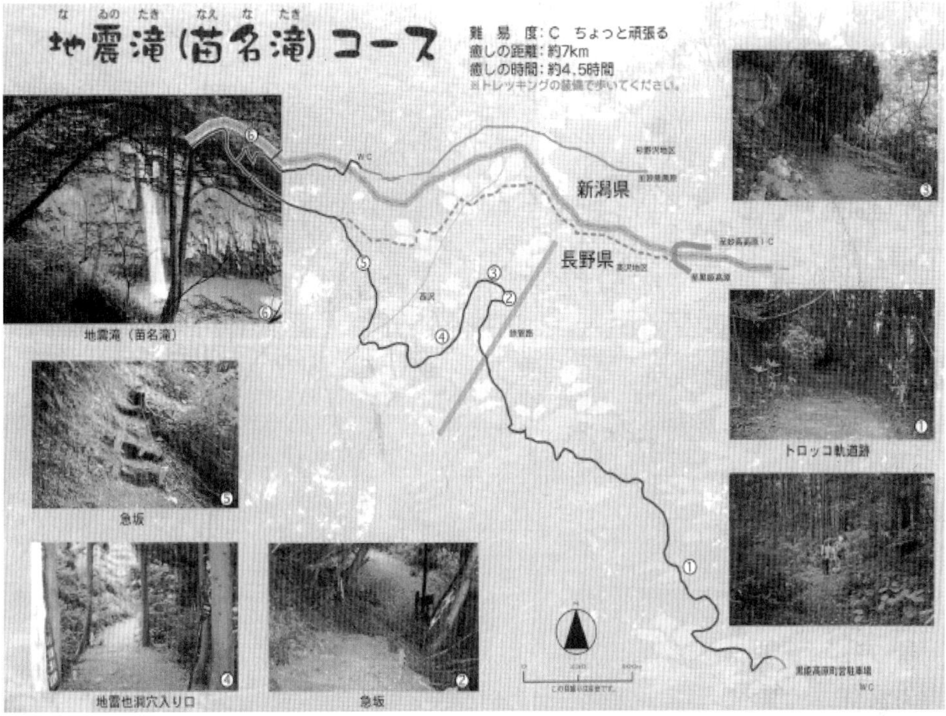

地震滝(苗名滝)コース
難易度:C ちょっと頑張る
癒しの距離:約7km
癒しの時間:約4.5時間
新潟県
長野県
地震滝（苗名滝）
急坂
急坂
トロッコ軌道跡

〈그림 Ⅲ-3-14〉 지진폭포 코스(地震瀧コース) 안내도

〈표 Ⅲ-3-9〉 코끼리의 작은길 코스(象の小徑コース)

거리	2.5km
소요시간	1시간
내용	호수를 바라보며 호수의 바람을 느끼며 산림욕을 즐길 수 있는 코스 호수 반을 돌아 볼 수 있으며, 고저차가 적은 평탄한 길을 가볍게 걸을 수 있음.

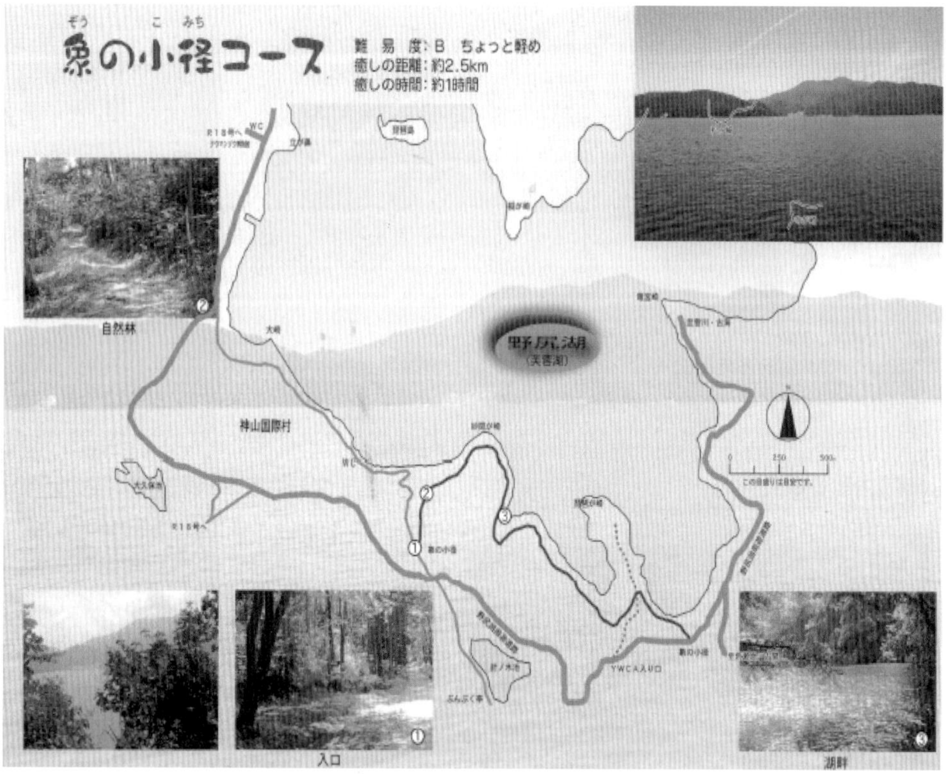

〈그림 Ⅲ-3-15〉 코끼리의 작은길 코스(象の小徑コース) 안내도

3) 이용 현황

시나노 전체 약 100만명 내외(겨울철 50% 집중)로 치유 이용객은 약 2,000명 정도 이며, 모두 예약제로 운영되고 있다. 주로 30대가 많으며 관광을 겸한 치유기지 이용객은 50대가 많다. 1박2일부터 14박15일까지 다양한 프로그램 운영하고 있으나, 실제로는 1주일 정도가 최장 기간으로 이용되고 있다.

4) 숲 메디컬 가이드(세라피가이드) 운영현황

양성과정(지자체 사무소에서 실내교육, 나머지는 코스에서 교육)은 연 1회 정도이며, 치유의 숲 강의, 산림욕, 수종, 식이요법, 약초, 안전관리, 아로마세라피 등을 교육하며, 현재 150명의 졸업생을 배출하였다. 이들 졸업생은 양성과정 이수 후에도 몇 가지 조건을 더 갖추어야 실무 투입된다. 이용객들에 대한 세라피 체험 후 시행한 설문조사 결과, 세라피 가이드에 대한 만족도가 높게 나타났으며, 치유코스는 가이드와 이용객이 면담 후 결정(보통 1명당 5인 정도이나 2인 선호)한다.

세라피 전용코스 등 신규 조성된 코스는 없으나, 세라피 인증 전부터 전국 최초로 세라피 가이드를 운영하여 온 결과, 타 지역에 비해 고도로 숙련된 세라피 가이드를 보유하고 있으며, 물리적인 환경 조성보다는 세라피스트의 역량을 강조하고 있다. 특히 치유보다는 예방의 측면을 강조하는 홍보 전략 시행에 역점을 두고 있다.

5) 일본 미나미히다 건강증진센터(南ひだ健康道場)의 대체의학 실천 사례

미나미히다 건강증진센터는 기후현 게로시 하기와라마치(岐阜縣下呂市萩原町四美1557-3)에 위치하며 2004년 4월 1일부터 건강을 테마로 산촌테마공원으로 조성되었다. 약 250ha의 면적을 보유하고 있다.

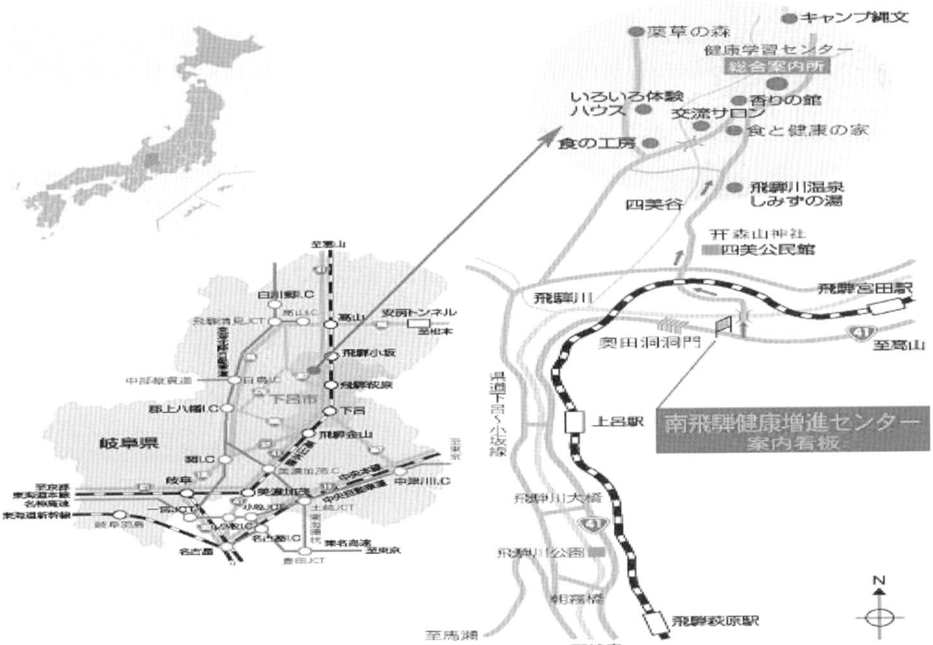

〈그림 Ⅲ-3-16〉 미나미히다 건강증진센터 주변 현황도

“자연치유력”을 활성화하기 위하여 2004년 4월 1일부터 건강을 테마로 산촌테마공원을 조성하여 활용하고 있으며, 운영인원은 공무원 50%, 지역주민 50%로 구성되어 있다.

건강증진센터에서는 자연치유력의 활성화를 위한 5가지 건강법을 제시하고 있는데 그 내용을 보면 아주 단순하지만 체계적으로 이루어져 있다. 첫째, 좋은 순환생태유지로 혈액, 임파, 기 등을 부드러운 상태로 유지하기 위함이며, 둘째, 의학적 섭식. 즉, 생명을 유지하기 위한 청정 식재료는 물론 맑은 물과 공기를 많이 마시도록 하고 있다. 셋째, 활성산소의 제거로 산화력이 강한 활성산소가 체내의 물질과 결합하여 건강에 지장을 주기 때문에 과격한 운동과 스트레스를 최소화하고 항산화 식품을 섭취토록 한다. 넷째, 심신일여(心身一如)의 실천이다. 현대의 스트레스 시대에 편안한 마음상태 유지와 건강한 체력유지를 위한 심신일여의 마음을 실천한다. 다섯째, 조기발견 조기치료의 실행으로 적극적인 건강진단과 건강정보의 수집, 그리고 의료기관을 최대로 활용한 조기발견과 조기치료가 가장 중요하다는 것을 제시하고 있다.

미나미히다 지역에는 온천이 곳곳에 샘솟고 있는데, 아리마, 구사스 온천과 더불어 일본 내 3대 온천으로 알려져 지금도 수많은 관광객들로 붐비고 있다. 건강학습센터에서는 산책로, 목탄교류 광장, 캠프장, 약초원, 향료관과 정보실, 체험하우스, 전시체험농원 등 다양한 프로그램으로 주민들의 건강 증진을 위한 일들을 추진하고 있어, 자신에게 맞는 건강법을 찾기 위한 상설 강좌를 시작으로 여러 가지 강좌가 준비되어 있다. 체험강좌에는 국수면치기, 향토음식 만들기 등이 있으며 주요 시설인 건강학습센터에는 무료로 뇌연령, 혈관연령, 골강도 측정, 스트레스 측정 등 자신의 건강을 체크할 수 있는 측정기가 설치되어 있다.

이용 현황은 연간이용객 약 7만 명(겨울에는 이용 미미)으로 은퇴한 50 - 60대가 대부분이다. 이들은 온천에 장기체류하면서 건강체크관련 서비스를 받으며 건강유지 목적이 50~ 60%, 스트레스 해소 등 휴가가 10%, 기타 통과형 관광으로 이루어져 있다.

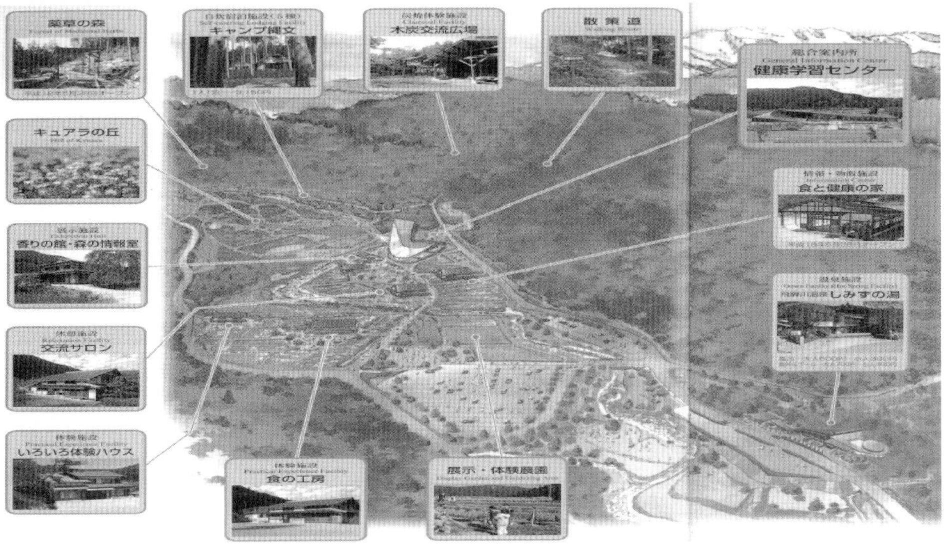

〈그림 Ⅲ-3-17〉 미나미히다 건강학습센터 부대시설 황도

주요 특징으로는 의료행위의 범위에는 들어가지 않지만, 예방의학적 측면에서의 의료측정기기, 도서정보실 등 다양한 의료 서비스를 제공하고 있으며, 약초 체험 프로그램이 큰 인기를 보이고 있다. 산림세라피 기능보다는 온천욕 이후에 건강체크와 건강관련 강좌 및 산책 등에 초점을 두고 있다.

1.4 독일

1) 바트 뵈리스호펜(Bad WÖrishofen)

각종 크나이프 요양시설로 각광 받는 도시인 뵈리스호펜은 바이에른 주의 수도인 뮌헨시로부터 서쪽에 위치한 작은 소도시로 독일 바이에른 주(뮌헨에서 기차로 1시간 거리, 프랑크푸루트에서 남쪽으로 차로 5시간 거리)에 위치한다. 작고 조용한 마을이 세계적으로 유명한 휴양지가 된 이유는 세바스찬 크나이프(F. S. Kneipp, 1821-1897년) 신부가 발전시킨 물을 이용한 치유법 덕분이다. 크나이프 요법은 120여 년 전 뵈리스호펜 마을의 카톨릭 사제였던 세바스찬 크나이프 신부에 의해 고안된 자연요법으로 냉수욕에 초점을 맞춘 물요법을 중심으로 산림 산책을 하는 운동 요법과 영양균형을 맞추는 음식요법, 허브나 약초 등을 이용한 요리법 및 입욕법, 그리고 심신과 자연과의 조화를 도모하는 조화요법 등으로 구성되어 있다.

뵈리스호펜 마을은 크나이프 요법의 발상지인 특색을 살려 마을 곳곳에서 크나이프 신부의 동상, 흉상 등을 볼 수 있으며, 물요법을 활용한 시설들이 다수 설치되어 있어 크나이프 요법을 상품화하여 건강 목적의 관광객을 유치하고 있다.

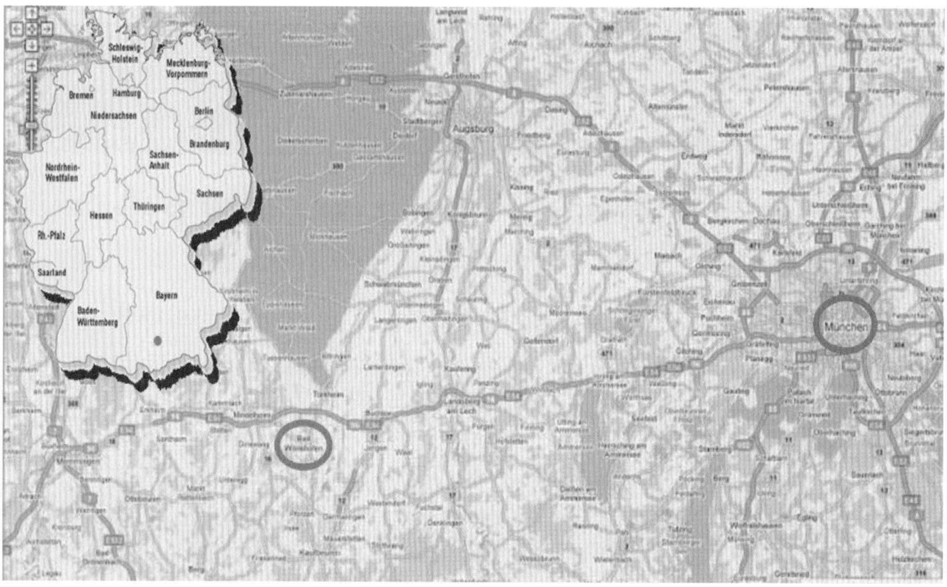

〈그림 Ⅲ-3-18〉 바트 뵈리스호펜 위치도

(1) 주요 시설

크나이프 요법과 관련한 물치료시설, 요양정원, 산책로, 지형요법 코스, 운동시설 산책로(par cours), 크나이프 숲길, 세라피정원(Kurpark), 숙박시설, 의료기관, 방문자센터(Kurhaus), 세라피관련 연구소(Sebastian-KNEIPP-Institut), 식당, 상품 판매점 등이 있다.

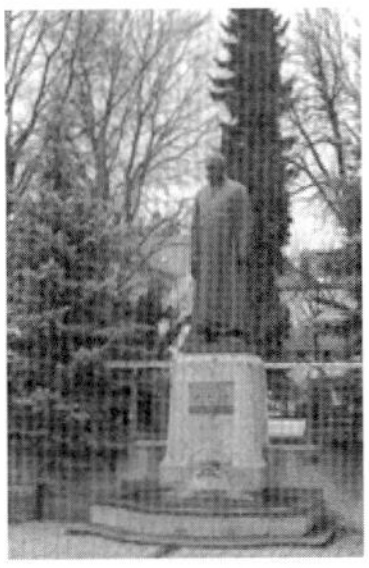

크나이프 신부 동상

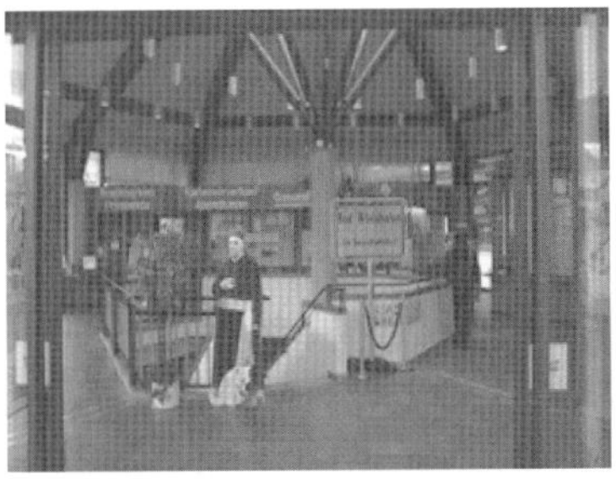

방문자센터

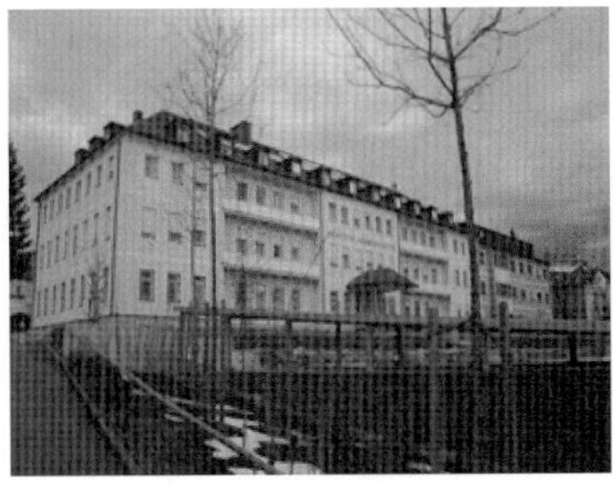

어린이요양병원

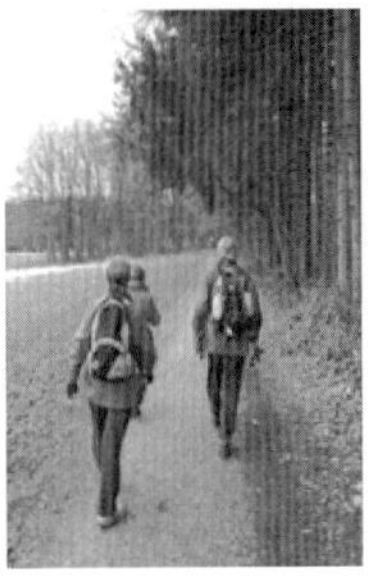

숲길

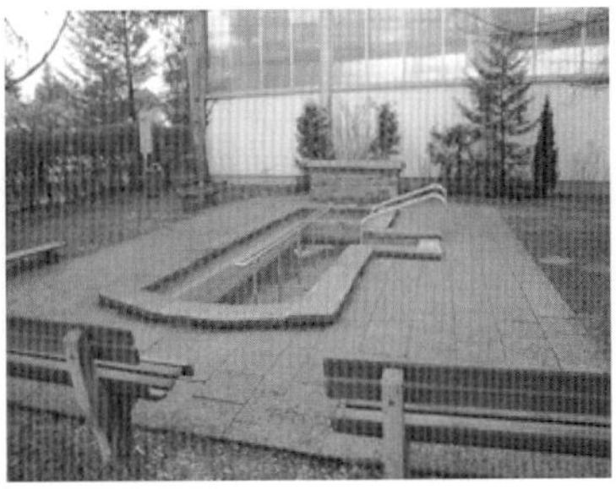

크나이프 수치료시설

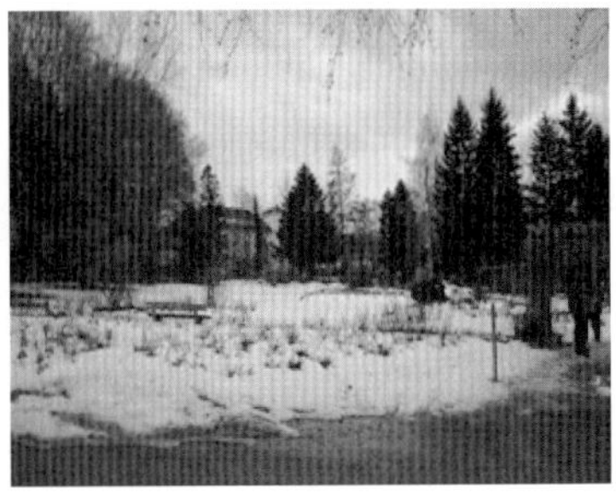

약초원

〈그림 Ⅲ-3-19〉 바트 뵈리스호펜 주요 시설 이미지

(2) 이용 현황

산림이용에 대한 국민참여율이 높은데다 휴가제도 등에 힘입어 현재 바트 뵈리스호펜에서는 연간 약 100만 명이 치유를 위해 방문하고 있다(유럽통합 이후, 보험제도가 상대적으로 약화됨에 따라 이용객 수가 예전만큼은 아님).

의료서비스는 일반적인 보건 숙박 체류를 위한 요양호텔(Kur hotel)에서부터 요양원(예로, Sebastianeum), 전문요양병원(DRV-Klinik)까지 다양한 수준의 의료서비스가 가능한 것이 큰 특징이다. 특히 바트 뵈리스호펜(Bad Wörishofen) 마을은 숲을 이용한 건강·요양마을의 성공적인 사례로 소개되어 산림치유 연구를 하는 사람이라면 한번쯤 가봐야 할 곳으로 인식되고 있다.

뵈리스호펜 마을은 자연을 이용한 건강증진 요법의 하나인 크나이프(Kneipp) 요법(療法)의 발상지로서 숙박시설, 의료기관, 방문자센터(Kur haus), 식당, 상품 판매점 및 기타 관광시설 등이 위치하는 마을과 그 주변을 둘러싼 세라피정원(Kur park), 그리고 배후 산림 등으로 이루어져 있다. 치유 정원 및 배후 산림에는 크나이프 의사연맹과 산림 전문가가 공동으로 설계한 산책코스(Kneipp-Waldweg, trimmparcours)가 있는데 거리나 경사 등에 따라 난이도나 내용이 상이하여, 질병의 종류나 대상에 맞게 선택하여 활용 가능하도록 운영되고 있으며 전문강사의 인솔 하에 프로그램이 진행되나, 일반 이용객들도 많이 참여하고 있다.

독일의 경우 건강증진 및 질병치유를 위해 숲을 활용하는데 있어 세 가지의 요소를 갖추고 있는데, 첫째, 산림분야뿐만 아니라 의학분야의 전문가들이 참여하여 개발한 다양한 코스의 숲길을 이용한 프로그램, 둘째, 일정 교육과정을 이수하고 프로그램을 진행하는 전문인력, 셋째, 숲을 찾은 이들이 숙박하고 정보를 얻을 수 있는 주변 산촌마을이 있다.

2) 슈투트가르트 로허 숲속 유치원

숲속 유치원 역사는 1950년대 중반 덴마크에서 시작된다. 코펜하겐 근교 한 부인이 매일 자녀를 이끌고 숲으로 가는 것을 본 이웃들이 자신의 아이들도 함께 데리고 가줄 것을 부탁하면서 비롯되었다. 아이들이 숲에서 자연을 보고, 느끼고, 만지고, 들으면서 사회성, 집중력, 창의력, 건강 등에서 뛰어난 효과를 내고 있음을 확인한 부모들은 아예 독자적인 유치원을 만들었다. 독일에서는 남부 비스바덴의 학부형이 덴마크 선례를 참고해 1968년부터 숲속 유치원을 운영한 게 처음으로 1980년대 후반부터 숲속 유치원은 정식 유치원으로 인정받기 시작했다. 1990년대 들어 남부독일을 중심으로 독일 전역에 빠르게 확산되어 현재 독일에만 300여 곳이 넘는 것으로 집계된다. 오스트리아에도 3곳이 있고 일본에도 1곳 생겼다.

독일의 숲속 유치원은 사설 유치원으로 재정의 70%는 정부 지원을 받고, 나머지 30%는 기부금과 부모들의 바자회 등으로 충당하고 있다. 숲속 유치원의 형태는 다양하며, 북독일 해변에는 모래 유치원도 있다. 이렇게 숲속 유치원의 성과에 대한 연구보고가 잇따르자 일부 공공 유치원들도 일주일에 2-3번 숲속을 방문하는 프로그램을 채택하는 경향이 높아지고 있다.

슈투트가르트 로허 숲속 유치원의 위치는 슈투트가르트 쥬덴거리(Waldkindergarten

Rohr e.V. Südendstraße 470565 Stuttgart)에 있으며 1995년 4명의 부모들이 중심이 되어 시작되었다. 처음에는 어린이 8명, 교사 2명에 불과했지만, 현재는 만 3살에서 6살까지 어린이 15명, 교사 2명씩으로 두 그룹 운영되며, 사면의 벽도 경계를 나누는 문도 없는 나무와 시냇물이 흐르는 숲 자체가 유치원이다. 날씨와 숲속 생활에 잘 적응할 수 있는 방수 옷과 방수 신발, 등산가방이 어린이들의 필수 지참물이며, 추운 겨울이나 비오는 날에도 아이들은 숲으로 향한다.

어린이들은 시야를 벗어나는 곳으로 가선 안 된다는 것과, 나무 깎는 칼을 들었을 때는 앉아야 하고 사방 1m 이내에 사람이 있는가를 살펴야 한다는 점, 칼은 항상 배 쪽에서 바깥으로 움직여야 한다는 것, 도시락을 먹기 전에는 항상 깨끗이 손을 씻어야 한다는 것, 모르는 풀이나 곤충을 함부로 만지거나 먹으면 안 된다는 규칙을 지켜야 한다.

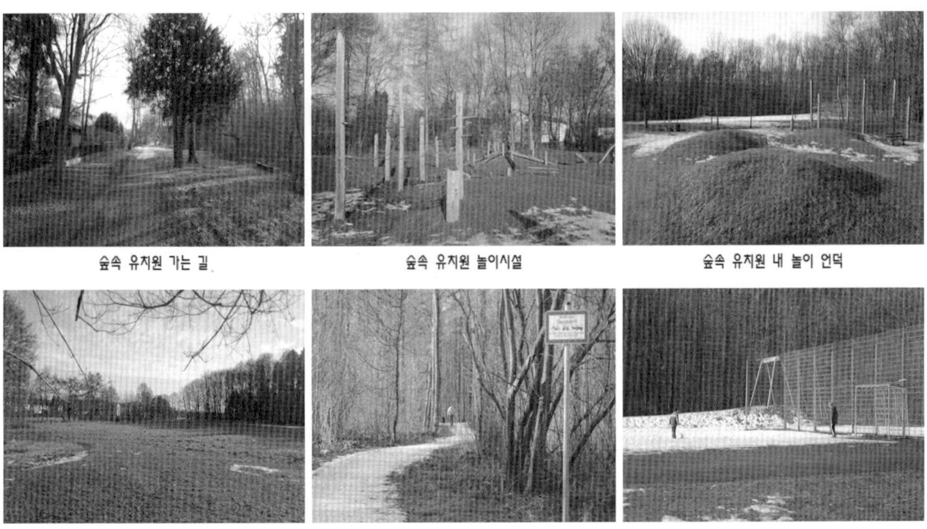

숲속 유치원 가는 길 / 숲속 유치원 놀이시설 / 숲속 유치원 내 놀이 언덕

목초지 운동장 / 숲속 유치원 주변 산책로 / 다목적 운동장

〈그림 Ⅲ-3-20〉 로허 숲속 유치원 주요 시설 이미지

〈표 Ⅲ-3-10〉 숲속 유치원의 세부일과

아침모임	나무의자에 유아와 교사가 자유롭게 둥그렇게 둘러앉아 즐거운 노래를 부름
대집단 활동	이야기 나누기, 율동, 동물퍼즐활동, 퀴즈맞추기 등
간식	집에서 미리 준비한 간식을 먹고, 남은 간식은 다음 간식시간에 먹음
숲으로 이동	스스로 각자의 배낭을 짊어지고 숲의 활동장소로 이동, 교사는 숲에서 필요한 각종 도구가 들어있는 손수레를 끌고 아이들과 함께 숲으로 이동
숲에서의 자유놀이	교사는 큰 천을 깔아 앉아서 활동할 수 있는 자리를 마련. 주로 자연 재료를 이용하여 놀이를 하며 공구들을 이용하여 죽은 나무를 자르기도 하고 구멍을 내기도 하고 필요한 것을 직접 만들기도 함
끝나는 모임	모두가 둥그렇게 앉아 끝나는 모임을 갖고 대부분은 평평하고 안온한 분위기가 있는 곳에서 둘러앉아 15분 정도 오늘 활동한 내용과 관련한 이야기를 나누고 헤어지는 노래와 인사를 함

3) 독일 흑림지대 바덴-바덴

독일 흑림지대(Schwaarzwald)는 울창한 침엽수림과 맑은 공기로 장기간 휴양하기에 가장 적합한 곳의 하나로 각광받고 있다. 독일에서 산림지형요법 시설이 조성된 26개 휴양지 중 22개(84.6%)가 흑림지대의 산림 안에 위치하고 있다.

세계적 휴양도시인 바덴-바덴(Baden-Baden)에는 흑림의 중심도시인 프라이부르그(Freiburg), 티티제(Titisee)가 위치하고 있다. 아울러 크고 작은 마을들이 골짜기와 숲을 따라서 정연하게 자리 잡고 있으며, 이 마을들은 거의 대부분이 작은 휴양지 역할을 하고 있다.

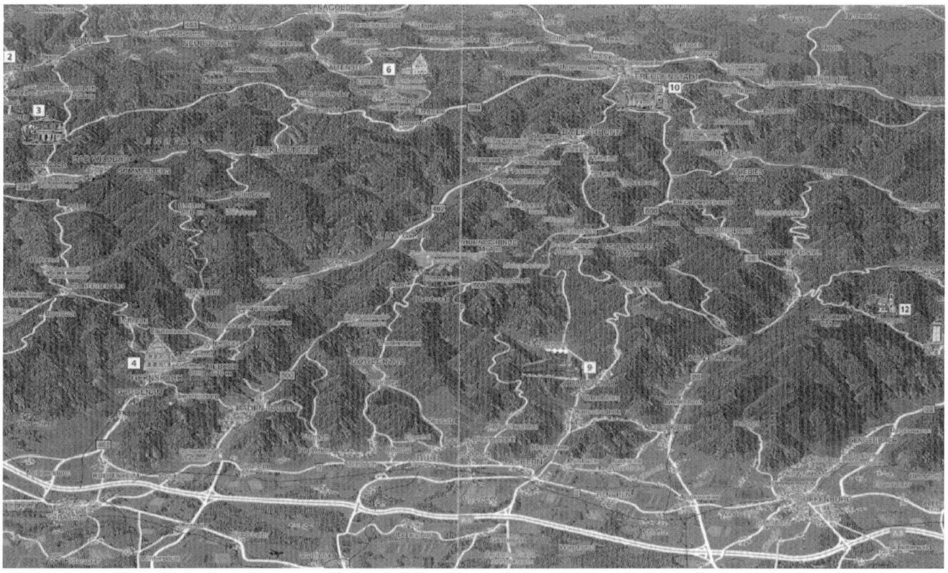

〈그림 Ⅲ-3-21〉 흑림지대 전경

(1) 바덴-바덴(Baden-Baden) 개요

바덴-바덴(Baden-Baden)은 독일의 남서부 슈바르츠발트 산지 북서쪽 기슭에 있는 온천도시로 2011년을 기준으로 54,461명의 주민이 거주하고 있다. 로마 시대부터 온천지로 널리 유명하게 알려져 왔으며 당시의 욕탕터 등 수많은 중세 유적지가 있고, 국립병원과 휴양센터 등이 많이 있었다.

독일 남쪽 흑림(Schwarzwald)에 인접해 있으며, 세계적으로 유명한 고급 온천 휴양지 및 국제회의 도시로 유명하다. 대표적 온천욕장으로는 거의 1,000평방미터의 면적을 갖춘 대규모의 온천과 사우나 시설을 갖춘 '카라칼라 온천장(Caracalla-Therme)'과 로마-아일랜드식 온천장인 '프리드리히 온천장(Friedrichsbad)' 등이 있다. 바덴-바덴시의 큰 부분이 정원으로 되어 산책하기에 좋은데, 특히 리히텐탈러 거리(Lichtentaler Allee)는 약 300종류의 다양한 나무와 덤불이 있는 세계적으로 유명한 정원이다.

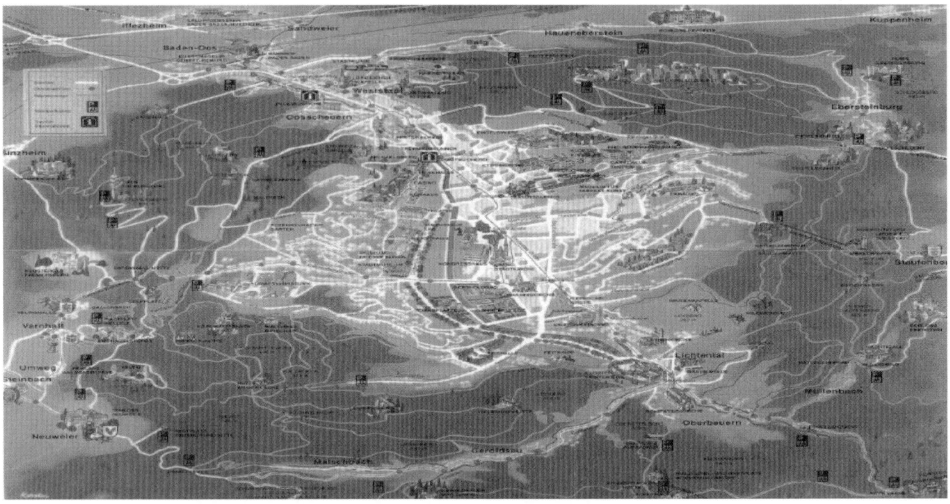

〈그림 Ⅲ-3-22〉 바덴-바덴 전경

주요 특징은 흑림지대의 대표적 휴양도시로 산림치유의 거점이라기보다는 온천욕 등의 열치료가 발달된 도시로 흑림지대 속에 있는 그 자체가 산림치유를 위한 기초적인 조건을 충족시키고 있다.

1.5 국내외 자연치유시설 특징 비교 및 시사점 도출

국내 자연치유시설은 산림에서 걷고, 명상하고, 체험하는 것을 주된 프로그램으로 하는 유형(이하 '산림형 자연치유시설')과 의료시설에서 자연치유요법으로 환자를 치유하는 유형(이하 '의료형 자연치유시설')의 두 가지로 구분된다. 이에 반해 일본에서는 주로 산림형 자연치유시설이 발달하였음을 알 수 있다. 독일에서는 산림형 자연치유시설과 의료형 자연치유시설이 한 도시에 복합적으로 입지해 있어 도시 차원에서 자연치유가 이루어지고 있다.

국내 자연치유시설은 일부 시설을 제외하면 대부분 단기 체류만 가능한데 비해 독일에서는 단계적으로 체류가 가능하도록 하여 단기에서부터 장기에 이르기까지 다양한 체류가 가능하다. 그리고 의료형 자연치유시설을 제외하면 대부분의 국내 자연치유시설은 의료시설이 매우 미비한데 비해, 독일에서는 자연치유에 의료서비스가 매우 잘 결합되어 있다.

일본은 산림형 자연치유시설에 세라피 가이드가 상주해 있어 전문인력이 있는데 반해 국내에는 전문인력이 많이 부족한 실정이다. 게다가 일본과 독일에서는 관련기관 간에 유기적인 결합이 잘 이루어지고 있는데 반해, 한국에서는 자연치유시설 간에 또는 자연치유를 지향하는 지자체 간에 네트워크가 이루어지지 않고 있는 것이 현실이다.

국내 자연치유시설은 기존의 체험 및 휴양시설과 별반 차이를 보이지 않고 있어 보다 창의적인 시설 개발이 요구된다.

〈표 Ⅲ-3-11〉 국내외 자연치유시설 특징 비교

구분	국내	일본	독일
치유 관련 주 기능	- 산림(명상)형과 의료형으로 양분	- 산림(명상) 위주 - 기존 산림휴양시설 재정비	- 물 치료 + 산림 치유 - 산림은 국토의 기본 요소
장기 체류	- 대부분 장기체류 시설 미비	- 장기체류 시설 미비 - 주로 기존 숙박시설 활용	- 3단계의 체계적 시설 구비(재활병원, 요양원, 요양호텔)
의료지원 서비스	- 산림(명상)형의 경우 의료서비스 미비 - 지역의료시설 미활용	- 의료서비스 미비 - 지역의료시설 일부 활용	- 의료서비스 활성화 - 보양휴가제도 및 민간보양보험 활성화
전문인력 운영	- 숲 해설가 - 전문 인력 없음	- 세라피 가이드 양성 및 운영(지자체 자체 양성, 민간 인증 등)	- 세라피 가이드 없음 - 의료진 직접 활용(소정의 세라피 관련 교육 이수)
관련 기관	- 국립산림과학원 - 산림치유포럼	- 산림총합연구소 - 산림의학연구회 - NPO 산림세라피소사이어티 - 세라피 기지 전국 네트워크 회의	- 대체의학적 측면에서 활발 - 산림 분야에만 국한되지 않음
체험/휴양 시설	- 기존 산림휴양시설과 유사	- 기존 산림휴양시설 활용	- 인공적인 휴양시설 지양

제3절 관련 자격증 및 활용

1. 병원코디네이터

의료 현장의 일반 행정 지원에서부터 서비스 품질 관리 차원의 환자 상담과 사후 관리, 원내 경영 개선을 위한 마케팅 기획, 분만 고객관리, 병원 관리 및 홍보인사 관리 등 병원 문화를 담당하고 의사와 간호사, 스텝 간의 친절 교육 및 관계 조정 역할을 하는 자이며 급변하는 의료 환경의 변화를 대응하고 양질의 의료서비스를 제공하기 위해 현장에서 고객 상담 및 지속 관리, 원활한 조직 관리, 병원 관리와 마케팅을 담당함으로써 고객의 만족도를 높이고 병원의 경쟁력을 강화시키는 일을 수행한다.

1.1 병원코디네이터의 종류

① 진료코디네이터

의사와 진료팀 간의 원할한 치료 중재, 치료계획수립 , 치료나 시술 후 환자 유의 사항 전달이나 향후 진료계획 설명

② 상담코디네이터

진료 전·후 상담과정에 대한 전체적 조망, 고객에 대한 전반적 상담과 치료결정 유도

③ 리셉션코디네이터

수납과 예약업무, 전화응대와 상담, 대기실, 환경정리 및 환자관리, 진료 환자 안내

④ 마케팅코디네이터

의료계 시장조사와 고객분석 통한 병원 내외부 홍보 마케팅 기획

⑤ 이미지코디네이터

병원내외부 이미지 관리, Hospital Identity 확보를 위한 이미지 Design 작업

⑥ 통역코디네이터

외국인 환자 내원에 따른 치료의 전반적 조망, 의료진과 고객 간의 원활한 의사

소통 유도

⑦ 텔레마케팅코디네이터

전화를 통한 지속적인 고객관리 , 치료효과 측정 및 개선전략 도출, 고객만족도 조사

⑧ 재무과련 코디네이터

병원의 재무관리, 세무관리, 보험관리 연간 사업수입 산업수입 계획과 실행 및 관리

1.2 병원코디네이터 시험과목

의료서비스, 병원관리, 병원마케팅, 기초의료 4과목을 시험 보고 5지선다형으로 100문제가 출제되며 100분의 시험시간이 주어진다.

1.3 병원코디네이터 수료증

병원코디네이터 자격증 응시자격은 병원코디네이터 관련 교육 30시간 이상 이수자이다. 30시간을 이수해서 수료증을 받은 후 시험 접수하실 때 수료증 사본을 제출해야 한다.

1.4 병원코디네이터 자격증 갱신

사단법인 병원코디네이터협회에서 자격증을 취득하게 되면 3년마다 협회에서 진행되고 있는 보수교육을 받아야 자격증 갱신이 가능하다. 보수교육을 받지 않을 경우 자격이 상실되며 시험을 다시 보아야 한다.

2. 산림치유관련 자격 및 인증제도

2.1 산림문화·휴양 인증제도 운영

산림문화·휴양 인증제도는 다양한 숲해설 교육프로그램을 개발·보급하고, 숲해설가 및 등산안내인의 자질을 향상시켜 수준 높은 숲해설 및 등산안내 서비스 제

공을 목적(산림문화·휴양에 관한 법률 제7조)으로 한다.

운영실적으로는 산림문화·휴양 교육프로그램 7건, 숲해설가 초급 교육과정 22개, 숲길안내인 교육과정 3개 기관을 인증하였다. 이밖에 숲해설가 및 등산안내인 교육과정 인증제도를 산림교육전문가 양성기관 지정제도로 전환하는 등 숲해설가 인증기관의 네트워크 구축을 통해 산림교육 활성화를 도모하고 있다.

인증신청 (신청인) → 인증기준 적합성 검토 (인증심사원) → 인증심사 (인증심사위원회) → 인 증 (산림청장)

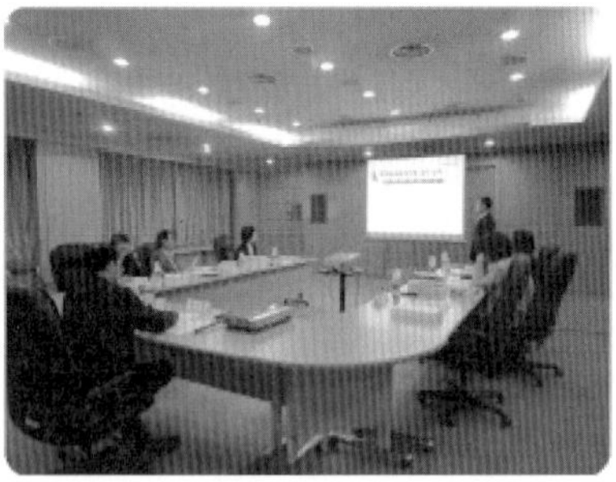

인증심사위원회

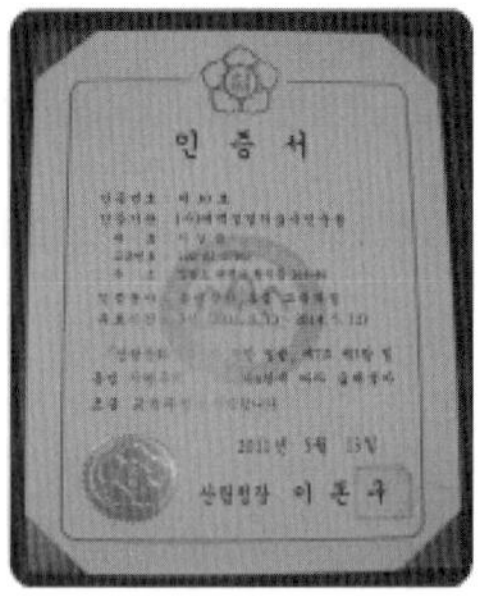

교육과정 인증서

〈그림 Ⅲ-3-23〉 산림문화·휴양 인증제도 운영체계

2.2 산림치유지도사 제도

산림치유지도사란 산림을 통한 치유를 활성화하기 위해 '산림문화휴양에 관한 법률'에 의해 산림청이 2013년부터 도입한 제도이다. 치유의 숲, 자연휴양림 등 산림을 활용한 대상별 맞춤형 산림치유 프로그램을 기획 · 개발하여 산림치유 활동을 효율적으로 할 수 있도록 지원하는 국가자격의 전문가이다.

1) 산림치유지도사가 되는 길

자격증을 취득하기 위해서는 ① 법령에 의해 지정된 양성교육기관에서 소정의 교육을 수료한 후 산림청 산림교육원에서 실시하는 각 과정별 검증 평가시험에 합격[42]해야 한다. ② 산림치유지도사 등급별 자격기준은「산림교육의 활성화에 관한 법률」시행령 제4조의3에 따라 규정하고 있으며, 관련학과는 의료, 보건, 간호 및 산림관련 학과로 정하고 있다.

산림치유지도사는 등급별 자격기준을 두고 있으며,「고등교육법」제2조제1호에 따른 대학에서 의료, 간호 또는 산림관련학과의 학위를 취득하여야 한다. 관련학과의 학위가 없는 경우 산림치유와 관련된 업무(치유의 숲, 국·공립교육시설, 산림치유 관련 교유기관·단체에서 운영하는 산림치유 프로그램의 기획·진행·분석·평가 또는 산림치유 교육과 관련된 업무)에 종사한 경력 2년~5년의 경력이 있어야 한다.[43] ③ 양성기관은 가톨릭대, 한림성심대, 광주보건대, 순천대 등 4개 대학에 이어 최근 충북대, 동양대, 전남대의 각 대학 평생교육원이 추가 지정되었다. 산림청은 치유 프로그램 개발과 운영을 전담하는 '산림치유지도사' 양성기관도 늘려가고 있다.

2) 산림치유자격증 취득에 따른 활동 및 전망

산림치유지도사[44] 자격증은 산림청장이 발급하는 국가자격증으로 자격기준에 따라 1급과 2급으로 구분된다. 주요 근무처로는 치유의 숲, 자연휴양림, 산림욕장, 숲길 등에서 근무를 하게 되며 산림치유 프로그램을 개발・보급하거나 치유의 숲 이용자에게 산림치유 프로그램 운영・지도를 한다.

산림청이 진행하는 프로그램은 체조와 맨발 걷기, 자연물로 인사하기, 야간 숲 명상, 낮잠 즐기기 등, 참여자의 연령과 성, 구성원의 성격에 따라 다른 프로그램이 진행된다. 현재 우리나라 치유의 숲 등은 25개소가 조성되어 있으며 4개소가 운영

---

42) 검증평가에 합격한 사람은 최종학력 증명서, 경력증명서 등 서류를 첨부하여 산림치유지도사 자격증 발급신청서를 작성한 후 산림청에 제출하면, 산림청이 산림칭지도사 자격증 발급신청서의 서류를 검토하여 자격기준에 맞는 경우 산림치유지도사 자격증을 발급함.

43) 산림문화 휴양에 관한 법률 시행령 제4조3 산림치유지도사의 등급별 자격기준 등 참조

44) 2013년 9월 첫 시험(38명 배출)으로 선발된 산림치유지도사들 가운데 10명이 현재 양평 산음자연휴양림, 횡성 청태산 치유의 숲, 장성 축령산 치유의 숲 등에서 활동하고 있다. 산림청은 2017년까지 500명을 양성할 계획임.

되고 있다. 자연휴양림은 25개소 조성, 165개소가 운영 중이며, 산림욕장은 178개소가 운영 중에 있다.

〈표 Ⅲ-3-12〉 산림치유지도사 등급별 자격기준

등급	자격기준
1급 산림치유지도사	가. 2급 산림치유지도사 자격증을 취득한 후, 산림치유와 관련된 업무(치유의 숲, 국공립 교육시설, 산림치유 관련 교육기관·단체에서 운영하는 산림치유 프로그램의 기획·진행·분석·평가 또는 산림치유 교육과 관련된 업무를 말하며, 이하 (관련업무"라 한다)에 5년 이상 종사한 경력이 있는 사람으로서 양성기관에서 운영하는 1급 산림치유지도사 양성과정을 이수한 사람 나. 「고등교육법」제29조에 따른 대학원 또는 같은 법 제30조에 따른 대학원대학에서 의료, 보건, 간호 또는 산림관련 석사 또는 박사학위를 취득한 사람으로서 양성기관에서 운영하는 1급 산림치유지도사 양성과정을 이수한 사람
2급 산림치유지도사	가. 「고등교육법」 제2조제1호에 따른 대학에서 의료, 보건, 간호 또는 산림관련 학과의 학위를 취득한 사람으로서 양성기관에서 운영하는 2급 산림치유지도사 양성과정을 이사한 사람. 나. 「고등교육법」제2조제4호에 따른 전문대학에서 의료, 보건, 간호 또는 산림관련학과의 전문학위를 취득하고 관련업무에 2년 이상 종사한 경력이 있는 사람으로서 양성기관에서 운영하는 2급 산림치유지도사 양성과정을 이수한 사람 다. 「초·중등교육법」 제2조제4호에 따른 고등학교·고등기술학교를 졸업하고 관련업무에 4년 이상 종사한 경력이 있는 사람으로서 양성기관에서 운영하는 2급 산림치유지도사 양성과정을 이수한 사람 라. 「산림교육의 활성화에 관한 법률」제2조제2호에 따른 산림교육전문가<숲해설가, 유아숲지도사, 숲길체험지도사> 자격을 취득한 후 해당 분야에서 3년 이상 종사한 경력이 있는 사람으로서 양성기관에서 2급 산림치유지도사 양성과정을 이수한 사람

2.3 산림교육전문가 제도

「산림교육의 활성화에 관한 법률」 제정에 따라 산림교육전문가(산림교육법 제2조제2호)[45]가 있다. 이들은 산림교육전문가 양성기관에서 산림교육 전문과정을 이수한 사람으로서 숲해설가, 유아숲지도사, 숲길체험지도사로 활동할 수 있다.

〈표 Ⅲ-3-13〉 산림교육전문가의 역할

구분	법적정의	역할
숲해설가	국민이 산림문화·휴양에 관한 활동을 통하여 산림에 대한 지식을 습득하고 올바른 가치관을 가질 수 있도록 해설하거나 지도·교육하는 사람	자연휴양림, 수목원, 도시숲 등에서 국민들에게 숲에서 살아가는 다양한 생물의 살아가는 이야기, 역할 등에 관한 지식을 전달함. 나무나 식물에 대한 생태적 지식을 포함하여 숲에 얽힌 역사, 숲과 인간과의 관계 등에 대해서 해설과 체험활동을 연계하여 이해하기 쉽도록 설명하고 체험할 수 있도록 돕는 일을 함
유아숲지도사	유아가 산림교육을 통하여 정서를 함양하고 전인적(全人的)성장을 할 수 있도록 지도·교육하는 사람	유아숲체험원에 배치되어 유아들의 정서 함양과 전인적 성장을 할 수 있도록 지도하고 교육함. 숲생태에 대한 지식 뿐 아니라 유아에 대한 정서를 이해하고 유아교육에 대한 전문성과 경험을 겸비하여 유아들이 숲에서 유일하게 신뢰할 수 있는 사람으로 교육, 놀이, 상담, 보호, 치유 등 다양한 역할을 수행함.
숲길체험지도사	국민이 안전하고 쾌적하게 등산 또는 트레킹을 할 수 있도록 해설하거나 지도·교육하는 사람	숲길에 배치되어 국민이 안전하고 쾌적하게 등산 또는 트레킹을 할 수 있도록 도와주며 건전한 등산문화 정착을 위한 다양한 등산서비스를 제공함. 국민들이 단순히 숲을 오르는 것 뿐 아니라 지역의 역사, 문화를 체험하고 경관을 즐기며 건강을 증진할 수 있도록 도와주며 안전을 책임짐

산림교육전문가 양성기관 지정기준 (산림교육법 시행령 별표1)에 따르며 지정자격은 「고등교육법」 제4조에 따라 설립된 학교로서 산림 분야 대학(숲해설가, 숲길

45) 「산림교육의 활성화에 관한법률」 제정 목록 : 산림교육법은 산림교육의 활성화에 필요한 사항을 정하여 국민이 산림에 대한 올바른 지식을 습득하고 가치관을 가지도록 함으로써 산림을 지속가능하게 보전하고 국가와 사회 발전 및 국민의 삶의 질 향상에 이바지함을 목적으로 한다.

체험지도사의 경우만 해당) 또는 유아교육 분야 대학(유아숲지도사의 경우만 해당)에만 해당한다.

「민법」에 따라 설립된 법인 또는 「비영리민간단체지원법」에 따라 등록된 비영리민간단체로서 산림교육을 위하여 설립된 법인 또는 단체만 해당한다. 이와 함께 산림청장은 산림교육을 활성화하기 위해 산림교육종합계획을 5년마다 수립·시행하여야 한다.

숲해설가 전문과정은 이론교육과 현장교육으로 이루어지며 산림환경교육론, 산림과 생태계, 커뮤니케이션, 교육프로그램 개발, 안전교육 및 안전관리, 교육실습 등을 교육내용으로 하며, 총170시간의 교육시간을 이수 하여야 한다.

〈표 Ⅲ-3-14〉 산림교육전문가 자격 취득

구분	법적 정의
취득방법	산림교육전문가 양성과정 수료 ※ 출석시간, 이론 및 시연평가 70점 이상, 교육실습 30시간 이상
참가제한	학력, 경력, 연령 등 제한 사항 없음
교육기간	숲해설가 4개월, 유아숲지도사 5개월, 숲길체험지도사 2개월 ※ 교육기간, 수강료는 양성기관마다 상이하며 상기기간은 평균 소요기간임.
교육횟수	연 1~2회(2회의 경우 대개 상·하반기)
신청방법	양성기관 교육생 모집시기에 맞춰 개별 접수 ※ 양성기관마다 교육시기가 다르므로 세부일정 등은 기관에 문의

〈표 Ⅲ-3-15〉 산림교육 전문과정의 구성

구분	교육시간	교육내용 I
숲해설가	170시간 이상	산림교육론, 산림생태계, 커뮤니케이션, 안전교육 등
유아숲지도사	210시간 이상	산림교육론, 산림생태계, 유아교육, 안전교육 등
숲길체험지도사		등산·트레킹 일반, 구조·구급, 산림환경 등

※ 교육내용은 과목 구성 및 시간은 산림교육법 준수

〈표 Ⅲ-3-16〉 지역별 산림교육전문가 양성기관 지정현황

구분	계	서울	부산	대구	광주	대전	인천	울산	세종	강원	경기	충북	충남	전북	전남	경북	경남	제주
숲해설가	33	6	2	0	2	2	1	1	0	6	3	3	1	1	0	3	1	1
유아숲지도사	8	3	1	0	1	0	1	0	1	0	0	0	0	0	0	1	0	0
숲길체험지도사	4	2	0	0	0	1	0	0	0	0	0	0	0	1	0	0	0	0

〈표 Ⅲ-3-17〉 산림전문가(국가) 배치현황

구분	배치인원			관할구역	문의처
	①	②	③		
북부지방산림청	41	4	8	서울, 경기도, 강원영서	033-738-6251
동부지방산림청	23	4	5	강원영동	033-640-8641
남부지방산림청	26	4	7	부산, 울산, 경상도	054-850-7791
중부지방산림청	22	2	4	대전, 세종, 충청도	043-850-4043
서부지방산림청	19	2	20	광주, 전라도, 경남 일부	063-620-4642
국립자연휴양림관리소	45	4	-	국립자연휴양림	042-580-5562
국립산림과학원	4	-	-	국립산림과학원(서울), 남부산림자원연구소(진주), 난대·아열대산림연구소(제주)	02-961-2562
국립수목원	12	-	-	국립수목원(광릉)	031-540-1043

3. 예술치유

예술치유관련 자격증은 예술치료 전문가, 예술치료사 1급, 예술치료사 2급, 예술치료사 3급, 예술치료교육사 등이 있다.

3.1 예술치료 전문가

① (사)한국예술치료학회 예술치료사 1급 자격증 취득 후 2년 이상 강의 및 예술치료 관련 임상 2년 이상 경력자로서 아래의 ②, ③, ④항의 자격을 갖춘 자

② 본 학회 예술치료전문가에게 임상감독을 40시간(집단20시간 + 개인 20시간) 이수한 자

③ 본 학회의 학술활동 100시간 이상(본학회 주관 학술대회 2회 이상 참가포함) 이수한 자(본 학회 학술대회 1회 발표는 학술활동 30시간으로 인정).

④ 본 학회 학술지에 1회 이상 논문 발표 또는 예술치료 분야의 저서나 역서가 있는 자

3.2 예술치료사 1급

① (사)한국예술치료학회 정회원으로 학회가입 2년 이상인 자가 예술치료분야 석사학위 이상 소지자 또는 예술치료사 2급 자격증 취득 후 4년 이상 임상경력자로서 아래 2항, 3항, 4항의 자격을 갖춘 자

② 예술치료 관련 임상 1,000시간 이상(타 학회에서의 임상시간은 심사를 거쳐 일부분 인정)과 임상감독(본 학회 예술치료전문가 2인 이상) 30시간 이상(집단15시간+개인15시간) 이수한 자

③ 본 학회 주관의 학술활동 100시간 이상(본 학회 주관 학술대회 2회 이상 참가포함) 이수한 자

④ 본 학회지 또는 월례학술발표지에 논문을 1회 이상 발표 또는 관련분야 저서가 있는 자

3.3 예술치료사 2급

① (사)한국예술치료학회 정회원으로 학회가입 2년 이상인자가 예술치료분야 학사학위 소지자 또는, 3급 자격증 취득 후 임상 경력 3년 이상인 자로서 아래 2항, 3항의 자격을 가진 자. 또는 연계학문 박사, 석사학위 소지자가 본 학회에서 주관하는 예술치료관련 단기과정 200시간 이상을 수료한 자(단, 연계학문 박사, 석사학위 소지자의 경우 발달심리, 이상심리, 심리진단과 평가, 예술치료개론을 정규대학과정에서 수강한자가 예술치료관련 단기과정 200시간 이상을 수료한 자로 수정함, 단 유사과목 수강의 경우는 자격증 관리위원회의 서류심사를 거쳐 인증한다. 이

조항은 2012년 전반기부터는 실행한다.)

② 예술치료 관련 임상 300시간과 임상감독(본 학회 예술치료전문가 또는 3년 이상 임상경력이 있는 예술치료사 1급) 소지자 2인 이상에게 30시간(집단15시간+개인15시간)이상 이수한 자

③ 본 학회 주관의 학술활동 100시간 이상(본 학회 주관 학술대회 2회 이상 참가 포함) 이수한 자

3.4 예술치료사 3급

① (사)한국예술치료학회 회원으로, 학회가입 1년 이상인자가 2년제 대학졸업자로 서 본 학회에서 주관하는 단기예술치료과정 200시간 이상을 수료한 자, 아래 2항·3항의 자격을 갖춘 자, 또는 예술치료교육사 자격증취득 후 임상 경력 2년 이상인 자로서 아래 ②, ③항의 자격을 가진 자. 단, 단기예술치료과정이라 함은 본 학회가 지정한 대학과 (사)한국예술치료학회 각 지부 또는 부설 연구소에 개설되어 있는 예술치료 관련 교과과정으로 한정함.

② 예술치료 임상 200시간 이상과 임상감독 자격(본 학회 예술치료전문가 또는 3년 이상 임상경력이 있는 예술치료사 1급) 소지자 2인 이상에게 30시간 이상(집단15시간+개인15시간) 이수한 자

③ 본 학회 주관의 학술활동 100시간 이상(본 학회 주관 학술대회 1회 이상 참가 포함) 이수한 자

3.5 예술치료교육사

① (사)한국예술치료학회 회원 가입 1년 이상 인자로서, 2년제 대학 졸업자 이상인 자가 예술치료교육 관련 단기과정(150시간 이상)을 수료한자로서 ②, ③항의 자격을 갖춘 자. 단, 예술치료교육사 양성전문기관이라 함은 본 학회가 지정한 전문대학 또는 (사)한국예술치료학회 산하 각 지부 또는 부설 연구소가 개설한 예술치료교육과정으로 한정함.

② 예술치료교육 임상 100시간 이상과 임상감독자격(본 학회 예술치료전

문가 또는 3년 이상 임상경력이 있는 예술치료사 1급) 소지자 1인 이상에게 20시간 이상(집단10시간+개인10시간) 이수한 자.

③ 본 학회 주관의 학술활동 50시간 이상(본 학회 주관 학술대회 1회 이상 참가포함) 이수한 자

3.6. 예술치료사의 정신자세와 직무윤리

예술치료사는 주로 인간의 영적·정신적·사회적 건강을 책임지는 사람들이니 만큼 이를 감당할 수 있는 여러 자질들을 구비해야 한다.

1) 현행 의료법적 차원에서 본 예술치료

치료와 치유의 의미는 우리나라에서 치료는 법적 자격을 갖춘 의료분야에서 활동하는 사람들이 사용하는 용어이며, 치유는 치료행위를 보조하는 일로서 의료자격과 무관하게 이와 관련된 전문가들의 활동을 지칭하는 용어로 사용되는 경향이 있다. 치료가 겉으로 드러난 증상 제거에 치중한다면, 치유는 그 증상을 야기 시킨 근본원인을 찾아 이를 복원시키는 것을 말한다. 이러한 관점에서 볼 때 예술활동을 통한 심신개선활동은 예술치유로 불러야 더 적합하다.

2) 통합예술치료사로서의 예술치료사

예술치료에 있어서는 다양한 유형이 존재한다. 음악선호형, 미술선호형, 무용선호형, 동작선호형 등 다양한 유형이 존재하므로 이들 각각의 경우에 맞는 예술치료 처방을 할 수 있도록 예술치료에 대한 통합적 이해와 지식을 축적해 갈 필요가 있다. 치료사는 병의 유형에 따라 그리고 환자의 유형에 따라 각각 다른 예술적 과제를 부과하고 또 치료가 진전되면서 다양한 예술 치료 형태를 도입해야 한다.

3.7 전인적 인격체로서의 예술치료사

첫째, 자신의 영적·정신적·사회적 건강을 점검하고 보완하는 능력을 가져야 한다. 예술치료사는 영적·정신적·사회적 건강도가 아주 높은 사람들이어야 할 것이

다. 또한 명상하는 자세로 항상 스스로에게 자문하는 시간을 가져야 한다. 전문적인 지식과 능력을 키워가려는 노력 외에 인격의 성장을 위해 노력해야 할 것이며 이러한 과정을 거쳐 능력 있는 임상상담전문가로 성장해 나가야 한다.

둘째, 예술치료는 상담과 심리치료의 새로운 기법으로 급격히 확산되고 있다. 이에 따라 여러 가지 문제가 발생되고 있으며 특수한 기술 이상의 것을 요구하게 되고, 정신적 작용과 발달에 관한 과학적 이해 등을 필요로 한다. 의학, 종교학, 심리학 분야 등에 대한 깊은 이해를 바탕으로 인간의 몸과 마음이 왜 아프게 되는지 깊이 성찰해 보아야 한다.

셋째, 보다 과학적인 진단과 처방을 위해 노력해야 한다. 한국적인 치료 데이터베이스를 구축하는 것이 예술치료활동의 현실 적합도를 높이는 것이 될 것이다. 문화마다 사람마다 예술표현의 차이가 있다는 점을 고려해야 한다.

넷째, 한국심리상담학회가 2003년 제정, 공포하여 현재 시행중에 있는 윤리강령은 심리학자가 전문적이고 과학적인 활동을 하는데 필요한 일반적인 가치체계를 제시하고 있다. 이 강령을 위반하면 학회로부터 경고 또는 제명 등의 처분을 받는데 그 내용은 예술치료사들의 행동지침으로서도 유용하다.

① 비밀유지와 한계에 대해 숙지할 의무
② 내담자와의 전문적인 관계유지 의무
③ 성희롱과 성적관계 형성 금지

3.8 수련감독자와 수련자와의 인격적 전문적 관계유지의무 등

이러한 내용은 예술치료사들의 직무윤리를 정립하는데 하나의 기준이 될 수 있다.

〈표 Ⅲ-3-18〉 개설 대학 및 학과

대학명	학과명
부산디지털대학교	미술치료학전공
광주여자대학교	미술치료학과
전주대학교	예술치료학과
한일장신대학교	미술치료학과

대구사이버대학교	놀이치료학과
대구사이버대학교	미술치료학과
대구예술대학교	예술치료전공
대구한의대학교(삼성캠퍼스)	한방미술치료학과
부산예술대학교	통합예술치료과
동국대학교 문화예술대학원	예술치료학과
동덕여자대학교 문화예술치료대학원	통합예술치료학과
명지대학교 사회교육대학원	예술심리치료학과

공부하는 주요 과목을 살펴보면 다음과 같다.

① 미술치료개론

미술치료에 대한 전반적인 이해를 통해 치료사로서 자세를 갖추게 하고 임상에 적용할 수 있도록 한다.

② 미술치료 기법

심리치료 기법을 이해하고, 실습을 통하여 기법을 체험함으로써 실제 적용 및 응용한다.

③ 음악치료개론

음악치료의 정의 및 개념, 역사, 이론적 원리, 치료과정, 치료요인의 기초를 이해하며 음악적 요소와 심리적인 의미에 대해 연구한다.

④ 음악심리치료

음악을 활용하여 언어로 표현하기 어려운 부분을 음악으로 표현하여 내적 갈등의 원인을 파악하고 갈등을 내부적, 외부적으로 해소할 수 있도록 도와주는 기술을 학습한다. 음악심리 치료에서 사용되는 수용적, 표현적 음악활동들과 치료적 개입방법 등을 익힌다.

⑤ 심리검사

클라이언트의 그림에 나타난 심리상태를 통하여 자신의 심리상태를 자각케하여 정상적인 상태로 복귀하도록 돕는 방법들을 학습한다.

⑥ 문학치료개론

문학적 창의성과 자발성을 바탕으로 문학적 텍스트를 치료에 응용하는 것이 문학치료이다. 문제를 인지하고 감정을 표현하기 위하여 자신의 삶을 변화할 수 있도록 도와준다.

⑦ 성격심리학

다양한 예술활동의 기능을 심리학적 관점에서 분석하고, 치료적 기능과 관련된 심리학적 메커니즘을 탐구한다.

⑧ 발달심리학

인간의 전 생애에 걸친 발달적 변화과정을 학습하고 발달에 따른 행동문제를 이해함으로써 치료자로서의 전문성을 함양한다.

⑨ 상담의 이론과 실제

상담의 이론과 실제훈련을 통하여 상담에 대한 기본지식을 배우며 올바른 상담자로서 자질과 인격을 가지고 클라이언트를 상담하는 능력을 향상시킨다.

⑩ 예술치료인턴십

학교에서 인정하는 임상기관에서 예술치료의 이론과 실제를 경험하는 임상훈련을 한다. 치료대상자를 중심으로 치료와 교육을 위한 구체적인 프로그램을 짜고 이를 중심으로 연구와 토의를 갖는다.

⑪ 임상사례연구 및 발표

예술치료에 관한 선행연구사례를 수집, 분석하고, 학생 개개인이 실시하고 있는 사례들을 발표·토론한다.

4. 보건교육(보건교육사)

4.1 보건교육사 수요 가능 기관

1) 정부 관련기관

시·도 보건위생과 건강증진 업무담당 및 보건소 건강증진 사업부서, 보건의료관련 공공단체(국민건강보험공단, 대한가족보건복지협회, 한국건강관리협회, 대한적십자 등)

2) 민간기업

- 300인 이상 사업장의 보건교육사
- 의료기관(종합병원, 병원, 한방병원, 치과병원, 특수병원)
- 보건의료, 복지, 보육, 환경, 영양, 운동관련 민간단체와 기업체

3) 보건·복지·보육시설

보육시설(국·공립, 민간, 직장, 가정)

노인여가복지시설(경로당, 노인교실, 노인휴양소, 노인복지회관)

- 정신질환사회복지시설 및 정신요양시설
- 성폭력 상담소
- 각종 중독자 상담 및 예방치료센터(음주, 흡연, 약물중독 및 치료 관련)

4) 기타

- 대체의료 및 피부미용관리 업소시설
- 학교, 노동부 산하기관, 교육프로그램 개발업체 등

4.2 보건교육사 자격증인

보건교육사는 국민건강증진 및 보건교육에 관한 전문지식을 가진 자로서, 「국민건강증진법」 제17조 보건교육의 내용을 중심으로 보건교육 프로그램의 기획·운영·평가 등을 수행하는 전문인력이다. 국가자격증제도 도입을 통해 국민건강증진사업 및 보건교육사업수행 인력의 자질 및 전문성을 향상시키고 궁극적으로 국민의 건강증진을 위한 질적 수준을 향상하는데 의의가 있다.

1) 보건교육사 자격증 발급기관

보건교육사 국가자격제도는 보건복지부에서 관장하고 있으며, 자격증은 보건복지부장관 명의로 발급되는 국가자격증이다.

2) 보건교육사 자격검정 및 관리 주관기관

한국보건복지인력개발원은 보건복지부로부터 보건교육사 국가시험관리에 관한 사항 및 보건교육사 자격증 교부를 위한 업무에 관한 사항들을 위탁받아 운영하고 있다. 교과목 심사, 경력인증, 기타 제도홍보 및 민원 시험문항 기준마련 및 문항 출제, 국가시험 운영 등의 업무를 수행하고 있다.

3) 보건교육사 자격증 취득과정

보건교육사 자격증은 국가시험에 합격하여야 한다. 보건교육사 자격검증은 필기 시험만으로 구성되어 있으며, 국가시험 응시자격에 해당될 경우에 한하여 시험응시자격이 주어진다.

〈표 Ⅲ-3-19〉 보건교육사관련 응시자격

구 분	과 목
보건교육사 1 급	1. 보건교육사 2급 자격을 취득한 자로서 시험일 현재 보건복지부장관이 정하여 고시하는 보건교육 업무에 3년 이상 종사한 자
	2. 「고등교육법」에 따른 대학원 또는 이와 동등이상의 교육과정에서 보건복지부령으로 정하는 보건교육 관련 교과목을 이수하고 석사 또는 박사학위를 취득한 자로서 시험일 현재 보건복지부장관이 정하여 고시하는 보건교육 업무에 2년 이상 종사한 자
보건교육사 2 급	1. 「고등교육법」 제2조에 따른 학교 또는 이와 동등 이상의 교육과정에서 보건복지부령으로 정하는 보건교육 관련 교과목을 이수하고 전문학사 학위 이상을 취득한 자
보건교육사 3 급	1. 「고등교육법」 제2조에 따른 학교 또는 이와 동등 이상의 교육과정에서 보건복지부령으로 정하는 보건교육 관련 교과목을 이수하고 전문학사 학위 이상을 취득한 자
	2. 2009년 1월1일 이전에 보건복지부장관이 정하여 고시하는 민간단체의 보건교육사 양성과정을 이수한 자
	3. 「고등교육법」 제2조에 따른 학교 또는 이와 동등 이상의 교육과정에서 보건복지부령으로 정하는 보건교육 관련 교과목 중 필수과목 5과목 이상, 선택과목 2과목 이상을 이수하고 전문학사 학위 이상을 취득한 자

* 국민건강증진법 시행령 부칙(2008.12.31) 제2조에 의거, 보건교육사 3급 응시자격란의 제1호 및 제2호의 개정규정은 2012년 12월 31일까지 효력을 갖는다.

〈표 Ⅲ-3-20〉 보건복지부령으로 정하는 보건교육 관련 교과목

구분	응 시 자 격	제 출 서 류
필수과목	보건교육학, 보건학, 보건프로그램개발 및 평가, 보건교육방법론, 보건교육실습, 조사방법론, 보건사업관리, 보건의사소통, 보건의료법규	총 9과목 및 총 22학점 이수
선택과목	해부생리, 보건통계, 보건정보, 인간발달론, 사회심리학, 보건윤리, 환경보건, 역학, 질병관리, 안전교육, 생식보건, 재활보건, 식품위생, 정신보건, 보건영양, 건강과 운동, 구강보건, 아동보건, 노인보건, 학교보건, 산업보건, 지역사회보건	총 4과목 및 총 10학점 이수

* 비고 : 교과목의 명칭이 동일하지 아니하더라도 보건복지부장관 또는 보건복지부장관이 정하여 고시하는 보건교육 관련 법인·단체가 교과의 내용이 동일한지 여부를 심사하여 동일하다고 인정하는 경우에는 동일 교과목으로 본다.

〈표 Ⅲ-3-21〉 보건교육사 국가시험 시험과목

구분	교시	시험과목(문제수)	시험형식 및 총점
보건교육사 1급	1교시	1. 보건프로그램개발 및 평가 (30) 2. 보건교육방법론 (30) 3. 보건사업관리 (40)	객관식 100점만점
보건교육사 2급	1교시	1. 보건프로그램개발 및 평가 (40) 2. 보건교육방법론 (20) 3. 보건사업관리 (20) 4. 보건의료법규 (20)	객관식 210점만점
	2교시	1. 조사방법론 (30) 2. 보건의사소통 (30) 3. 보건학 (20) 4. 보건교육학(30)	
보건교육사 3급	1교시	1. 보건프로그램개발 및 평가 (20) 2. 보건학 (30) 3. 보건교육학 (40) 4. 보건의료법규 (20)	객관식 110점만점

5. 대체의학 직업의 개요

5.1 대체의학 종류와 범위[46)]

인체는 크게 몸, 마음, 정신으로 나눌 수 있어 자연치료의 분야는 다양성을 띠고 있다. 몸 치료는 근육과 골격을 치유하는 수기기공, 온열요법, 요가 등 20여 종류가 있으며, 마음치료에는 최면, 명상, 심리상담 등 20여 종류가 있다. 그리고 혼합형(마음과 몸을 동시 치유) 등으로 종류가 다양하다.

1) 자연치료사 직무의 범위

자연치료사의 직무범위는 신체적 치유, 마음의 치유, 영적인 치유에 대한 전문적인 지식과 교육 등을 훈련받아 국민의 건강향상과 복지증진을 위해 전문 지식을 제공하고, 교육하며 치유하는 직무를 수행한다.

2) 자연치료사 직무의 수행도

① 면담 및 분석 : 면담 - 면담결과 분석 - 치유방법 선택

② 분류 : 치유방법 분류 - 적정성 및 타당성 검토

③ 치유 : 적정 치유 실행

④ 평가 : 치유결과 확인과 분석 - 피드백 처리

⑤ 유지 : 건강 유지를 위한 방안 제시

3) 자연치유 기본치유 원리

① 인체에 해롭지 않은 치유

환자를 화학약품이나 수술 등을 사용하지 않고 자연의 방법으로 치유한다. 자연치유 의사(naturopathic doctor : ND)는 가장 부드럽고 최소의 자연치료법을 찾아 치유해야 한다.

46) 이형환, "한국에서의 자연치료의 직업전망에 대한 소고", 「한국자연치유학회지」, 2권 2호, 2013. pp. 164-165.

② 자연치유력을 이용한 복합적 치유

몸의 자연치유 시스템, 즉 면역성, 재생력 및 향상성과 맞추어 치유한다.

③ 질병의 기본적 원인 진단

질병의 원인을 발견하면 곧 이를 제거하는 방법을 찾아야 한다. 진단을 한 후 치료에 임한다.

④ 개별적 증상치료에서 시작해 몸 전체 치유

자연치유사들이 환자를 치료할 때는 어느 특정부위, 특정증상, 몸의 특정 기관계만을 치유할 수 없다. 몸 전체인 육체적, 정서적, 정신적(영혼) 등 전체를 보고 치료에 임한다.

⑤ 건강관리 교육

자연치유사는 환자들이 생활 스타일 등의 변화를 일으키도록 격려하며, 건강에 대한 자기 관리의식을 교육해야 한다. 환자들의 질병 발생에 대한 예방적인 지식을 고취하여 스트레스나 식이요법의 중요성을 느끼게 해야 한다.

⑥ 예방의학에 대한 교육 질병은 우리 인생의 한 부분이며 예방(건강)의 반대말은 질병이라고 할 수 있으므로, 건강한 몸의 유지, 긍정적인 사고, 충분한 영양상태 유지, 인생의 긍정적인 목적을 가지는 것, 정신적으로 의미 있는 생활 등을 유지하도록 하는 교육이 중요하다.

4) 관련 직업과의 차이

유사한 직업으로 안마사 자격이 있다. 안마사[47]는 시각장애인들의 직업군이다. 보건복지부령이 정하는 직업으로 단순히 근육을 주물러서 풀어주는 업무이다. 환

---

47) 안마사는 시각장애자들에게 고용의 기회를 부여하고 건전한 서비스 문화를 형성할 목적으로 의료 법 제 61조에 규정됨.

① 시 행 처 : 보건복지부

② 응시자격

- 교육법에 의한 특수학교 중 고등학교에 준한 교육을 하는 학교에서 물리적 시술에 관한 교육과정을 마친 앞을 보지 못하는 자
- 중학교 과정 이상의 교육을 받고 보건복지부관이 지정하는 안마수련원에서 2년 이 상의 안마수련과정을 마친 앞을 보지 못하는 자

자를 대상으로 치료를 목적으로 하지 않고 건강인의 단순 근육을 풀어주어 혈액순환을 도와주는 정도이다.

반면 자연치료사는 건강을 필요로 하는 일반인과 의학적 진단이나 통증 등으로 몸이 아프거나 마음의 고통을 가지고 있거나 정신적으로 많은 스트레스를 가지고 있는 환자를 대상으로 안전하고 효과적인 상담과 치료서비스를 제공하는 자연치료 전문가이다. 따라서 자연치료 전문가는 환자를 치료할 수 있는 지식과 치료방법을 가진 전문 상담 치료를 하기 때문에 수행업무가 넓고 깊으며 광범위하다.

5.2 국내 대학의 자연치유학 및 대체의학 분야 교육 현황[48)]

1) 학위 과정

우리나라 2013년 현재까지 각 대학의 자연치유 또는 보완대체의학 분야의 교육 현황은 <표 Ⅲ-3-23>와 같다. 전국의 약 20여개 4년제 대학에 자연치료학과 대체의학 분야의 학부 및 대학원이 설립되어 교육을 실시하고 민간자격증을 부여해 왔다. 각 대학에 설치된 보완대체의학 강좌는 204강좌나 되고 <표 Ⅲ-3-22>에서와 같이 종류도 97종이나 된다.

〈표 Ⅲ-3-22〉 20개 **대학별 자연치유학 및 대체의학과 학위과정 이수자 수**

설립 연도	대학교(원) 및 학과 명칭	학위과정 수료 수		
		학사	석사	박사
1997	가톨릭대학교 상담심리대학원 상담학과(무용, 음악, 미술치료)		370	
2000	한서대학교 건강증진대학원(선도학, 운동처방, 수안대활)		22	
2001	경기대학교 대체의학대학원/ 일반대학원 대체의학과		209	
2001	대전대학교 보건스포츠대학원 대체의학과		-	
2001	차의과대학교 통합의학대학원 대체의학과		117	
2003	조선대학교 보건대학원 대체의학과		231	
2003	원광대학교 보건보완의학대학원(자연치료, 예술치료, 특수심리)		291	

48) 이형환, "한국에서의 자연치료의 직업전망에 대한 소고", 2013. pp. 164-165.

2003	남부대학교 대체의학과	124		
2008	남부대학교 보건경영대학원 대체의학과		18	1
2004	광주여자대학교 대체의학과 및 대체의학대학원	117	6	
2004	원광디지털대학교 요가명상학과	710		
2004	서울장신대학교 자연치유선교대학원		44	
2006	전주대학교 대체의학대학(대체건강관리학부, 예술치료학과 등)	135		
2006	전주대학교 대체의학대학원		47(6)	
2005	동방대학원대흮에 자연치유학과(자연치유, 명상심리)		29(6)	30(24)
2006	우석대학교 보건복지대학에 대체의학과	65		
2008	광주대학교 대체이학	25		
2009	선문대학교에 통합의학대학원(카이로프랙틱, 자연치유, 미용치유)		50	
2010	동국대학교 불곳대학원 명상심리상담학과		12	
2010	광운대학교 상담복지정책대학원 상담심리치료학과		142	
총계	수료생 인원 수 총계 2,574명	1,176	1,600	31(24)

〈표 Ⅲ-3-23〉 2013년 기준 대학별로 교육하는 자연(대체)치료 과목 리스트

대학교(원) 및 학과	학과목
가톨릭대학교 상담심리대학원 상담학과	무용, 음악, 미술치료, 상담리치료
한서대학교 건강증진대학원	선도학, 운동처방, 카이로프랙틱
경기대학교 대체의학대학원/일반대학원 대체의학과	수기, 식품, 정신, 미용, 대체의학
대전대학교 보건스포츠대학원 대체의학과	보안의학, 예술, 홍채, 요가, 수기, 아로마치료, 수기관리, 체형관리
차의과학대학교 통합의학대학원 대체의학과	동종요법, 침치료, 대체의학, 미술치료, 심리치료, 봉독요법
조선대학교 보건대학원 대체의학과	대체의학, 명상, 수기치료, 기공, 요가, 침구, 생약, 족부치료, 추나, 반사요법, 마사지, 두 개천골요법, 아로마
원광대학교 보건보완의학대학원	자연치료, 예술치료, 특수심리
남부대학교 대체의학과	경락마사지, 기공치료, 이혈, 재활치료, 종종요법, 대체요법, 테이핑, 요가, 도수치료, 광선치료, 면역요법, 캉알테라피, 댄스테라피, 수치료, 아유르베다, 응급학, 족부케어, 최면

남부대학교 보건경영대학원 대체의학과	요가, 기공치료, 동양대체요법, 수기대체의학, 트구대체요법, 질병요법, 역동성대체요법, 생약요법
광주여자대학교 대체의학과	동양대체의학, 서양대체의학
광주여자대학교 언어치료학과	언어치료
광주여자대학교 미술치료학과	미술치료, 심리치료,색체치료
광주여자대학교 대체의학대학원	동양대체의학, 서양대체의학
원광디지털대학교 요가명상학과	요가, 명상
서울장신대학교 자연치유선교대학원	아로마, 카이로프랙틱, 심리치료, 경혈치유, 후드테라피, 성경치유, 홍채치유, 이혈치유, 전통양생, BRT치유
전주대학교 대체의학대학 (대체건강관리학부 예술치료학과)	예술치료, 음악치료, 미술치료, 집단예술치료, 아로마, 마사지, 운동요법, 족부, 경락치료, 테이핑, 명상요법, 에너지요법, 수기치료
전주대학교 대체의학대학원	심신요법, 명상, 스트레스관리, 영양식품요법, 자연수기요법, 카이로프랙틱, 족부, 아로마, 예술요법, 선식요법
동방대학원대학교에 자연치유학과	자연치유, 경혈, 색체치료, 자율신경면역요법, 식이치료 본초학, 질환별자연치유, 약차요법, 자연요법, 향제요법, 식이요법, 양자요법, 노인운동치료, 레크리에이션, 질환별운동처방, 댄스치료, 힐링댄스, 심리치료, 에릭슨 최면치료, 영성치료, NLP치료, 피부미용치유, 수기요법, 발반사요법, 아토피관리, 비만체형관리, 명상심리치료, 영신관법, 자아초월월간화선, 명상과 인지치료, 행동치료, 수용전념치료, 연극치료, 요가수트라, 요가대체요법, 영화치료기법, 파동치료, 휴먼지다인
우석대학교 보건복지대학 대체의학과	파이토테라피, 아로마테라피, 요가테라피, 경락경혈학, 식이요법, 표현예술요법, 족부의학, 건강기능식품학 및 실습, 수기요법, 경락요법, 운동치료, 에너지테라피, 자연요법, 비만관리, 노인건강관리, 응급처치
광주대학교 대체의학	마사지요법, 아로마, 경락요법, 카이로프랙틱, 요가요법, 아유르베다, 카이로프랙틱, 족부치료, 생약요법, 테이핑요법, 동종요법, 재활치료, 운동요법
광주대학교 언어치료학과 / 심리치료학과	언어치료, 심리치료
선문대학교에 통합의학대학원	카이로프랙틱, 자연치유, 침구임상실기, 만뜨라요가와 소리치료, 보완대체요법, 임상홍채학, 산림치유, 아유르베다, 온열요법, 미용치유, 휘트니스 바디클리닉, 미용치료마사지

동국대학교 불교대학원 명상심리상담학과	위빠사나수행과심리치료, 명상심리치유, 현대명상심리치유 선수행과심리치유, 뮤식과심리치유, 표현예술심리치유
광운대학교 상담복지정책대학원 상담심리치료학과	가족상담, 아동상담, 이상심리, 발달심리치료
총계 25개 대학 학과(원)	204 강의과목 (일부 중복)

〈표 Ⅲ-3-24〉 자연(대체)치유 강좌별 분류와 횟수

ㄱ	가족상담(1), 경락마사지(5), 경혈치유(2), 광선치료(1), 기공(3)
ㄴ ㄷ	노인운동치료(2), 대체의학(4), 댄스테라피(2), 도수치료(1), 동양대체요법(2), 동종요법(4),두개천골요법(1)
ㄹ ㅁ	레크레이션(1), 마사지(3), 면역요법(1), 명상(4), 명상심리치료(3), 명상과 인지치료(1) ,무용치유(2) ,미보안의학(1), 미술치료(3)
ㅂ	반사요법(1), 발달심리 치료(1), 본초학(1), 봉독요법(1), BRT치유(1), 비만체형관리(2)
ㅅ	상담심리치료(1), 색체치료(2), 생약요법(3), 서양대체의학(1), 선도학(1), 선식요법(1), 선수행과심리치유(1), 성경치유(1), 수기대체의학(1), 수기치료(9), 수용전념치료(1), 식품처방(4), 식이치료(3), 심리치료(5), 심신요법(1), 스트레스관리(1)
ㅇ	아동상담(1), 아로마치료(7), 아유로베다(2), 아토피관리(1), 약차요법(1), 양자요법(1), 언어치료(2), 연극치료(1), 영신관법(1), 에너지요법(2), NLP치료(1), 역동성대체요법(1), 예술치료(4), 영성치료(1), 영화치료기법(1), 요가(9), 운동처방(5), 위빠사나수행과심리치료(1), 음악치료(2), 응급처치(2), 이상심리(1), 이혈(2), 유식과심리치유(1)
ㅈ ㅊ	자아초월월간화선(1), 자연치료(4), 자율신경면역요법(1), 재활치료(3), 전통양생(1), 정신치료(1), 족부치료(7), 질병요법(1), 질환별자연치유(1), 집단예술치료(1), 체형관리술치료(1), 최면(2), 침구(1), 추나(1), 침치료(1),
ㅋ ㅌ	카이로프랙틱(5), 캉알테라피(1), 트구대체요법(1), 테이핑(3), 특수심리(1)
ㅍ ㅎ	파동치료(1), 파이토테라피(1), 표현예술요법(1), 표현예술심리치유(1), 피부미용치유(1), 행동치료(1), 향제요법(1), 홍채(2), 휴먼디자인(1), 힐링댄스(1)
총	97종류의 학과목

2) 자연(대체)치료 관련 민간단체

우리나라에서는 현재 다양한 협회에서 자연치료를 교육하여 자연치유사 또는 대체요법사를 양성하고 있다. 다양한 분야의 학문이 전통의 연구와 교육을 해 왔으나 “자연치유”의 바람이 불면서 꼬리에 “치유”라는 단어를 붙여 활용하는 예를 많이 볼 수가 있다. 이것이 음악치유, 미술치유, 웃음치유 등 다양하게 변화와 적응하여 발전하고 있으며 이에 대한 민간자격증 발급수도 기하급수적으로 증가하는 추세이다. 게다가 각 협회와 대학에서는 자연치료 및 대체치료에 대한 교육을 교육과정을 만들어 엄격히 수행하고 있으나, 그러나 한국직업능력개발원에서 관리하는 민간자격 시스템에 등록되지 않은 상태이다. 게다가 전국에 자연치료 및 대체치료센터가 많이 설치되어 있으나 국에서 허가하는 자격증이 아니라는데 문제점이 있다.

3) 자연치유에 대한 쟁점

현재 우리나라에서 치유라는 개념의 분야가 다양성을 띄고 생활의 웰빙에 적응 발전하고 있다는 것은 앞의 <표 Ⅲ-3-18>에서와 같이 전국 대학과 협회, 대학의 평생교육원 등에서 배출한 약 10만명이 넘는 자연치료사들이 존재로도 알 수 있다. 그러나 현재는 자연치료사로서는 합법적인 자연치료를 할 수가 없다. 유사한 분야로는 시각장애인 안마사가 전부이다. 다른 자연치료의 분야는 의료법의 제한으로 사회에서는 무자격으로 자연치료 시술을 하고 있는 실정이다.

제4절 향후 발전방향

산림치유의 향후 발전방향

1.1 자연치유력을 되살리는 산림치유

미국에서는 서양의학의 범주에 들지 않는 새로운 분야인 ‘대체의학’에 대한 관심이 최근 급속도록 높아지고 있다. 동양의학 등의 전통의학, 허브, 한방(漢方) 등이

의료에 미치는 효과에 대한 연구가 활발하다. 반면 서양의학만을 바탕으로 한 의료행위는 전체의 50퍼센트 정도에 머물러 있다.

또 독일에서는 100년 이상에 걸친 경험칙을 집적하여 효과적인 자연요법 프로그램(산림욕 포함)을 마련하였다. 전문 자격을 지닌 의사와 요법사들이 전국 350곳에 이르는 보양지에서 치료를 담당한다. 이 요법에는 건강보험제도가 최장 13일까지 적용된다. 보양지에서 산림요법을 받는 일이 독일인의 권리 중 하나로 정착되어 있다. 예를 들어 인구 1만 5,000명의 작은 마을 바트 뵈리스호펜에는 70명의 의사와 280명의 요법사가 연간 7만 명의 보양객(평균 체류일 수 13일)을 돕고 있다. 실제로 이 마을 인구의 60%는 보양 관련 업무에 종사하는 등, 치유가 마을의 중심산업으로 마을 전체를 지탱하고 있다.

산림치유는 '의학적인 근거를 바탕으로 산림욕을 통해 건강 회복과 유지·증진에 기여하는 것을 목적'으로 하는 행동이자, 산림의 지형이나 자연을 이용한 보양행위이며, 동시에 재활훈련, 카운슬링 등을 가리킨다. 그러나 '산림욕'이란 단어가 나온 지 이십여 년이 훌쩍 흘렀건만, 유감스럽게도 삼림욕의 생리적 효능을 증명하는 의학적인 데이터가 적고, 객관적인 근거를 충분히 갖추지 못한 것이 현실이다.

하지만 최근 몇 년간 사람의 생리반응을 계측해서 의학적으로 해석하는 기술이 비약적으로 발전했다. 새로운 측정기기가 개발되면서 생체반응을 읽어내고 평가하는 일이 한결 쉬워졌고 정력적인 연구자들도 많이 나타나고 있다.

1.2 지역복지의 새로운 패러다임의 산림치유

지금까지의 산림치료 및 교육, 재활훈련, 카운슬링, 유아교육 등은 하나같이 주변에 가까이 있는 산림을 이용한 활동이다. 어떤 산림이든 지도자의 창의성과 연구에 따라 치료·교육환경이 될 수 있다. 농촌과 산촌에는 그냥 방치된 산림과 마을 주변의 산, 휴경지 등이 산재해 있다. 그동안 돌보지 않은 이들 자연환경이 건강증진과 복지활동에 기여할 수 있다는 희망은 자연요법의 전개와 더불어 가능하다. 특히 복지의 관점에서 보면 앞으로 '노멀리제이션(normalization)[49] 및 베리어 프

---

49) 노멀라이제이션(normalization) : 고령자나 장애인을 격리된 보호시설에 수용하는 사

리(Barrier Free)[50]와 같은 정책이 더욱 확대될 것이다. 따라서 복지의 전개 방향은 '수용에서 공생' 쪽이 될 것이다. 그렇다면 이와 같은 자연환경에서 할 수 있는 활동을 핵심으로 한 지역 커뮤니티의 재구성은 장래 복지활동의 새로운 형태이자 하나의 패러다임인 것이다.

유럽에는 설사 개인 소유의 숲이라 해도 보건휴양을 목적으로 할 때는 출입을 허용한다는 지방법규를 제정한 곳도 있다. 그러므로 앞으로 공적 법규의 정비도 필요할 것이다.

산림청은 2003년부터 '의료 복지의 숲', '요양, 보양(건강증진)의 숲', '생활습관병 예방의 숲' 이라는 세 가지 삼림 이용구상을 제시하였다. 그 같은 구상에 걸맞은 자연환경의 장(場)을 확보하고, 동시에 세계 각국의 자연치유 실천사례에서 보고한 숲의 효과를 의료와 복지 등 각 분야에서 검증·반영해야 할 것이다. 그리고 이를 기반으로 실증 효과와 공통된 양상을 축적해 치료 프로그램 소프트웨어를 구축하며, 치료를 담당할 인재 육성을 통해 지역 활성화로 이어져야 하겠다.

현재 '세라피'나 '치유'와 같은 말의 범람에서도 알 수 있듯이 심신의 건강에 대한 관심의 고조는 이제 일상적인 일이 되어버렸다. 또 행정면에서도 복지와 건강을 위한 숲과 마을 조성' 등을 계획하는 지방자치단체가 지속적으로 늘어나고 있다. 이들이 지역복지활동의 핵심으로서 자연치유가 보급되는 것도 의미 있는 일이지만, 치유는 역시 다각적인 측면에서 접근할 필요가 있다. 즉 학술적·사회적·경제적·풍토적 측면의 실천과 검증이 필요하다. 학제적 연구의 중요성이 지적된 지 오래지만, 이 문제에 대해서도 다양한 분야의 접근과 협력체제가 필수불가결하다.

산림치유는 앞으로 예방의학과 대체요법 분야에서 가장 효과적인 치료법으로 각광받을 것이다. 산림의 각 요소뿐만 아니라 운동이나 보양, 영양 같은 요소도 하나하나 고려한 연후에 실천으로 옮긴다면 복합적인 상승효과를 끌어낼 것이다. 앞으로 그 같은 복합세라피의 프로그램 구축이 필요할 것이다.

회가 아니라 이들이 일반인들과 함께 살아가야 한다는 생각, 또는 그 생각에 바탕을 둔 사회 정책

50) 베리어 프리(Barrier Free) : 고령자나 장애인들도 살기 좋은 사회를 만들기 위해 물리적·제도적 장벽을 허물자는 운동

1.3 내일의 산림치유

현대의학은 '약물요법'과 '수술요법'으로 대표된다. 이들 요법은 약물로 혈중농도를 일정 수준 이상으로 높이거나 종양 같은 병소(病巢)를 적출하는 방법이다. 이는 직접적으로 나쁜 부분에 손을 대는 인위적인 직접치료법이며, 첨단기술과 화학적 작용을 진단과 치료에 이용한다. 이 경우 환자는 치유에 이르기까지 '수동적' 입장에 처한다.

이에 비해 산림치유는 생체가 본래 지닌 자연치유력을 되살리고, 훈련을 통해 변화해 나가는 것이 목표이다. 이는 자연의 자극에 생체가 반응하고 적응하려는 과정에서 몸의 여러 기능이 변조(變調)되고, 그와 함께 생체방어력을 강화는 방법이다. 이때 생체는 '능동적'으로 변한다. 우리가 산림치유에 기대를 거는 것은 이와 같은 생체의 특성에 주목했기 때문이다.

산림치유를 실천하려 할 때, 순서만을 놓고 본다면 '의학적인 근거에 입각한 프로그램에 따라 심신기능의 이완과 훈련을 행하는 것'이 절실하지만, 정작 시작하려고 보니 과제가 산더미처럼 쌓여 있다. 왜냐하면 일반적인 치유와 처방전과 마찬가지로, 산림치유 역시 이용자의 상태와 지향하는 수준에 따라 다양한 개인차가 있어서 획일적으로 대응할 수 없기 때문이다. 즉 자신에게 알맞은 산림치유법을 스스로 찾아내야 한다. 그런 이유로 근거에 바탕을 둔 신중한 대응을 모색하면서 앞으로 될 수 있는 한 빠른 기회에 산림치유를 실천할 수 있도록 착실한 연구실적과 확실한 실례를 늘려나갈 필요가 있다.

또한 경제성장에 의한 삶의 질 변화는 휴양·레저·문화·생태체험 등의 여행을 보편화시키고 있으며, 이와 더불어 의료쇼핑, 산림치유 등 여유롭게 여행을 즐기는 목적형 관광 역시 급속히 확산될 것으로 예상되므로 이에 대한 다각적인 연구도 필요하다.

2. 대체의학의 향후 발전방향

의학은 환경과 질병의 변화에 따라 부단히 변화하는 학문이기 때문에 서양의학과 동양의학도 지속적으로 변화해 오고 있으며, 병인론과 그에 따른 치료방법에 커다란 변화가 있어 왔다. 히포크라테스의 그리이스의학에 기원하는 서양의학도 현격한 변화를 겪었으며, 최근에는 그 병인론과 치료개념이 가지는 딜레마로 인해 여러 대체의학으로부터 배우려는 노력이 활발히 일어나고 있다. 이러한 환경의 변화는 지금이야말로 넓게는 서양의학과 보완대체의학이며, 좁게는 서양의학과 한의학인 두 학문 간의 협력을 위한 진지한 노력이 시작될 수 있는 적기라고 할 수 있다.

의료소비자의 입장에서 보면 한방을 포함한 대체의학에 대한 의료이용행태의 다원화는 암 등 만성퇴행성질환을 진단받아 의료를 이용하는 환자집단의 심리적 요인과도 연관되지만 어느 하나만의 의료로는 완전하지 못하기 때문이다. 다양한 대체의학의 존재에는 역으로 당대 주류의학의 허점이 반영된 셈이다.

이러한 국내외의 보완대체의학에 대한 도전을 고려해 볼 때 우리가 취해야 할 보건정책적 시사점은 첫째, 건강관에 대한 의료인의 인식 변화와 함께 환자의 의료이용행태를 숙지하고 진료실 내에서 이들에 대한 포용적인 자세가 필요하다. 원한다면 대체의학 영역에 대한 정보를 제공할 뿐만 아니라 대체의학 시술자에게 의뢰할 수도 있을 만큼 전문지식의 습득이 요구된다. 둘째, 한의학을 포함한 대체의학에 대한 폭넓은 전문지식을 제공할 의학교육과정을 과감히 신설해야 한다. 무엇보다도 기존 의료인에 대한 보수교육시 이런 대체의학의 현황을 소개하고, 필요하다면 한의과대학 교수나 전문인을 통한 연수교육프로그램이나 임상진료지침의 개발, 보급이 시급하다고 본다. 셋째, 이를 위해서는 기존의 관련 학회를 적극활용하여 국내에서 이용되고 있는 각종 대체의학 영역의 진료결과에 대한 객관적인 검증(임상시험 등을 포함한 각종 임상연구)과 연구결과의 축적이 필요하다. 이는 의사만이 아닌 한의사와 대체의학 시술자들이 의료시장 내에서의 상호 갈등을 극복하려는 대승적인 자세로 적극 협력·교류하여야만 가능하리라 볼 수 있다. 넷째, 보건의료제도 내에 이를 위한 적극적인 지원정책이 필요하다. 현재 양·한방 이원화체계 속에서 새로이 등장하는 보완대체의학에 대한 적극적인 이해와 적절한 대응이 국민의료의 질을 향상시킬 수 있을 것이다(박종구 외, 2000).

보완대체의학에 대한 합리적이고 과학적 방법으로 수용하고 정착시키기 위하여, 보완의학에 대한 연구, 교육, 법적제도 마련 등에서 의료인의 관심과 노력이 증가하고 있으나 아직 초보단계라 할 수 있다. 보완의학의 과학적이고 합리적인 정착을 위해 다양한 보완의학의 안전성과 효과성 검증에 관한 연구와 의과대학생과 의료인에 대한 교육과 연수가 이루어 져야 하며, 의사들의 진료를 가능하게 해 줄 수 있는 법적 제도 마련이 우선되어야 한다.

미국 국립보건원(NIH)의 산하 기관인 National Center for Complementary and Alternative Medicine(NCCAM)(2002)은 보완의학의 안전성과 효과성을 검증하는 세계적인 대표기관이다. 유럽공동체(EU)에서는 "COST B4 Projects"라는 기관을 통해 유럽 공동체의 여러 나라들이 콘소시엄을 형성해 동양의학을 포함한 보완의학에 대한 체계적인 교육프로그램을 개발하고 있다(이성재, 2004).

<참고문헌>

강경수(2013), 대체의학의 제도화를 위한 연구, 한국컴퓨터정보학회논문집, Vol. 18, No. 12, 겨울.

구로코 노리히고(黑子典彦)·후지이 에이지로(藤井英二郎)(2002), 뇌파와 심박반응 및 주관평가로 본 녹지의 소음스트레스 회복효과에 관한 실험적 연구, 日本造園學會誌.

김상구(2009), 공공부분의 감정노동, 지방정부연구 제13권 제1호.

김선영(2011), 보건프로그램 개발 및 평가, 도서출판 예응.

김세천 외(2008), 자연휴양림 산림치유기능 활성화 방안, 한국산림휴양학회지 제12권 4호.

김슬기 외(2002), 국내 보완대체의학 사용 실태조사 연구의 동향분석, 대한한의학회지 제33권 제1호.

김유동(2013), 인문학, 치유, 그리고 우울, 인문과학연구제39집.

남철현(21006), 보건 교육사 양성 및 활용방안, 보건교육 · 건강증진학회지 제23권 제2호.

노동환경건강연구소(2013), 민간 · 공공 서비스 산업 감정노동 종사자 건강실태조사.

대니얼 골먼, 황태호옮김(1996), 비전코리아.

마츠오 에이스케(松尾英　松尾英輔)(2002), 식물의 신비한 파워를 밝힌다-심신치유와 건강을 찾아서, 규슈대학출판회.

모리모토 가네하사 등(2006), 산림치유, 전나무숲.

박동석 외(2003), 고령화 쇼크, 굿인포메이션.

박범진, 이준우(2010), 지역주민의 건강증진과 지역경제 활성을 위한 산림치유의 활용-일본 동경도 오쿠타마마치의 사례를 중심으로-, 한국환경생태학회 학술대회 논문집 20(2).

박종구 외(2000), "보완·대체의학에 대한 시론", 보건행정학회지, 제10권 제1호.

배영목 외(2014), 일본과 한국의 산림치유사업과 육성정책의 비교·연구, 한국임학회지, Vol 103, No 2.

산림청(2008), 산림문화휴양 기본계획 2008~2017.

산림청(2011), 산림복지(Forest Welfare) 개념정립 및 정책개발 연구.

산림청(2011), 치유의 숲 조성계획 승인 제도 개선에 관한 연구.

산림청(2012), 2011년도 산림휴양문화 정책보고서.

산림청(2012), 산림복지 지원을 위한 산지관리제도 기반 구축 연구.
신원섭 등(2011), 숲을 이용한 건강·치유 프로그램 개발, 국립산림과학원.
신현규·임병묵(2002), 세계 전통의학 연구기관의 연구 동향 분석, 한국한의학연구원논문집 8/2 통권 9호.
유리화(2007), 산림치유 효과의 활용사례 및 적용, 산림과학논문집 70.
이성재 외(2004), 통합의학으로 가는 - 보완대체의학, 이한출판사.
이형환(2013), 한국에서의 자연치료의 직업전망에 대한 소고, 한국자연치유학회지, 2권 2호.
정광조 외(2013), 예술치료, 시그마프레스.
제천시(2013), 자연치유도시 제천 종합발전계획, (재)한국종합경제연구원.
조홍건(2002), 실용한방정신의학, 유진문화사.
한국콘텐츠산업진흥원(2013), 창조산업과 콘텐츠 4월호.
히라노 히데키 외(2013), 산림테라피, 전나무숲.
Arlie Russell Hochschild(1983), The Managed Heart, University Of California Press.
Hickok, Beth Moses(1994), "Remembering Grandma Moses" Images from the Past.
http://www.artstherapy.or.kr/ (사)한국예술치료학회
http://www.hcakorea.org 사단법인 병원코디네어터 협회
http://www.forest.go,kr 산림청
shin HK, Lee KK, Huang DS(2007), A study on the current status and prospect of CAM world market. Seoul:KIOM.
Zollman C and Vickers A(1999). ABC of Complementary medicine : Complementary medicine and the patient. BMJ 319(72230 : 1468-1489).

제4편

사회적 복지케어

제1장 사회적 복지케어 방법

제1절 멀티케어복지와 조사방법

우리는 가끔 혹은 자주, 문제가 무엇인가, 왜 그러한가, 이렇게 하면 되는가 등에 대해 되묻곤 한다. 그리고 나서 어떻게 하는가? 대부분의 경우, 그냥 물음에 그치고 다시 일상으로 돌아가 늘 해오던 방식대로 일을 처리한다. 그러나 전문적으로 복지를 실천하고자 한다면 이런 접근만으로는 부족하다. 전문가란 상식에 입각해 자신의 일을 수행하는 것이 아니라 체계적이고 전문적인 지식에 입각해 실천하는 사람이기 때문이다. 우리는 멀티복지전문가로서 의문에 대한 대답을 조금 더 체계적이고 전문적일 필요가 있는데 조사연구란 바로 이러한 해답을 제공해주는 것이라 할 수 있다.

복지 전문직은 20세기 초 서구사회에서 등장하였으며 의료나 교육 등과 같은 다른 전문직들에 비하면 비교적 늦은 출발을 보였다. 이 당시 과학과 기술은 서구 문명에서 이미 지배적이었던 시기였으므로, 그 때 태동한 전문직 또한 과학적 방법론들에 기초해야 하는 것이 자연스러웠을 것으로 예상된다. 그러나 복지 전문직의 독특성으로 인해 과학적 방법론이 수용되기에는 실제로 어려웠다. 이것은 사회복지학문이 성장하는데 커다란 장애가 되기도 하였는데, 사회복지가 과학적 방법론에 적용되기 어려울 수밖에 없었던 요인을 세 가지로 나누어 살펴보도록 하자.

① 복지 전문직은 가치적 정당성을 확보하는 것이 무엇보다도 중요한 과제가 되어왔다. 이로 인해 복지 전문직은 다른 전문직들보다 윤리의식과 이념 등에 더 집착하려는 경향을 갖게 된다. 이러한 경향은 몰가치적이고 객관성을 강조하는 과학적 방법론들을 받아들이기 어렵게 하였다.

② 실천현장의 급박함이 과학적 방법들에 대한 관심을 이차적으로 밀리게 하였다. 복지는 실천현장에서 비롯되었으며 그런 실천가들이 전문적 지식의 필요성을 인식해 점차 학문 분야로 발전시켰다. 급박한 현실에 대응하려는 실천현장에서 아카데미즘 성향의 과학적 지식 개발 방법들을 수용하기에는 어려움이 있었다.

③ 복지 실천은 인간을 전체적으로 보는 경향이 있다. 인간을 부분으로 쪼개어 변수와 변수들 간의 관계로 보는 것이 아니라 인간 전체를 이해의 단위로 삼는다. 또한 사람의 문제를 환경과 상호작용 하는 '상황속의 인간(person in situation)'의 관점에서 바라본다. 따라서 복지 전문직은 복수의 요인들과 영향력들이 복잡하게 얽혀 있기 때문에 수치로 표현하는 과학적 방법이 실천적 상황에서 수용적이지 않았다.

위와 같은 요인들로 인해 복지 전문직에서는 과학적 방법들이 쉽게 받아들여지지 않았다. 그럼에도 불구하고 시간이 지남에 따라 사회복지전문직에서도 과학적 방법들이 중요시되기 시작하였다. 그 원인은 다음과 같다.

① 사람들은 서비스 전달의 효과성(effect) 및 책무성(accountment) 문제에 대해 관심이 커졌다. 특히 복지의 경우 활동에 투입되는 자원이 대부분 공공자원의 성격을 가지기 때문에 활동에 따른 결과의 책임성이 일차적으로 요구된다. 따라서 복지 활동자금의 집행이 투명하게 이루어졌음은 물론 클라이언트의 문제를 해결하는데 결정적인 기여를 하고 있음을 객관적으로 증명해야 한다. 복지에 대한 사회적 자원이 제한적으로 공급되는 시점에서 이러한 현상은 더욱 두드러지게 나타나고 있다. 이로 인해 복지 전문직에서도 사회적 책임성을 구현하기 위해 객관적이고 과학적인 방법을 통한 서비스 실행과 검증이 중요시 되었다.

② 복지를 실천하는데 필요한 지식이 현재로서는 매우 미흡하다는 것이다. 비록 과거에 적절했던 것으로 보이는 지식들일지라도 현재와 미래에는 적절한 수정들이 필요한 경우들도 많다. 복지는 복잡하고 불안정한 인간과 사회에 대한 문제들을 다루는 것이므로 복지학이라는 지식체계가 불완전한 것은 어쩌면 피할 수 없는 것이다. 따라서 과학적인 조사방법을 통한 복지 지식을 지속적으로 보충해 실천현장에서 활용되어야 함이 중요시되었다.

제2절 일반지식과 과학적 지식

지식이란 '무엇인가에 대해서 아는 상태'를 뜻한다. 사람들은 자신들이 살아가는 세상에 대해 이해해야 하고 지식이 없으면 한시도 세상을 살아갈 수 없다. 복지 전문직 역시 전문직의 역할을 수행하기 위해서는 지식이 필요하다. 인간과 사회의 제반 문제들을 해결하기 위해서는 그러한 문제들의 상태나 원인 나아가서 해결방안들에 대해 '알아야' 한다.

지식은 다양한 경로를 통해서 습득된다. 사물이나 현상에 대한 지식을 습득하는 방식 중에 하나는 직접 경험해 보는 것이다. 어린아이에게 끓는 물이 뜨겁다는 것을 주의시키는 것보다 직접 손을 대보게 하면 끓는 물이 얼마나 뜨거운지를 알게 된다. 하지만 우리가 모든 것을 다 경험해 볼 수 있는 것은 아니다. 그래서 우리는 지식을 다른 사람이 알려준 합의된 것을 통해 습득하게 된다. 이를 간접적 지식이라고 할 수 있다. 간접적 지식의 중요한 원천은 전통과 권위(authority)이다. 그러나 전통으로 전해 내려오는 지식이나 전문가의 권위에 의해 수용된 지식도 부정확할 수 있고, 심지어 해가 될 수도 있다. 따라서 중요한 것은 새로운 발견이나 앎에 대한 마음을 항상 열어두고 정확한 지식을 습득할 수 있도록 하는 것이다.

이 파트에서 다루고자 하는 것이 바로 사물과 현상을 제대로 아는 방법이다. 여기에서 과학적 방법이 대두된다. 직접 경험을 통해서 알든, 전통이나 권위에 의한 지식을 통해 알든 과학적 방법을 통해 검증이 될 때만이 그 지식이 보다 명백해지고, 엄밀해져서 우리의 행위를 정당화시키고, 올바른 방향으로 이끌어줄 것이다. 이를 위해 과학적 방법에 대한 이해가 필요한데 그 전에 우선 우리가 지식을 획득하는 과정에서 나타나기 쉬운 일상적 오류에 대해 살펴보도록 하자.

1. 일상적 지식 습득의 오류

일상생활 속에 우리는 무심결에 혹은 크게 의식하지 않은 관찰과 해석에서 실수를 범한다. 이것은 지식을 생산하는 주체인 인간들이 갖는 본원적인 한계에 의해서 나타난다. 우리가 일상생활 속에서 무엇을 알고자 할 때 흔히 범하기 쉬운 오류들을 소개하고자 한다(Rubin & Bavvie, 1997:8-16).

1.1 부정확한 관찰

우리가 무엇을 아는 방법 중에 가장 기초가 되는 것이 관찰이다. 하지만 일상적인 관찰은 대부분 무의식적으로 이루어지기 때문에 대부분 부정확하게 이루어지는 경우가 많다. 과학적인 관찰은 일상적 관찰과 달리 의식적 활동이다. 예를 들어, 특별히 의식하지 않은 상황에서 조금 전에 만났던 사람이 무슨 색 양말을 신고 있었던가를 기억하지 못한다. 그러나 사전에 양말 색깔을 관찰하려고자 했던 의도가 있었다면, 충분히 볼 수도 있었을 것이다. 따라서 부정확한 관찰을 줄이기 위해서는 좀더 의도적인 관찰을 하는 것이 도움이 될 것이다.

1.2 과도한 일반화

일반화란 일부의 관찰을 토대로 전체를 확대 적용하는 경우를 말한다. 그런데 이것이 지나칠 때 과도한 일반화가 되는 것이다. 일상적인 관찰들은 대부분 지나칠 정도의 일반화를 내포한다. 예를 들어, 퉁명스런 경상도 사람 몇 명을 보고 나서 '경상도 사람들은 모두 퉁명스럽다'고 한다면, 그것은 과도한 일반화인 것이다. 특히 자신의 감정적인 설명과 일치되는 사실들을 목격할 때, 이러한 과도한 일반화가 쉽게 나타난다(예시-김영종).

1.3 선별적 관찰

선별적 관찰은 특정 경향이 있다고 전제하고 이것이 일치하는 것에만 주의를 기울이는 경우이다. 과도한 일반화가 종종 선별적인 관찰을 초래한다. 일반화에 들어가는 관찰들은 사실이라고 선택하고 그것에 어긋나는 관찰들은 버리게 된다. 예를 들어, '퉁명스런 경상도 사람'을 믿는 사람이 자신의 선입견에 들어맞는 경상도 사람들을 만나게 되면, 그것을 사실이라고 받아들여서 자신의 과도한 일반화를 보다 강화시킬 것이다. 만약 자신의 선입견과 틀린 '상냥한 경상도 사람'을 만나면, 그러한 사건은 예외라 생각하며 무시해 버리거나 별 의미를 부여하지 않는다.

1.4 만들어낸 정보

때로는 어떤 사실들은 자신의 일반화된 지식과 정면으로 위배되어 회피하기 어려운 경우들이 발생하기도 한다. 이러한 경우에 자신의 일반화를 유지하기 위해 스스로 지식을 만들어 낼 수도 있다. 예를 들어, 사회복지 실천에서 개입된 서비스가 클라이언트의 변화를 일으키지 않았을 때, 개입방법의 문제라기보다 클라이언트의 동기부여가 안된 것으로 판단하는 경우가 이에 해당된다. 이러한 오류는 과학적인 설명들에서도 자주 등장하는 문제이기도 하다.

1.5 사후가설 설정(ex post facto hypothesizing)

사후가설설정이라는 것은 사전에 가설이 설정된 후 관찰이 이루어진 것이 아니라 관찰된 결과에 맞추어 이를 설명하는 경우를 말한다. 사후가설 설정은 경험적인 사실들 간의 연결을 말하는 것처럼 보이지만, 실제로는 그렇지 않다. 즉, 우연한 설명이 될 가능성을 배제할 수 없고 그에 대한 검증방법도 없다. 그래서 과학적 방법에서는 사전가설설정 방법을 사용한다. 이것은 사실들 간의 관계에 대한 생각을 미리 설정해 두고(가설) 그 가설이 옳은지 그른지를 실제로 검사해보는 식으로 진행된다. 이는 사전에 가설에 대한 충분한 검토를 필요로 한다.

1.6 비논리적인 추론

일상적 지식에는 일반적으로 그럴듯하게 보이지만 비논리적인 사유를 하는 경우가 많다. 비논리적인 추론의 대표적인 예는 '도박꾼의 오류'이다. 나쁜 운이 지속되었기 때문에 확률적으로 이제 좋은 운이 따를 것이라고 생각하는 것이다. 개별적으로 독립적인 사건들을 종속적인 사건들로 인식하는 것은 명백히 비논리적 오류이다. 과학적 방법은 논리체계를 의식적이고 명백하게 사용하도록 해야 한다.

1.7 자아개입

우리는 흔히 어떤 현상이나 사실에 대해 객관적으로 이해하거나 설명하려는 것이 아니라 자신의 입장을 중심으로 그 현상이나 사실을 이해하려고 한다. 문제의 원인이 객관적으로 자신에게 있음에도 불구하고 외부의 영향으로 탓하기도 한다. 이러한 자아개입은 객관적인 지식탐구를 방해한다.

1.8 탐구의 조기종결

어떤 사실이 완벽하게 이해되기 전에 탐구를 종결하는 것을 말한다. 어떤 상태의 지식도 완벽하지는 않으며 지식은 변화해 오고 있다. 특히 인간사회에 대한 연구에서 탐구를 조기에 종결하는 것은 위험한 일이다. 인간들에 대한 연구의 결과는 당초 연구 대상이 되었던 인간들의 성향을 변화시키게 되고, 그렇게 변호된 연구 대상으로 말미암아 그에 대한 새로운 연구가 필요하게 되는 순환적인 측면을 지니고 있다. 그래서 인간을 대상으로 하는 사회과학 연구들에서는 한 현상에 대한 확고한 지식의 습득 후에 그것에 대해 더 이상 탐구하지 않아도 되는 것과 같은 종결은 바람직하지 않다(김영종).

1.9 신비화

인간의 이해에는 종종 한계가 있다. 우리가 이해하지 못하는 상황이나 사실들이 무수히 존재한다. 이때 이를 초자연적이거나 신비한 원인으로 돌리는 경향이 있다. 물론 인간 이해를 넘어서는 상황이나 사실이 있을 가능성도 있지만 어떤 현상을 궁극적으로 알 수 없는 것으로 받아들이면 탐구할 필요가 없어진다. 과학적 방법은 모든 것을 잠정적으로 알 수 있다는 것을 전제로 하고 있다.

이처럼 우리의 일상적 탐구에서는 많은 오류들이 내포되어 있다. 비록 이러한 오류들을 의식하고 대비한다 해도 모든 오류들을 완전하게 배제하기는 불가능하다. 그럼에도 불구하고 이러한 오류를 살펴보는 것은 왜 과학적 방법에 입각한 탐구가 중요한지를 말해주기 때문이다. 그렇다면 과학적 방법이 무엇인지 이에 대해 알아보도록 하자.

2. 과학적 방법의 기본가정 및 논리체계

과학이란 어떤 영역의 대상에 대한 지식을 객관적으로 획득하는 과정과 절차라고 할 수 있으며 이를 통해 생산된 지식이 과학적 지식이다. 이러한 과학적 지식에는 어떤 가정과 논리체계를 가지고 있는지 알아보자

2.1 과학적 방법의 기본 가정

1) 자연에는 질서와 규칙성이 있고 이를 이해할 수 있다.

과학에서 말하는 자연은 우리가 관찰할 수 있는 대상이나 상황, 그리고 현상을 의미한다. 과학적 방법에서는 이러한 현실세계가 질서와 규칙성을 갖고 있다는 것이다. 어떤 사건도 우연히 일어나는 것이 아니며 급격히 변하는 환경에도 그 속에는 일정한 질서와 규칙성이 있다는 것이다.

따라서 인간은 일정한 질서와 규칙성을 갖고 있는 모든 현상을 이해할 수 있다고 가정한다.

2) 모든 사건에는 원인이 있다.

우리 주위에서 일어나는 사건이나 현상들은 그저 우연히 일어났거나 초자연적이고 전지전능한 힘에 의해 일어난 것이 아니라 원인이 있다는 것이다. 이러한 입장을 결정론적 관점이라고 한다(Babbie, 1973:28; Rubin & Babbie, 1997:19-24).

사회과학에서 경험적 조사연구는 인간 행태의 결정론적 관점에 입각해 있다. 사회과학의 연구대상이 되는 개인이나 사회의 어떤 현상들은 그 현상이 일어날 만한 조건이 갖추어졌기 때문에 일어난 것으로 본다. 물론 여기에서 결정론적 관점이라고 해서 사건의 원인을 모두 설명할 수 있다는 것은 아니다. 특히 사회과학에서 과학적 방법은 확률적 인과모형의 관점이라고 할 수 있다.

3) 자명한 지식은 없다.

자명한 지식이 없다는 것은 어떤 지식을 주장하기 위해서는 이를 객관적으로 증

명할 수 있어야 한다는 것을 말한다. 앞서 살펴본 전통이나 관습, 권위 등에 의한 지식이라고 할지라도 과학적으로 검증되어야 한다. 또한 과학적 지식도 틀릴 가능성이 있으므로 객관적인 증명이 필요하다.

4) 진리는 상대적이다.

절대적이고 궁극적인 진리는 존재하지 않는다. 상당히 안정적인 지식 체계가 있을 수 있지만 그 지식이 증명될 수밖에 없는 조건하에서 가능한 것이기 때문에 완전무결하다고 볼 수는 없다. 따라서 기존지식에 대한 재평가, 재해석이 필요하고 이러한 과정에서 새로운 지식이 나온다.

5) 경험과 관찰이 지식의 원천이다.

경험과 관찰이 지식의 원천이라는 가정은 어떤 현상에 대한 지식이나 이론들의 타당성이 인지, 경험, 관찰에 의해 입증되어야 한다는 것을 말한다. 물론 이때의 경험이나 관찰은 일상적인 것이 아니라 과학적 용어와 개념, 이론에 입각한 과정과 절차를 따른 것이다.

6) 과학적 방법의 논리체계

논리체계란 이론전개의 과정에서 논리와 경험이 어떻게 결합되는지를 나타내는 것이다. 이론을 형성하는데 있어서는 연역적 논리와 귀납적 논리의 두 가지 논리체계가 있다. 먼저, 연역적 방법에 대해 살펴보자.

(1) 연역적 논리에 따른 추론 방법

연역적 논리에 따른 추론 방법이란 일반적인 사실에서 특수한 사실들을 이끌어내는 방법이다. 연역적 논리의 대표적 예는 다음과 같다.

(이론, 일반화된 설명)	모든 사람은 죽는다.
(조작화)	소크라테스는 사람이다.
(관찰, 경험)	그러므로 소크라테스는 죽는다.

이 경우, 소크라테스가 죽는가 혹은 죽지 않는가라는 개별 사건에 대한 관심이 아니라, 모든 사람은 죽는다는 일반화된 설명, 즉 이론을 검증하기 위해 소크라테스를 동원하여 관찰하게 된 것이다. 누구도 소크라테스가 어떤 생물체의 학술명이 아니라 사람임을 인지할 수 있으므로, 굳이 소크라테스를 동원하였다. 누구도 부인할 수 없는 소크라테스의 죽음을 통해 '모든 사람을 죽는다.'라는 일반적인 이론의 옳음을 검증하는 것이다. 논리와 경험이 이와 같은 형태 결합되어 하나의 이론으로 완성되는 것이 연역적 이론 체계이다.

(2) 귀납적 이론체계

귀납적 방법은 연역적 방법과는 반대의 순서를 따르는 것으로 개별대상이나 사건을 관찰 한 후에 잠정적 결론 즉 이론을 도출하는 것이다. 앞에서 소크라테스에 관한 예를 비교해 본다면 다음과 같다.

(관찰)	소크라테스도 죽는다.
(관찰)	공자도 죽는다.
(관찰)	간디도 죽는다.
(이론)	그러므로 모든 사람은 죽는다.

귀납적 이론은 문화인류학자들이 현상에 대한 설명방법으로 오랫동안 사용해 오고 있다. 사실들에 대한 선입견을 배재한 채 사실들을 먼저 관찰하면서 그 안에서 특정한 유형을 찾아내고 그에 따라 현상을 설명하려는 시도에는 귀납적 논리체계가 적합했기 때문이다.

(3) 연역적 방법과 귀납적 방법의 통합

논리적으로는 연역적 방법과 귀납적 방법이 구별될 수 있지만 실제 연구과정에서는 어느 한 가지 방법에만 의존하는 것이 아니라 연역, 귀납 등의 과정이 순환된다고 볼 수 있다. 현상에 대한 이해와 지식은 이 두 가지 과정이 되풀이 되면서 발전되는 것이다. 연역적, 귀납적 방법들의 순환 과정을 보여주는 <그림 Ⅳ-1-1>과 같다.

<그림 Ⅳ-1-1>과 같이 하나의 논리 혹은 이론이 등장하면 그것은 경험적인 검증을 거치게 되는데 이 과정에서 자료들이 필요하게 된다. 이러한 과정은 연역적인 과정이다. 한편, 쌓여진 자료들을 통해 그에 대한 일반화가 가능하고 그것이 다시 이론으로 설정되는 과정은 귀납적인 과정이다. 이런 과정들은 한번으로 끝나는 것이 아니라, 되풀이 되면서 이론을 점차 정교하게 만들어 간다. 따라서 그 출발이 이론이였는지 혹은 관찰이었는지에 대한 구분은 크게 중요하지 않을 수도 있다. 다만, 한 조사연구를 수행하는 연구자가 연구를 수행할 때 선이론-후조사의 연역적 방법을 택할 것인지 혹은 선조사-후이론의 귀납적 방법을 택할 것인지에 대해 고려해야 한다. 이는 연구자가 조사하고자 하는 주제가 무엇이며 그 주제의 특성에 따라 결정되는 것이 대부분이다.

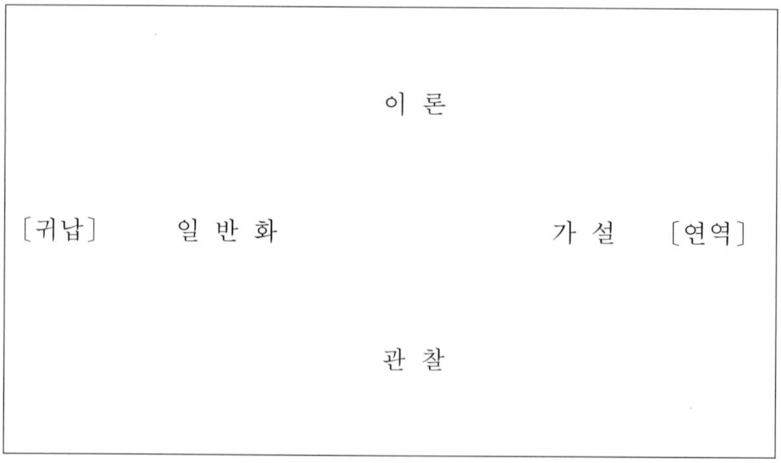

<그림 Ⅳ-1-1> 연역적 방법과 귀납적 방법

3. 과학적 조사연구의 목적과 분석단위

과학적 조사연구의 궁극적 목적은 우리가 의문을 제기한 사회 및 개인의 현상에 대해 신뢰할 수 있고, 체계적인 지식을 구하기 위함이다. 따라서 조사연구의 목적이나 방법들의 선택은 대개 연구문제의 성격에 의해 좌우되는 것이 보통이다. 여기에서는 조사연구의 착수에 앞서 고려되어야 할 연구의 목적과 분석단위에 대해 알아보도록 하자.

3.1 과학적 조사연구의 목적

조사연구의 목적이 궁극적으로는 의문에 대한 지식을 구하기 위한 것이지만, 구체적으로는 어떤 의문을 제기하는가에 따라 크게 네 가지로 나누어 볼 수 있다(남궁근, 1994, 35-40).

1) 기술

기술이란 어떤 사실들에 대해 일반적인 수준에서 요약하여 기록함으로써 현상 그 자체의 속성을 있는 그대로 보여주는 것이다.

예> 현재의 노인인구가 어느 정도인가,
장애인은 몇 명인가,
우리지역 결식아동은 몇 명인가,
가정폭력 및 아동학대의 실태는 어느 정도인가,
청소년 비행과 학교 부적응은 어떤 관계가 있는가

조사연구의 첫 번째 목적은 결국 '무엇인가'에 대한 해답을 제공해 주는 것이다.

2) 설명

설명이란 '왜'에 대한 물음에 대답하는 것이라고 할 수 있다. 즉 자신이 관심을 갖고 있는 문제나 상황에 대해 단순히 기술하는 수준을 넘어 그 문제나 상황이 왜 발생했는가에 대한 원인 또는 이유를 밝혀주는 것이다.

예> 왜 노인인구가 증가하였는가,
왜 노숙을 하게 되었는가,
학교 부적응 요인은 무엇인가,
빈곤자의 자립에 영향을 미치는 요인은 무엇인가

3) 예측

예측이란 관찰에 의해 입증될 수 있는 미래의 사회적 행태의 특정한 측면에 관한 예사이나 기대이다. 우리가 어떤 현상의 원인을 알고 있다면 그 원인과 관련된 현재의 상태가 어떤지를 파악함으로써 미래가 어떻게 될 것인지를 예측할 수 있다.

예> 노숙자의 수가 늘어나는 이유 중 하나가 경제상황의 악화라고 설명될 수 있다면 앞으로의 경제상황에 따라 노숙자의 수를 예측해볼 수 있는 것이다.

4) 조정

조정은 어떤 현상의 원인 또는 조건에 대한 지식을 전제로 한다. 우리가 인간의 행태나 사회현상의 원인을 과학적인 방법으로 알 수 있다면 이러한 원인이나 조건을 조정할 수 있다. 조정은 사회복지와 같이 응용실천 사회과학에서 매우 중요한 과제이다. 모든 학문이 실천으로 전제로 하겠지만 특히 사회복지학에서는 실천이 중요하고, 이를 위한 과학적 실천지식이 필요하다. 조사연구는 바로 이 실천지식을 제공해주는데 궁극적 목적이 있다. 앞에서 살펴본 사회복지에서 조사연구의 중요성도 바로 이 점에서 비롯된 것이다. 지금까지 자신이 갖고 있는 여러 의문점들은 결코 단순한 호기심에서 비롯된 것이라기보다는 사회문제나 상황을 변화시켜 그

속의 개인이나 사회를 보다 바람직한 모습으로 변화시키기 위해 필요한 것들이다.

3.2 분석단위

조사연구의 성격을 결정하는 과정에서 분석의 단위에 대한 것이 명료하게 규정되어야 한다. 분석단위란 '누구 혹은 무엇을 연구할 것인가'와 관련된 개념이다. 여기에서 '누구 혹은 무엇'은 연구 주제를 말하는 것이 아니라 연구의 대상을 말한다. 분석의 단위는 개인들이 될 수도 있고 집단들을 비교할 수도 있으며 조직이나 결혼식 등과 같은 사회적 산물(social artifacts)등이 될 수도 있다. 분석 단위에 대한 명확한 판단은 조사연구의 전반적인 진행 과정에서 나타날 수 있는 여러 가지 오류들을 줄일 수 있게 한다. 다음의 예들은 각 조사연구에서 나타나는 분석 단위들의 차이를 보여주는 것이다.

예> · 개인들이 분석단위 - 여자들은 남자들보다 TV를 더 많이 본다. 왜냐하면 여자들은 남자들보다 집 밖에서 일하는 시간이 더 적기 때문이다.

· 가정들이 분석단위 - 각각의 가정에 대한 연간총소득에 대한 기술

· 조직이 분석단위 - 초창기의 A 복지관은 작고 비공식적인 조직이었다. 3명의 사회복지사와 1명의 관리인으로 구성되어 있었다(김영종).

분석단위를 구별하기가 어려운 것은 아니지만 중요한 점은 연구자가 분석하고자 하는 것이 무엇인가를 분명히 해 두어야 한다는 것이다. 분석단위가 청소년 비행인지 아니면 비행 청소년인지 기관인지 아니면 그 기관의 실무자인지를 반드시 구별할 수 있어야 한다. 그렇지 않을 경우 심각한 논리적 오류들이 야기되는데 그 대표적인 것이 생태학적 오류이다.

4. 조사에 있어 윤리적 이슈

윤리성은 무엇이 옳고 그른가에 대한 판단작용을 하는 것으로 도덕성과 관련되어 있다. 무엇이 도덕적인가에 대한 판단 기준은 대부분 개인들의 종교나 정치적 이념, 혹은 개인적인 경험들에 의해서 생겨난다고 본다. 윤리를 상대적인 기준에서 본다면 그 기준들은 집단에 따라 다를 수 있다. 사회복지의 연구에 있어서는 사회복지의 윤리에 충실할 필요가 있다. 사회복지 조사연구의 윤리성에 대한 고려에는 다음과 같은 사항들이 포함된다.

4.1 자발적 참여

자료수집 대상자들에게 관찰이나 인터뷰 혹은 설문에 응하도록 하는 것은 그들의 시간과 에너지를 그만큼 뺏는 것이다. 또한 많은 경우에 개인들의 내면적인 태도나 생각을 묻게 되어 개인의 프라이버시를 침해하는 결과를 낳게 될 수도 있다. 연구를 위해 개인들의 귀중한 시간과 에너지, 프라이버시 등이 가볍게 취급되어서는 안 된다. 따라서 클라이언트들의 자발적인 참여에 의한 자료수집이 이루어지도록 해야 한다.

4.2 연구문제의 성격 감춤

순수연구자의 입장이든 실천가의 입장이든, 자료수집에 따르는 여러 가지 고려들로 인해서 조사연구의 진정한 목적을 감추는 경우들이 많다. 인간을 대상으로 하는 연구들에서 조사 대상자인 인간들이 갖는 '반응성'은 조사연구의 일반화 가능성을 줄이는 문제들이 되어 왔다. 그래서 조사연구자들은 종종연구 문제의 성격을 적극적 혹은 소극적으로 은폐하려는 시도를 한다. 어떤 이유에서건 연구의 성격을 감추는 것은 일종의 속임수이다. 따라서 정당한 목적에 대해 부당한 수단을 사용해도 되는 것인지에 대한 갈등을 유발하게 된다.

4.3 연구 대상자에 대한 해를 방지

사회복지 연구의 경우, 자료 수집방법들이 대부분 응답자 개인 기억에 의존한다. 개인들이 떠올리기 싫어하는 것들을 되새기게 함으로써 옛날의 상처를 재현하고 심각하게 할 가능성이 있다. 응답자의 생각과는 다른 것을 강요하듯이 하는 질문들, 개인들의 정보를 노출하여 개인들을 어렵게 할 가능성이 있는 문제 등도 조사연구 과정에서 개인들에게 해를 끼칠 수 있다.

4.4 익명성과 비밀성

조사연구자는 일차적으로 익명성과 비밀성을 지켜야 한다. 익명성(anonymity)이란 응답자들이 신원을 밝히지 않고 응답할 수 있도록 하는 것이고 비밀성(confidentiality)은 비록 조사연구자가 응답자에 대해 알고는 있지만 이를 공개하지 않고 지킨다는 것이다. 익명성과 비밀성에 대한 보장은 윤리적인 고려이기도 하지만, 조사연구의 응답률을 높이는 데도 기여한다.

익명성을 보장하는데 따르는 문제는 응답자와 비응답자들의 성격을 파악하기 어렵다는 것이다. 그 결과 비응답자를 포함한 전체 모집단에 대해 연구결과를 일반화하는 데 제한점이 된다. 비밀성의 보장은 자료의 신뢰성 여부를 둘러싼 공방을 불러일으킬 수 있다. 즉, 응답자에 대한 신원보호의 측면에서 익명성과 비밀성 보장은 중요하지만, 조사연구자에게는 제약조건으로 작용할 수 있다.

4.5 연구자의 신분 감춤

관찰방법을 통해 자료를 수집할 경우 보다 솔직한 대답과 일상적 행동들을 관찰하기 위해서는 연구자로서의 신분을 감추는 것이 효과적이다. 관찰 대상자가 자신이 조사연구의 목적 때문이기는 하지만 이것 역시 일종의 '속임수'이므로 윤리적인 문제의 소지가 있다.

4.6 분석과 보고

연구의 결과를 공표하는 보고서는 기술적인 부족과 한계를 밝혀서 일반화의 한계를 적절하게 제시하여야 한다. 자신이 의도했던 것과 다르게 나타나는 사실들이나 예기치 못한 발견들이 나타났던 것들에 대해서도 솔직하게 밝혀야 한다. 자료의 출처에 대해서도 명확하게 해야 할 필요가 있다. 그러나 이것은 앞에서 제기된 조사대상자의 비밀 보호라는 윤리와 상충될 가능성이 존재한다.

제3절 조사방법의 기초

1. 조사방법의 절차

복지전문가는 다양한 질문에 대해 과학적 응답을 필요로 한다. 사람들이 왜 그렇게 행동하는가에 대한 이유와 복지사의 다양한 기술과 기법이 사람들에게 적용되었을 때 어떤 결과가 나오는지에 대해 알아야 할 필요가 있다. 그러나 인간문제의 복잡성 때문에 복지사들은 종종 자신의 실천을 평가하는 데 있어 과학적 방법을 무시하는 경향이 있다. 뿐만 아니라 과학적 연구방법을 배울 때 어렵다는 편견을 가지고 있어 이에 대한 관심조차 두지 않기도 한다. 실제로 조사연구방법에 관심을 갖고 시작하다가 바로 포기하는 사람들을 많이 보았다. 그런 학생들과 이야기를 하다보면 포기하게 되는 가장 큰 이유는 편협적인 방법으로 공부를 하기 때문이다. 즉, 각각의 개별적인 용어에 대해서는 알지만 그것을 실제로 어디에서, 어떻게 사용되는지 큰 틀로 보지 않기 때문이라는 것이다. 따라서 다양한 연구방법들을 익힐 때 항상 이 조사절차를 염두 해두고 방법들을 익힌다면 유용하게 쓰일 수 있을 것이다. 조사방법을 공부할 때 과연 이 기법이 어떤 단계에서 어떻게 사용이 되는지 머릿속에 그림을 그리는 습관을 가진다면, 조사방법론이 조금 더 쉽게 다가올 것이라 확신한다.

과학적 조사방법이 일정하게 정해진 절차는 없지만 대체로 다음 여섯 단계를 거쳐 이루어진다.

1.1 연구주제의 선정

과학적 조사방법의 첫 번째 단계는 연구주제를 선정하는 것이다. 연구를 시작할 때 연구자는 우선 어떤 문제를 가지고 연구할 것인지를 결정해야 한다. 연구자는 그 연구에서 다루고자 하는 주제, 그 주제를 다루는 목적, 중요성 및 기여도 등을 논리적으로 정립해야 한다. 그러나 적절한 연구주제를 선정하는 것은 쉬운 일이 아니다. 일반적으로 어떤 주제에 대해 연구한다는 것은 그 주제와 관련된 지식을 전혀 가지고 있지 않은 상태에서는 어렵고 어느 정도 그 주제와 관련된 지식을 가지고 있어야 연구주제를 선정할 수 있다. 따라서 연구주제를 선정하기 위해서는 관련 분야의 논문이나 서적을 많이 읽어야 하며 나름대로의 독창적인 통찰력이 있어야 한다.

예> 아동학대와 관련된 연구를 하고자 한다면 먼저 아동학대와 관련된 이론이나 연구논문을 많이 읽고 아동학대에 관해 평소에 관심을 가졌던 내용들을 정리해 볼 필요가 있다. 그러한 과정에서 기존 연구와 다른 관점에서 연구해볼 만한 가치가 있는 주제를 찾을 수 있을 것이다.

연구주제를 설정할 때 고려해야 할 사항에 대해 알아보자.

① 현재까지의 연구결과들로는 알고자 하는 사항을 충분히 파악하기 어려운 경우
② 기존의 연구결과들이 일치하지 않는 경우
③ 현존하고 있는 현상이 기존의 이론으로 설명하기 어려운 경우
④ 현존하고 있는 현상 자체를 파악하고자 할 때

1.2 가설의 구성 및 조작화

두 번째 단계는 가설의 구성 및 조작화이다. 가설이란 주제에 대해 어떤 결론을 이끌어 내기 위해 조사 가능한 구체적인 변수간의 관계로 나타낸 것이다. 많은 경

우 선정된 주제들이 너무 일반적이거나 추상적이어서 실제 조사가 불가능하거나 어려운 경우가 많다. 이런 경우 주제를 구체적인 세분할 필요가 있는데 이와 같은 것을 가설의 구성이라 한다.

예> 가정환경과 아동비행과의 관계를 주제로 선정한 경우, 가정환경과 아동학대의 어떠한 내용을 어떻게 조사해야 할지 애매하다. 따라서 이 연구를 통해 얻고자 하는 몇 개의 가설을 세울 필요성이 있다. 좋은 가설을 구성하기 위해서는 기존연구 분석과 연구자의 창의적인 노력이 중요하다. 이를 통해 다음과 같은 가설들을 세울 수 있다. ① 한부모가정은 아동비행이 심할 것이다. ② 부부관계가 좋지 않을수록 아동비행이 심할 것이다.

가설을 설정했다면 이것을 측정 가능한 대체개념(indicator)을 찾아야 한다.

예> "부부관계가 좋지 않을수록 아동비행이 심할 것이다"라는 가설의 경우 독립변수인 부부관계가 좋지 않다는 것과 종속변수인 아동비행이 추상적인 개념이어서 직접 조사가 불가능하다. 이 경우 이러한 개념들을 잘 대변할 수 있으면서 측정 가능한 대체개념을 정립해야 하는데 이를 조작화(operationalization)라 한다.
즉, 부부관계가 좋지 않다를 조사하기 위해 이를 ① 부부싸움 횟수 ② 부부대화 횟수로, 아동비행은 ① 학교출석률 ② 가출 ③ 약물남용 등으로 측정할 수 있을 것이다.

1.3 조사설계

세 번째 단계는 조사설계이다. 이 단계에서 연구자는 설정된 가설을 어떻게 조사할 것인지를 전체적으로 그림을 그리는 단계이다. 따라서 연구자는 자신의 연구와 관련된 모든 작업들을 결정해야 한다. 즉, 자료수집을 어떻게 할 것이며, 표본수 및 표본추출방법 등을 결정한다. 조사설계 때는 자신의 연구주제를 가장 잘 조사할 수 있는 적합한 방법들을 선정하는 것이 무엇보다 중요하다.

1.4 자료수집 및 처리

네 번째 단계는 자료수집이다. 자료수집이란 연구자가 조사설계에 의해 자료를 수집하는 단계이다. 자료수집을 위해서는 먼저 조사설계에 따라 표본을 추출하고 선정된 자료수집 방법에 의해 자료를 수집한다. 자료수집 방법에는 질문지조사, 면접조사, 실험, 관찰, 2차 자료수집 등 여러 가지가 있으며 최대한 객관성을 확보할 수 있도록 각 방법에 따른 기법들을 익혀두는 게 좋다.

1.5 자료분석 및 해석

다섯 번째 단계는 자료의 분석 및 해석이다. 수집된 자료를 정리하여 연구설계에서 계획한 분석 방법을 통해 수집한 자료의 의미를 찾아내는 단계이다.

1.6 연구보고서 작성

최종단계는 연구자가 연구결과를 알리기 위해 보고서를 작성하는 단계이다. 아무리 훌륭한 설계에 의해 좋은 결과를 얻었다 하더라도 그것을 다른 사람들에게 효과적으로 전달하지 못한다면 조사 자체가 무의미한 것으로 끝나 버릴 수 있기 때문에 독자들의 연령, 성별, 교육수준 등을 고려하여 그들이 쉽게 이해할 수 있도록 보고서를 작성할 필요가 있다.

2. 자료수집 방법

2.1 질문지법

광의의 질문지법이란 말 그대로 질문지(questionnaire)를 사용하여 실시하는 조사를 의미한다. 반면, 협의의 질문지법이란 응답자에게 질문지가 전달되어 응답자로 하여금 직접 내용을 기입하도록 하는 조사방법이다. 면접법도 질문지를 사용한다는 점에서 광의의 질문지법에 포함된다고 할 수 있다. 그러나 질문지법이 응답자로 하여금 직접 내용을 기입하도록 하는 반면 면접법은 응답자에게 직접 질문지가 주어지지 않고 응답자에게 질문을 읽어주고 그 답을 조사자가 기입한다는 점에서 차이가 있다. 이러한 점에서 면접법은 질문지법과 유사한 점을 가지고 있으나 면접에 필요한 기법 등 별도의 필요한 설명이 요구되기 때문에 다음 장에서 별도로 다루고자 한다.

1) 질문지법의 장・단점

(1) 장점

① 광범위한 지역과 큰 표본을 조사할 수 있다.

② 조사시간과 비용이 적게 든다.

③ 익명으로 응답하므로 비밀이 보장되어 솔직한 대답을 얻을 수 있다.

④ 응답자와 면접자 간의 관계에서 올 수 있는 감정 및 암시가 없어 응답의 왜곡 가능성이 적다.

⑤ 응답자가 편리한 시간에 대답할 수 있다.

⑥ 비교적 타당도 높은 자료를 얻을 수 있다.

⑦ 수집할 수 있는 자료의 범위가 넓다.

(2) 단점

① 응답자가 질문내용을 잘못 이해하더라도 설명할 수 없다.

② 응답을 누락시켜 불완전하게 기입된 질문지가 발생할 수 있다.

③ 응답을 회피하는 경우에 답변을 유도할 수 없어 응답률이 감소된다.

④ 응답자의 심층적인 내면상태를 파악할 수 있는 자료를 얻기 어렵다.

2) 질문지법의 종류

질문지법은 조사문제와 관련된 많은 양의 정보를 표준화된 질문지에 따라 일관적으로 얻을 수 있는 방법으로서 오늘날 가장 많이 사용되는 자료수집 방법이다. 질문지법이 적용되는 방법에 대해 알아보자.

(1) 집합조사법

가. 집합조사법이란?

집합조사법(Survey to a group of respondents gathered at the same place)은 조사자가 피조사자를 동시에 동일한 장소에 집합시켜서 동일한 조건하에 질문지를 나누어주고 필요시 간단한 설명을 하면서 실시하는 조사이다. 이 방법은 학교의 학생, 각종 단체 및 집단의 성원을 대상으로 연구할 때 유용한 방법이다.

나. 장점

- 짧은 시간 내에 많은 수의 응답자를 다룰 수 있다.
- 조사가 간편하고 비용이 적게 든다.
- 조사완성에 필요한 설명이나 지시를 일관성 있게 할 수 있다. 즉, 조사조건을 표준화할 수 있다.
- 응답자와 접촉할 기회를 갖기 때문에 모르는 질문이나 애매한 질문에 대해 보충 설명할 수 있는 기회가 있다.

다. 단점

- 조사대상자를 집합시킨다는 것이 쉽지 않다. 즉, 조직체와 개인 응답자의 협조를 구하는 것이 어렵다.
- 표본추출을 연구자가 주도하지 못하고 조직체의 담당자가 주도하기 쉬워 표본 추출에 오류가 생길 가능성이 많다.
- 응답자가 옆 사람이나 다른 사람의 영향을 받을 가능성이 많다.
- 무응답이나 오기를 통제하기 어렵다.

(2) 배포조사법

가. 배포조사법이란?

배포조사법(delivery survey)은 조사자가 피조사자에게 질문지를 배포한 후 피조사자가 스스로 응답을 기입하도록 하고, 일정 기간 내에 질문지를 회수하는 방법이다. 따라서 응답자가 응답내용을 기입할 때는 조사자가 그곳에 있지 않다.

나. 장점

- 응답자가 생각해서 응답할 수 있는 시간적 여유를 준다.
- 비용이 적게 들고 편리하다.
- 개인적으로 바쁜 응답자들에게 개인 일정에 맞추어 응답할 수 있도록 한다.
- 우편조사보다는 회수율이 높다.

다. 단점

- 질문지가 잘못 기입되어도 시정하기가 어렵다.
- 질문 내용의 애매한 사항에 대해 보충 설명할 수 있는 기회가 없다.
- 피조사자 본인의 의견이 기입되었는지 제 3자의 영향을 받았는지 알 수가 없다.

(3) 우편조사법

가. 우편조사법이란?

우편조사법(mail survey)은 조사자가 우편으로 피조사자에게 설문지를 송부하여 응답자로 하여금 기입하게 한 후 우편으로 질문지를 회수하는 방법이다. 우편조사의 경우에는 조사의 목적, 중요성 등을 설명하고 협조를 당부하는 소개편지를 동봉해야 하며, 반드시 우표가 붙은 반송봉투를 동봉해야 한다.

나. 장점

- 광범위한 지역에 걸친 조사가 가능하다.
- 접근하기 어려운 사람에게도 조사가 가능하다
- 편리하고 비용이 적게 든다.
- 많은 사람을 표본으로 삼을 수 있어 대표성과 외적 타당성을 확보할 수 있다.
- 바쁜 근무일정 등으로 시간 내기가 어려워 찾아가서 면접하기가 어려운 사람들에게도 쉽게 적용할 수 있다.

다. 단점

- 회수율이 낮다.
- 시간이 많이 걸릴 수 있다.
- 피조사자의 성실하지 못한 응답을 할 가능성이 높다.
- 사회현상에 관한 연구에서는 때때로 복잡한 내용과 형식으로 조사해야 할 경우가 있는데 이러한 연구가 어렵다.
- 피조사자 본인의 의견이 기입되었는지 제 3자의 영향을 받았는지 알 수가 없다.

(4) 전화조사법

가. 전화조사법

전화조사법(telephone interview)은 조사자가 피조사자에게 전화로 질문내용을 묻고 응답을 기록하는 방법이다. 전화조사의 경우 조사자는 피조사자에게 조사의 목적, 취지, 중요성 등을 간단히 설명하고, 조사시간이 짧게 걸린다는 것을 말한 후, 응답에 협조를 구하는 것이 좋다.

나. 장점

- 조사가 간편하고 비용이 적게 든다.
- 단시간 내에 필요한 정보를 얻고자 할 때 효과적이다. 현재 일어나고 있는 사

건에 대한 의견조사의 경우 시기적절한 정보를 수집할 수 있다.

다. 단점

- 응답내용과 응답시간이 짧은 경우에만 가능하다.
- 응답자가 응답을 거부하는 경우가 많을 수 있다.
- 전화통화로 충분히 설명하기 곤란한 내용은 조사하기가 어렵다.
- 전화가 없는 사람이 조사대상에서 제외된다.

(5) 전자조사법

가. 전자조사법이란?

전자조사(electronic survey)는 인터넷 홈페이지에 질문문항을 제시하고 응답자들로 하여금 홈페이지에 접속하여 질문문항에 응답하도록 하거나 질문문항을 전자메일로 조사대상자에게 보내고 조사대상자가 응답한 후 반송하는 형식으로 행해진다. 이러한 전자조사는 특히 청소년 대상으로 하는 연구에서 널리 활용되고 있다.

나. 단점

- 광범위한 지역을 대상으로 조사할 수 있다.
- 저렴한 비용으로 신속하게 조사할 수 있다.
- 통계처리 프로그램과 연결하여 조사를 실시할 경우 쉽게 결과를 분석할 수 있다.

다. 단점

- 컴퓨터 통신망 가입자 및 전자통신을 활용할 능력이 있는 사람에 한해서 조사할 수 있다.
- 응답 회수율이 매우 낮다.
- 전자통신의 보호장치가 미흡한 경우에는 응답자의 사생활이 침해받을 가능성

이 있다.

2.2 면접법

면접법(interviewing)이란 조사자와 피조사자가 얼굴을 맞대고 상호작용하면서 필요한 자료를 얻어내는 방법이다. 면접법은 피면접자의 태도 및 가치관과 같은 내면적 상태 또는 미묘하거나 복합적인 측면을 파악하는데 효과적이다. 면접법에서는 면접자의 역할이 매우 중요해 조사의 성패를 좌우하는 주요요인이 된다.

1) 면접법의 장·단점

(1) 장점

- 피면접자의 복합적이고 내면적인 측면을 파악할 수 있으며, 심층적인 정보를 얻을 수 있다.
- 면접자가 피면접자의 특성이나 면접상황에 따라 질문을 조절하면서 조사할 수 있는 융통성이 있다.
- 복잡한 질문이 가능하다.
- 응답률이 높다.
- 어린이나 문맹자 등도 조사가 가능해 조사대상자의 범위가 넓다.
- 피면접자의 행동을 관찰할 수 있으므로 응답의 진위 여부를 추측할 수 있다.

(2) 단점

- 조사시간과 비용, 조사인력이 많이 든다.
- 면접자의 편견이 개입될 수 있다.
- 면접자가 피면접자의 응답을 오해하거나 잘못 기록할 수 있다.
- 면접자의 성, 나이, 외모 등 개인적 특성이 피면접자에게 영향을 줄 수 있다.
- 익명성이 결여되어 피면접자가 솔직한 응답을 회피할 수 있다.

2) 면접과정

(1) 초기접촉단계

면접자가 피면접자를 만나서 처음에 해야 할 일은 자신의 신분과 소속기관을 밝히는 것이다. 또한 피면접자가 어떻게 조사대상으로 선정되었는지 설명해주고 조사의 목적과 필요성에 대해 설명한다.

초기단계에서는 무엇보다 면접자와 피면접자 간에 라포(rapport)를 형성하는 것이 가장 중요하다. 대화를 처음 시작할 때는 일상적인 잡담이나 흥미를 끌 수 있는 이야기를 먼저 함으로써 피면접자의 긴장을 풀어주고 부드러운 분위기를 유도한 후에 차츰 본론으로 들어간다. 이때 피면접자에게 앞으로 하게 될 이야기들에 대해 비밀 보장이 된다는 점을 주지시켜주는 것도 효과적일 수 있다.

(2) 면접실시단계

면접실시단계에서 면접자가 주로 해야 할 일은 대화를 이끌면서 경청하고 기록하는 것이다. 면접자는 피면접자로 하여금 자신이 조사받고 있다는 느낌이 들게 해서는 안된다. 이를 위해서는 질문 내용을 숙지해야 함은 물론 질문하는 태도나 음성, 어조 등에 신경을 써야 한다. 또한, 질문은 솔직하고 객관적이며 쉽게 이해할 수 있도록 하는 것이 좋다.

피면접자가 진술할 때는 기록하는 순간을 제외하고는 눈을 마주보고 경청해야 한다. 면접자는 피면접자가 말하고자 하는 모든 것에 대해 관심을 보이고 적절하게 대화의 보조도 맞추어야 한다.

(3) 종결단계

종결단계에서 유의해야 할 점은 피면접자로 하여금 이러한 사회조사나 면접에 대해 호감이 지속되도록 해야 한다는 것이다. 면접이 끝났다고 해서 불친절하게 해서는 안된다. 피면접자의 협력으로 면접이 홍미 있고 가치 있는 경험이었다는 점과 지역사회의 문제 해결에 많은 도움이 될 것이라는 점을 말하는 것이 좋다. 마지막으로 피면접자가 면접에 대해 가지고 있는 질문이나 의문에 대해 해결해 주어야 한다.

2.3 관찰법

1) 관찰법이란?

관찰법(observation)이란 관찰자가 자신의 감각기관을 사용하여 조사대상의 행동을 파악하는 방법이다. 관찰은 현상에 대한 정보를 얻는 가장 기초적인 방법으로서 일상생활에서도 많이 일어난다. 그러나 여기에서 다루고자 하는 것은 조사연구를 위한 과학적 관찰이다. 그렇다면 과학적 조사방법으로서의 관찰은 일상적인 관찰과 어떤 차이가 있는가? 과학적 관찰(scientific observation)은 일상적 관찰과는 달리 일정한 조사목적에 도움을 주고 체계적으로 계획되며, 그 결과가 체계적으로 기록되며, 타당도와 신뢰도에 대한 검증과 통제가 가해진다는 것이다.

2) 관찰법의 장・단점

(1) 장점

- 비언어적 행동에 관한 자료를 수집하기에 좋은 방법이다.
- 언어표현이 미숙한 성인 또는 유아에게 적합한 방법이다.
- 조사대상자가 대답하는 것을 꺼릴 경우에 적합한 방법이다.
- 조사대상자의 특성과 실제 모습을 세밀하게 파악할 수 있다.
- 일상적이거나 무의식적인 행동을 조사하기에 좋다.
- 조사대상자가 조사에 비협조적인 경우에 유용하다.

(2) 단점

- 관찰하려는 현상이 나타날 때까지 기다려야 한다.
- 관찰자의 편견이나 개인적 관심 등의 태도에 따라 특정 측면만 강조되거나 선택적으로 관찰될 수 있어 실제가 왜곡될 수 있다.

- 일반적으로 표본크기가 작다.
- 관찰대상자가 관찰당하고 있다는 것을 인지함으로써 평소와 다른 행동을 보이는 반응성(reactivity)의 문제가 나타날 수 있다.
- 참여관찰인 경우 관찰자와 피관찰자 간의 친밀한 관계로 인하여 관찰자가 객관성을 잃을 수 있다.
- 비구조적 관찰일 경우 통계분석을 위한 양화가 어렵다.

제4절 조사보고서 작성

1. 보고서 작성의 의의

사회조사의 최종단계는 보고서를 작성하는 것이다. 우리나라 옛 속담에 '구슬이 서 말이라도 꿰어야 보배다.'라는 말이 있다. 아무리 훌륭한 설계에 의해 좋은 결과를 얻었다 하더라도 그것을 다른 사람들에게 효과적으로 전달하지 못한다면 사회조사 자체가 무의미한 것으로 끝나 버릴 수 있기 때문에 보고서 작성 또한 중요한 단계라 할 수 있다. 여기에서는 조사보고서를 작성하는데 있어 기준 및 고려사항 그리고 보고서 내용에 대해 살펴보도록 하겠다.

2. 보고서 작성의 기준

보고서를 작성하는 목적은 조사결과를 관심을 가진 많은 사람들에게 알림과 동시에 이를 공개해서 그것의 보편타당성과 객관성을 검증받는데 있다. 그렇기 때문에 효과적인 방법을 통해 작성할 필요가 있다. 사회조사보고서 작성에는 일정한 법칙이 있는 것은 아니지만 보고서를 작성하는데 있어 다음과 같은 기준들이 요구되고 있다.

① 포괄성 : 보고서를 이용하게 될 사람들이 필요로 할 것이라고 예상되는 모든 정보들을 포함하고 있어야 한다. 조사연구에서 제기한 문제, 문제해결을 위해 사용한 조사방법, 수집된 자료들이 성격과 분석 결과, 분석 결과에 대한 적용과 함의, 그

리고 가능하면 대안들에 이르기까지의 모든 것들이 빠지지 않고 설명되어야 한다.

② 정확성 : 정확한 보고서의 작성은 조사 결과에 해석과 활용에 중요한 영향을 미친다. 정확하지 않은 보고서는 쓸모가 없다. 자료 수집 과정의 타당성과 수집된 자료의 질, 자료 처리 및 분석 과정의 적절성 등이 정확성을 판단하는 기준이 된다.

③ 명확성 : 보고서 작성의 표현방식이 주로 관련된다. 보고서의 내용이 불분명하거나 뜻이 잘 전달되지 못한 경우에 명학성이 없다고 한다. 보고서가 명확하려면, 먼저 보고서 작성자가 보고서 내용에 대해 올바른 논리 및 이해를 갖춰야 하고 그것들을 명확한 문장으로 표현할 수 있어야 한다.

④ 효율성 : 보고서는 간결하게 정보를 전달하는 효율성을 가져야 한다. 보고서 이용자들에게 필요한 것들은 모두 포함하면서도(포괄성), 그것들이 최소한의 함축된 내용들로 전달될 수 있어야 한다.

3. 연구보고서 작성 시 고려사항

① 독자를 고려해야 한다.

연구보고서를 작성하기 전에 누가 보고서를 읽게 되기를 바라는지 스스로에게 물어보아야 한다. 만약 전문가가 보고서를 읽을 것이라고 생각하면 그들이 기존 지식을 갖고 있다고 가정될 수 있으므로 어떤 부분은 상세히 설명하지 않고 요약해서 전달해도 될 것이다. 그러나 만약 일반인이나 다른 학문의 종사자가 읽을 것이라고 생각되면 보다 상세한 서술과 용어에 대한 설명이 추가로 필요할 것이다.

② 연구보고서의 형태에 따라 형식과 길이를 조절해야 한다.

③ 연구보고서의 목적을 염두에 두어야 한다.

앞에서 살펴보았듯이 조사연구의 목적은 여러 가지가 있다. 보고서를 작성할 때는 자신의 연구목적을 분명히 밝히고 그에 대한 단점을 명시해야 한다.

④ 인용을 할 경우 출처를 반드시 밝혀야 한다.

인용이란 남의 글이나 이론을 자기의 글에 끌어오는 것을 말한다. 연구논문에서는 논거를 제시하여 논증을 진행하는 과정에서 자료나 남의 연구 성과를 인용하는 경우가 많이 있다. 적절한 인용은 자신의 견해를 뒷받침할 때 근거가 되며 다른 사람의 이론, 주장을 제시함으로써 논문의 구체성과 설득력을 높여준다. 그러나 남의 글이나 이론을 인용한 후 자기 것 인양 인용되었음을 밝히지 않는 것은 매우 잘못된 것이다.

4. 조사보고서 내용

보고서의 내용은 보고서의 목적에 따라 각기 달라질 수 있으므로 그에 적합한 내용들로 구성하는 것이 정석이다. 즉, 보고서 내용에는 통일된 절차는 없지만 수량적 조사연구 보고서는 일반적으로 다음과 같은 내용들이 포함된다.

① 제목 : 조사의 제목, 의뢰 기관의 이름, 조사 수행자의 이름, 보고서 작성일자, 보고서 제출서 등의 이름들이 필요하다.

② 목차 : 보고서의 구조를 항목별로 나타내는 것으로, 보통 장과 절 등을 해당 쪽의 번호와 함께 나타낸다. 도표나 그림들의 제목과 그 쪽 번호들을 추가로 목차에 붙이기도 한다.

③ 요약 : 조사의 핵심적인 내용들을 간추린 축약적인 보고서 양식이다. 요약 보고서의 일차적인 목적은 보고서 전반에 다루어지는 내용들을 한눈에 볼 수 있게 하는 데 있다. 그렇게 함으로써 보고서를 효율적으로 이용할 수 있도록 한다.

④ 서론 : 조사의 목적과 배경 설명, 연구 가설 혹은 명제 등이 포함된다. 그 밖에도 연구에서 사용되는 개념들에 대한 정의 등도 제시한다.

⑤ 본론 : 조사에서 사용되는 조사방법과 조사결과, 조사의 한계점 등이 포함된다. 조사방법에 어떤 것들이 선택 되었는지와 그에 대한 타당성 논의들이 있어야 하고, 조사결과에서는 조사 과정에서 동원했던 모든 분석들을 소개하는 것이 아니라 결과 산출에 필요하게 되었던 것들만 포함한다. 통계분석의 결과표나 그래프 등을 적절한 양식으로 소개하는 것이 필요하다. 조사 과정에서 나타났던 문제점들이나 한계 등을 솔직하게 나타내서, 보고서 이용자들이 보고서에서 도출된 지식의 범위와 한계를 스스로 규정할 수 있게 하는 것도 중요하다.

⑥ 결론 및 제언

조사연구의 결과를 간략하게 요약하고 그에 따르는 제언을 하게 된다. 조사 문제가 응용적인 성격을 강하게 띤 조사연구일수록, 보고서의 제언부분은 중요한 의미를 낀다. 정책이나 행동의 필요성, 현재 상황에 대한 대안 제시 등이 필요하게 된다.

⑦ 부록 : 본론에 포함되지 않으면서도 보고서 이용자들의 이해에 도움이 될 만한 자료들이 여기에 포함된다. 예를 들어, 자료 수집도구, 상세한 통계분석 절차, 부수적인 그림이나 표 등이 여기에 포함된다. 색인과 참고문헌들도 부록에 포함된다.

제2장 사회적 복지케어 제도

제1절 멀티케어복지와 사회보장

산업화, 도시화, 기술문명화 등으로 요약되는 오늘의 현대화는 그 속도가 매우 빠르게 진행되어 왔고 앞으로도 수시로 변화하면서 다양한 형태로 우리 삶의 저변에 자리 잡을 것이다. 이렇게 급속한 변화 추세 속에서 개인이 처한 사회적 문제와 해결을 위한, 그 체제 속에 적응하며 살아가기 위한 실질적인 복지수요도 월등히 높아지고 있으며, 이를 충족시키기 위한 정책과 법·제도들도 다양하게 고안되었다.

이 과정에서 간과해선 안 될 것은, 복지수요에 대한 욕구 양상이 더 이상 한 영역, 한 배경에서 단편적이고 획일적으로 나타나기보다는 다양한 영역과 배경 하에 점점 더 복잡다단하게 발생하고 있다는 점이다. 결국 문제 해결 접근 또한 '멀티성', 즉 다양성과 복합성에 근거해야 하며, 그것은 궁극적으로 문제가 발생한 개별 영역에만 국한된 것이 아니라 그로 인해 영향을 받게 될 다른 사회적 체제들과의 상호작용 관계까지도 고려해야 한다. 바로 이것이 멀티케어복지의 필요성이 부각되는 이유이다.

또한 이러한 멀티케어관점을 전사회적으로 보장하고 실현시키기 위한 법률적, 제도적 매커니즘이 바로 사회보장이라 할 수 있다. 즉, 사회보장 그리고 관련 법·제도는 지금까지 사회적 위험이 발생하는 생활영역에서만 해당 문제를 파악하고 해결해줌으로써 개인의 사회적 문제 해결에 소극적이거나 제한적일 수밖에 없었던 개별 법률들의 한계를 극복하고 개인의 사회적 위험을 보호하는 것을 1차적인 목적으로 한다. 그 말은 곧 개인이 생활위험의 문제가 발생한 영역에서 분리되어 독자적으로 정책적인 대응의 대상이 된다는 것(이홍재 외, 2013 참조)이자 개인 문제 해결에 대한 선택과 집중이 가능하고 국민의 기본권적 생존권을 보장하며 사회정책적 수혜의 보편성을 확보할 수 있다는 것을 의미한다(이경준 외, 2014).

이러한 측면에서 사회보장은 멀티케어복지를 실현하기 위한 서비스 제공의 제도적 기반으로서 전반적인 사회정책의 내용과 직접적인 상관성이 있으며, 그에 상응하는 실제 법과 제도들은 본질적으로 국민의 인간다운 삶 영위를 위한 생존권적 기본권에서 시작하여 궁극에는 국민의 삶의 질 보장과 향상으로 귀결된다.

제2절 멀티케어복지를 위한 사회보장의 기초적 이해

1. 사회보장의 개념과 목적

사회보장(social security)은 우리의 일상에서 발생할 수 있는 각종 사회적 위험들로부터 보호와 안전을 제공하는 제도적 기반이다. 오늘날 대부분의 국가들에서 국민의 생활안정과 삶의 질 유지를 위한 기본선을 보장하기 위해 매우 다양한 형태로 기틀을 마련해 놓고 있다. 이와 관련하여 우리나라 헌법 제34조는 “모든 국민은 인간다운 생활을 할 권리를 가지고(제1항)” “국가는 사회보장·사회복지의 증진에 노력할 의무를 진다”(제2항)고 규정하고 있다. 특히 최근 우리나라가 처한 급속한 저출산·고령화와 그로 인한 인구구조의 변화와 사회경제적 불안 등이 심각한 사회문제를 야기하면서 사회보장의 필요성과 의의가 날로 더욱 중요하게 인식되고 있다.

1.1 개념

사회보장에 관한 표준화되거나 합의된 개념은 없다. 단지 학자나 각 나라별 특성, 각 시대상에 따라 표현이나 내용이 다르게 사용되고 있다. 그럼에도 사회적으로 불안한 요소들로부터 해방 또는 근심에서 벗어나게 한다는 그 어원적인 측면에서의 공통적 지향점은 존재한다.

<베버리지보고서>에서 제시된 사회보장의 개념은 소득보장 측면의 기능적 개념을 설명하고 있다. 즉, 실업이나 질병, 사고로 인한 수입중단 시에 대비한 보상을 비롯해서 퇴직 시, 가장 등 가족구성원의 사망 시나 부양받지 못하는 상황, 출생이나 사망, 결혼과 같은 특정 상황에 대비한 비용 감당 등에서 사회적 부양을 받는 것으로 이해할 수 있다.

국제사회보장협회(ISSA)는 사회보장을 "법령이나 기타 강제제도에 근거해 도입된 프로그램으로서, 개인이 사회적 사건을 겪을 때 어느 정도의 소득보장을 제공하는 사회적 보호 프로그램"으로 정의하고 있다(노병일, 1999).

일반적으로 사회보장은 넓은 의미와 좁은 의미로 나눠 정의할 수 있다. 우선 넓은 의미의 사회보장은 사회복지라는 좀 더 큰 범주 속에서 대별될 수 있는 공공부조, 사회보험, 사회복지서비스 등을 모두 포괄한다. 반면 좁은 의미의 사회보장은 경제적 빈곤을 해결하기 위한 조치들(국민기초생활보장, 무상의료급여 등)과 장래의 사회적 위험(노령, 질병, 폐질, 산업재해, 실업, 사망, 퇴직 등)에 대처하기 위한 사회보험 및 각종 사회서비스 제도들을 의미하며, 이는 궁극적으로 국민의 생존권적 기본권을 보장하는 데에 그 주요기능이 있다.

우리나라 '사회보장기본법'에서는 사회적 위험으로부터 모든 국민을 보호하고 빈곤을 해소하며 국민생활의 질 향상을 위해 제공되는 사회보험, 공공부조, 사회복지서비스 및 관련복지제도를 말한다.

1.2 목적

사회보장의 목적도 국가별, 시대적 상황별, 대상자 특성 등에 따라서 차이가 있을 수 있으나 근본적으로는 사회보장의 개념에서 밝힌 바와 같이 사회적 위험으로부터의 국민보호와 삶의 질 향상 등으로 정리될 수 있다.

여러 학자들의 다양한 관점에 의해서 다양하게 설명된 내용들을 간략히 살펴보자면, Moles(1971)는 빈곤의 원인이 되는 상황의 제거, 사회경제적 조건의 개선, 생활수준의 향상을 목적으로 제시하였고, Robinson(1976)은 모든 개인 및 가족의 소득보장, 위험의 분산을 통하여 소득의 급격한 변화로 인한 곤란을 최소화하고, 시민의 사회적·경제적 지위를 향상하는 데 있다고 했다. 또한 Rejda(1999)는 사회보장의 경제적 목적으로 사망·노령·질병·장애·실업 등 여러 사회적 위험에 처한 국민에게 최저한의 경제적 보장을 제공하는 것, 빈곤의 예방, 시민의 소비, 저축 등에 긍정적 영향을 미쳐 경제적 안정에 기여, 근로유인, 솔선수범, 근검절약 등 사회적으로 바람직한 가치들을 진작시키는 데에 있다고 하였다(강희갑 외, 2010).

2. 사회보장의 기능과 역할

사회보장의 개념과 목적에서 살펴본 바와 같이, 사회보장의 기능은 경제적 측면과 매우 깊은 연관성을 가지고 있으며, 이는 정치적 관점 및 사회적 관점에서도 상호유기적인 기능성을 가지고 있다. 즉, 어떤 한 가지 측면에서의 기능과 역할보다는 서로 연동되어 전사회적인 변화와 영향관계 속에서 기능화함으로써 경제적 문제를 비롯한 생활안정 피해를 최소화하고 사회적 기능유지의 마지노선을 유지하면서 궁극적인 사회구성원들의 삶의 질 보장과 통합적 사회를 이끄는 기반이 되는 것이다. 따라서 사회보장은 우선 최저생활보장 및 보험적 기능을 비롯해서 소득재분배 기능, 일정 사회체제 유지 및 사회적 연대와 통합의 기능 등을 함유하고 있다.

2.1 최저생활보장 기능

우리나라 헌법에서도 명시되어 있듯이 국가는 국민에 대한 사회보장의무를 가지고 있으며, 이는 국민의 생존권적 기본권을 국가가 보장한다는 의미이다. 다시 말해서 국민은 인간다운 삶을 영위하기 위한 최저한도의 생활을 보장받을 권리를 가지고 있으며, 국가는 이를 위한 사회보장급여를 규정하여 일정의 생활수준 유지에 기여해야 한다는 것이다.

예컨대, 국민최저기준이란 어린이는 적절한 보호와 교육을 받고 성인은 질병이나 폐질 및 실업으로부터 보호되고, 노인도 적절한 소득을 보장받아야 한다는 것으로, 요컨대 그 어떠한 사람도 그 이하로 떨어져서는 안 된다는 것을 의미한다(박광준, 2003).

또한 ILO는 1952년 ‘사회보장의 최저기준에 관한 조약’에서 사회보장의 재원은 공동으로 하되 보험료 또는 세금으로 충당하고 자산이 적은 자에게 과중한 부담이 되지 않도록 해야 함을 강조한 바 있다. 이를 통해서 합리적이고 상대적 수준의 부담과 급여에 있어서의 적절한 수준을 통해 최저생활의 보장이 가능해야 한다는 것이다.

2.2 보험적 기능

사회보장은 노령, 질병, 상해 및 실업 등이 생길지도 모를 곤란한 사태를 예상하여 사회적 위험을 풀(pool)로 하여 분산함으로써 사고에 직면한 사람들이 최저한도 이하의 생활로 떨어지는 것을 미연에 방지하는 기능을 한다(신섭중, 1995; 양정하 외, 2009 재인용).

2.3 소득재분배 기능

사회보장의 경제적 기능으로서 가장 으뜸 되는 것이 소득재분배 기능이다. 이는 최저생활보장 기능과 보험적 기능의 당연한 귀결이라 볼 수 있다. 소득재분배란 정책적으로 소득분포를 수정하는 일로서 일반적으로 조세나 사회보장제도를 수단으로 하여 고소득층으로부터 저소득층으로 소득이전을 하여 소득불평등과 그로 인한 생활의 격차를 줄이기 위한 것이다(양정하 외, 2009).

2.4 사회체제의 유지 기능

현대 자본주의 사회체제의 모순점이라 할 수 있는 소득불평등이나 그로 인한 빈부격차 심화 등으로 인해 기본적인 정치·경제적 상황의 악화가 초래되고 있다. 이러한 상황에서 국가의 사회보장정책은 현 체제의 모순점을 최소화하고 순기능을 유지하면서 국민생활의 수준의 적절한 균형을 위해 조화와 조정을 시도한다. 이를 통해 현대사회의 자본주의적 틀을 유지하면서 근본적인 계급갈등 완화나 소득재분배 조처들을 통해 사회적·정치적 안정화를 꾀한다.

2.5 사회적 연대와 통합기능

현대복지국가의 기본이념은 실질적인 평등(사회적 평등)을 기초로 하고 있다. 그렇다고 근대 시민주주의의 본질인 '자유'가 도외시 되어서는 안 된다. 그런데 다시 자본주의는 개인의 자유에 치중하다보니 계층 간에 빈부의 격차가 커져서 갈등과 마찰이 일어난다. 따라서 자유와 실질적 평등은 '모순'된 상태로 둘 것이 아니라 양자를 조화시켜 공존하게 하여야 한다. 자유민주주의를 바탕으로 하면서 복지국가를 건설하는 것이 국민의 생존권을 보장하는 길이므로 자유라는 터전 위에서 실질적인 평등을 실현하기 위해서는 사회구성원 간의 연대 내지 결속을 이끌어 낼 수 있는 사회공동체를 형성하여야 한다(강희갑 외, 2010). 이러한 과업을 수행하는 데 있어 사회보장은 각종 사회적 위해와 제약들에 대한 해결책을 강구하도록 하고, 이 과정에서 사회구성원 내지 국민성원 간 상호이해와 신뢰를 전제로 전사회적인 책무의식과 사회적 연대정신을 이끌게 된다. 또한 이를 바탕으로 원활한 사회적 합의를 도출함으로써 국민적 통합으로 이어지게끔 하는 데 사회보장의 궁극의 기능이 있다.

3. 사회보장의 주요형태와 기본원칙

3.1 사회보장의 주요형태

사회보장은 세 가지의 형태, 즉 사회보험, 공공부조(공적부조), 사회수당(사회서비스) 등으로 살펴볼 수 있다.

1) 사회보험

우리나라에서는 사회보험을 국민에게 발생하는 사회적 위험을 보험방식으로 대처함으로써 국민건강과 소득을 보장하는 제도로 정의하고 있다.

이러한 사회보험은 생활에서 직면하는 위험을 보험의 원리를 적용하여 국민의 건강과 소득을 보장하기 위해 국가가 시행하는 강제보험을 총칭하는 것이다. 즉, 갹출료(보험료)의 기여 정도가 할당(급여)의 기준이 되며 국가가 직접 관장 혹은 감독하고, 갹출료 부담을 근로자와 사용자 양자부담이거나 노동자, 사용자, 국가 3자 부담으로 한다. 사회보험은 국가가 법으로 제도를 강제할 뿐, 실제 비용은 노사가 부담하므로 국가책임보다는 개인적인 자조와 노사간 사회연대원칙을 강조하는 것으로 해석될 수 있다(심은주, 1999; 양정하 외, 2009 재인용).

사회보험의 종류는 건강보험, 연금보험, 실업보험, 산재보험이 있으며, 이를 이른

바 4대 사회보험이라 한다. 우리나라의 경우 제5대 보험으로 2008년부터 노인장기요양보험이 운용되고 있으며, 이는 건강보험 재정과 통합 운용되고 있다.

2) 공공부조

공공부조는 스스로 생활유지능력이 없는 사람들에게 국가가 인간다운 생활을 영위할 수 있도록 하는 제도이다. 공공부조는 빈민에 대한 현금급여나 기타 서비스를 제공하는 것으로 국가가 정해놓은 최저생계 수준 이하의 저소득층을 대상으로 하기 때문에 선별주의적이다. 수급 여부 자격을 결정하기 위해서 엄격한 자산조사(mean test)가 전제된다. 역사적으로 볼 때 공공부조 대상자들이 가진 욕구나 문제의 일차적 책임은 개인이나 가족이지만, 그들이 스스로 해결할 수 없을 때 국가나 지방자치단체가 이를 해결한다는 원칙을 고수해왔다(양정하 외, 2009).

우리나라의 경우, 국민기초생활보장제도가 대표적인 공공부조이며, 최저생활을 보장함과 동시에 해당자들의 자립을 지원하는 제도로 정의된다.

3) 사회수당

사회수당은 특정한 어려움에 처한 자에게 소득에 상관없이 제공한다. 이는 공공부조와 사회보험의 중간적 성격을 가진 제도로서 일정한 조건 하에서 특정 욕구를 해소하도록 돕기 위한 공적 비용의 지출을 의미한다. 이는 경제적 효과성보다는 일종의 국가 및 사회재원을 통한 사회통합적 의미에 가치를 둔다.

사회보험과 같이 보험료 갹출이 없다는 점에서는 공공부조의 성격을 가지나, 자산조사가 없다는 점에서 사회보험적이다. 그러나 실제로는 자산조사가 없더라도 소득제한이 있는 경우가 많아 자산조사가 동반되기도 한다(모지환 외, 2005).

우리나라 사회보장기본법 상에서는 포괄적 의미의 ‘사회복지서비스’를 정의하고 있으며, 이에 의하면 국가, 지자체, 민간부문의 도움을 필요로 하는 모든 국민에게 상담, 재활, 직업소개 및 지도, 사회복지시설 등을 제공해 정상적인 사회생활이 가능하도록 지원하는 제도로서 이해할 수 있다.

3.2 사회보장의 기본원칙(강희갑 외, 2010)

베버리지는 보고서에서 사회보장을 실업, 질병 혹은 사고, 노령 또는 기타 생활상의 어려움으로 인하여 임금이 상실된 때 소득을 보장하여 주는 것으로 정의하고, 기본적으로 사회보장은 최저수준의 보장에 있다고 보았다. 베버리지는 이러한 사회문제를 해결하기 위해서는 사회보험이 사회보장의 주요 방식이 되어야 한다고 보고, 사회보험의 원칙으로 다음과 같이 여섯 가지 기본원칙을 제시하였다.

1) 균일한 생계급여

실업, 장애, 퇴직으로 인한 소득상실의 경우 소득상실 전에 받던 소득액의 다과에 상관없이 보험급여의 액수가 동일해야 한다는 원칙이다. 다만 업무상 재해나 질병의 경우는 예외로 한다. 이것은 소득상실 이전의 생활수준을 유지하여 주는 것이 아니고, 기본적 욕구를 충족시키는 최저생활을 확보하여 주는 것을 목표로 한다.

2) 균일갹출의 원칙

소득의 고하를 막론하고 누구나 똑같은 갹출금을 내야 한다는 원칙이다. 이것은 위의 원칙이 받아들여진 이상 형평의 논리에 의해 당연히 따라 나오는 것으로서, 부자이든 가난한 사람이든 모두가 똑같이 내고 똑같이 받는다는 정신이다. 그러나 사용자와 노동자가 균등한 부담금을 갹출하는 경우 재원이 부족하게 되므로 정부가 보조금을 출연하여야 하는데 이 정부보조금은 일반 과세에 의하여 마련된 것이고 세금은 부유층이 많이 내는 것이니까 결국 부유층이 더 많은 부담을 하게 된다.

그런데 국민의 최저생활을 보장하기 위하여서는 사회보험급여의 수준을 올려야 하고 이를 위해서는 국가부담을 늘리거나 갹출금을 높여야 한다. 이 갹출금을 높이는 것은 근로자의 부담능력 때문에 제한을 받게 된다. 따라서 갹출금을 더 높일 수도 없고 그렇다고 국고부담을 대폭 올릴 수도 없으므로 결국 국민의 최저생활을 보장하고자 하는 사회보장의 기본목표를 실현하지 못하는 위험이 따르게 된다.

3) 행정적 책임의 통일

당시 영국에서는 기존의 사회보험과 그에 관련된 사회보험은 서로 다른 중앙부처와 각 지방자치단체, 그리고 각양각색의 수많은 공익조합에 의해 운영되고 있어 각 기관마다 서로 다른 원칙과 절차에 따라 처리되고, 자금과 노력의 낭비가 많았다. 따라서 경비절감과 부처 및 제도 간의 상호 모순을 없애기 위하여 운영기관을 통일해야 한다는 것이다.

4) 급여의 적절성

급여의 양과 급여시기가 적절해야 한다는 것이다. 급여의 양은 최저생계비를 보장하기에 적절해야 하며, 급여의 지급은 욕구조사 없이 욕구가 존재하는 한 지급되어야 한다.

5) 포괄성

사회보험의 적용대상과 그 적용욕구가 가능하며 포괄적이어야 한다는 것이다. 대상의 포괄성이란 신분이나 수입에 관계없이 모든 국민이 대상이 되어야 한다는 원칙이다. 즉 특정 계급이나 직업집단에 한정될 것이 아니라 모든 국민이 의무적으로 가입되는 것이어야 한다. 욕구의 포괄성이란 모든 욕구를 포괄해야 한다는 원칙이다. 실업, 질병, 노령뿐만 아니라 미망인과 고아와 같이 부양의무자 상실의 위험, 그리고 장례, 혼인, 출산 등과 같이 특별 지출의 경우도 포함되어야 한다. 그리고 사보험처럼 면책범위를 넓히거나 엄격한 면책조항이 있어서는 안 된다.

6) 대상의 계층화 원칙

이것은 최저생활의 차이 그리고 발생사고의 종류에 따라 구분하여 보험을 조정해야 한다는 것이다. 사회보험은 재산에 관계없이 모든 국민을 대상으로 하지만 그 적용에 있어서는 모든 인구를 몇 개의 계층으로 구분할 필요가 있다고 보았다. 이것은 통상적 의미에서의 경제적·사회적 계층을 의미하는 것은 아니다. 베버리지는 전체 국민을 6개의 계층으로 구분하였다.

-피고용인: 평소의 직업이 고용계약에 의하여 고용되어 있는 자
-고용주, 상인, 기타 독립 노동자를 포함한 자영업자
-가정주부처럼 중요하지만 무보수에 종사하는 자
-그 밖에 취업연령에 속하는 비취업자
-취업연령 미달자(15세 미만): 아동수당 지급
-취업연령을 초과한 퇴직자(남자: 65세, 여자: 60세 이상): 퇴직연금 지급

베버리지의 기본원칙 외에 국제노동기구(ILO)는 '사회보장의 최저기준에 관한 조약'을 통해서 대상의 보편성, 비용부담의 공평성, 급여수준의 적절성을 원칙으로 제시했다.

우선 수혜대상의 보편성 원칙은 사회보장은 임금근로자는 물론이고 전체 국민을 대상으로 할 것을 말한다. 비용부담의 공평성 원칙은 사회보장비용부담은 국가 또는 사용자 혹은 양자 공동으로 부담하며, 근로자 부담은 일정수준을 넘어서는 안 된다는 것이다. 그리고 재원은 보험료 또는 세금을 충당하고 자산이 적은 자에게 과도한 부담이 되지 않도록 하며, 피보험자의 경제적 상태를 고려해야 한다는 것을 말한다. 급여수준의 적절성 원칙은 보험급여의 수준과 급여방법에 관한 원칙으로 사회보장은 현물급여를 원칙으로 하고 부득이한 경우를 제외하고는 일시급여 대신 정기급여를 한다. 이 정기급여에 대해서도 다시 부양수준의 원칙(사회보장의 총액과 수익자의 자력을 합한 것이 최저생활이 되도록 하려는 원칙), 균일급여의 원칙(보험급여는 어느 수급자에게도 동액의 급여를 한다는 원칙), 비례급여의 원칙(급여수준은 각 개인이 사회적으로 영위하는 생활의 정도가 모두 다르므로 그것에 상응하는 정도의 급여수준이 되어야 하고, 이것은 각 개인의 종전 소득에 비례하는 급여를 행한다는 것이다. 이런 의미에서 개인별 급여제라고도 한다) 등의 세 가지 원칙이 있다.

그런가 하면 세계노동조합연맹의 '사회보장헌장'에서는 노동자 무갹출의 원칙, 의

료의 사회화 원칙(전액 무료의 의료제도 확립), 사회적 위험의 포괄 원칙(질병, 출산, 신체장애, 실업, 사망), 적용대상의 포괄성 원칙(농업, 노동자, 가사 노동자, 계절 노동자, 견습공, 소농민, 소작인, 학생, 자영업), 무차별 적용의 원칙 등이 제시되면서 기존 기본원칙들의 진전과 획기적 변화를 위한 주장 내용을 포함하고 있다.

제3절 멀티케어복지를 위한 제도적 기반

복지국가의 원리는 헌법의 기본원리에 해당한다. 따라서 거의 모든 법 영역은 사회문제를 해결하는 기능을 수행하여야 하는데, 이와 같은 사회정책의 기능을 수행하는 모든 법들을 넓은 의미의 사회보장법이라 볼 수 있다(이흥재 외, 2013).

우리나라 헌법에서는 생존권적 기본권 보장을 명시하고 있으며, 이는 곧 인간다운 생활을 영위할 권리와 상통하는 것이다. 따라서 인간다운 삶을 위한 기초적 보장과 그러한 권리의 청구는 국민으로서 당연히 누려야 할 기본권리인 것이다. 이와 함께 헌법상의 사회보장권을 실현하기 위해서는 수단적 방법으로 사회보장급여를 청구함으로써 권리행사를 할 수 있다. 즉 사회보장수급권이라 할 수 있다. 이러한 헌법상의 사회보장수급권을 실현하기 위하여 제정된 법률이 사회보장기본법이고, 사회보장제도의 유형은 사회보험, 공공부조, 사회복지서비스 및 관련복지제도로 나뉜다.

1. 사회보장기본법의 제정 이유

사회보장기본법이 존재하게 된 이유와 의의는 현상적 시각과 역사적 시각으로 나누어 볼 때 제대로 드러난다. 현상적으로 볼 때 사회복지 또는 사회보장과 관련된 법들이 미비한 상태고, 역사적 시각으로 선진국들의 사례를 살펴보면 멀지않아 관련 법률들이 급속도로 늘어나리라 예상할 수 있다. 이런 이유들로 혼란을 가능한 막을 수 있도록 기본 노선을 정리해 두기 위해 마련되었다고 생각할 수 있다. 그런 의미에서 사회보장기본법의 의의는 바로 다른 법들에 대한 길잡이인 셈이다. 한편 관련법들이 급속도로 늘어나리란 예상과 관련하여 다음과 같은 3가지 차원에서 언급될 수 있다.

첫째, 어느 수준, 어느 상태에 이르면 더 이상 사회복지 분야를 등안시할 수 없다.

둘째, 일단 사회복지제도의 문이 열리고 나면 그와 관련한 입법 필요성이 다방면에 걸쳐 제기된다.

셋째, 그걸 방관하면 자칫 법들끼리 엉켜서 돌이키기 힘든 난제들을 만들어낼 수 있다.

말하자면 남들이 이미 겪었던 시행착오들을 되도록 덜 겪을 수 있는 방법을 택한 것이다. 사회복지 제도가 일찍부터 자리 잡은 나라들의 경우 여러 시행착오를 거치며 고쳐왔기 때문에 굳이 사회보장기본법처럼 헌법도 법률도 아닌 어중간한 위상의 법이 없는 경우가 많다.

우리나라의 '사회보장기본법'의 입법과 개정을 살펴보면, 앞서 존재 이유에서 밝혔듯이 사회보장기본법과 같은 법이 필요하고, 실제로 제정되었다는 것은 그 사이 나온 사회복지 관련 법률들이 제 역할을 다 못하였기 때문이다. 그렇지 않다면 법률들 사이의 유기적인 연계와 조정이 되지 않았거나 아니면 그 둘 다이기 때문이다. 혹은 사회복지와 관련하여 앞으로도 제정해야 할 법률들이 아직도 많다는 걸 의식한 것이나, 그런 의미에서 복지국가를 지향하거나 아니면 초기에 복지국가로 가는 방향을 설정하자는 의도일 수 있다. 이런 복합적인 의도와 목적들이 어우러져 1995년 12월 30일 법률 제5132호로 사회보장기본법이 세상에 나왔다(김근홍, 2014).

동법 제4조에 따르면, 사회보장에 관한 다른 법률을 제정하거나 개정하는 경우에는 이 법에 부합되도록 하여야 한다고 명시함으로써 다른 법률들에 앞선 기본법으로서의 기능을 나타내주고 있다.

2. 사회보장기본법의 목적, 이념 및 정의

우리나라 사회보장기본법의 제정 목적(제1조)은 사회보장에 관한 국민의 권리와 국가 및 지방자치단체의 책임을 정하고 사회보장정책의 수립·추진과 관련 제도에 관한 기본적인 사항을 규정함으로써 국민의 복지증진에 이바지함이다.

이러한 목적과 함께 동법 제2조(기본이념)에서는 모든 국민이 다양한 사회적 위험으로부터 벗어나 행복하고 인간다운 생활을 향유할 수 있도록 자립을 지원하며, 사회참여·자아실현에 필요한 제도와 여건을 조성하여 사회통합과 행복한 복지사회를 실현하는 것을 기본이념으로 명시하고 있다.

이에 따라서 사회보장기본법 상에서 사용하는 용어의 정의(제3조)를 통해 그 형태와 내용적 의미를 파악할 수 있다. 우선 '사회보장'이란 출산, 양육, 실업, 노령, 장애, 질병, 빈곤 및 사망 등의 사회적 위험으로부터 모든 국민을 보호하고 국민 삶의 질을 향상시키는 데 필요한 소득·서비스를 보장하는 사회보험, 공공부조, 사회서비스를 말한다. "사회보험"이란 국민에게 발생하는 사회적 위험을 보험의 방식으로 대처함으로써 국민의 건강과 소득을 보장하는 제도를 말한다. "공공부조"란 국가와 지방자치단체의 책임 하에 생활 유지 능력이 없거나 생활이 어려운 국민의 최저생활을 보장하고 자립을 지원하는 제도를 말한다. "사회서비스"란 국가·지방자치단체 및 민간부문의 도움이 필요한 모든 국민에게 복지, 보건의료, 교육, 고용, 주거, 문화, 환경 등의 분야에서 인간다운 생활을 보장하고 상담, 재활, 돌봄, 정보의 제공, 관련 시설의 이용, 역량 개발, 사회참여 지원 등을 통하여 국민의 삶의 질이 향상되도록 지원하는 제도를 말한다. 이와 함께 "평생사회안전망"이란 생애주기에 걸쳐 보편적으로 충족되어야 하는 기본욕구와 특정한 사회위험에 의하여 발생하는 특수욕구를 동시에 고려하여 소득·서비스를 보장하는 맞춤형 사회보장제도를 말한다.

3. 국가와 지방자치단체 및 국민의 책임

3.1 국가와 지방자치단체의 책임

동법 제5조에서는 국가와 지방자치단체는 모든 국민의 인간다운 생활을 유지·증진하는 책임을 가진다고 전제하면서 사회보장에 관한 책임과 역할을 합리적으로 분담할 것을 명시하고 있다. 그러면서 국가발전 수준에 부응하고 사회환경의 변화에 선제적으로 대응하며 지속가능한 사회보장제도를 확립하고 매년 이에 필요한 재원을 조달하여야 하며, 국가는 사회보장제도의 안정적 운영을 위하여 중장기 사회보장 재정추계를 격년으로 실시하고 이를 공표하여야 한다고 명시하고 있다.

이어서 동법 제6조(국가 등과 가정)에서 국가와 지방자치단체는 가정이 건전하게 유지되고 그 기능이 향상되도록 노력할 것, 국가와 지방자치단체는 사회보장제도를 시행할 때에 가정과 지역공동체의 자발적인 복지활동을 촉진하여야 할 것을 밝히고 있다.

3.2 국민의 책임

동법 제7조 (국민의 책임)에서는 ① 모든 국민은 자신의 능력을 최대한 발휘하여 자립·자활(自活)할 수 있도록 노력하여야 한다, ② 모든 국민은 경제적·사회적·문화적·정신적·신체적으로 보호가 필요하다고 인정되는 사람에게 지속적인 관심을 가지고 이들이 보다 나은 삶을 누릴 수 있는 사회환경 조성에 서로 협력하고 노력하여야 한다, ③ 모든 국민은 관계 법령에서 정하는 바에 따라 사회보장급여에 필요한 비용의 부담, 정보의 제공 등 국가의 사회보장정책에 협력하여야 한다고 적시하여 국가와 지방자치단체 및 국민의 공유적 책임을 언급하고 있다.

4. 사회보장의 대상 및 사회보장에 관한 국민의 권리와 수준

동법 제2장 사회보장의 대상(제8조) 및 사회보장을 받을 권리에서는 사회보장을 받을 권리(제9조), 사회보장급여의 수준(제10조) 등을 적시하고 있다.

4.1 사회보장의 대상

사회보장의 대상은 개별 사회보장법과 제도의 자격기준·자격요건에 따라 선정·결정되는 것이지만, 포괄적으로는 모든 국민을 대상으로 하고, 더 나아가서는 외국인도 포함시키고 있다. 역사적으로 사회보장의 대상은 소수의 국민에서부터 점차로 국민 전체를 포함하는 것으로 확대되어 왔다. 그리고 사회보장의 대응문제와 관련해서 빈곤에서부터 질병, 사망, 실업 등의 사회적 위험으로 확대 발전되어 왔다고 볼 수 있다.

특히 외국인에 대하여는 국내에 거주하는 외국인에 대하여 우리나라 사회보장제도를 적용하고 그 적용은 상호주의의 원칙에 따라 관련법령이 정하는 바에 따른다(동법 제8조). 20세기에 와서는 국가 간에 왕래가 빈번해지면서 사회보장협정을 체결하여 관계국 상호 간의 국민에게 사회보장혜택을 주는 사례가 일반화되고 있다. 우리나라도 상호주의에 입각하여 국가 간 협정을 맺거나 국제기구에 가입함으로써 상호 간 외국인에게 사회보장급여를 제공하는 사례가 확대되고 있다(강희갑 외, 2010).

4.2 사회보장을 받을 권리와 수준

동법 제9조에서 모든 국민은 사회보장 관계 법령에서 정하는 바에 따라 사회보장급여를 받을 권리(이하 "사회보장수급권"이라 한다)를 가진다고 규정하면서, 그 수준은 ① 국가와 지방자치단체는 모든 국민이 건강하고 문화적인 생활을 유지할 수 있도록 사회보장급여의 수준 향상을 위하여 노력하여야 하고, ② 국가는 관계 법령에서 정하는 바에 따라 최저생계비와 최저임금을 매년 공표하여야 하며, ③ 국가와 지방자치단체는 제2항에 따른 최저생계비와 최저임금 등을 고려하여 사회보장급여의 수준을 결정하도록 하였다.

5. 사회보장 기본계획

동법 제16조 (사회보장 기본계획의 수립)에서는 사회보장 증진을 위하여 사회보장에 관한 기본계획을 5년마다 수립할 것을 명시하고 있다. 그에 따른 포함사항으로는 1. 국내외 사회보장환경의 변화와 전망, 2. 사회보장의 기본목표 및 중장기 추진방향, 3. 주요 추진과제 및 추진방법, 4. 필요한 재원의 규모와 조달방안, 5. 사회보장 관련 기금 운용방안, 6. 사회보장 전달체계, 7. 그 밖에 사회보장정책의 추진에 필요한 사항 등이다.

또한 이 기본계획은 다른 법령에 따라 수립되는 사회보장에 관한 계획에 우선하며 그 계획의 기본이 됨(제17조)을 분명히 함으로써 기본법으로서의 의미를 다시 한 번 확인할 수 있게 해준다.

6. 사회보장정책의 기본방향과 제도의 운영

6.1 사회보장정책의 기본방향

사회보장제도의 기본방향은 동법 제22조, 제23조 및 제24조에 나타나 있다. 우선 제22조(평생사회안전망의 구축·운영)는 국가와 지방자치단체는 모든 국민이 생애 동안 삶의 질을 유지·증진할 수 있도록 평생사회안전망을 구축하여야 한다고 규정하면서 사회적 취약계층을 위한 공공부조를 마련하여 최저생활을 보장하여야 할 것을 정하고 있다.

또한 제23조(사회서비스 보장)은 모든 국민의 인간다운 생활과 자립, 사회참여, 자아실현 등을 지원하여 삶의 질이 향상될 수 있도록 사회서비스에 관한 시책을 마련할 것과 사회서비스 보장과 소득보장이 효과적이고 균형적으로 연계되도록 할 것을 규정하였다.

6.2 사회보장제도의 운영

사회보장제도의 운영원칙(제25조)은 이 제도를 필요로 하는 모든 국민에게 적용하여야 하며, 사회보장제도의 급여 수준과 비용 부담 등에서 형평성을 유지하여야 하고, 사회보장제도의 정책 결정 및 시행 과정에 공익의 대표자 및 이해관계인 등을 참여시켜 이를 민주적으로 결정하고 시행하여야 한다. 그리고 국민의 다양한 복지 욕구를 효율적으로 충족시키기 위하여 연계성과 전문성을 높여야 하며, 사회보험은 국가의 책임으로 시행하고, 공공부조와 사회서비스는 국가와 지방자치단체의 책임으로 시행하는 것을 원칙으로 한다.

그런가 하면, 제28조(비용의 부담)에서는 사회보장 비용의 부담은 각각의 사회보장제도의 목적에 따라 국가, 지방자치단체 및 민간부문 간에 합리적으로 조정되어야 하고, 사회보험에 드는 비용은 사용자, 피용자(被傭者) 및 자영업자가 부담하는 것을 원칙으로 하되, 관계 법령에서 정하는 바에 따라 국가가 그 비용의 일부를 부담할 수 있다고 정하고 있으며, 공공부조 및 관계 법령에서 정하는 일정 소득 수준 이하의 국민에 대한 사회서비스에 드는 비용의 전부 또는 일부는 국가와 지방자치단체가 부담하고 부담 능력이 있는 국민에 대한 사회서비스에 드는 비용은 그 수익자가 부담함을 원칙으로 하되, 관계 법령에서 정하는 바에 따라 국가와 지방자치단체가 그 비용의 일부를 부담할 수 있다고 정하고 있다.

6.3 사회보장제도의 운영에 관한 국가 및 지방자치 단체의 책무

사회보장제도의 실시에 있어 국가 및 지방자치단체는 지역적으로 고루 분포되고 기능에 따라 균형이 이루어지도록 사회보장 전달체계를 마련할 것(제28조)을 명기함으로써 사회보장을 위한 균형과 조정, 이용의 편익성 등의 의미를 규정하고 있다.

또한 전문인격의 양성(제29조), 정보의 공개와 홍보(제30조), 비밀의 보호(제31조) 및 설명, 상담 및 통지(제32조)를 마련해 놓고 있다.

7. 권리구제

제39조 (권리구제)에서는 위법 또는 부당한 처분을 받거나 필요한 처분을 받지 못함으로써 권리 또는 이익을 침해받은 국민은 「행정심판법」에 따른 행정심판을 청구하거나 「행정소송법」에 따른 행정소송을 제기하여 그 처분의 취소 또는 변경 등을 청구할 수 있음을 확인할 수 있다. 이는 사회적 약자로서 사회보장의 대상인 되는 국민들에게 생존권적 권리 보장과 함께 권리침해에 관한 정당한 구제를 강조하는 것이다.

8. 사회보장기본법의 의의와 한계

법제 차원에서 사회보장기본법은 추상적인 헌법의 이념(국민의 행복추구권, 인권 등)을 구체적인 개별 법률들(사회복지 관련 법률들)을 연결시켜주는 역할을 한다. 이와 연결되는 법조항의 예 하나가 다른 법률 제정이나 개정에서 이 법에 따라야 한다는 법 제4조 조항이다. 따라서 개별법에 비해 추상적이되, 헌법보다는 구체적이다.

그러나 사회복지에 대한 이해에서도 전반적인 사회적 합의가 이루어지지도 못한 상황은 사회보장기본법에 여러 가지 한계로 나타났다. 그 대표적인 것이 바로 사회복지수급권을 선언적인 국민권리로만 적시하고(제9조), 구체적인 수급권들을 기본법에 적시하지 못하고 관련법령에 떠넘긴 것이다. 그 다음으로 사회보장 급여의 지급 요건인 '사회적 위험'에서 산업재해 부분이 빠진 점도 큰 한계다. 그 밖에도 굳이 구체성을 피하고 필요 이상으로 추상적 표현으로 머문 중요한 개념들도 마찬가지다. 이를테면 제10조의 인간다운 생활(제1항: 건강하고 문화적인 생활을 할 권리)과 최저생계비와 최저임금(제2항) 관계의 모호성이다. 최근 개정된 최저임금법에 따라 2013년에 시급 4,860원(6.1% 인상)이던 것이 2014년부터 시급 5,210원으로 350월(7.2%) 인상되었다.[51] 그런데 이는 2013년 현재 시세로 소위 '빅맥세트' 하나 값인 5,300원에도 미치지 않는데, 과연 이 정도로 건강하고 문화적인 생활이 가능한지 의문이다(김근홍, 2014).

제4절 멀티케어복지를 위한 사회보장

1. 사회보험

1.1 사회보험의 기초적 이해

1) 개념과 필요성

사회보장기본법 상 '사회보험'은 "국민에게 발생하는 사회적 위험을 보험방식에 의하여 대처함으로써 국민건강과 소득을 보장하는 제도"(제3조 제2호)를 말한다.

---

51) 2015년 현재 최저임금은 시간당 5,580원으로 전년 대비 7.1% 인상되었다(최저임금위원회: http://www.minimumwage.go.kr)

이는 국민의 일상에서 발생 가능한 사회적 위험들에 대비해서 민간보험의 원리를 적용하여 국가가 시행하는 강제적 보험이라 할 수 있다.

따라서 사회보험의 사명은 이러한 재해를 사회적 책임으로서 방지하고 자본주의 체제하의 사회적 병폐인 소득불균형을 시정하여, 근로자의 소득체계의 균형을 실현하고 나아가 국민경제의 발전을 유도할 수 있는 사회경제의 체계적 기반을 조성하는 데 그 의의가 있다고 하겠다(신섭중 외, 1999; 양정하 외, 2009 재인용).

2) 사회보험의 특성과 원리

사회보험이 지닌 일반적 특징은 기능적 측면과도 상통한다. 우선 법률에 기초한 강제로서 가입과 위험분산 기능이 가장 큰 특징으로 볼 수 있다, 동시에 빈곤으로 생계곤란에 처할 상황에 대비하는 기초소득보장 기능과 가입자의 보험료 갹출을 통한 재원조달 방식과 보험료에 따른 급여 획정, 대상으로 국민 전체로 한다는 보편성 원리, 국가 시행을 통한 비영리성 담보, 소득재분배와 사회적 연대 및 국민통합 기능 함유 등을 꼽을 수 있다.

이러한 사회보험의 특성은 사회보험 고유의 기본원리, 즉 최저생활보장의 원리, 소득재분배의 원리, 보편주의 원리, 비용분담의 원리 등에 근거하며 이는 오늘날 사회복지의 출발점을 이룬 핵심이기도 하다.

1.2 사회보험 관련 법령

우리나라 사회보험은 국민건강보험, 연금보험, 산업재해보상보험, 고용보험 그리고 노인장기요양보험 등 5대 보험 분야로 나뉘고, 이들은 각각의 운영주체를 가지고 있다. 즉, 국민건강보험(노인장기요양보험 재원 포함)은 '국민건강보험공단', 연금보험은 '국민연금공단', 산업재해보상보험과 고용보험은 고용노동부 장관의 위탁을 받은 '근로복지공단'이며, 단지 2011년 1월 1일부터 국민건강보험공단에서 각 공단으로부터 보험료 징수와 납부 등에 관한 자료를 받아 통합 관리하고 있다.

본고에서는 지역사회 내 각종 사회계층의 문제, 특히 최근의 급속한 고령화 추세로 인한 지역사회 노인관련 문제에 원활히 접근하기 위해 국민연금과 노인장기요양보험에 대한 법령을 중심으로 지역사회 멀티케어복지 실천을 위한 제도적 기초이해를 도모하고자 한다.

1) 국민연금법

(1) 연금의 개념과 필요성

연금제도는 생산 활동이 힘들어지는 노후의 생활에 대비하기 위해 생산 활동기간에 소득의 일부를 적립하는 제도다. 운영주체에 따라 국가의 공적연금제도와 일반의 사적연금제도로 나뉘고, 사적연금은 또 직장이 운영주체가 되는 기업연금과 개인이 주체가 되는 개인연금으로 나뉜다.

전통적인 가족제도에서는 연금이란 개념이 없었다. 굳이 따진다면 자식을 낳아 기르는 것이 노후보장의 주요 방법이었다. 그러나 도시화와 산업화에 따른 핵가족제도가 보편화되면서 다른 모든 생활분야와 마찬가지로 노후보장도 따로 전문적으로 해결해야 했다. 아직도 자녀에게 노후를 의지하는 노인들이 현실적으로 많지만, 그러나 이미 노인 세대에서조차 자식에 대한 의존보다는 연금을 비롯한 노후대책(공적인 국민연금과 노령연금에 사적연금 그리고 재산으로서의 주택과 저축)을 직접 준비하는 이들이 갈수록 늘어나고 있다. 그런데 국가가 직접 연금을 운영하며 시장에 대한 국가의 개입까지 이루어지게 된 것은 그만큼 연금의 영향이 중요하기 때문이다(김근홍, 2014).

(2) 국민연금의 특성

국민연금의 가장 두르러진 특징은 가장 전형적인 사회보험적 성격을 나타내고 있다. 즉, 강제가입 및 기여금을 바탕으로 하며 소득재분배 기능을 가지고 있다는 점을 비롯해서 예방적 소득보장을 통한 노령, 폐질 및 사망으로 인한 개인과 가족구성원의 빈곤화를 예방한다는 점, 장기보험적 성격으로서 가입기간 20년을 통해 60세에 이르러 노령연금을 수급할 수 있도록 설계된 점, 공공부조와 달리 18세에서 60세이 이르는 전 국민을 대상자로 포함하는 보편주의적 형태를 갖는다는 점 등이다.

(3) 국민연금의 목적과 용어정의

국민연금의 목적은 제1조(목적)에서, "이 법은 국민의 노령, 장애 또는 사망에 대하여 연금급여를 실시함으로써 국민의 생활 안정과 복지 증진에 이바지하는 것을 목적으로 한다."고 명시되어 있다.

제3조(정의 등)에 따른 용어 정의를 살펴보면, 1. "근로자"란 직업의 종류가 무엇이든 사업장에서 노무를 제공하고 그 대가로 임금을 받아 생활하는 자(법인의 이사와 그 밖의 임원을 포함한다)를 말한다. 2. "사용자(使用者)"란 해당 근로자가 소속되어 있는 사업장의 사업주를 말한다. 3. "소득"이란 일정한 기간 근로를 제공하여 얻은 수입에서 대통령령으로 정하는 비과세소득을 제외한 금액 또는 사업 및 자산을 운영하여 얻는 수입에서 필요경비를 제외한 금액을 말한다. 4. "평균소득월액"이란 매년 사업장가입자 및 지역가입자 전원(全員)의 기준소득월액을 평균한 금액을 말하며, 5. "기준소득월액"이란 연금보험료와 급여를 산정하기 위하여 가입자의 소득월액을 기준으로 하여 대통령령으로 정하는 금액을 말하며, 6. "사업장가입자"란 사업장에 고용된 근로자 및 사용자로서 제8조에 따라 국민연금에 가입된 자를 말한다. 7. "지역가입자"란 사업장가입자가 아닌 자로서 제9조에 따라 국민연금에 가입된 자를 말한다. 8. "임의가입자"란 사업장가입자 및 지역가입자 외의 자로서 제10조에 따라 국민연금에 가입된 자를 말한다. 9. "임의계속가입자"란 국민연금 가입자 또는 가입자였던 자가 제13조제1항에 따라 가입자로 된 자를 말한다. 10. "연금보험료"란 국민연금사업에 필요한 비용으로서 사업장가입자의 경우에는 부담금 및 기여금의 합계액을, 지역가입자·임의 가입자 및 임의계속가입자의 경우에는 본인이 내는 금액을 말한다. 11. "부담금"이란 사업장가입자의 사용자가 부담하는 금액을 말한다. 12. "기여금"이란 사업장가입자가 부담하는 금액을 말한다. 13. "사업장"이란 근로자를 사용하는 사업소 및 사무소를 말한다.

이와 함께 이 법을 적용할 때 배우자, 남편 또는 아내에는 사실상의 혼인관계에 있는 자를 포함하며, 동법에 따른 급여를 받을 권리를 취득할 당시 가입자 또는 가입자였던 자의 태아가 출생하면 그 자녀는 가입자 또는 가입자였던 자에 의하여 생계를 유지하고 있던 자녀로 본다.

(4) 국민연금 가입 대상과 종류

국민연금 가입대상은 원칙적으로 국내 거주 18세 이상 60세 미만의 국민이다. 다만,「공무원연금법」, 「군인연금법」 및「사립학교교직원 연금법」을 적용받는 공무원, 군인 및 사립학교 교직원, 그 밖에 대통령령으로 정하는 자는 제외한다.

제7조(가입자의 종류)에 의한 가입자는 사업장가입자, 지역가입자, 임의가입자 및 임의계속가입자로 구분한다. 이를 더 설명하자면 다음과 같다(제8조부터 제10조).

-사업장가입자: 상시 1인 이상을 고용하는 사업장의 근로자와 사용자로서 국민연금에 가입된 자를 말하며, 이는 가입이 강제되는 '당연적용사업장 가입자'와 가입이 임의에 맡겨진 '임의적용 가입자'로 구분된다.

-지역가입자: 사업장 가입자가 아닌 자로서 18세 이상 60세 미만인 자는 당연히 지역가입자가 되나, 다음의 경우에는 제외된다: 국민연금가입대상 제외자, 사업장가입자, 지역가입자, 임의계속가입자, 별정우체국직원, 노령연금수급권자, 퇴직연금 등 수급권자의 배우자로서 별도의 소득이 없는 자; 퇴직연금 수급권자; 18세 이상 27세 미만인 자로서 학생이거나 군복무 등으로 소득이 없는 자; 국민기초생활보장법에 의한 수급자; 1년 이상 행방불명된 자

-임의가입자: 사업장가입자와 지역가입자에 해당하는 자 외의 자로서 18세 이상 60세 미만인 자는 국민연금공단에 가입신청을 하는 경우에는 임의가입자가 될 수 있다.

-임의계속가입자: 국민연금 가입기간이 20년 미만인 가입자로서 60세에 달한 자와 특수직종근로자로서 노령연금수급권을 취득한 자는 가입자의 자격이 상실되지만, 국민연금공단에 신청하는 경우에는 계속하여 65세에 달할 때까지 유지될 수 있다.

그런가 하면 국민연금법에 의해 근로자에 해당하지 않아 대상자에서 제외되는 경우도 있다. 그 대상은 일용근로자 또는 1월 미만의 기한부로 사용되는 근로자로, 단, 1월 이상 계속 사용된 경우에는 해당하지 않으며, 소재지가 일정하지 아니한 사업장에 종사하는 근로자, 비상임이사, 1월간의 소정근로시간이 60시간 미만인 시간제 근로자 등 사업장에서 상시 근로에 종사할 목적으로 사용되는 자가 아닌 자가 해당된다.

(5) 급여

우리나라의 국민연금법상 규정된 급여의 종류는 노령연금(제61~66조), 장애연금(제67~71조), 유족연금(제72~76조), 반환일시금(제77~81조) 등 4종류이다. 우선 노령연금은 노후 소득보장을 위한 급여로 국민연금의 기초라 할 수 있다. 장애연금은 장애로 인한 소득감소에 대비한 급여이고, 유족연금은 가입자가 사망했을 대 유족의 생계보호를 위한 급여이다. 마지막으로 연금을 받지 못했거나 더 이상 가입할 수 없을 때 청산 삼아 지급하는 반환일시금이 있다. 이 외에 유족연금이나 반환일시금을 받지 못할 경우 자제보조 내지 보상적 성격의 사망일시금이 있다.

앞선 4대 연금액은 각 지급사유에 따라 기본연금액과 가급연금액을 기초로 하여 산정하며, 장기간의 연급 수급시 물가상승으로 인한 연금수급액의 실질가치 하락을 보상하기 위하여 연금슬라이드방식을 적용하여 전국소비자물가변동률에 맞추도록 규정하고 있다.

국민연금 급여는 기본연금과 부양가족연금으로 구성되어 있는데, 이는 기본연금액의 일정 비율에 부양가족을 합산하는 형태의 혼합형 급여방식을 취하고 있다. 혼합형 급여방식이란 최저생계비 보장은 균일급여방식으로, 최저생계비 이상의 급여는 소득비례 방식으로 지급되는 것을 말하며, 이는 한편으로는 사회적 연대를 통한 위험분산과 소득재분배 효과를, 다른 한편으로는 개인 능력과 인센티브에 따른 보상을 핵심으로 하는 자본주의 기본원칙에 상응할 수 있는 효과를 보임으로써 오늘날 선진국들에서 많이 운용하고 있는 방식이다.

급여의 수급권자가 사망한 경우에 그 수급권자에게 지급해야 할 급여로서 아직 지급되지 않은 분은 그 배우자·자녀·부모·손자녀 또는 조부모로서 수급권자의 사망 당시 수급권자에 의하여 생계를 유지하고 있던 자의 청구를 통해 미지급 급여를 지급한다.

국민연금 수급권은 이를 양도·압류하거나 담보에 제공할 수 없다. 국민연금법에 의한 급여로서 지급된 금전에 대하여는 조세제한특별법, 기타 법률 또는 지방자치단체의 조례가 정하는 바에 의하여 조세, 기타 공과금을 감면한다.

국민연금의 가입 기간은 월 단위로 계산하며, 이 기간 중 연금보험료를 내지 않은 기간이 있으면 그 달 수만큼 계산에서 제한다. 가입자격을 상실했다가 다시 갱신한 때에는 실제 가입했던 기간만 합산하며, 가입자 종류가 달라질 경우 종류별 가입 기간을 합산한다(제20조).

군 복무를 하면 국민연금 가입 기간에 6개월을 추가하고 그에 필요한 재원은 국가가 전부 부담한다(제18조). 또한 자녀가 2명 이상인 가입자의 경우 최대 50개월까지 가입 기간을 추가할 수 있다(제19조).

가. 노령연금

국민연금법 제61조 (노령연금 수급권자)에 따른 수급권자는 ① 가입기간이 10년 이상인 가입자 또는 가입자였던 자에 대하여는 60세(특수직종근로자는 55세)가 된 때부터 그가 생존하는 동안 노령연금을 지급한다. ② 가입기간이 10년 이상인 가입자 또는 가입자였던 자로서 55세 이상인 자가 대통령령으로 정하는 소득이 있는 업무에 종사하지 아니하는 경우 본인이 희망하면 제1항에도 불구하고 60세가 되기 전이라도 본인이 청구한 때부터 그가 생존하는 동안 일정한 금액의 연금(이하 “조기노령연금”이라 한다)을 받을 수 있다.

나. 장애연금

국민연금법 제67조 (장애연금의 수급권자)는 ① 가입 중에 생긴 질병(당해 질병의 초진일이 가입 중에 있는 경우로서 가입자가 가입 당시 발병 사실을 알지 못한 경우를 포함한다.)이나 부상으로 완치된 후에도 신체상 또는 정신상의 장애가 있는 자에 대하여는 그 장애가 계속되는 동안 장애 정도에 따라 장애연금을 지급 한다. ② 제1항에 따른 질병이나 부상을 입은 자가 초진일(初診日)부터 1년 6개월이 지나도 완치되지 아니하면 그 1년 6개월이 지난날을 기준으로 장애 정도를 결정한다. 다만, 그 1년 6개월이 지난날에 장애연금의 지급 대상이 되지 아니한 자가 그 질병이나 부상이 악화되어 60세가 되기 전에 장애연금 지급 대상이 되는 경우에는 본인의 청구에 따라 그 청구한 날을 기준으로 장애 정도를 결정한다. ③ 제70조제1항에 따라 장애연금의 수급권이 소멸된 자가 장애연금 수급권을 취득할 당시의 질병이나 부상이 악화되어 60세가 되기 전에 다시 장애연금의 지급 대상이 되는 경우에는 본인의 청구에 따라 그 청구한 날을 기준으로 장애 정도를 결정한다. ④ 장애연금의 지급 대상이 되는 자가 제77조에 따라 반환일시금을 지급받았으면 장애연금을 지급하지 아니한다. ⑤ 장애 정도에 관한 장애등급은 1급, 2급, 3급 및 4급으로 구분하되, 등급 구분의 기준과 장애 정도의 심사에 관한 사항은 대통령령으로 정한다.

다. 유족연금

국민연금법 제72조(유족연금의 수급권자)에서 ① 다음 각 호의 어느 하나에 해당하는 자가 사망하면 그 유족에게 유족연금을 지급한다. 다만, 가입기간이 1년 미만인 가입자가 질병이나 부상으로 사망하면 가입 중에 생긴 질병이나 부상으로 사망한 경우에만 유족연금을 지급한다: 1. 노령연금 수급권자, 2. 가입기간이 10년 이상인 가입자였던 자, 3. 가입자, 4. 장애등급이 2급 이상인 장애연금 수급권

가입기간이 10년 미만인 가입자였던 자가 가입 중에 생긴 질병이나 부상 또는 그 부상으로 생긴 질병으로 가입 중의 초진일 또는 가입자 자격을 상실한 후 1년 이내의 초진일 부터 2년 이내에 사망하면 그 유족에게 유족연금을 지급할 수 있다고 정하고 있다.

라. 반환일시금

제77조(반환일시금)에서 가입자 또는 가입자였던 자가 다음의 어느 하나에 해당하게 되면 본인이나 그 유족의 청구에 의하여 반환 일시금을 지급받을 수 있다: 가입기간이 10년 미만인 자가 60세가 된 때, 2. 가입자 또는 가입자였던 자가 사망한 때, 국적을 상실하거나 국외로 이주한 때 등이다. 반환일시금의 액수는 가입자 또는 가입자였던 자가 납부한 연금보험료(사업장가입자 또는 사업장가입자였던 자의 경우에는 사용자의 부담금을 포함한다)에 대통령령으로 정하는 이자를 더한 금액으로 한다.

마. 사망일시금

제80조(사망일시금)는 ① 가입자 또는 가입자였던 자가 사망한 때에 제73조에 따른 유족이 없으면 그 배우자·자녀·부모·손자녀·조부모·형제자매 또는 4촌 이내 방계혈족(傍系血族)에게 사망일시금을 지급한다. 다만, 가출·실종 등 대통령령으로 정하는 경우에 해당하는 사람에게는 지급하지 아니하며, 4촌 이내 방계혈족의 경우에는 대통령령으로 정하는 바에 따라 가입자 또는 가입자였던 사람의 사망 당시 가입자 또는 가입자였던 사람에 의하여 생계를 유지하고 있던 사람에게만 지급한다. ② 제1항에 따른 사망일시금은 가입자 또는 가입자였던 자의 반환 일시금에 상당하는 금액으로 하되, 그 금액은 사망한 가입자 또는 가입자였던 자의 최종 기준소득월액을 제51조제1항제2호에 따른 연도별 재평가율에 따라 사망일시금 수급 전년도의 현재가치로 환산한 금액과 같은 호에 준하여 산정한 가입기간 중 기준소득월액의 평균액 중에서 많은 금액의 4배를 초과하지 못한다. ③ 제1항에 따른 사망일시금을 받을 자의 순위는 배우자·자녀·부모·손자녀·조부모·형제자매 및 4촌 이내의 방계혈족 순으로 한다. 이 경우 순위가 같은 사람이 2명 이상이면 똑같이 나누어 지급 하되, 그 지급 방법은 대통령령으로 정한다.

바. 관리운영 기구

국민연금제도의 운영주체는 보건복지부장관으로(동법 제2조) 국영방식이지만, 효율적 운영을 위하여 국민연금공단에 위탁관리 방식으로 운영되고 있으며(동법 제22조), 공단은 독립된 법인이자 보건복지부 장관이 감독을 받는다.

국민연금공단의 주요업무는 가입자에 대한 기록의 관리 및 유지, 연금보험료 징수, 급여 결정 및 지급, 가입자 및 가입경험자와 수급권자를 위한 자금 대여 및 복지시설 설치·운영 등 복지증진사업과 기금증식을 위한 자금 대여사업 등이다.

2) 노인장기요양보험법

(1) 목적과 정의

노인장기요양보험법의 목적은 동법 제1조(목적)에서 나타나듯이, "이 법은 고령이나 노인성 질병 등의 사유로 일상생활을 혼자서 수행하기 어려운 노인 등에게 제공하는 신체활동 또는 가사활동 지원 등의 장기요양급여에 관한 사항을 규정하여 노후의 건강증진 및 생활안정을 도모하고 그 가족의 부담을 덜어줌으로써 국민의 삶의 질을 향상하도록 함을 목적으로 한다."

그에 따라 이 법에서 사용하는 용어의 정의(제2조)를 살펴보면, 우선 1. "노인 등"이란 65세 이상의 노인 또는 65세 미만의 자로서 치매·뇌혈관성질환 등 대통령령으로 정하는 노인성 질병을 가진 자를 말한다. 2. "장기요양급여"란 제15조제2항에 따라 6개월 이상 동안 혼자서 일상생활을 수행하기 어렵다고 인정되는 자에게 신체활동·가사활동의 지원 또는 간병 등의 서비스나 이에 갈음하여 지급하는 현금 등을 말한다. 3. "장기요양사업"이란 장기요양보험료, 국가 및 지방자치단체의 부담금 등을 재원으로 하여 노인 등에게 장기요양급여를 제공하는 사업을 말한다. 4. "장기요양기관"이란 제31조에 따라 지정을 받은 기관 또는 제32조에 따라 지정된 재가장기요양기관으로서 장기요양급여를 제공하는 기관을 말한다. 5. "장기요양요원"이란 장기요양기관에 소속되어 노인 등의 신체활동 또는 가사활동 지원 등의 업무를 수행하는 자를 말한다.

(2) 장기요양급여 제공의 기본원칙과 국가정책 방향

제3조(장기요양급여 제공의 기본원칙)에서 장기요양급여는 노인 등의 심신상태·생활환경과 노인 등 및 그 가족의 욕구·선택을 종합적으로 고려하여 필요한 범위 안에서 이를 적정하게 제공할 것, 기요양급여는 노인 등이 가족과 함께 생활하면서 가정에서 장기요양을 받는 재가급여를 우선적으로 제공할 것, 장기요양급여는 노인 등의 심신상태나 건강 등이 악화되지 아니하도록 의료서비스와 연계하여 이를 제공할 것을 정하고 있다.

이와 함께 국가 및 지방자치단체는 노인이 일상생활을 혼자서 수행할 수 있는 온전한 심신상태를 유지하는데 필요한 사업을 실시하여야 하며, 노인성질환예방사업을 수행하는 지방자치단체 또는「국민건강보험법」에 따른 국민건강보험공단 대하여 이에 소요되는 비용을 지원할 수 있다고 정하고 있으며, 노인인구 및 지역특성 등을 고려하여 장기요양급여가 원활하게 제공될 수 있도록 충분한 수의 장기요양기관을 확충하고 장기요양기관의 설립을 지원하여야 한다고 규정하였다.

그에 따라서 장기요양급여에 관한 국가정책방향(제5조)에서는, "국가는 제6조의 장기요양기본계획을 수립·시행함에 있어서 노인뿐만 아니라 장애인 등 일상생활을 혼자서 수행하기 어려운 모든 국민이 장기요양급여, 신체활동지원서비스 등을 제공받을 수 있도록 노력하고 나아가 이들의 생활안정과 자립을 지원할 수 있는 시책을 강구하여야 한다."고 정하면서 그 방향과 책무에 관한 규정을 명시하고 있다.

(3) 장기요양급여의 종류

장기요양급여의 종류(제23조)는 우선 재가급여와 시설급여로 대분되는데, 각 급여별로 설명하면 다음과 같다.

1. 재가급여 : 방문요양(장기요양요원이 수급자의 가정 등을 방문하여 신체활동 및 가사활동 등을 지원하는 장기요양급여), 방문목욕(장기요양요원이 목욕설비를 갖춘 장비를 이용하여 수급자의 가정 등을 방문하여 목욕을 제공하는 장기요양급여), 방문간호(장기요양요원인 간호사 등이 의사, 한의사 또는 치과의사의 지시서

에 따라 수급자의 가정 등을 방문하여 간호, 진료의 보조, 요양에 관한 상담 또는 구강위생 등을 제공하는 장기요양급여), 주·야간보호(수급자를 하루 중 일정한 시간 동안 장기요양기관에 보호하여 신체활동 지원 및 심신기능의 유지·향상을 위한 교육·훈련 등을 제공하는 장기요양급여), 단기보호(수급자를 보건복지부령으로 정하는 범위 안에서 일정 기간 동안 장기요양기관에 보호하여 신체활동 지원 및 심신기능의 유지·향상을 위한 교육·훈련 등을 제공하는 장기요양급여), 기타재가급여(수급자의 일상생활·신체활동 지원에 필요한 용구를 제공하거나 가정을 방문하여 재활에 관한 지원 등을 제공하는 장기요양급여로서 대통령령으로 정하는 것)

2. 시설급여 : 장기요양기관이 운영하는 「노인복지법」 제34조에 따른 노인의료복지시설 등에 장기간 동안 입소하여 신체활동 지원 및 심신기능의 유지·향상을 위한 교육·훈련 등을 제공하는 장기요양급여

3. 특별현금급여 : 가족요양비(가족장기요양급여), 특례요양비(특례장기요양급여), 요양병원간병비(요양병원장기요양급여)

(4) 장기요양급여의 범위와 제한

장기요양급여는 장기요양 인정서가 도달한 날부터 받을 수 있으나, 단지 돌볼 가족이 없는 등 사유 발생 시 신청서를 제출한 날부터 받을 수 있다(제27조).

장기요양급여의 범위는 월 한도액 범위 내에서 제공되는데, 이는 장기요양등급 및 장기요양급여의 종류 등을 고려하여 산정한다(제28조).

거짓이나 그 밖의 부정한 방법으로 장기요양인정을 받은 경우, 고의로 사고를 발생하게 하거나 본인의 위법행위로 말미암아 장기요양인정을 받은 경우에는 급여를 중단하거나 제공하지 않는다(제29조).

(5) 장기요양기관의 의무

제35조에 따른 장기요양기관의 의무 등을 살펴보면, ① 장기요양기관은 수급자로부터 장기요양급여신청을 받은 때 장기요양급여의 제공을 거부하여서는 아니

된다. 다만, 입소정원에 여유가 없는 경우 등 정당한 사유가 있는 경우는 그러하지 아니하다. ② 장기요양기관은 제23조제3항에 따른 장기요양급여의 제공 기준·절차 및 방법 등에 따라 장기요양급여를 제공하여야 한다. ③ 장기요양기관의 장은 장기요양급여를 제공한 수급자에게 장기요양급여비용에 대한 명세서를 교부하여야 한다. ④ 장기요양기관의 장은 장기요양급여 제공에 관한 자료를 기록·관리하여야 한다. ⑤ 장기요양기관은 제40조제1항 단서에 따라 면제받거나 같은 조 제3항에 따라 감경 받는 금액 외에 영리를 목적으로 수급자가 부담하는 재가 및 시설 급여비용(이하 "본인일부부담금"이라 한다)을 면제하거나 감경하는 행위를 하여서는 아니 된다. ⑥ 누구든지 영리를 목적으로 금전, 물품, 노무, 향응, 그 밖의 이익을 제공하거나 제공할 것을 약속하는 방법으로 수급자를 장기요양기관에 소개, 알선 또는 유인하는 행위 및 이를 조장하는 행위를 하여서는 아니 된다. ⑦ 제3항에 따른 장기요양급여비용의 명세서, 제4항에 따라 기록·관리하여야 할 장기요양급여 제공 자료의 내용 및 보존기한, 그 밖에 필요한 사항은 보건복지부령으로 정한다.

(6) 재가 및 시설 급여비용 등 : 본인일부부담금

제40조 (본인일부부담금)에 의거, 급여비용은 다음과 같이 수급자가 부담하며, 다만, 수급자 중 「국민기초생활 보장법」 에 따른 수급권자는 그러하지 아니하다.

1. 재가급여 : 당해 장기요양급여비용의 100분의 15
2. 시설급여 : 당해 장기요양급여비용의 100분의 20

다음 각 호의 장기요양급여에 대한 비용은 수급자 본인이 전부 부담한다.

1. 이 법의 규정에 따른 급여의 범위 및 대상에 포함되지 아니하는 장기요양급여
2. 수급자가 제17조제1항제2호에 따른 장기요양인정서에 기재된 장기요양급여의 종류 및 내용과 다르게 선택하여 장기요양급여를 받은 경우 그 차액
3. 제28조에 따른 장기요양급여의 월 한도액을 초과하는 장기요양급여

③ 다음 각 호의 어느 하나에 해당하는 자에 대하여는 본인일부부담금의 100분의 50을 감경한다.

1. 「의료급여법」 제3조제1항제2호부터 제9호까지의 규정에 따른 수급권자

2. 소득·재산 등이 보건복지가족부장관이 정하여 고시하는 일정 금액 이하인 자. 다만, 도서·벽지·농어촌 등의 지역에 거주하는 자에 대하여 따로 금액을 정할 수 있다.

3. 천재지변 등 보건복지가족부령으로 정하는 사유로 인하여 생계가 곤란한 자

2. 공공부조

2.1 공공부조의 기초적 이해

1) 공공부조의 개념과 필요성

공공부조제도는 사회보험제도와 더불어 사회보장제도를 구성하는 양대 제도의 하나이면서 사회복지역사와 발전과정에 있어서 핵심적인 기능을 수행하고 있는 제도라 할 수 있다. 공공부조제도는 사회보험과 같이 소득보장이라는 동일한 목적을 가지고 있지만, 그 기원이나 기능, 운영방식 등에서 차이를 보인다. 예를 들어, 두 제도가 법정 이전소득이라는 점에서 같지만, 사회보험이 빈곤을 예방하고 사회적 위험에 대해 모든 계층을 대상으로 운영되는 제도라 한다면 공공부조제도는 빈곤의 완화를 목적으로 하며 절대적으로 빈곤한 일부 계층을 대상으로 한다는 점에서 차이가 있다(양정하 외, 2009).

사회보장기본법 제3조에 나타난 공공부조란 “국가와 지방자치단체의 책임하에 생활 유지 능력이 없거나 생활이 어려운 국민의 최저생활을 보장하고 자립을 지원하는 제도”를 말한다. 이와 관련하여 국가가 지방자치단체는 평생사회안전망을 구축하여 운영하면서 사회적 취약계층을 위한 공공부조를 마련하여 최저생활을 보장해야 함을 규정하고 있다. 이로써 공공부조는 사회보험, 사회서비스와 함께 사회보장의 3대 축으로서 사회보험료 납부가 어렵거나 부담이 많은 어려운 사회적 취약계층을 대상으로 국가와 지방자치단체의 재정 형편을 고려하여 비용을 부담하는 방식이다.

이러한 공공부조는 기본적으로 최저생활보호, 무갹출의 보호, 개별적 측정 그리고 세대단위보호 등과 같은 기본원리를 가지고 있으며(강희갑 외, 2010), 이를 통

해 실질적 빈곤이나 사회적 위험에 처한 당사자들에게 기본적인 생존권을 보장하고 자립의 최소기반을 확보해주는 데 그 필요성과 궁극의 의의가 있다.

2) 공공부조의 장단점

공공부조제도가 가지는 장점은 제한된 자원으로 저소득층에게 집중적으로 급여를 제공할 수 있어 비용 효율성을 높일 수 있고, 제한된 비용에서 사회적 적절성의 목표를 이루기가 사회보험이나 사회수당에 비해 쉽고, 소득재분배 효과성도 상대적으로 높다. 반면, 공공부조제도는 수급자격을 결정하는 데 있어서 자산조사를 실시하기 때문에 행정비용이 증가하고, 수급자의 근로의욕을 떨어뜨릴 수 있으며, 비기여 급여프로그램이기 때문에 수급의 권리라는 측면에서 취약점이 있다. 또한 다른 사회보장의 축들에 비해 정치적 지지를 적게 받는 경향으로 계층간 대립 유발과 사회적 연대감 저해를 가져올 수도 있으며, 특정 범주에 속한 사람들에게만 급여되기 때문에 가족구조를 불안정하게 할 단점들이 지적될 수 있다(양정하 외, 2009).

2.2 공공부조 관련 법령

1) 국민기초생활보장법

(1) 목적 및 정의

국민기초생활보장법은 “생활이 어려운 사람에게 필요한 급여를 실시하여 이들의 최저생활을 보장하고 자활을 돕는 것을 목적으로 한다.”고 명시하고 있다.

제2조(정의)에 따른 주요용어의 정의를 살펴보면, 1. “수급권자”란 이 법에 따른 급여를 받을 수 있는 자격을 가진 사람을, 2. “수급자”란 이 법에 따른 급여를 받는 사람을 말하며, 3. “수급품”이란 이 법에 따라 수급자에게 지급하거나 대여하는 금전 또는 물품을 말한다. 4. “보장기관”이란 이 법에 따른 급여를 실시하는 국가 또는 지방자치단체를 말한다. 5. “부양의무자”란 제5조에 따른 수급권자를 부양할 책임이 있는 사람으로서 수급권자의 1촌의 직계혈족 및 그 배우자를 말한다. 6. “최

저생계비"란 국민이 건강하고 문화적인 생활을 유지하기 위하여 필요한 최소한의 비용으로서 제6조에 따라 보건복지부장관이 공표하는 금액을 말한다. 7. "개별가구"란 이 법에 따른 급여를 받거나 이 법에 따른 자격요건에 부합하는지에 관한 조사를 받는 기본단위로서 수급자 또는 수급권자로 구성된 가구를 말한다. 이 경우 개별가구의 범위 등 구체적인 사항은 대통령령으로 정한다. 8. "소득인정액"이란 개별가구의 소득평가액과 재산의 소득환산액을 합산한 금액을 말한다. 9. "개별가구의 소득평가액"이란 개별가구의 실제소득에도 불구하고 보장기관이 급여의 결정 및 실시 등에 사용하기 위하여 산출한 금액을 말한다. 이 경우 소득평가액은 가구 특성에 따른 지출요인과 근로를 유인하기 위한 요소 등을 반영하여야 하고, 실제소득의 구체적인 범위는 대통령령으로 정하며, 소득평가액의 구체적인 산정방식은 보건복지부령으로 정한다. 10. "재산의 소득환산액"이란 보장기관이 급여의 결정 및 실시 등에 사용하기 위하여 개별가구의 재산가액에 소득환산율을 곱하여 산출한 금액을 말한다. 이 경우 개별가구의 재산범위·재산가액의 산정기준 및 소득환산율, 그 밖에 필요한 사항은 보건복지부령으로 정한다. 11. "차상위계층"이란 수급권자(제5조제2항에 따라 수급권자로 보는 사람은 제외한다)에 해당하지 아니하는 계층으로서 소득인정액이 대통령령으로 정하는 기준 이하인 계층을 말한다.

(2) 급여의 기본원칙과 수급권자 범위

제4조(급여의 기준 등)에 따르면, 급여는 건강하고 문화적인 최저생활을 유지할 수 있는 것이어야 하고, 급여의 기준은 보건복지부장관이 수급자의 연령, 가구 규모, 거주지역, 그 밖의 생활여건 등을 고려하여 급여의 종류별로 정한다고 명시하고 있으며, 보장기관은 이 법에 따른 급여를 개별가구 단위로 실시하되, 특히 필요하다고 인정하는 경우에는 개인 단위로 실시할 수 있다고 정한다.

동법에서 명시하고 있는 수급권자의 범위(제5조)는 ① 수급권자는 부양의무자가 없거나, 부양의무자가 있어도 부양능력이 없거나 부양을 받을 수 없는 사람으로서 소득인정액이 최저생계비 이하인 사람으로 한다. ② 제1항에 따른 수급권자에 해당하지 아니하여도 생활이 어려운 사람으로서 일정 기간 동안 이 법에서 정하는 급여의 전부 또는 일부가 필요하다고 보건복지부장관이 정하는 사람은 수급권자로 본다. ③ 제1항의 부양의무자가 있어도 부양능력이 없거나 부양을 받을 수 없는 경우는 대통령령으로 정한다.

이와 함께 동법 제5조의2는 '외국인에 대한 특례' 조항을 통해 국내에 체류하고 있는 외국인 중 대한민국 국민과 혼인하여 본인 또는 배우자가 임신 중이거나 대한민국 국적의 미성년 자녀를 양육하고 있거나 배우자의 대한민국 국적인 직계존속(直系尊屬)과 생계나 주거를 같이하고 있는 사람으로서 대통령령으로 정하는 사람이 수급권자의 범위에 해당하는 경우에 수급권자가 된다고 명시하고 있다.

(3) 최저생계비의 결정

최저생계비의 결정(제6조)은 국민의 소득·지출 수준과 수급권자의 가구 유형 등 생활실태, 물가상승률 등을 고려하여 결정하여야 하며, 보건복지부장관은 매년 9월 1일까지 제20조제2항에 따른 중앙생활보장위원회의 심의·의결을 거쳐 다음 연도의 최저생계비를 공표하여야 한다. 또한 보건복지부장관은 최저생계비를 결정하기 위하여 필요한 계측조사를 3년마다 실시하도록 한다.

(4) 급여의 종류와 방법

동법에 따른 급여의 종류로는 생계급여, 주거급여, 의료급여, 교육급여, 해산급여(解產給與), 장제급여(葬祭給與), 자활급여 등 7개 종류가 있다. 수급권자에 대한 급여는 생계급여와 수급자의 필요에 따라 급여를 함께 실시하는 것으로 하며, 이 경우 급여의 수준은 생계급여, 주거급여, 의료급여, 교육급여 및 자활급여는 급여와 수급자의 소득인정액을 포함하여 최저생계비 이상이 되도록 하여야 한다.

차상위계층에 속하는 사람에 대한 급여는 보장기관이 차상위자의 가구별 생활여건을 고려하여 예산의 범위에서 일부급여의 전부 또는 일부를 실시할 수 있다. 이 경우 차상위자에 대한 급여의 기준 및 절차 등에 관하여 필요한 사항은 대통령령으로 정한다.

(5) 자활지원 : 중앙자활센터-광역자활센터-지역자활센터

수급자 및 차상위자의 자활촉진에 필요한 사업을 수행하기 위하여 중앙자활센터를 둘 수 있는데, 이는 자활 지원을 위한 조사·연구·교육 및 홍보 사업과 자활 지원을 위한 사업의 개발 및 평가, 광역자활센터와 지역자활센터 및 자활기업의 기술·경영지도 및 평가, 자활 관련 기관 간의 협력체계 및 정보네트워크 구축·운영, 취업·창업을 위한 자활촉진 프로그램 개발 및 지원, 그 밖에 자활촉진에 필요한 사업으로서 보건복지부장관이 정하는 사업을 주된 업무로 한다. 또한 중앙자활센터는 법인으로 하며, 정부는 중앙자활센터의 설치 및 운영에 필요한 경비의 전부 또는 일부를 보조할 수 있다.

(6) 급여의 실시와 관련한 신청과 조사

동법 제21조에서 따른 급여의 신청은, ① 제5조에 규정된 수급권자와 그 친족, 그 밖의 관계인은 관할 특별자치도지사·시장·군수·구청장에게 수급권자에 대한 급여를 신청할 수 있다. ② 사회복지 전담공무원은 이 법에 따른 급여를 필요로 하는 사람이 누락되지 아니하도록 하기 위하여 관할지역에 거주하는 수급권자에 대한 급여를 직권으로 신청할 수 있다. 이 경우 수급권자의 동의를 구하여야 하며 수급권자의 동의는 수급권자의 신청으로 볼 수 있다. ③ 제1항에 따라 급여신청을 할 때나 제2항에 따라 사회복지 전담공무원이 급여신청을 하는 것에 수급권자가 동의하였을 때에는 수급권자와 부양의무자는 정보의 제공에 대하여 동의한다는 서면을 제출하여야 한다.

급여신청이 있는 경우에는 사회복지 전담공무원으로 하여금 급여의 결정 및 실시 등에 필요한 사항을 조사하게 하거나 수급권자에게 보장기관이 지정하는 의료기관에서 검진을 받게 할 수 있는데(제22조), 그 내용에는 부양의무자의 유무 및 부양능력 등 부양의무자와 관련된 사항, 수급권자 및 부양의무자의 소득·재산에 관한 사항, 수급권자의 근로능력, 취업상태, 자활욕구 등 제28조에 따른 자활지원 계획 수립에 필요한 사항, 그 밖에 수급권자의 건강상태, 가구 특성 등 생활실태에 관한 사항 등이 포함된다. 또한 특별자치도지사·시장·군수·구청장은 제1항에 따라 신청한 수급권자 또는 그 부양의무자의 소득, 재산 및 건강상태 등을 확인하기 위하여 필요한 자료를 확보하기 곤란한 경우 보건복지부령으로 정하는 바에 따라 수급권자 또는 부양의무자에게 필요한 자료의 제출을 요구할 수 있으며, 급여의 결정 또는 실시 등을 위하여 필요한 경우에는 조사를 관계 기관에 위촉하거나 수급권자 또는 그 부양의무자의 고용주, 그 밖의 관계인에게 이에 관한 자료의 제출을 요청할 수 있다. 그리고 보장기관이 조사를 하기 위하여 금융·국세·지방세·토지·건물·건강보험·국민연금·고용보험·출입국·병무·교정 등 관련 전산망 또는 자료를 이용하려는 경우에는 관계 기관의 장에게 협조를 요청할 수 있다. 이 경우 관계 기관의 장은 정당한 사유가 없으면 협조하여야 한다.

이와 함께 제23조(확인조사)를 통해서는 수급자 및 수급자에 대한 급여의 적정성을 확인하기 위하여 매년 연간조사계획을 수립하고 관할구역의 수급자를 대상으로 매년 1회 이상 정기적으로 조사하여야 하며, 특히 필요하다고 인정하는 경우에는 보장기관이 지정하는 의료기관에서 검진을 받게 할 수 있다. 다만, 보건복지부장관이 정하는 사항은 분기마다 조사하여야 한다고 명기하고 있다.

2) 기초연금법

(1) 목적과 지급 대상

이 법은 노인에게 기초연금을 지급하여 안정적인 소득기반을 제공함으로써 노인의 생활안정을 지원하고 복지를 증진함을 목적으로 한다. 동법 제3조 (기초연금 수급권자의 범위 등)에 의하면, ① 기초연금은 65세 이상인 사람으로서 소득인정액이 보건복지부장관이 정하여 고시하는 금액(이하 “선정기준액”이라 한다) 이하인 사람에게 지급한다. ② 보건복지부장관은 선정기준액을 정하는 경우 65세 이상인 사람 중 기초연금 수급자가 100분의 70 수준이 되도록 한다. ③ 제1항에도 불구하고 다음 각 호의 어느 하나에 해당하는 연금의 수급권자와 그 배우자나 다음 각 호의 어느 하나에 해당하는 연금을 받은 사람 중 대통령령으로 정하는 사람과 그 배우자에게는 기초연금을 지급하지 아니한다.

(2) 기초연금 신청

제10조에 따른 기초연금 지급의 신청은 기초연금을 지급받으려는 사람("기초연금 수급희망자") 또는 특별자치시장·특별자치도지사·시장·군수·구청장(자치구의 구청장을 말한다)에게 기초연금의 지급을 신청할 수 있다. 기초연금 수급희망자와 그 배우자는 신청을 할 때 정보제공에 대하여 동의한다는 서면을 제출하여야 한다.

3) 긴급복지지원법

(1) 긴급복지지원법의 제정 배경

긴급복지지원법 제정은 2004년 12월 대구에서 아동이 영양실조로 사망한 채 발견된 사건이 계기가 되었다. 이는 기존 사회안전망 전달체계를 개선하여 빈곤 소외계층이 곤경에 처했을 때 우선 보호조치를 취하고 나중에 법적 절차를 갖추어 나가야 한다는 선호보호제도의 필요성이 대두되는 계기로 작용하게 되었다(박차상 외, 2014). 특히 IMF 이전까지 평생직장이란 말이 자연스러웠지만 1997년 외환위기 이후 일자리가 인스턴트화되면서 실업자가 될 확률도 증가하게 되었다. 더욱이 비정규직을 비롯한 임시직의 비중이 높아졌다. 이런 추세로 개인 사업의 자영업을 시작하는 사람 수가 늘었지만, 이 역시 소득 불안정과 저소비 추세 그리고 자영업자 수의 증가가 서로 맞물리면서 정착단계에 들어서지 못한 채 문을 닫고 마는 일이 많았다. 그러나 이러한 어두운 추세에 제대로 대책을 강구하기 시작한 것은 한참 뒤의 일이다. 기존의 국민기초생활보장제도와 다른 새로운 특별법으로서 긴급지원제도의 의미를 담아낸 것이 바로 긴급복지지원법으로서 2005년 12월 제정되어 2006년 3월 24일부로 시행되기에 이르렀다(김근홍, 2014).

(2) 목적, 정의 및 기본원칙

이 법은 생계곤란 등의 위기상황에 처하여 도움이 필요한 사람을 신속하게 지원함으로써 이들이 위기상황에서 벗어나 건강하고 인간다운 생활을 하게 함을 목적으로 한다.

제2조(정의)에서 "위기상황"이란 본인 또는 본인과 생계 및 주거를 같이 하고 있는 가구구성원이 다음 각 호의 어느 하나에 해당하는 사유로 인하여 생계유지 등이 어렵게 된 것을 말한다.

1. 주소득자(主所得者)가 사망, 가출, 행방불명, 구금시설에 수용되는 등의 사유로 소득을 상실한 경우
2. 중한 질병 또는 부상을 당한 경우
3. 가구구성원으로부터 방임(放任) 또는 유기(遺棄)되거나 학대 등을 당한 경우
4. 가정폭력을 당하여 가구구성원과 함께 원만한 가정생활을 하기 곤란하거나 가구구성원으로부터 성폭력을 당한 경우
5. 화재 등으로 인하여 거주하는 주택 또는 건물에서 생활하기 곤란하게 된 경우
6. 그 밖에 보건복지부장관이 정하여 고시하는 사유가 발생한 경우

이와 같은 경우, 기본원칙(제3조)에 의거, 위기상황에 처한 사람에게 일시적으로 신속하게 지원하는 것을 기본원칙으로 하되, 「재해구호법」, 「국민기초생활 보장법」, 「의료급여법」, 「사회복지사업법」, 「가정폭력방지 및 피해자보호 등에 관한 법률」, 「성폭력방지 및 피해자보호 등에 관한 법률」 등 다른 법률에 따라 이 법에 따른 지원 내용과 동일한 내용의 구호·보호 또는 지원을 받고 있는 경우에는 이 법에 따른 지원을 하지 아니한다.

(3) 지원대상과 지원요청 및 신고

제5조에 따른 긴급지원대상자는 위기상황에 처한 사람으로서 이 법에 따른 지원이 긴급하게 필요한 사람(이하 "긴급지원대상자"라 한다)으로서, 국내에 체류하고

있는 외국인 중 대통령령으로 정하는 사람이 해당하는 경우에는 긴급지원대상자가 될 수 있다고 명시하고 있다.

제7조(지원요청 및 신고)는 긴급지원대상자와 친족, 그 밖의 관계인은 구술 또는 서면 등으로 관할 시장·군수·구청장에게 이 법에 따른 지원을 요청할 수 있으며, 누구든지 긴급지원대상자를 발견한 경우에는 관할 시장·군수·구청장에게 신고하여야 하며, 다음 각 호의 어느 하나에 해당하는 사람은 진료·상담 등 직무수행 과정에서 긴급지원대상자가 있음을 알게 된 경우에는 관할 시장·군수·구청장에게 이를 신고하고, 긴급지원대상자가 신속하게 지원을 받을 수 있도록 노력하여야 한다.

1. 「의료법」에 따른 의료기관의 종사자
2. 「유아교육법」, 「초·중등교육법」 및 「고등교육법」에 따른 교원
3. 「사회복지사업법」에 따른 사회복지시설의 종사자 및 같은 법 제8조에 따라 위촉된 복지위원
4. 「국가공무원법」 및 「지방공무원법」에 따른 공무원

(4) 위기상황의 발굴

제7조의2(위기상황의 발굴)에 의하면, 국가 및 지방자치단체는 위기상황에 처한 사람에 대한 발굴조사를 연 1회 이상 정기적으로 실시하여야 하며, 국가 및 지방자치단체는 정기 발굴조사 또는 수시 발굴조사를 위하여 필요한 경우 관계 기관·법인·단체 등의 장에게 자료의 제출, 위기상황에 처한 사람의 거주지 등 현장조사 시 소속 직원의 동행 등 협조를 요청할 수 있다. 이 경우 관계 기관·법인·단체 등의 장은 정당한 사유가 없으면 이에 따라야 할 것을 규정하고 있다. 또한 국가 및 지방자치단체는 위기상황에 처한 사람에 대한 발굴체계의 운영 실태를 정기적으로 점검하고 개선방안을 수립하여야 한다.

(5) 긴급지원의 종류 및 내용

긴급지원의 종류 및 내용(제9조)을 살펴보면 다음과 같다:

1. 금전 또는 현물(現物) 등의 직접지원

가. 생계지원: 식료품비·의복비 등 생계유지에 필요한 비용 또는 현물 지원

나. 의료지원: 각종 검사 및 치료 등 의료서비스 지원

다. 주거지원: 임시거소(臨時居所) 제공 또는 이에 해당하는 비용 지원

라. 사회복지시설 이용 지원: 「사회복지사업법」에 따른 사회복지시설 입소(入所) 또는 이용 서비스 제공이나 이에 필요한 비용 지원

마. 교육지원: 초·중·고등학생의 수업료, 입학금, 학교운영지원비 및 학용품비 등 필요한 비용 지원

바. 그 밖의 지원: 연료비나 그 밖에 위기상황의 극복에 필요한 비용 또는 현물 지원

2. 민간기관·단체와의 연계 등의 지원

가. 「대한적십자사 조직법」에 따른 대한적십자사, 「사회복지공동모금회법」에 따른 사회복지공동모금회 등의 사회복지기관·단체와의 연계 지원

나. 상담·정보제공, 그 밖의 지원

② 제1항의 구체적인 지원기준·방법 및 절차 등에 관하여 필요한 사항은 대통령령으로 정한다. 이 경우 제1항제1호 가목 및 다목의 지원은 「국민기초생활 보장법」 제6조에 따라 해마다 공표되는 최저생계비를 한도로 한다.

③ 시장·군수·구청장은 제1항 제1호 라목에 따른 사회복지시설 이용 지원을 하는 경우 관할 사회복지시설의 장에게 지원을 요청할 수 있다. 이 경우 지원요청을 받은 사회복지시설의 장은 정당한 사유가 없으면 해당 시설의 입소기준에도 불구하고 긴급지원대상자가 제10조에 따른 기간에 그 시설을 이용할 수 있도록 조치하여야 한다.

3. 사회서비스

3.1 사회서비스의 기초적 이해

'사회보장기본법' 상에서 나타난 사회서비스란 "국가·지방자치단체 및 민간부문

의 도움이 필요한 모든 국민에게 복지, 보건의료, 교육, 고용, 주거, 문화, 환경 등의 분야에서 인간다운 생활을 보장하고 상담, 재활, 돌봄, 정보의 제공, 관련 시설의 이용, 역량 개발, 사회참여 지원 등을 통하여 국민의 삶의 질이 향상되도록 지원하는 제도"(제3조 제4항)를 말한다.

'사회서비스 이용 및 이용권 관리에 관한 법률'에서는 사회서비스를 '사회복지서비스'와 '보건의료서비스' 및 기타 대통령령으로 정하는 서비스를 다 포함한 것으로 설명하면서 "사회서비스란 사회복지사업법 제2조 제4호에 따른 사회복지서비스, 보건의료기본법 제3조 제2호에 따른 보건의료서비스, 그 밖에 이에 준하는 서비스로서 대통령령으로 정하는 서비스를 말한다"고 정하고 있다. 여기에서 '사회복지사업' 제2조에서 '사회복지사업'이란 현재 25개의 관련 법률에 따른 "보호·선도 또는 복지에 관한 사업과 사회복지상담, 직업지원, 무료 숙박, 지역사회복지, 의료복지, 재가복지, 사회복지관 운영, 정실질환자 및 한센병력자의 사회복귀에 관한 사업 등 각종 복지사업과 이와 관련된 자원봉사활동 및 복지시설의 운영 또는 지원을 목적으로 하는 사업을 말한다"고 규정하고 있다.

이처럼 사회서비스와 관련한 다양한 수의 법률들은 사회복지사업법이 기본법이라 할 수 있으며, 아울러 사회서비스의 이용과 그 관리에 대하여는 사회서비스 이용 및 이용권 관리에 관한 법률이 기본법이라 할 수 있다.

3.2 사회서비스관련 법령

1) 사회복지사업법

(1) 목적, 기본이념 및 정의

사회복지실천을 사회복지서비스 제반의 사항과 총괄적인 방향을 제시하고 기준을 잡는 법이 바로 사회복지사업법이다. 사회보험과 공공부조는 급여가 현금이나 현물이 주가 되지만, 사회서비스에서는 서비스가 주요 급여 대상이다. 그래서 사회복지사업법의 경우 사회서비스의 제공 주체와 그 대상 및 수급권 등이 주로 규정되어 있다.

제1조 목적은 "이 법은 사회복지사업에 관한 기본적 사항을 규정하여 사회복지

를 필요로 하는 사람에 대하여 인간의 존엄성과 인간다운 생활을 할 권리를 보장하고 사회복지의 전문성을 높이며, 사회복지사업의 공정·투명·적정을 도모하고, 지역사회복지의 체계를 구축함으로써 사회복지의 증진에 이바지함을 목적으로 한다."고 규정하고 있다.

그에 따른 기본이념(제2조)은 ① 사회복지를 필요로 하는 사람은 누구든지 자신의 의사에 따라 서비스를 신청하고 제공받을 수 있다. ② 사회복지법인 및 사회복지시설은 공공성을 가지며 사회복지사업을 시행하는 데 있어서 공공성을 확보하여야 한다. ③ 사회복지사업을 시행하는 데 있어서 사회복지를 제공하는 자는 사회복지를 필요로 하는 사람의 인권을 보장하여야 한다.

동법에서 사용하는 용어의 뜻을 간략히 살펴보면 다음과 같다:

1. "사회복지사업"이란 (...) 법률에 따른 보호·선도(善導) 또는 복지에 관한 사업과 사회복지상담, 직업지원, 무료 숙박, 지역사회복지, 의료복지, 재가복지(在家福祉), 사회복지관 운영, 정신질환자 및 한센병력자의 사회복귀에 관한 사업 등 각종 복지사업과 이와 관련된 자원봉사활동 및 복지시설의 운영 또는 지원을 목적으로 하는 사업을 말한다.

2. "지역사회복지"란 주민의 복지증진과 삶의 질 향상을 위하여 지역사회 차원에서 전개하는 사회복지를 말한다.

3. "사회복지법인"이란 사회복지사업을 할 목적으로 설립된 법인을 말한다.

4. "사회복지시설"이란 사회복지사업을 할 목적으로 설치된 시설을 말한다.

5. "사회복지관" 이란 지역사회를 기반으로 일정한 시설과 전문인력을 갖추고 지역주민의 참여와 협력을 통하여 지역사회의 복지문제를 예방하고 해결하기 위하여 종합적인 복지서비스를 제공하는 시설을 말한다.

6. "사회복지서비스"란 국가·지방자치단체 및 민간부문의 도움을 필요로 하는 모든 국민에게 상담, 재활, 직업 소개 및 지도, 사회복지시설의 이용 등을 제공하여 정상적인 사회생활이 가능하도록 제도적으로 지원하는 것을 말한다.

7. "보건의료서비스"란 국민의 건강을 보호·증진하기 위하여 보건의료인이 하는 모든 활동을 말한다.

(2) 복지와 인권증진의 책임

동법 제4조에 따르면, 국가와 지방자치단체는 사회복지서비스를 증진하고, 서비스를 이용하는 사람에 대하여 인권침해를 예방하고 차별을 금지하며 인권을 옹호할 책임을 진다고 명시되어 있다. 여기에 국가와 지방자치단체는 사회복지서비스와 보건의료서비스를 함께 필요로 하는 사람에게 이들 서비스가 연계되어 제공되도록 노력하고, 국가와 지방자치단체, 그 밖에 사회복지사업을 하는 자는 사회복지를 필요로 하는 사람에 대하여 그 사업과 관련한 상담, 작업치료(作業治療), 직업훈련 등을 실시하고 필요한 경우에는 주민의 복지 욕구를 조사할 수 있음을 밝히고 있다. 또한 국가와 지방자치단체는 도움을 필요로 하는 국민이 본인의 선호와 필요에 따라 적절한 사회복지서비스를 제공받을 수 있도록 사회복지서비스 수요자 등을 고려하여 사회복지시설이 균형 있게 설치되도록 노력할 것, 민간부문의 사회복지 증진활동이 활성화되고 국가 및 지방자치단체의 사회복지사업과 민간부문의 사회복지 증진활동이 원활하게 연계될 수 있도록 노력할 것을 명시하면서 국가와 지방자치단체는 사회복지를 필요로 하는 사람의 인권이 충분히 존중되는 방식으로 사회복지서비스를 제공하고 사회복지와 관련된 인권교육을 강화하여야 한다고 명시하고 있다. 이와 관련하여 동법은 계속해서 국가와 지방자치단체는 사회복지서비스를 이용하는 사람이 긴급한 인권침해 상황에 놓인 경우 신속히 대응할 체계를 갖추고, 시설 거주자 또는 보호자의 희망을 반영하여 지역사회보호체계에서 서비스가 제공될 수 있도록 노력하여야 하며, 사회복지서비스를 필요로 하는 사람들에게 사회복지서비스의 실시에 대한 정보를 제공하여야 한다고 강조하고 있다.

그런가 하며 제5조 (인권존중 및 최대 봉사의 원칙)에 따라 복지업무에 종사하는 사람은 그 업무를 수행할 때에 사회복지를 필요로 하는 사람을 위하여 인권을 존중하고 차별 없이 최대로 봉사하여야 한다고 정하고 있다.

(3) 사회복지서비스의 실시

사회복지서비스를 신청하기 위해서는 ① 사회복지서비스를 필요로 하는 사람(이하 “보호대상자”라 한다)과 그 친족, 그 밖의 관계인은 관할 시장·군수·구청장에게 보호대상자에 대한 사회복지서비스의 제공(이하 “서비스 제공”이라 한다)을 신청할 수 있으며, ② 시·군·구 복지담당공무원은 이 법에 따른 보호대상자가 누락되지 아니하도록 하기 위하여 관할지역에 거주하는 보호대상자의 서비스 제공을 직권으로 신청할 수 있으며, 이 경우 보호대상자의 동의를 받아야 하며, 동의를 받은 경우에는 보호대상자가 신청한 것으로 볼 수 있다.

그리고 서비스의 제공방법은 보호대상자에 대한 서비스 제공은 현물(現物)로 제공하는 것을 원칙으로 하며, 시장·군수·구청장은 국가 또는 지방자치단체 외의 자로 하여금 서비스 제공을 실시하게 하는 경우에는 보호대상자에게 사회복지서비스 이용권(이하 “이용권”이라 한다)을 지급하여 국가 또는 지방자치단체 외의 자로부터 그 이용권으로 서비스 제공을 받게 할 수 있도록 규정하고 있다.

(4) 재가복지서비스

사회복지사업 상에서 재가복지서비스(제41조의2)와 관련하여, 국가나 지방자치단체는 보호대상자가 가정봉사서비스(가사 및 개인 활동을 지원하거나 정서활동을 지원하는 서비스)나 주간·단기 보호서비스(주간·단기 보호시설에서 급식 및 치료 등 일상생활의 편의를 낮 동안 또는 단기간 동안 제공하거나 가족에 대한 교육 및 상담을 지원하는 서비스)를 제공받도록 할 수 있다고 정하고 있다.

보호대상자별 서비스 제공 계획에 따라 보호대상자에게 사회복지서비스를 제공하는 경우 시설 입소에 우선하여 재가복지서비스를 제공하도록 하여야 할 것을 원칙으로 하며, 제41조의3(보호대상자의 보호자에 대한 지원)을 통해서 국가나 지방자치단체는 서비스 제공이 결정된 보호대상자를 자신의 가정에서 돌보는 사람에 대하여 보건복지부령으로 정하는 바에 따라 그 보호자의 부담을 줄이기 위한 상담을 실시하거나 금전적 지원 등을 할 수 있다고 명기하였다.

2) 사회서비스 이용 및 이용권 관리에 관한 법률

(1) 목적 및 정의

이 법은 사회서비스 이용 및 이용권(利用卷) 관리에 필요한 사항을 정함으로써 사회서비스의 이용을 활성화하고 이용자의 선택권을 보장하도록 하여 국민의 복지증진에 이바지하는 것을 목적으로 한다.

(2) 이용자의 비용 부담 및 사회서비스의 차등 지원

제6조에 따른 이용자의 비용 부담에 관하여, 국가와 지방자치단체는 사회서비스 제공계획에서 정한 이용자의 비용 부담기준에 따라 이용자에게 사회서비스 제공 비용을 부담하게 할 수 있다고 정하면서 그럼에도 불구하고 1. 이용자와 그 부양의무자의 소득 및 재산이 보건복지부령으로 정하는 금액 이하인 사람, 2. 천재지변 등 보건복지부령으로 정하는 사유로 생계가 곤란한 사람에 해당할 경우에는 부담 비용을 감면할 수 있다고 규정하고 있다.

또한 국가나 지방자치단체는 이용자 본인의 욕구 및 상태 등을 고려하여 선택한 사회서비스의 종류에 따라 이용자에 대한 지원 수준을 달리할 수 있다(제7조).

(3) 사회서비스이용권의 사용

사회서비스이용권의 사용에 대해서는 제11조(사회서비스이용권의 발급)에서 규정하고 있다. 주된 내용은 시장·군수·구청장은 조사를 마치면 사회서비스이용권을 발급대상자에게 발급할 것인지 여부를 결정하여 서면 또는 전자문서로 그 내용을 신청인에게 알려야 하고, 발급 통보를 하는 경우에는 해당 발급대상자에게 지체 없이 사회서비스이용권을 발급하여야 한다. 다만, 해당 발급대상자가 전자적 또는 자기적 방법으로 기재된 사회서비스이용권(이하 “사회서비스전자이용권”이라 한다)을 이미 발급받은 경우에는 그 사회서비스전자이용권에 제13조에 따른 기재사항을 다시 기재하여 사용할 수 있다. 또한 이용자가 발급받은 사회서비스이용권을 잃어버렸거나 사회서비스이용권이 손상되어 못쓰게 된 경우에는 시장·군수·구청장에게 재발급을 신청할 수 있다.

(4) 사회서비스 품질관리 및 종사자 교육훈련

제30조(사회서비스 품질관리)에 의하면, ① 보건복지부장관은 이용자를 보호하고 사회서비스의 질을 높이기 위하여 사회서비스의 품질기준을 정하고, 그 품질기준에 따라 제공자가 제공하는 사회서비스의 질을 평가하는 등 사회서비스 품질관리 업무를 수행할 것과 사회서비스 품질관리 업무의 내용, 방법, 절차 등에 관하여 필요한 사항은 보건복지부령으로 정하도록 규정하고 있다.

또한 사회서비스 제공자 및 관련 종사자에게는 사회서비스 제공과 관련된 교육과 훈련을 실시할 수 있으며, 이 때 보건복지부장관 또는 시·도지사는 제1항에 따른 교육과 훈련에 관한 업무를 관계 전문기관 또는 단체에 위탁할 수 있고, 이 경우 교육과 훈련에 필요한 예산을 지원할 수 있다(제31조).

3) 대상별 사회복지관련 법

(1) 노인복지법

이 법은 노인의 질환을 사전예방 또는 조기발견하고 질환상태에 따른 적절한 치료·요양으로 심신의 건강을 유지하고, 노후의 생활안정을 위하여 필요한 조치를 강구함으로써 노인의 보건복지증진에 기여함을 목적으로 한다.

그에 따른 기본이념으로 노인은 후손의 양육과 국가 및 사회의 발전에 기여하여 온 자로서 존경받으며 건전하고 안정된 생활을 보장받으며, 노인은 그 능력에 따라 적당한 일에 종사하고 사회적 활동에 참여할 기회를 보장받으며, 노인은 노령에 따르는 심신의 변화를 자각하여 항상 심신의 건강을 유지하고 그 지식과 경험을 활용하여 사회의 발전에 기여도록 노력하여야 한다고 보고 있다.

노인복지법은 이하 제3장 보건.복지조치(노인사회참여 지원, 노인일자리전담기관의 설치·운영, 지역봉사지도원 위촉 및 업무, 생업지원, 경로우대, 건강진단, 홀로사는 노인에 대한 하지원, 상담·입소 등의 조치, 노인재활요양사업)을 비롯해서 제

4장 노인복지시설의 설치·운영과 제5장 비용 등에 관한 내용을 규정하고 있다.

(2) 장애인복지법

이 법은 장애인의 인간다운 삶과 권리보장을 위한 국가와 지방자치단체 등의 책임을 명백히 하고, 장애발생 예방과 장애인의 의료·교육·직업재활·생활환경개선 등에 관한 사업을 정하여 장애인복지대책을 종합적으로 추진하며, 장애인의 자립생활·보호 및 수당지급 등에 관하여 필요한 사항을 정하여 장애인의 생활안정에 기여하는 등 장애인의 복지와 사회활동 참여증진을 통하여 사회통합에 이바지함을 목적으로 한다.

제2조(장애인의 정의 등)에 의하면, 우리나라에서 "장애인"이란 신체적·정신적 장애로 오랫동안 일상생활이나 사회생활에서 상당한 제약을 받는 자를 말한다. 이 법을 적용받는 장애인은 제1항에 따른 장애인 중 다음 각 호의 어느 하나에 해당하는 장애가 있는 자로서 대통령령으로 정하는 장애의 종류 및 기준에 해당하는 자를 말한다.

1. "신체적 장애"란 주요 외부 신체 기능의 장애, 내부기관의 장애 등을 말한다.
2. "정신적 장애"란 발달장애 또는 정신 질환으로 발생하는 장애를 말한다.

③ "장애인학대"란 장애인에 대하여 신체적·정신적·정서적·언어적 폭력이나 가혹행위, 경제적 착취, 유기 또는 방임을 하는 것을 말한다.

또한 장애인복지법의 기본이념(제3조)은 장애인의 완전한 사회 참여와 평등을 통하여 사회통합을 이루는 데에 있으며, 장애인의 권리(제4조)에 의거, ① 장애인은 인간으로서 존엄과 가치를 존중받으며, 그에 걸맞은 대우를 받고, ② 장애인은 국가·사회의 구성원으로서 정치·경제·사회·문화, 그 밖의 모든 분야의 활동에 참여할 권리를 가지며, ③ 장애인은 장애인 관련 정책결정과정에 우선적으로 참여할 권리가 있다고 명시되어 있다.

장애인복지법은 이하 제2장 기본정책의 강구, 제3장 복지조치, 제4장 자립생활의 지원, 제5장 복지시설과 단체, 제6장 장애인보조기구, 제7장 장애인복지 전문인력 등을 규정하고 있다.

(3) 아동복지법

이 법은 아동이 건강하게 출생하여 행복하고 안전하게 자랄 수 있도록 아동의 복지를 보장하는 것을 목적으로 하며, 아동은 자신 또는 부모의 성별, 연령, 종교, 사회적 신분, 재산, 장애유무, 출생지역, 인종 등에 따른 어떠한 종류의 차별도 받지 아니하고 자라나야 할 것, 아동은 완전하고 조화로운 인격발달을 위하여 안정된 가정환경에서 행복하게 자라나야 할 것, 아동에 관한 모든 활동에 있어서 아동의 이익이 최우선적으로 고려되어야 할 것 등의 기본이념을 바탕으로 궁극적으로 아동은 아동의 권리보장과 복지증진을 위하여 이 법에 따른 보호와 지원을 받을 권리를 가진다고 그 권리를 규정하고 있다. 또한 제5조(보호자 등의 책무)를 통해서는 ① 아동의 보호자는 아동을 가정에서 그의 성장시기에 맞추어 건강하고 안전하게 양육하여야 하며, ② 모든 국민은 아동의 권익과 안전을 존중하여야 하며, 아동을 건강하게 양육하여야 한다고 정하고 있다.

아동복지법은 이하 제2장 아동복지정책의 수립 및 시행 등, 제3장 아동에 대한 보호서비스 및 아동학대의 예방 및 방지, 제4장 아동에 대한 지원서비스, 제5장 아동복지전담기관 및 아동복지시설 등을 규정한다.

(4) 영유아보육법

제1조(목적)에 의하면, 이 법은 영유아(영幼兒)의 심신을 보호하고 건전하게 교육하여 건강한 사회 구성원으로 육성함과 아울러 보호자의 경제적·사회적 활동이 원활하게 이루어지도록 함으로써 영유아 및 가정의 복지 증진에 이바지함을 목적으로 한다. 그에 따른 보육 이념(제3조)을 보면, ① 보육은 영유아의 이익을 최우선적으로 고려하여 제공되어야 한다. ② 보육은 영유아가 안전하고 쾌적한 환경에서 건강하게 성장할 수 있도록 하여야 한다. ③ 영유아는 자신이나 보호자의 성, 연령, 종교, 사회적 신분, 재산, 장애, 인종 및 출생지역 등에 따른 어떠한 종류의 차별도 받지 아니하고 보육되어야 한다 등으로 정리된다. 또한 모든 국민은 영유아를 건전하게 보육할 책임을 지며, 국가와 지방자치단체는 보호자와 더불어 영유아를 건

전하게 보육할 책임을 지며, 이에 필요한 재원을 안정적으로 확보하도록 노력하여야 하고, 특별자치도지사·시장·군수·구청장은 영유아의 보육을 위한 적절한 어린이집을 확보하여야 할 것을 명시하고 있다.

영유아보육법은 이하 제2장 어린이집의 설치, 제3장 보육교직원, 제4장 어린이집 운영, 제5장 건강·영양 및 안전, 제6장 비용, 제7장 지도 및 감독 등을 규정하고 있다.

(5) 한부모가족지원법

이 법은 한부모가족이 건강하고 문화적인 생활을 영위할 수 있도록 함으로써 한부모가족의 생활 안정과 복지 증진에 이바지함을 목적으로(제1조), 국가와 지방자치단체는 한부모가족의 복지를 증진할 책임이 있고 한부모가족의 권익을 지원하기 위하여 노력하여야 하며, 한부모가족에 대한 사회적 편견과 차별을 예방하고, 사회구성원이 한부모가족을 이해하고 존중할 수 있도록 교육 및 홍보 등 필요한 조치를 할 수 있다고 정하고 있다. 또한 국가와 지방자치단체는 청소년 한부모가족의 자립을 위하여 노력하여야 할 것, 모든 국민은 한부모가족의 복지 증진에 협력하여야 할 것을 명시하고 있다.

동시에 제3조(한부모가족의 권리와 책임)에서는 ① 한부모가족의 모(母) 또는 부(父)는 임신과 출산 및 양육을 사유로 합리적인 이유 없이 교육·고용 등에서 차별을 받지 아니한다고 천명하고 있으며, 한부모가족의 모 또는 부와 아동은 그가 가지고 있는 자산과 노동능력 등을 최대한으로 활용하여 자립과 생활 향상을 위하여 노력하여야 한다고 밝히고 있다.

한부모가족지원법은 이하 제2장 복지의 내용과 실시, 제3장 한부모가족복지시설, 제4장 비용 등에 관한 내용을 규정하고 있다.

(6) 다문화가족지원법

다문화가족지원법의 목적(제1조)은 다문화가족 구성원이 안정적인 가족생활을 영위할 수 있도록 함으로써 이들의 삶의 질 향상과 사회통합에 이바지함이며, 동

법에서 사용하는 용어의 정의를 보면 다음과 같다:

1. "다문화가족"이란 다음 각 목의 어느 하나에 해당하는 가족을 말한다.

가. 「재한외국인 처우 기본법」 제2조제3호의 결혼이민자와 「국적법」 제2조부터 제4조까지의 규정에 따라 대한민국 국적을 취득한 자로 이루어진 가족

나. 「국적법」 제3조 및 제4조에 따라 대한민국 국적을 취득한 자와 같은 법 제2조부터 제4조까지의 규정에 따라 대한민국 국적을 취득한 자로 이루어진 가족

2. "결혼이민자등"이란 다문화가족의 구성원으로서 다음 각 목의 어느 하나에 해당하는 자를 말한다.

가. 「재한외국인 처우 기본법」 제2조제3호의 결혼이민자

나. 「국적법」 제4조에 따라 귀화허가를 받은 자

제3조 (국가와 지방자치단체의 책무)를 통해서 국가와 지방자치단체는 다문화가족 구성원이 안정적인 가족생활을 영위할 수 있도록 필요한 제도와 여건을 조성하고 이를 위한 시책을 수립·시행하여야 할 것이 명기되어 있으며, 특별시·광역시·도·특별자치도 및 시·군·구(자치구를 말한다. 이하 같다)에는 다문화가족 지원을 담당할 기구와 공무원을 두어야 한다.

또한 제3조의2 (다문화가족 지원을 위한 기본계획의 수립)를 보면, ① 여성가족부장관은 다문화가족 지원을 위하여 5년마다 다문화가족정책에 관한 기본계획(이하 "기본계획"이라 한다)을 수립하여야 하며, 그 내용은 다음과 같다.

1. 다문화가족 지원 정책의 기본 방향
2. 다문화가족 지원을 위한 분야별 발전시책과 평가에 관한 사항
3. 다문화가족 지원을 위한 제도 개선에 관한 사항
4. 다문화가족 지원을 위한 재원 확보 및 배분에 관한 사항
5. 그 밖에 다문화가족 지원을 위하여 필요한 사항

그리고 이러한 기본계획은 다문화가족정책위원회의 심의를 거쳐 확정하며, 이 경우 여성가족부장관은 확정된 기본계획을 관계 중앙행정기관의 장과 특별시장·광역시장·도지사·특별자치도지사(이하 "시·도지사"라 한다)에게 알려야 하고, 자료의 제출을 요구받은 관계 기관의 장은 정당한 사유가 없으면 이에 따라야 한다.

다문화가족지원법은 이하 제4조 다문화가족실태조사, 제5조 다문화가족에 대한 이해증진, 제6조 생활정보 제공 및 교육지원, 제7조 평등한 가족관계의 유지를 위한 조치, 제8조 가정폭력 피해자에 대한 보호·.지원, 제9조 의료 및 건강관리를 위한 지원, 제10조 아동 보육·교육, 제11조 다국어에 의한 서비스 제공, 제12조 다문화가족지원센터의 설치·운영, 제13조 다문화가족 지원업무 관련 공무원의 교육 및 전인인력 양성, 제14조사실혼 배우자 및 자녀의 처우, 제15조 권한의 위임과 위탁, 제16조 민간단체의 지원 등을 규정하고 있다.

이상과 같이 실천적 복지케어를 구현하기 위해서는 제도적 관점에서의 사회보장에 관한 다양한 분야와 그에 따른 세부 법령 및 제도의 제반 내용 이해가 선행되어야 한다. 또한 멀티케어 실천현장에서 만나는 다양한 문제 욕구들을 통해 다시금 정책보완과 변혁을 요구할 수도 있다. 이것이 선순환적이고 유기적으로 기능해야만 정책과 실천이 조화를 이뤄 멀티케어를 위한 복지의 기반을 확고히 다질 수 있게 되는 것이다.

제3장 사회적 복지케어 실천

제1절 사례관리

1. 멀티케어복지와 사례관리

사례관리란 복합적인 문제를 가지고 있는 클라이언트를 대상으로 필요한 서비스를 체계적으로 연계하여 제공하는 실천방법이다. 멀티케어를 필요로 하는 대상자 역시 이러한 사례관리 대상자라 할 수 있을 것이다. 사례관리가 필요한 사람들은 대체로 도움을 효과적으로 사용하는 데 어려움을 가지고 있는 특징이 있다. 이러한 어려움은 클라이언트의 무지나 역기능적인 태도에서 야기되기도 하지만, 대체로 클라이언트의 대부분은 잠재적인 원조자를 활용하지 않은 채 혼자서 자신의 문제를 처리하려고 애쓴다. 그러나 다양한 문제들을 가지고 있는 사람들이라 하더라도 이들이 충분한 지식과 사회기술, 그리고 사적인 인적, 물적 자원들을 효과적으로 활용하려는 동기를 가지고 있다면 때때로 사례관리자가 없어도 그 문제를 해결할 수 있다. 하지만 이러한 능력이 없을 때에는 사례관리의 필요성이 절실하다. 따라서 사례관리는 다양한 문제를 동시에 가지고 있으나 활용 가능한 자원발굴의 어려움을 겪는 경우, 혹은 자원이 존재하고 있으나 자원을 활용할 능력이 부족하여 자원 활용이 용이치 못한 클라이언트를 위해서 필요한 지원서비스다.

사례관리는 클라이언트중심 철학이며 적극적인 지역사회보호를 강조하는 특징이 있다. 이는 클라이언트 욕구에 기초한 서비스의 개발과 제공을 하는 것이며, 적극적인 지역사회보호란 단편화되고 분산된 지역사회서비스를 조정하고 통합하는 것이다. 따라서 사례관리자는 지역사회자원에 대한 충분한 지식과 정보를 획득해야만 클라이언트의 복지를 향상시킬 수 있다. 그러므로 사례관리는 자원관리와 조정 등의 간접적 서비스를 제공해야 하는 동시에 클라이언트와 환경체계를 사정하여 클라이언트의 다양한 욕구를 만족시킬 수 있는 직접적 서비스도 제공해야 한다. 사례관리는 인간의 환경체계에 대한 종합적인 사정이 이루어져야 하므로 체계이론과 생태체계이론이 이론적 배경이 된다. 이는 한 명의 클라이언트를 둘러싸고 있는 환경체계에 대한 정확한 사정이 되어야만 클라이언트의 다양한 욕구에 대응할 수 있는 서비스와 연계할 수 있을 것이며 동시에 클라이언트에게 직접적인 서비스를 제공하는 일이 가능해지기 때문이다. 따라서 사례관리를 효율적으로 하기 위해서는 체계이론, 생태체계이론에 대한 충분한 지식이 욕구되며, 사정 시에는 생태도 등 다양한 사정을 하는 것이 바람직하다.

사회복지실천의 개별적인 접근과 사례관리 사이에는 유사한 측면이 있지만 접근방법을 포함한 여러 가지 측면에서 사례관리는 종래의 사회복지실천 방법의 개별실천(social work practice with individual)과는 상이한 특성을 가지고 있음을 알 수 있다.

사회복지실천의 개별접근은 사회복지사와 클라이언트 간의 특별한 관계를 맺고 특정한 목표를 달성하기 위해 특정한 개입목표를 수립하고 개입을 시도하여 클라이언트를 변화시키려는 직접적인 서비스의 제공을 목적으로 하고 있다. 그 반면 사례관리는 직접적인 서비스의 제공보다는 오히려 간접적인 서비스의 제공을 통하여 보호의 연속성의 보장, 비용-효과성의 증대, 접근성과 책임성의 증진, 일차집단의 보호능력의 향상 및 사회적 기능의 향상을 목적으로 하고 있다.

사회복지실천과 사례관리의 대상에서도 차이가 있다. 사회복지실천의 개별적 접근은 자기 스스로 해결하기 곤란한 문제를 가진 개인을 대상으로 하지만, 사례관리는 사회적 기능상의 심각한 문제를 가진 개인을 대상으로 하고 있다. 사회복지실천의 개별적 접근 대상이 주로 사회적응에 장애가 되는 심리 사회적인 문제를 가진 사람이라면, 사례관리는 주로 장기보호가 필요한 복합적인 욕구를 가지고 있는 허약한 노인, 만성장애인 및 발달장애아동 등이다.

예컨대, 사회복지실천의 개별적인 접근의 경우, 사회복지사는 음주, 약물 등의 문제를 가진 클라이언트와 관계를 맺고 클라이언트의 문제를 사정하고 개입계획을 수립하고 개입실행 과정을 거쳐 궁극적으로 클라이언트가 음주, 약물문제로부터 완전히 벗어나 자유롭게 정상생활을 회복할 수 있도록 돕는다. 이때 약물문제로부터 자유로워지는 것이 개입실천의 목표가 되고 목표가 달성되면 종결에 의해 자연스럽게 사회복지사와 클라이언트의 관계는 끝을 맺게 된다. 물론 개입실행이 진행되는 동안 사회적, 인적 자원과의 연결 등 자원체계의 이용이 이루어지는 경우도 있다. 이러한 개입의 특성은 클라이언트의 문제가 뚜렷하고, 실천의 목적 혹은 목표가 명확하며 실천의 개입방법과 수단도 구체적인 특징이 있다.

반면 사례관리의 경우 만성정신장애인, 노인, 만성정신장애인 등의 경우 건강문제, 경제적인문제, 사회적응 문제, 이동문제, 교육, 고용문제, 자녀양육 문제와 같은 가족관련 문제 등 이들이 당면한 실제적인 문제는 다양하다. 이들에게 필요한 원조를 제공할 경우에는 이들의 문제가 개별적인 사회복지실천으로 접근할 수 없을 만큼 복잡하고 다양하기 때문에 인적자원을 비롯한 다양한 사회적자원의 개발이 이루어져야 할 것이며, 공적인 제도의 뒷받침도 우선적으로 마련되어야 한다. 그뿐만 아니라 이들이 지역사회 내에서 구성원으로 살아가는 데 있어 이들을 지역 성원으로 받아들여 통합적인 생활이 가능할 수 있는 사회구성원들의 사회적 성숙 또한 선결조건으로 해결되어야 한다는 특징이 있다. 또한 이들 클라이언트에 대한 지원은 이들이 자립생활이 가능해질 때까지 지속적으로 행해지는 특징이 있다. 때론 중증장애인이나 만성정신장애인, 지속적으로 허약해지는 노인, 진행성 장애인 등과 같이 스스로의 자립생활이 불가능한 경우에는 클라이언트에 대한 관리가 생애 전 과정 동안 지속적으로 행해지는 경우도 있다.

이처럼 사례관리는 복합적이고 장기적이며 다양한 욕구를 가지고 있는 클라이언트를 대상으로 하여 개별적인 상황에 따른 원조계획을 세워 클라이언트 자신의 자원뿐만 아니라 가족, 친구, 이웃 등의 비공식적인 자원, 그리고 각종 수당과 같은 공적인 프로그램과 서비스 등 공식적인 자원과 연계하여 대응함으로써 클라이언트의 복지추구와 기능의 강화, 서비스의 효과성을 증진하기 위해 여러 가지로 전문 분화된 공적 서비스와 사적 서비스 등의 제반 서비스를 적절하게 조정하는 서비스 체계다. 이러한 관점에서 실천되고 있는 사례관리는 그 대상을 재가 중심적 보호영역뿐만 아니라 정신보건영역, 재활영역, 노인복지영역, 발달장애영역 등 여러 멀티케어복지실천 분야에서 폭넓게 활용되고 있다.

2. 사례관리의 기본적 이해

2.1 사례관리 개념

사례관리는 클라이언트가 필요로 하는 서비스의 제공이나 주선을 책임 맡은 일차 담당자가 클라이언트와 함께 노력하여 클라이언트의 욕구에 따라 그들에게 포괄적이고 통합, 조정된 그리고 시기적절한 서비스를 제공하는 방법이다. 사례관리는 본질적으로 미시적인 동시에 거시적인 접근으로서, 개별적 실천과 통합적 실천, 지역사회실천을 통합한 형태를 수반하고 있다. 공통적으로 인간에 대한 환경의 영향을 강조하는 체계이론과 생태학이론을 주요 기반으로 하는 사례관리는 그것이 사회복지실천에서의 역사에서 대상자의 욕구, 서비스의 목적 및 서비스 제공자의 역할에 따라 다양하고 포괄적으로 적용되어 왔기 때문에 한 가지 합의된 개념으로 단정 짓기가 어렵다. 또한 사례관리가 적극적으로 이루어지기 위해서는 각기 다른 사회계층의 사람들을 실천과정에 포함시켜야 한다. 또한 사례관리는 근래의 사회복지의 관점이나 또 다른 인간복지 실천의 내용들을 포함하고 있을 뿐만 아니라 서비스 수행의 책임 또한 중요시 하고 있다. 레빈과 플레밍(Levin&Fleming, 1984)은 서비스체계 자원과 동시에 클라이언트의 차원에서 사례관리 기법에 대하여 언급하였다. 즉, 정부나 사회복지기관과 같은 서비스체계 자원에서의 사례관리기법은 체계 내의 클라이언트에 대한 서비스를 조정하는 전략으로 밝힐 수 있고 클라이언트 차원에서의 사례관리는 클라이언트에 대한 특정한 서비스의 필요성과 그 필요한 서비스를 제공받을 수 있도록 하는 클라이언트 중심의 목적 지향적인 과정으로 정의되고 있다.

사례관리의 일반적인 정의들은 변화의 표적이 되는 개인과 환경의 문제를 동시에 중시하며, 사례관리자는 개입 시 개인과 환경 간의 균형을 맞추는 일을 사례관리의 목표로 삼아 왔다. 로버츠-드제나로(Roberts-DeGennaro, 1987)는 사례관리를 특별한 위험 대상 표적인구를 위하여 지역사회복지실천의 노력과 직접적인 서비스 실천인 개별접근이 혼합되어 있는 실천이라고 정의하였다. 오스틴(Austin, 1983)은 사례관리를 클라이언트에게 다양한 서비스를 전달하는 데 목적을 둔 일련의 관련된 직무들로 구성되어 있는 체계적인 문제해결과정으로 정의하였다. 또한 오코너(O'Connor, 1988)는 사회복지실천의 '핵심 기술들' 중의 하나로서 사례관리를 정의하였고, 사례관리(case management)의 개념과 사례관리체계(case management system)에 관한 개념간의 중요한 구별을 지어 논의하였다. 사례관리는 사례계획의 실행에 기여하는 직업적인 실천 활동들과 관련되는 것이며, 사례계획은 클라이언트, 사례관리자, 서비스 제공자 그리고 이들 간의 상호작용을 포함하는 총괄적인 계획이라고 하였다. 한편 사례관리체계는 실천뿐만 아니라 행정적인지원, 체계적인 조정, 사례관리실천을 위한 공식적이며 비공식적인 지역사회자원의 동원을 모두 포함한다. 따라서 사례관리자가 특정한 역할을 맡아서 구체적인 과업을 수행하거나 사례관리기능을 실제 수행할 때 사례관리기법을 체계적 혹은 거시적 차원에서 정의하느냐 또는 과정적 혹은 미시적 차원에서 정의하느냐에 따라 중요한 차이를 보인다.

이처럼 사례관리에 대한 정의들이 다양할지라도, 실천방법이나 내용 등 그 범위는 전통적인 사회복지실천의 모든 측면을 통합한 것으로서, 다양하고 복합적인 욕구를 가진 클라이언트를 대상으로 그들의 욕구를 충족시키고 사회적 기능을 향상시키기 위하여 고안된 사회복지실천의 새로운 접근방법이다. 특히 사례관리는 사례관리자가 클라이언트의 협력을 통하여 개발한 보호계획(care plan)을 바탕으로 클라이언트의 장기보호의 욕구를 극대화시키며, 연속적이고 포괄적인 서비스의 제공과 서비스의 조정을 통하여 효과적이고 효율적인 서비스의 전달을 촉진하고 보장하는 사례관리자와 클라이언트의 전문적 관계에 기초한 대인관계의 과정이다

상기의 내용을 바탕으로 사례관리의 특성을 열거하면 다음과 같다.

① 다양한 문제와 복합적인 욕구를 가진 클라이언트를 대상으로 한다.

② 클라이언트의 문제해결과 치료보다는 욕구충족과 보호에 더 중점을 둔다.

③ 클라이언트의 사회적 기능과 독립을 극대화하기 위해서 보호의 연속성과 책임성을 보장한다.

④ 서비스의 효과성(effectiveness)와 효율성(effciency)을 높이기 위해 포괄적인 서비스를 제 공하고 서비스의 조정과 점검을 실시한다.

⑤ 클라이언트와 그들의 사회 환경과의 상호작용에 관심을 집중시키며 다양한 지원체계의 광범위한 서비스를 활용한다.

⑥ 가정방문과 같은 출장원조, 안내와 의뢰 등과 같은 적극적인 클라이언트와의 접근을 강조한다.

⑦ 클라이언트 수준에서 클라이언트 각자의 욕구를 개별화하며, 개입과정에서 클라이언트의 참여와 자기결정을 촉진시킨다.

⑧ 개별적인 실천기술과 지역사회 실천기술을 통합한 형태다.

2.2 사례관리 목적과 원칙

1) 사례관리의 목적

(1) 사회복지실천 측면에서의 목적

- 첫째, 클라이언트의 잠재력을 최대화한다.

클라이언트의 장점을 강화하여 외부환경에 적응할 수 있도록 클라이언트의 잠재력을 최대화한다.

- 둘째, 클라이언트 및 가족 지원체계 접근 능력을 배양한다.

클라이언트와 그의 가족들이 사회적 자원을 활용할 수 있는 능력을 습득하도록 한다.

- 셋째, 비공식 체계의 보호능력을 최대화시킨다.

가족, 이웃, 친구 등 비공식적 자원체계가 클라이언트를 보호할 수 있는 능력을 최대화시킨다.

- 넷째, 공식적 도움 체계의 능력을 최대화한다.

클라이언트와 가족의 욕구를 충족시키는데 있어 사회복지기관, 관공서, 종교기관 등의 공식적 도움체계의 능력을 최대화시킨다.

결과적으로 사례관리의 주요 목적은 가족, 친족, 친구 등의 비공식적 자원체계와 국가 및 공공기관 등의 공식적 자원체계가 보유하는 각종 자원을 통합하는 기능을 하기 위한 것이다(서울복지재단, 2010).

(2) 서비스 전달체계 측면에서의 목적

- 첫째, 포괄적인 서비스를 보장한다.

특정 시점에서 클라이언트가 가지고 있는 욕구와 문제를 해결하기 위해 포괄적인서비스를 조정하여 제공함을 목적으로 한다.

- 둘째, 서비스의 연속성을 보장한다.

시간의 경과에 따라 변화하는 클라이언트의 욕구를 충족시킬 수 있도록 즉각적이고 포괄적인 서비스를 지속적으로 제공해 주는 등 보호의 연속성을 보장하기 위함이다.

- 셋째, 클라이언트의 접근가능성 역량을 강화한다.

클라이언트가 다양한 서비스 체계와 협상하는 것을 원조해 줌으로써 서비스를 쉽게 활용할 수 있는 능력을 배양하고자 한다.

- 넷째, 서비스의 책임성을 제고한다.

서비스의 단편화로 인한 서비스 접근의 장애들을 극복하고 클라이언트에 대해 전반적으로 책임을 지는 책임성을 제고하기 위함이다.

- 다섯째, 서비스의 적정성을 확보한다.

서비스가 클라이언트의 욕구에 적합하고, 적절한 방법으로 제공될 수 있도록 보장함으로써 서비스 계획의 효율성을 향상시키기 위함이다(서울복지재단, 2010).

2) 사례관리의 원칙

사례관리의 개입원칙은 서비스의 개별화, 서비스 제공의 포괄성, 클라이언트의 자기결정권, 지속적 서비스 제공, 그리고 사례관리자의 중개자 역할 또는 권익옹호자의 역할을 연계적으로 수행해야 한다는 원칙으로 요약할 수 있다(Moxley, 1985).

① 클라이언트의 독특한 신체적·정서적·사회적 상황에 따라 각 클라이언트의 욕구에 맞게 서비스를 제공하는 서비스의 개별화이다(개별성).

② 지역사회에서 클라이언트의 다양한 욕구를 충족시키기 위해 필요한 광범위한 지지를 연결하고 조정하며 점검하는 서비스 제공의 포괄성이다(포괄성).

③ 클라이언트의 선택에 대한 자유를 최대화하고, 지나친 보호를 하지 않고, 클라이언트의 자율성을 극대화시키는 클라이언트의 자기결정권을 가능한 보장한다(클라이언트의 자기결정권).

④ 사례관리자가 클라이언트의 욕구를 점검하여 클라이언트가 자신의 생활현장에서 잘 적응할 수 있도록 서비스를 지속적으로 제공해야 한다(지속성).

⑤ 복잡하고 분리되어 있는 서비스 전달체계를 연결하는 서비스의 연계성으로 사례관리자는 다른 서비스 전달체계 간의 중재자 혹은 권익옹호자의 역할을 한다(연계성).

2.3 사례관리의 등장배경

사례관리의 등장배경에 대하여 Moxley(1989)는 6가지로 요약하여 설명하고 있는데, 그것은 탈시설화의 영향, 서비스 전달의 지방분권화, 복합적인 욕구를 가지는 인구의 증가, 기존 서비스의 단편성, 사회적 지원체계와 지원방법의 중요성에 대한 인식의 증가, 그리고 대인서비스의 비용효과에 대한 인식의 증가 등이다. Moxley가 설명한 내용을 바탕으로 사례관리의 등장배경을 통합적으로 설명하면 다음과 같다(Moxley, 1989, 김만두 편역, 1993 : 30-37 재인용).

1) 탈시설화

탈시설화는 사례관리의 필요성이 강조된 가장 중요한 배경이다. 대규모 수용시설에서의 경우 시설 수용자들에게 그들의 가장 의미 있는 환경체계인 가족 및 지역사회와 격리시키는 결과를 초래하여 지역사회 환경과의 상호작용을 차단시켰으며, 점차 지역사회로의 복귀를 불가능하게 만드는 문제를 야기하였다.

그 결과, 각 기관이나 단체의 경계를 넘는 서비스 패키지 장치를 요구하게 되었으며, 사례관리 방법이 이러한 서비스 욕구에 대해 계속적이고 포괄적인 서비스를 제공하는 방식으로 등장하기에 이르렀다.

2) 장기적이고 복합적인 인구의 증가

선진국가들에 있어서는 고령화와 더불어 와상·치매노인, 신체적·정신적 허약노인, 그리고 만성화된 장애인이 증가하였다. 이러한 사람들은 타인으로부터 보살핌과 케어를 필요로 하고 이러한 일들은 전통적으로 주로 가족에 의해서 그리고 가족 중 여성들이 담당하였다. 그러나 가족의 소규모화와 여성들의 사회참여 등으로 가족의 케어기능은 급속하게 저하되어 케어의 사회화의 요청이 강하게 나타났다. 그러나 이러한 장기적인 케어서비스에 대한 사회적 욕구의 증가에 적절한 서비스의 체계는 단편화되어 적합한 역할을 수행하고 있지 못했다. 사례관리는 바로 이러한 장기적이고 복합적인 욕구를 가진 클라이언트의 문제에 대응하기 위한 장치로서 개발되었다.

3) 서비스 전달의 분산화

서비스의 지원망이 점차 고도로 복잡해지고 분산됨으로써 서비스가 중복되거나 연계성을 갖지 못하는 '정글화'된 특성은, 클라이언트가 각 서비스마다 다른 기관들에 직접 접근해야 하는 불편을 줄 뿐 아니라 심지어 서비스에 접근하는 데도 어려움이 따르게 하였다. 이러한 서비스 체계에 연계성을 부여하고 클라이언트의 욕구를 통합적으로 충족시킴으로써 서비스의 분화에 따른 부정적인 측면을 보충하기 위한 사례관리 방법이 등장하게 되었다.

4) 기존 서비스의 단편성

1960년대 지방당국이나 관계기관들이 정해진 서비스 분류영역을 뛰어 넘어 클라이언트의 다양하고 복합적인 욕구를 하나의 우산 속에 통합하여 서비스를 진행한다는 것은 그 당시로서는 거의 불가능한 일이었다.

이처럼 대인복지서비스가 통합되지 못하고 서비스가 단편적으로 이루어지는 상황에서 클라이언트의 욕구는 충족되지 못하고, 문제해결은 형식화되거나 방치되기 쉬워진다. 그러므로 서비스 공급자들이 서비스의 단편성과 범주적인 분류에서 벗어나서 상호작용할 수 있도록 사례관리의 필요성이 강력하게 대두되었다.

5) 사회적 지지와 사회적 지원망의 발전

클라이언트의 질에 대한 사회적 지지와 사회적 지원망의 영향력에 관한 인식이 증가해왔다는 점이다. 전문적 문헌에서 자주 "케어의 비공식체계"로 언급되어 있는 것은 클라이언트의 상당수가 그들의 가족, 친척, 친구, 일상적인 도우미로부터 실질적인 도움, 안내, 정서적 지원을 받는 것이 확인되었다. 그럼에도 불구하고 1970년대 이전까지만 해도 공공적 서비스와 사회적 지지를 통합하는 장치는 거의 없었다.

이러한 상황 속에서 사회적 케어의 공식적·비공식적 체계들을 조정하고 연계시키는 장치로서 사례관리가 필요하게 되었다.

6) 비용억제의 필요성

대인복지 서비스에 있어서는 비용을 억제해야 한다는 필요성에 두 가지 의미가 포함되어 있다. 하나는 결핍된 자원 내에서 서비스의 효과를 최대화하려는 측면이고, 다른 하나는 서비스의 전달에 소요되는 비용을 억제하려는 측면이다.

사실 사회적 서비스에 대해서는 어느 시대, 국가를 막론하고 자원의 부족문제로 인한 서비스의 효과성에 대한 문제제기가 항상 중요한 쟁점으로 부각되어왔다. 특히 이런 쟁점은 '복지국가 위기'라는 분위기 속에서 선진국을 중심으로 다시 나타나게 되었다.

그리하여 대인복지서비스의 효과성, 책임성에 기초하여 서비스의 중복을 점검해야 하는 전문기술의 필요성을 절감하게 되었고, 서비스의 계획을 관리하고, 서비스 전달의 효과성을 최대화하며, 특히 치솟는 의료비에 대한 대응책으로서 기능할 수 있는 사례관리 방법에 대한 관심이 고조되었다.

2.4 사례관리자의 기능과 역할

사례관리의 기능은 사례관리 표적인구집단의 유형, 사례관리자를 고용하는 기관의 유형, 담당 사례관리 대상자의 규모, 환경적인 제한정도, 서비스 전달체계의 본질, 사례관리자의 역할과 지위, 프로그램의 특성, 서비스 제공분야 등에 따라 다양하게 나타난다. 사례관리의 기능은 대체로 사례발견, 사례등록, 사정, 목표설정과 서비스 개입계획의 수립 및 개입실행, 그리고 개입결과의 측정과 평가 등이 있으며, 그 외에도 사례발견, 방문원조, 서비스 수혜자격과 적격성 심사, 접수, 자원 확인, 서비스의 실행, 재사정, 종결, 옹호, 상담, 치료, 분쟁조정, 능력조성, 보호와 연속성, 관계유지 등이 있다. 이 가운데에서 여러 학자들에 의해 정리된 사례관리의 기능은 다음과 같다(Levin & Fleming, 1984).

첫째, 클라이언트와 필요한 서비스의 연결기능

서비스 연결기능은 클라이언트의 욕구를 충족시키기 위해서 필요하고 유용한 서비스와 권리를 클라이언트에게 위임하고 양도하는 것이다. 클라이언트와 필요한 서비스를 연결시켜주는 기능을 수행하기 위하여 사례관리자는 클라이언트에게 유용한 자원이 무엇인지를 인식하고 클라이언트와 서비스의 효과적인 연결을 위해서 클라이언트를 옹호해야 한다. 사례관리자는 공식적 기제와 비공식적 기제를 동시에 활용해야 한다. 공식적 기제는 각각의 기관의 역할과 책임을 명시한 기관 상호 간의 협정, 입회기준, 클라이언트에 대한 기관의 협력을 명시한 다른 규정들이 있다. 비공식적 기제는 다른 프로그램의 직원 사이의 업무협약 또는 이해가 있다.

둘째, 비공식 지원체계와 클라이언트 간의 상호작용의 촉진기능

비공식적 지원 체계를 통하여 클라이언트는 경제적·사회적 안정, 신체적·정신적인 건강, 정서적지지, 안내, 지역사회 생활의 향상 등에서 결정된 도움을 받고 있으며, 이것은 다른 지원체계보다도 훨씬 더 클라이언트에게 실질적인 지원을 제공할 수 있다. 클라이언트를 돕는 비공식적 지원체계는 가족, 친척, 친구, 이웃, 자원봉사자, 종교단체, 자조집단 등이 있다.

셋째, 사례관리 기관들 간의 조정기능

기관 상호 간의 조정은 공식적인 정책이나 비공식적인 기관들 간의 협정을 통하

여 기관들 사이의 연계를 촉진함으로써 사례관리의 효과성을 높이는 기능이다. 기관간의 조정에서 공식적인 정책은 국가의 정책적인 차원에서 이루어지며, 비공식적인 협정은 기관의 행정적인 차원에서 이루어지거나, 사례관리자에 의해서 프로그램 차원에서 이루어지기도 한다. 기관 상호 간의 협정은 서비스의 유형, 클라이언트의 수, 재정적인 여건 등과 밀접하게 관련되어 있으며, 프로그램이 진행되기 전이나 진행 중에도 언제나 이루어질 수 있다.

넷째, 상담기능

상담은 사례관리 과정에서 클라이언트에게 유용한 서비스에 접근할 수 있도록 필요한 정보를 제공하며, 클라이언트 자신의 욕구와 문제에 대한 이해를 증진시키고, 그들 가족들에게 클라이언트에 대한 이해를 촉구하며, 서비스 제공기관과의 접촉을 향상시키는 기능을 수행한다. 상담은 클라이언트에게 정서적 지지를 제공하며, 고립감과 문제에 대한 압박감을 감소시키고, 클라이언트로 하여금 문제를 스스로 해결할 수 있도록 동기를 부여하고 클라이언트를 세력화시키는 기능을 수행한다.

다섯째, 문제해결기능

문제해결은 사례관리 과정에서 클라이언트에게 발생할 수 있는 클라이언트 개인의 성격상의 문제, 위기상황 또는 실직, 부부갈등과 같은 일상생활상의 문제 등을 잘 극복할 수 있도록 하는 기능이다. 사례관리자는 클라이언트의 문제해결을 위해서 클라이언트에게 격려, 지지, 안도감 등을 제공하며 자신의 문제를 해결하려는 동기를 부여하며, 문제해결에 필요한 기회와 자원에 접근할 수 있도록 돕는다. 또한 사례관리자는 클라이언트의 문제에 대한 인식노력, 지각능력 및 대처능력을 극대화할 수 있도록 돕는다.

여섯째, 옹호기능

옹호는 개인 클라이언트와 집단 클라이언트의 사회적 기능을 향상시키기 위해서 클라이언트의 무기력과 무능력을 제거하는 것이며, 명확한 욕구를 가지고 있는 개인 또는 집단에게 힘과 자원을 적절하게 분배하려는 목적을 둔 활동을 포함한다. 옹호는 자원획득이 불리한 조건에 처한 클라이언트가 서비스 또는 자원을 획득할 수 있도록 하거나, 클라이언트에게 불리하게 작용하는 현재의 정책, 절차 또는 관례를 수정하기 위해서나 또는 필요한 자원 또는 서비스를 제공할 수 있도록 하는 새로운 입법 또는 정책을 만들어 나가기 위해서 클라이언트와 함께 또는 클라이언트를 위해서 일하는 과정이다. 때론 클라이언트 개인이나 집단에게 서비스의 공정성을 보장하기 위해서 중재, 교섭, 논쟁, 협상, 환경조성 등의 역할이 포함된다.

사례관리자는 사례관리체계를 구성하는 가장 핵심적인 요소로 클라이언트와 서비스 체계 간을 연결시키고 다른 서비스를 제공자들과 협력하여 클라이언트에게 보호의 연속성을 보장해 주고, 나아가 클라이언트가 가장 높은 수준의 사회적·경제적·신체적 통합을 달성하도록 보장하는 1차적인 책임을 진다.

사례관리자는 사회복지사가 개인이 될 수도 있고 전문가로 이루어진 팀이 될 수도 있다. 사례관리자는 사례관리를 실천하는 과정에서 세 가지 핵심적인 기능을 수행한다. 첫째, 클라이언트의 포괄적 욕구를 충분히 인식한다. 이것이 중요한 이유는 사례관리자가 '전체'로서 클라이언트의 복리를 책임지는 유일한 서비스 제공자이기 때문이다. 둘째, 클라이언트와 그들의 욕구에 적합한 서비스 체계를 조정·연결한다. 셋째, 클라이언트에게 제공되는 서비스에 대해 지속적으로 점검한다.

이러한 사례관리자의 역할은 크게 직접서비스 역할과 간접서비스 역할, 그리고 통합적 역할로 나누어 이해할 수 있으며, 각각의 역할을 다음 표와 같이 설명할 수 있다.

<표 Ⅳ-3-1> 사례관리자의 역할

역할구분	역할	내용
직접 서비스 역할	이행자	위기 개입 시 심리적 지지를 제공하는 역할을 하는데, 예를 들어, 경청, 감정이입적 표현, 환기법, 명료화, 충고 등의 역할을 수행
	교육자	기술을 명확하게 가르치는 역할, 모델화로 사례관리자 자신이 클라이언트가 원하는 역할모델, 역할연습을 시키는 역할, 환류를 제공하여 클라이언트의 능력을 강화시키는 역할, 훈련 이전의 역할로 실제 상황으로 옮겨 클라이언트가 잘 기능하도록 돕는 역할 수행

	안내자, 협조자	클라이언트와 만나고, 서비스와 지원을 위한 결정과정에 함께 협조하여 추진해나가며, 클라이언트를 지지하고 사회적 구성원들을 위한 보상이나 급부를 위해 전문가나 구성원과의 지속적 만남을 유지하는 역할 수행
	진행자	클라이언트의 높은 수준의 자기 지향을 행할 수 있을 만큼 준비가 되어야 가능한 역할 수행
	정보전문가	사례관리자는 지역사회에서 클라이언트가 이용 가능한 대인서비스, 급부체계, 기회 등에 대한 지식 필요 다양하면서도 전문적인 정보를 많이 가지고 있어 이를 클라이언트에게 전달해 주는 역할 수행
	지원자	클라이언트에게 일정 수준의 지식, 기술, 자기인식능력이 필요하며 클라이언트가 자기옹호를 할 수 있을 때 지원자로서 역할 수행
간접서비스 역할	중계자	클라이언트 욕구를 위한 서비스 유무를 명백히 하고 기관을 선정하는 전략으로 자원목록이라는 전문지식의 서비스를 중계하는 역할 수행
	연결자	특정 기관의 서비스와 클라이언트를 연결하는 역할 수행 – 대표적 방법으로는 의뢰
	조정자	상호적 기관망의 맥락에서 적합한 방법으로 서비스를 획득하는 노력으로, 조정촉진을 위해 전략하는 역할 수행
	옹호자	서비스 제공을 거부한 기관을 상대로 도움을 주도록 동기화하는 전략으로 클라이언트를 위한 옹호 역할 수행
	협동자	상호 보호수준으로 발전시키기 위해 원조자들에게 조력하는 역할 수행
	협의자	타조직이나 기관의 변화와 혁신을 장려하는 역할 수행
통합적 역할	상담가, 교육자	클라이언트의 구체적이고 정확한 사정을 통해 클라이언트와 가족의 역기능적인 패턴을 확인하게 돕고, 더 유용한 패턴을 개발하도록 클라이언트와 함께 일하는 역할 수행
	조정자	클라이언트의 문제와 타인으로부터 원조를 필요로 하는 욕구를 동시에 사정하고, 계획을 세우고, 원조자들과 효과적으로 만나도록 돕는 역할 수행
	옹호자	변화를 위한 개입과정 중 필요한 자원이 부재하거나, 특정 클라이언트에게 서비스의 제공이 차단되는 상황에 클라이언트가 필요한 자원을 얻을 수 있도록 역할 수행

2.5 사례관리의 과정

사회복지의 실천과정과 마찬가지로 사례관리에도 다양한 실천모델들이 제시되고 있으며 이러한 실천모형들은 상이한 일련의 과정들을 가지고 있다. 이것은 사례관리 실천과정들에 대한 일련의 절차들을 설명하여 줄 뿐만 아니라, 사례관리자와 클라이언트가 그들의 목표를 위하여 서비스를 수행해 나가는 과정을 구조화시켜 준다는 점에서 의의가 있다(전재일 · 이준상, 1998 : 52).

학자에 따라 사례관리의 단계가 다양하게 제시되고 있지만, 사례관리를 실천의 핵심적 요소에 대한 일반적인 합의는 존재하지 않는다.

1) 접수

접수는 사례관리의 첫 단계로서 클라이언트가 기관에 스스로 접근하거나 출장원조나 의뢰를 통하여 기관에 접근하여 적격성을 심사하고 계약을 통하여 클라이언트가 되는 단계이다.

사례발견의 전략에는 출장원조, 의뢰, 정보제공 등이 있으며, 서비스가 절실히 필요함에도 불구하고 원조를 요구하지 않는 클라이언트를 위한 출장원조는 가장 선호하는 사례발견의 전략이다. 계약에서 중요한 사항은 사례관리자와 클라이언트 사이에 신뢰감을 형성하고, 상호 간의 역할을 명료화하며, 서비스에 대한 클라이언트의 기대를 파악하고 협상하는 것이다.

(1) 사례발견

사례관리 서비스가 필요한 클라이언트는 한 명의 서비스 제공자가 아니라 여러 명의 서비스 제공자의 도움을 필요로 하는 다양한 문제들을 가지고 있으며, 대개 낙인감, 자기노출의 두려움, 자포자기, 무기력, 동기부족, 무능력, 신체장애, 정신장애 등으로 인하여 필요한 서비스 접근이 어렵기 때문에 사례관리자는 적절한 사례발견 전략을 선택해야 한다. 사례발견 전략에는 아웃리치, 의뢰, 정보제공, 클라이언트의 자발적인 기관방문 등이 있으며, 이 중 서비스가 절실히 필요함에도 불구하고 원조를 요구하지 않는 클라이언트를 위한 아웃리치는 가장 선호하는 사례발견의 전략이다.

① 자발적 방문 : 잠재적 클라이언트가 스스로 사례관리기관을 찾아오거나 서비스를 신청하는 경우

② 아웃리치 : 사례관리 제공기관이 지역사회에 거주하고 있는 잠재적인 사례관리대 상자를 찾아나서는 적극적인 사례발굴활동

③ 공공기관에 의한 의뢰 : 시·군·구 또는 읍·면·동에서 지역 내 수급권자 및 차상위 계층, 결식아동 등을 발견하여 서비스 제공기관에
클라이언트를 의뢰하는 방법

④ 타 기관 및 타인 의뢰 : 다른 사회복지기관에서 클라이언트를 의뢰하는 경우로 기관에서 서비스 제공이 어려울 경우 사례의뢰서 양식에 의거해 클라이언트의 의뢰

(2) 스크리닝

아웃리치, 의뢰, 자발적 기관방문 등을 통해 클라이언트와 초기접촉이 이루어지면 사례관리자는 클라이언트에 관한 기본적인 정보를 수집한다. 이 단계에서 수집하는 정보는 아주 필수적인 부분으로 제한하여야 한다는 것에 주의해야 한다. 그렇지 않은 경우에는 잠재적인 클라이언트의 특성상 초기에 지쳐 포기할 위험이 있으며 본격적 사정의 과업과 중복될 수도 있다.

스크리닝은 사례발견을 통해 서비스를 신청한 사람을 대상으로 서비스 제공의 적합성을 결정하는 것이다. 정해진 적격성의 기준에 적합한 사람인가를 확인하고 사례관리 서비스의 클라이언트로 결정하는 과정이다. 이는 부적절한 의뢰가 서비스가 필요하지 않는 사람을 사정 이전에 판단함으로써 실제적으로 서비스가 필요한 클라이언트에게 신속한 서비스를 제공하기 위함이다.

① 스크리닝 구분 : 클라이언트가 사례관리대상자로 적합한지를 결정하는 것으로 잠재적 사례관리대상자, 의뢰대상자, 정보제공대상자, 서비스 제외 대상자로 대

상자를 구분

② 스크리닝 기준 : 각 서비스 제공기관의 자원 및 절차, 주변환경 등의 실정에 따라 적절한 기준을 마련하여 사용하는 것이 필요하여 사회복지사가 이 기준을 근거로 사례관리대상자의 자격요건을 판단하는 데 어려움이 없도록 구체적이어야 하며, 각 분류대상별 기준이 명확하게 제시

(3) 계약

계약은 클라이언트가 사례관리 서비스를 제공받기 원하여 사례관리자와 함께 서비스제공에 동의하는 서식에 서명하는 것을 말한다. 계약은 사례관리자와 클라이언트 사이에 신뢰감을 형성하고 상호 간의 역할을 명료화하며, 서비스에 대한 클라이언트의 기대치를 파악하고 협상하는 것이다.

2) 사정

사정은 접수과정에서 사례관리 서비스를 제공하기로 결정한 클라이언트를 대상으로 그들의 복합적인 욕구와 문제, 그들의 현재의 기능, 그들의 장점과 잠재능력, 공식적·비공식적 지원체계의 그들에 대한 보호능력 등에 관하여 전반적인 자료를 수집하고 종합적으로 분석하는 과정이다. 즉 사례관리의 전반적인 목적이 클라이언트와 필요한 서비스를 연결하는 것이라면, 사정의 목적은 클라이언트가 어떤 유형의 서비스를 필요로 하는가를 상술하는 것이다. 또한 사정은 클라이언트의 가치와 이익에 가장 부합되는 해결방안과 클라이언트와 관련체계와의 관계를 관한 사항들을 검토하는 것이며, 사례관리 과정에서 사례관리자의 서비스에 대한 관여의 수준과 본질은 물론 서비스 전달의 양과 질을 결정하는 과정이다.

(1) 클라이언트 욕구 및 문제 사정

사례관리의 목적 달성에 매우 중요하며 개입의 근거를 제시한다. 클라이언트의 욕구에 대한 확인은 클라이언트의 진술을 토대로 사례관리자의 관찰이 함께 이루

어져야 한다. 클라이언트의 생활변천과 관련된 스트레스 요인 등 문제와 위기상황에 관한 것도 사정할 필요가 있다.

(2) 욕구에 대한 클라이언트의 능력 사정

스스로의 힘으로 해결할 능력과 의사결정능력을 가지고 있는지를 확인한다. 클라이언트의 약점이나 결함보다는 강점, 잠재능력, 활용 가능한 자원, 발전가능성, 문제해결능력 등과 같은 긍정적인 요소에 우선 초점을 두어야 한다. 또한 다양한 진단 도구를 활용할 수 있다. 심리적·정서적 기능을 사정하는 도구로는 주로 DSM-IV를 사용하며, 신체적 기능수준의 사정은 주로 일상생활능력(ADL)과 수단적 일상생활능력(IADL) 등을 활용한다.

(3) 클라이언트 지원체계의 능력 사정

공식 지원체계에는 사회복지기관과 시설, 지역사회의 공식적인 단체와 기관, 정부기관 등이 있다. 비공식 지원체계는 가족, 친척, 친구, 이웃, 자조집단, 종교집단, 직장동료 등 다양한 형태가 존재한다. 공식·비공식적 지원체계에 관한 정보들은 다양한 사정 도구를 활용하여 얻을 수 있다. 예를 들면, 가계도, 생태도, 사회적 관계망 격자, 그리고 사회적 관계망 지도 등이 있다.

(4) 지원체계 활용의 장애 사정

공식 지원체계와 비공식 지원체계를 활용하는 데 있어서 장애에 대한 사정을 실시한다. 여기서 장애란 지원체계와의 관계를 방해하거나 형성되지 못하도록 막는 그 무엇을 말한다. 이러한 상황을 일으키는 요인들 간의 특수한 복합적 관계와 새로운 서비스 제공이 장애극복에 적절한 효과를 가져다 줄 수 있는지에 대한 충분한 고찰이 가능하게 한다.

3) 계획

계획은 사례관리의 목적을 달성하기 위해 클라이언트에 대한 장단기의 목표를 설정하고, 그러한 목표달성을 위한 가장 적절한 해결방안을 모색하기 위하여 클라이언트에 대한 개별적인 보호계획을 수립하는 과정이다. 즉, 계획은 클라이언트를 위해 제공되는 서비스에 대한 청사진을 작성하는 것으로, 서비스 제공을 위한 세부목표와 우선순위를 설정하고, 이러한 목표에 상응하는 활동과 서비스를 개발하고 계획화하는 지적인 과정이다.

보호계획은 클라이언트에 대하여 설정한 목표를 달성하기 위해서 어떠한 서비스가 언제, 어떤 방식으로, 얼마 동안, 얼마만큼 제공되어야 하는가에 관한 사항들을 개별적으로 문서화한 것이다. 보호계획의 수립은 대개 다양한 학문분야의 전문가들로 구성된 팀을 활용하여 이루어지며, 이 과정에서 사례관리자와 클라이언트가 적극적으로 관여해야 한다.

(1) 목표설정

클라이언트의 생활환경의 개선, 개인의 능력 향상, 지원체계 개발과 강화 등이며, 서비스 개입을 통해 클라이언트에게 기대할 수 있는 결과를 의미한다.

(2) 서비스 계획의 수립

클라이언트에 대하여 설정한 목표를 달성하기 위해서 어떠한 서비스가 언제, 어떤 방식으로, 얼마 동안, 어느 정도 제공되어야 하는가에 관한 사항을 문서화한 것이다. 기록은 사례관리자가 사정과정에서 수집한 모든 관련 정보의 조직화될 기회를 제공하며, 불필요한 사항을 제거할 수 있게 하고 사례관리의 논리적 기초를 제공한다.

4) 연결

연결은 보호계획을 완전하게 수행하는 단계로서 클라이언트와 필요하고 유용한 서비스를 연결하며, 개입을 통하여 서비스의 획득과 활용에서의 장애를 극복하고 적절하게 서비스를 배열하고 정리하는 과정이다. 즉, 연결은 사례관리 실천의 성공을 결정하는 중요한 단계로서 보호계획의 모든 부분들의 단계적인 실행을 통하여 적절한 서비스를 적소에 배치하는 과정이다.

(1) 장애극복과 옹호

서비스를 적합한 시기에 적절히 제공하고 효율적으로 활용하기 위해서는 보호계획의 수행 시 발생하는 장애를 극복할 필요가 있다. 그 장애에는 선천적 무능력, 내부장애, 외부장애가 있으며, 선천적 무능력은 클라이언트를 통제 밖의 것으로 서비스 제공자와의 효과적인 의사소통에 제한을 초래하며 특수한 서비스 제공이 필요하다.

내부장애는 클라이언트의 동기부족, 낙인감, 불신, 신념, 가치 등 심리사회적인 문제로서 클라이언트의 행동패턴을 결정한다. 외부장애로는 자원의 결연, 자원의 부족, 자원에 대한 정보와 접근성의 결여, 서비스의 단편성과 불연속성 등이 있다. 이러한 장애를 극복하는 방법에는 서비스제공자들과 새로운 관계를 시작하도록 연결하거나, 현재 연결의 경직성을 개선하도록 하거나, 클라이언트 권리에 대해 옹호적 주장을 하거나, 클라이언트가 불공정한 처우를 받지 않도록 강하게 주장, 설득하는 옹호 등이 있다(권진숙·전석균, 1999).

(2) 서비스 계획의 수행

클라이언트에 대한 장애가 점차 극복되면, 사례관리자는 클라이언트의 환경에 맞게 보호계획을 수행하게 되는데, 사례관리자는 클라이언트와 비공식적 지원체계, 서비스 제공자 및 사례관리기관과 함께 수행한다.

(3) 서비스의 조정

서비스 계획의 수행이 클라이언트에게 필요한 서비스를 연결하고 계획된 서비스가 제공되도록 하는 것이라면, 서비스의 조정은 클라이언트에게 제공되는 서비스를 적절히 배열·정리하여 서비스의 효과성과 연속성을 보장할 수 있도록 하는 것이다.

5) 점검

점검은 클라이언트에게 제공되는 서비스의 적시성, 적당성, 적절성 및 연속성을 보장하기 위해서, 서비스 제공자를 포함한 클라이언트의 지원체계의 서비스의 전달과 실행을 추적하고 재사정을 실시하는 과정이다. 즉, 점검은 보호계획이 적절하게 실행되고 있는가, 클라이언트가 기대하는 서비스를 제공받고 있는가, 클라이언트에게 제공되는 서비스가 필요하고 적절한 것인가, 그리고 클라이언트의 지원체계가 서비스 제공과 지지의 역할을 제대로 수행하고 있는가를 추적하고 감독하는 과정이다.

클라이언트에게 제공되는 보호에 대한 점검은 클라이언트 수준과 서비스 제공자의 수준에서 이루어진다. 클라이언트 수준에서의 점검은 ① 클라이언트는 목표달성을 위해 스스로 노력하고 있는가, ② 클라이언트의 자기 보호의 노력은 적절한가, ③ 클라이언트에게 제공되는 서비스가 욕구충족과 변화에 기여하는가, ④ 클라이언트의 새로운 욕구나 문제가 발생되고 있는 가 등에 관한 사항을 확인하는 것이다.

서비스 제공자의 수준에서의 점검은 ① 클라이언트에 대한 보호계획은 적절하게 실행되고 있는가, ② 서비스와 자원은 적시에 적절하게 지속적으로 제공되고 있는가, ③ 제공되는 서비스가 클라이언트의 욕구충족과 변화를 위해 필요한 것인가, ④ 서비스 제공자들 사이 또는 서비스 제공자와 클라이언트 사이의 갈등이 있는가 등에 관하여 확인하는 것이다.

재사정은 보호계획의 수행 중에 주기적인 사정을 통하여 클라이언트에게 제공되는 서비스가 적합한가, 보호계획의 변화가 필요한가, 그리고 보호 계획은 어떠한 방식으로 변화될 필요가 있는가를 결정하는 과정이다. 재사정과 평가가 다른 점은 재사정이 클라이언트의 보호계획의 적합성을 판단하여 서비스에 대한 변화의 필요성의 여부를 결정하는 과정인 반면에, 평가는 가치와 종결을 포함하는 개념으로 보호계획이 클라이언트의 삶에 어떠한 변화를 가져왔는가를 판단하는 효과성에 초점을 두는 과정인 것이다. 재사정은 기관의 정책을 통해서 6주, 3개월 또는 6개월 등의 표준화된 주기적인 간격을 정하고, 보호계획에 기록된 일정표를 기준으로 하여 재사정을 실시한다.

(1) 서비스에 대한 점검

서비스의 질에 대한 수준에서는 구조, 과정, 결과의 차원으로 구분하여 평가될 수 있다.

클라이언트의 수준에서는 사례관리자가 클라이언트와 지속적으로 접촉하면서 클라이언트의 상황변화를 평가하여 서비스 계획이 수정될 필요가 있는지 판단한다. 서비스 제공자의 수준에서는 서비스 제공자의 능력, 계약이행 등을 점검할 필요가 있다. 점검은 사례관리의 과정에서 가장 어려운 부분 중의 하나이다. 효과적인 점검을 위해서는 사례관리자가 그들에게 영향력을 행사할 수 있어야 한다. 따라서 기관 간의 협정, 계약, 사례회의 등을 활용할 필요가 있으며, 서비스 전달을 점검하는 방법으로는 대면접촉, 관찰, 가정방문, 직접면접, 전화, 서신, 사회적 지원망 구성원들의 모임, 사례회의, 질문지 발송, 기관간의 회의 등이 있다(이근홍, 1998).

성공적인 점검은 기록과 주기적인 관리가 좌우한다고도 할 수 있다.

(2) 재사정

서비스 계획의 수행 중에 주기적인 사정을 통하여 클라이언트에게 제공되는 서비스의 적합성 보호계획 변화의 필요성과 변화방식을 결정하는 과정이다.

재사정과 평가의 차이점은 재사정이 클라이언트 서비스 계획의 적합성을 판단하여 서비스에 대한 변화의 필요성 여부를 결정하는 과정인 반면에, 평가는 가치와 종결을 포함한 개념으로 서비스계획이 클라이언트의 삶에 어떠한 변화를 가져

왔는가를 판단하는 효과성에 초점을 두는 과정이다.

6) 평가

평가는 사례관리의 필수적인 구성요소로서 클라이언트에게 제공된 서비스, 클라이언트의 진척사항, 보호계획, 서비스 활동 및 서비스 체계의 효과성과 효율성을 종합적으로 판단하는 과정이며, 사례관리자의 전문적인 판단에 근거하여 클라이언트에게 서비스가 더 이상 필요하지 않을 때 사례관리의 과정을 종결하는 단계이다. 이것은 사례관리의 효과성과 효율성의 분석을 통하여 환류를 제공하고, 보호계획, 프로그램 및 서비스 체계의 수정의 중요한 수단이다.

사례관리 서비스에 대한 결과의 평가는 클라이언트와 체계의 두 가지 수준에서 이루어진다. 클라이언트 수준에서의 평가의 척도로는 ① 서비스 제공자가 클라이언트가 수용할 수 있는 형태와 수준의 서비스를 제공하고 있는가, ② 클라이언트에게 제공되는 서비스는 적당한가, ③ 서비스가 일반적으로 수용할 수 있는 양질의 실천기준에 적합한가, ④ 제공된 서비스가 의도한 결과를 초래하는가, ⑤ 클라이언트는 제공되는 서비스에 대하여 만족하는가, ⑥ 한정된 서비스의 공급이 극한 위기에 처해 있는 클라이언트에게 전달되는가 등이 있다.

서비스 체계 수준에서의 평가의 척도로는 ① 보호계획이 클라이언트의 장단기 목표를 달성하는데 적절한가, ② 보호계획에서 기술한 활동과 과업은 적절한 방법으로 실행되는가, ③ 보호계획은 클라이언트의 욕구를 충족시키기에 적합한가, ④ 서비스 제공기관의 정책과 프로그램은 클라이언트의 욕구충족에 기여하는가 등이 있다.

사례관리자와 클라이언트 간의 지속적인 의사소통을 위해서는 사례가 종결된 이후에 정기적으로 전화확인이나 우호적인 방문을 실시하며, 클라이언트의 생일, 휴가철, 사례종결 날짜에 일상적인 인사편지를 보내고, 주기적으로 클라이언트의 상태를 평가하며, 그리고 클라이언트에게 기관이나 프로그램의 소식지를 계속적으로 보낼 필요가 있다.

(1) 평가

사례관리 서비스의 평가도구로는 클라이언트에 대한 직접적인 면접, 전화면접, 사례회의, 전문가의 기록에 대한 검토, 시설과 기관의 이용빈도 등을 활용한다(Rapp & Chamberlain, 1985 : 419).

(2) 종결

종결은 사례관리 과정을 통하여 사례목표가 달성되거나, 서비스가 이미 클라이언트를 위해 필요하지 않거나, 클라이언트의 중대한 변화로 인하여 사례관리 과정을 진행할 수 없는 경우에 서비스의 제공을 중단하는 과정이다. 종결에 대한 결정은 사례관리자와 클라이언트 양자 간에 이루어지는데, 종결을 하기 위해서는 클라이언트가 종결에 대해 미리 준비되어 있어야 하며 선행되어야 할 일은 재사정이다.

서비스의 종결은 클라이언트에게 자립의 기회를 제공하기도 한다. 그러나 종결하였다고 하더라도 클라이언트가 다시 서비스를 필요로 할 경우 사례관리자에게 접근할 수 있는 통로로 지속적으로 유지하는 것이 바람직하다. 종결 후에도 지속적으로 클라이언트의 상태를 진단하며, 기관 프로그램을 안내할 수 있다.

3. 사례관리 실천기술

3.1 직접적인 실천 기술

사례관리에 있어서 직접적인 실천기술 또는 직접적인 개입기술은 사례관리자가 클라이언트와 관계를 형성하면서 클라이언트의 기능을 향상시킴으로써 욕구충족 및 문제해결을 원조하는 직접적인 서비스를 제공하는 데 있어서 필요한 기술을 말한다.

사례관리에 있어서 직접적인 실천기술들은 사례관리자가 클라이언트로 하여금 자신의 욕구를 스스로 충족시킬 수 있는 역량을 강화하도록 도와줌으로써 사례관리 그 자체의 효과성을 높일 수 있도록 원조하는 것이며, 사례관리의 전 과정에서 필요한 기술이다. 또한 사회복지실천 방법론이 모든 직접적인 기술들이 사용된다고 할 수 있다.

1) 상담과 치료

초기의 사례관리에서는 중개자 혹은 행정가로서의 사례관리자의 역할이 강조되어 상담(counselling)이나 치료(therapy)와 같은 직접적인 실천기술은 중요한 것이 아니라고 인식하였다. 그러나 사례관리가 점차 발달하면서, 행정 및 지역사회 서비스임과 동시에 치료적 서비스를 포함하는 포괄적인 서비스라는 점 등으로 상담, 치료와 같은 직접적인 실천의 기능이 강조되고 있다(장인협・우국희, 2001; 정순둘, 2005).

먼저 사례관리에서의 상담은 전통적인 치료처럼 심리 내적인 문제를 다루는 것이 아니며, 주거문제, 재정문제, 양육 그리고 고용과 같은 영역에서의 문제해결, 현실검증, 사회화 기술, 그리고 실제적 도움 등의 전 과정에 걸쳐 요구되는 기술로서 정보와 조언을 제공하는 것이다. 상담에는 가족 구성원, 기관 대표자, 수용보호시설 운영자 등에게 제공되는 자문이 포함된다.

효과적인 상담은 기본적 생활기술을 가르치는 일, 역할놀이의 활용, 그리고 바람직한 행동에 대한 모델링 등을 포함하고 있다. 이러한 상담은 자기관리기술을 촉진하고 긍정적인 강화의 사용을 조장하는 것으로서, 보통 단기적인 것이므로 사례관리의 각각 단계 혹은 전 과정을 통하여 제공 될 수 있다.

다음으로 치료는 개인의 정신 내적인 문제로서 내면 깊이 자리 잡은 성격 문제에 초점을 두는 장기치료와 실직, 결혼갈등과 같은 표면적인 생활문제에 초점을 두는 단기치료로 구분할 수 있다. 치료는 개별적이거나 단적일 수 있으며 가족이 관여할 수도 있고, 위기 개입적인 특징을 가질 수도 있다. 클라이언트들의 긍정적인 행동변화를 강화하고 유지하기 위해 필요에 따라서는 치료에 가족구성원을 포함시키는 것은 중요하다.

만성적인 클라이언트는 만성화로 인해 개인의 내적 통찰력이 제한되어 있으며, 따라서 클라이언트의 현재 상황에 대한 관리, 사회 적응, 그리고 사회적 지지와 클라이언트의 연계 등의 개입 형태가 치료의 내용에 포함 된다. 치료는 클라이언트의 변화 추이에 따라 사례관리 과정 중 언제든지 이루어질 수 있으며, 필요에 따라 제공되고 철회될 수 있다.

상담과 치료는 모두 클라이언트의 기능을 향상시키기 위한 직접적인 실천의 기능으로서, 클라이언트의 정서적이고 내면적인 세계에 초점을 두고 주로 1:1의 관계 속에서 진행된다. 상담과 치료의 목적은 클라이언트의 내적 지원을 강화시켜 주고, 개인적인 자원이 지역사회 내에서 가능하도록 하는데 있으며, 사용되는 이론적 배경과 기법이 거의 동일하다는 공통점이 있다.

그러나 치료는 클라이언트가 병리적인 상태에서 벗어나도록 하는데 초점을 두고, 심리 역동적이고 내면적인 것이 강조된다. 또한 '대화' 기법을 사용하여 클라이언트의 내부에 있는 근본적이고 영적인 마음의 문제를 치료하는 것에 목적을 두고 있다. 그에 비해서 상담은 문제의 해결과 치료를 목적으로 하는 치료적 모형에서 예방과 전인적인 발달과업의 성공적인 성취를 위한 실질적인 도움을 제공하는 모형까지 그 유형과 목적이 다양하다. 또한 상담은 보다 클라이언트의 삶과 지금-여기(here and now)의 문제와 관련하여 구체적인 조언이나 지침을 제공해 줌으로써 환경에 적응할 수 있도록 도와주는 것을 목적으로 한다는 점에서 차이점이 있다(Rothman & Sager, 1998).

사례관리에서 상담과 치료를 사용하는 목적은 클라이언트의 증상에 대한 치료가 주목적이 아니라, 클라이언트가 기본적인 삶의 과제에 적극적이고 효율적으로 대처할 수 있게 하는 것이다(Fast & Chapin, 1996; 정순둘, 2005).

사례관리에서 상담과 치료 등과 같은 직접적인 서비스의 제공을 위한 주요 요인은 다음과 같다(Rothman & Sager, 1998).

· 클라이언트에게 대인관계의 형성과 유지, 그리고 실질적인 과제 수행 등과 같은 일상생활 기술을 가르친다.

· 클라이언트에게 용기를 주고, 강화시켜주며, 동기화시키는 등의 정서적 지지를 제공한다.

· 클라이언트에게 원조기관을 찾는 방법과 지역사회 자원을 이용할 수 있는 방법 등의 정보를 제공하는 인지적 지지를 제공한다.

· 클라이언트에게 아이를 돌보는 사람을 찾아주는 것, 차가 고장이 났을 때 견인차량을 불러 주는 것, 식사를 대접하는 것 등 실제적이고 구체적인 도움을 확대한다.

· 전혀 예상하지 못했던 스트레스 상황이라도 클라이언트가 이겨낼 수 있도록 위기 개입 기법을 적용한다.

2) 지지의 제공

사례관리자는 사정의 과제를 달성하는 것과 클라이언트에게 정서적 지지를 제공하는 것 등 2가지 의무가 있다. 긍정적인 지지 기술로서는 대표적으로 칭찬이 있으며, 이를 통해서 사례관리자와 클라이언트의 관계가 더욱 견고해질 수 있다. 또한 클라이언트가 무엇인가를 하도록 격려하는 효과도 발생한다.

행동수정 이론에 의하면 이러한 긍정적인 지지는 긍정적인 새로운 행동을 학습하는 동기가 되기 때문에 클라이언트에게 칭찬이란 좋은 자극제가 된다. 그러나 새로운 행동을 학습했다 하더라도 이러한 행위가 지속적인 보상을 받지 못한다면, 금방 소거될 수 있으므로 사례관리자는 인내를 가지고 일관성 있게 긍정적인 지지를 보상으로 제공하여야 한다.

3) 관계형성을 위한 기술

클라이언트와 사례관리자의 상호 신뢰관계 즉, 라포는 사회복지실천뿐만 아니라 사례관리에서도 성공을 좌우하는 주요한 요인이다. 따라서 사회복지사나 사례관리자는 클라이언트와의 긍정적인 관계형성이 중요하며 그에 필요한 기술을 가지고 있어야 한다.

사례관리에 있어서 사례관리자와 클라이언트의 긍정적인 관계는 다음과 같다(Rapp & Goscha, 2006; 권진숙 · 박지영, 2009).

(1) 목적이 있는 관계

사례관리의 궁극적인 목적은 클라이언트의 변화를 위한 것이며, 사례관리자는 이러한 목적의 달성을 위해 활동하는 것이다. 즉 사례관리자와 클라이언트는 같은 목적을 공유하고 있는 동등한 관계이다.

(2) 상호 협력적인 관계

사례관리자와 클라이언트는 상호 공유하고 있는 목적을 달성하기 위해서 서로 협력하는 관계이다.

(3) 우호적인 관계

사례관리자가 클라이언트에게 사례관리를 통해 도움을 제공하는 것 중의 하나는 클라이언트가 다른 사람들과 친밀한 관계를 형성하고 유지하게 하는 것이다. 따라서 사례관리자는 클라이언트가 사례관리자와의 관계 속에서 존중과 수용, 온화와 보호, 즐거움 등을 경험할 수 있도록 우선적으로 도와주어야 한다.

(4) 신뢰적인 관계

대부분의 클라이언트들은 제한적인 관계망을 가지고 있으며 여러 관계망에서 실패한 경험도 있다. 또한 이러한 과거의 경험이 현재의 원조 관계에 부정적인 영향을 미칠 수도 있다. 따라서 사례관리자는 클라이언트와 매우 높은 수준의 신뢰 관계를 형성하고 유지해야 한다.

(5) 임파워링하는 관계

사례관리자와 클라이언트는 반드시 강점을 제공하는 임파워링하는 관계이어야 한다. 임파워링하는 관계는 클라이언트가 자신을 문제해결의 책임자로 인식하게 한다. 따라서 사례관리자는 클라이언트가 정체성을 가지고 스스로 결정해 나가면서 시행착오를 경험하기도 하고, 스스로 문제해결을 위한 정보를 수집하는 등, 클라이언트 스스로의 힘을 통해 성취해 나가도록 도와야 한다.

사례관리자가 클라이언트와 좋은 긍정적인 관계를 형성하고 라포를 형성하는데 중요한 기술은 다음과 같다(전재일 · 이성희, 2003).

- 클라이언트의 자기 결정 문제에 대한 관심을 나타내기
- 온화함을 전달하고, 신뢰 분위기를 만들기
- 클라이언트의 개별성을 존중하기
- 공감적인 이해를 나타내기
- 진실성과 확실성을 전달하기
- 비밀보장을 해야 할 정보와 하지 말아야 할 정보를 결정할 수 있는 전문적인 능력을 나타내 보이기

4) 경청 기술

사례관리의 실천 과정에서의 경청은 단순히 클라이언트의 말을 들어 주는 것 이상의 의미가 있다. 클라이언트들은 누군가가 자신의 이야기를 들어 주기를 바라고, 자신이 진정하게 받아들여지고, 이해되어지기를 바란다. 따라서 사례관리자는 클라이언트의 언어적 · 비언어적 의사표현에 집중하여야 하며, 특히 클라이언트의 의사표현에 내재된 의미와 내용, 감정에 집중해야 한다.

적극적인 경청은 치료적 경청과 반응을 의미하는 것으로 다음의 3가지 목적이 있다(최송식, 2008).

첫째, 클라이언트로 하여금 그들의 염려와 느낌을 정확하게 듣고 있다는 것을 알게 한다.

둘째, 사례관리자의 오해를 바로잡을 기회를 제공한다.

셋째, 클라이언트에 대한 수용을 보여준다.

또한 적극적인 경청에서의 유의사항은 다음과 같다.

- 충분히 오랫동안 적극적으로 경청한다.
- 적극적인 경청을 한 후에, 해결책은 나중에 제시한다.
- 적극적인 경청이 동의를 의미하는 것은 아니다.

· 사례관리자가 잘못 이해했을 수도 있다.
· 사례관리자가 자신의 비언어적인 의사표현, 즉, 몸짓, 자세 태도 등에 주의하라.

5) 공감적인 의사소통기술

"공감은 클라이언트와 함께 이해하는 것이지 클라이언트의 진단이나 평가적 이해를 하는 것이 아니다"(Hammond, Hepworth, & Smith, 1997: 3). 공감적 의사소통기술은 자연스럽게 반응하거나 반영하는 것이며, 사례관리자가 클라이언트의 언어적 표현뿐 아니라 비언어적 표현에 반응하며, 클라이언트의 주관적인 경험으로 들어가는 것이다.

사례관리자가 공감적으로 의사소통할 때, 클라이언트는 자신이 이해와 존경을 받고 있고, 그리고 수용되고 있음을 느낄 수 있다. 사례관리자의 공감적 의사소통은 클라이언트가 자신들에게 의미 있는 생각과 감정 경험을 지속적으로 탐색하도록 도와줄 수 있다(전재일 외, 2003).

여기서는 내용의 반영, 감정의 반영, 의미의 반영, 결합적 반영 등을 살펴보았다(전재일 외, 2003).

3.2 간접적인 실천 기술

1) 의뢰

의뢰(referral)는 필요한 서비스를 제공해 줄 수 있는 외부의 기관이나 자원 또는 전문가에게 클라이언트를 직접 연계시켜 주는 것을 말하며, 사례관리의 연계 기술에서 중요한 방법 중의 하나이다(Weissman, 1976; Hepworth & Lasen, 1982; O'neil, 1984).

사례관리자는 클라이언트가 의뢰되는 기관에서 발생할 수 있는 잠재적인 불안, 잘못된 인식, 이해 부족 등을 인지하고 있어야 하며, 사례관리자와 클라이언트, 인테이크 담당자가 모두 한자리에 모이는 연계회의(linkage meeting)를 통해 의뢰의 성공 가능성을 높여야 한다.

또한, 타 기관에 클라이언트를 의뢰할 때에는 다음을 유의하여야 한다(Hepworth & Lasen, 1982).

· 클라이언트를 지역사회 내의 타 기관에 의뢰할 때에는 명확하게 정해진 서비스와 개입계획을 대변한다.

· 의뢰 기관과 자원이 클라이언트를 받아들일 준비를 할 수 있도록 함께 활동한다.

· 의뢰 기관과 자원에 대해 클라이언트에게 정보를 제공하고, 의뢰의 필요성과 당위성에 대해서 클라이언트를 이해시킨다. 또한 의뢰와 관련한 클라이언트의 감정, 관심, 염려, 선호 등에 사정하고 충분히 이해하여야 한다.

· 의뢰 기관의 선정에 반드시 클라이언트를 참여시킨다.

· 의뢰기관의 서비스와 프로그램, 수급자격, 서비스의 질, 서비스 제공자의 능력과 동기, 기타 관련 정보 등을 클라이언트와 함께 검토하고, 사정하여야 한다.

· 서비스를 검토할 때, 서비스 제공 장소와 시간, 교통상황, 서비스 제공 시간 동안의 아동의 보호 등과 같은 보조적인 서비스의 이용 가능성도 함께 다루어져야 한다(O'neil, 1984).

· 클라이언트가 서비스 이용을 주저할 경우, 사회적 지지망의 성원과 동행할 수 있도록 조정한다(Weissman, 1976).

2) 연계

사례관리에서 중개 기술은 클라이언트의 욕구에 맞는 적절한 서비스를 제공해 줄 수 있는 지역사회 기관과 자원을 선택하여 연결해 주는 것이다. 그에 비해서 연계란 중개에서 한걸음 더 나아간 개념으로서 클라이언트가 의뢰(referral)를 통해 이용 가능한 자원을 찾게 되거나, 서비스를 제공 받게 되는 전 과정을 말한다(Suber, 1994: 101). 즉, 서비스가 제대로 연결되어 제공되고 있는지, 클라이언트가 원하는 도움이 실제로 제공되고 있는지를 확인하는 것까지 포함하는 개념(Rothman & Sager, 1998)이며, 한번으로 끝나는 것이 아니라 클라이언트의 욕구가 변화하게 되면, 그에 따라 적절한 자원이 이용될 때까지 지속적으로 일어나는 연속적인 개념이다(장인협 외, 2001; 정순둘, 2005).

또한 연계는 클라이언트를 적극 참여시켜서 공동으로 연계하는 방법과 서비스 제공자와 공동으로 연계하는 방법 등이 있다(전재일 · 이준상, 2008).

따라서 연계 기술에는 사정과 중개, 의뢰, 모니터링, 재사정, 평가 및 종결 그리고 필요한 경우에 새로운 자원을 찾아서 연결해 주는 기술까지도 포함되는 포괄적인 개념이며, 전통적인 사회복지실천 전문가인 사회복지사들과 사례관리자의 역할에 있어서 가장 명백하게 차이가 나는 부분은 바로 연계기술(Los Angeles County Department of Mental Health, 1985; 최송식, 2008, 재인용)이라는 표현처럼, 사례관리에 있어서 핵심이 되는 기술이자 개념이다.

사례관리 서비스를 필요로 하는 클라이언트들은 자원을 획득하는데 어려움을 경험하고 있는 경우가 대부분이다. 만성 정신장애인, 고령자, 신체장애인, 발달장애인, 아동 등 사회적인 약자인 클라이언트들은 자신의 욕구가 어떤 것인지 자신의 욕구에 적합한 서비스가 어떤 것인지, 어떤 서비스가 이용 가능한 것인지, 어떻게 이용해야 하는지를 잘 모르고 있다.

클라이언트들의 다양하고 복합적인 욕구를 충족시키기 위해서 다양한 서비스의 제공이 필요하지만, 낮은 자존감, 서비스 수급 요건에 대한 정보 부족, 사회적 기술의 부족 등으로 자신들에게 적합한 서비스를 찾고 이용하는 데 있어서 많은 어려움을 겪고 있다.

따라서 사례관리에서 연계 기술은 이러한 클라이언트들의 욕구를 충족시켜주는 필수적인 것이라 볼 수 있다.

3) 옹호

옹호는 클라이언트들에게 권한을 주거나 제지하는 사람들로부터의 저항이 있음에도 불구하고 필요한 권리, 자원, 서비스 등을 확보하기 위해 클라이언트와 체계를 중재하는 것을 의미한다. 옹호는 사례관리의 중요한 기능이다. 특히, 대부분의 클라이언트들이 학습된 무기력 상태이거나 사회적으로 소외된 경우가 많아 사례관리자의 옹호 기능은 더욱 절실히 요구된다. 클라이언트를 옹호하는 일은 사례관리의 전체 과정 중에서 매우 초기에 필요할 수도 있고, 연계 과정에서 외부기관이 서비스를 제공하기를 거절하는 경우도 일어날 수 있다.

옹호는 많은 사람들이 종종 간과하거나 실행하기가 어렵다고 여기는 중요한 기능이다. 사례관리에 있어 옹호는 다음과 같이 두 가지 차원 즉 클라이언트체계 차원과 서비스체계 차원에서 이루어진다.

첫째, 클라이언트체계 차원의 옹호는 클라이언트가 적절한 서비스를 제공하지 못하거나, 부당한 처우를 받을 때 클라이언트를 돕는 확실한 접근 방법이다.

둘째, 서비스체계 차원의 옹호는 서비스를 제공하는 데 겪게 되는 부당한 처우에 대한 접근 방법이다. 즉 옹호자는 관료적 규칙과 장애를 넘어 클라이언트가 당연히 받아야 할 혜택을 받을 수 있도록 도와야 한다. 옹호는 그 강도에 따라서 토의, 설득, 촉구, 강제와 같은 여러 종류가 있다. 옹호의 강도는 사례관리 개입 시 필요에 따라 단계적인 방법으로 증대되며, 사례관리 기관 등 조직의 구성과 운영방법 등에 따라 다양한 방법과 이해를 요구한다.

(1) 옹호의 표적 대상 및 상황

사례관리자가 옹호자의 역할을 수행해야 하는 표적 대상 및 상황은 다음과 같다(Rothman & Sager, 1998).

- 기관이나 기관의 직원이 수급 자격이 있는 정당한 클라이언트에게 서비스 제공을 거부하는 경우
- 서비스 제공 방식이 클라이언트의 인격을 침해하는 경우
- 클라이언트가 그의 성, 연령, 종교 등의 요인으로 차별 대우를 받고 있는 경우
- 제공되고 있는 서비스가 클라이언트의 욕구를 충족시키기에는 부적합하여, 클라이언트의 고통과 역기능의 원인이 되고 있는 경우
- 정부나 기관의 정책이 오히려 클라이언트에게 부정적인 영향을 미치는 경우
- 클라이언트가 자신을 옹호하는데 익숙하지 못하고 비효과적인 경우

· 클라이언트가 사정의 내용이나 결과 등에 대해서 아무것도 알고 있지 못하는 경우

· 클라이언트의 문화적인 규범에 위반되는 서비스가 제공되고 있는 경우

· 클라이언트가 자신의 권리를 알고 있지 못하거나, 그의 권리가 부정되거나 침해되는 경우

(2) 옹호자의 자질

가. 네트워킹

사회문제는 한 분야나 한 기관, 한 사람의 전문가만의 노력만으로는 해결되기가 어렵기 때문에 조직 간의 연계망 즉 네트워크를 조직화 하고 확립하는 네트워킹에 유능해야 한다. 네트워킹은 쉽게 달성되는 것은 아니지만 네트워킹의 장점을 활용할 수 있어야 한다.

나. 갈등에 대한 관용적 태도

모든 사회현상, 특히 사회문제는 본질적으로 갈등을 안고 있다. 사례관리자가 갈등을 다루기 위해서는 자신이 갈등을 이겨낼 수 있어야 하며, 갈등은 긍정적이고 부정적인 요소들을 함께 가지고 있다는 점을 인식하고 있어야 한다. 또한 부정적인 갈등이 자연스러운 과정을 거쳐 명확하게 표현될 때 그 해결 방법을 찾을 수 있으며, 긍정적이고 창조적인 갈등은 쉽게 일어나지 않는다. 따라서 사례관리자들은 편안한 마음으로 갈등을 다루고, 갈등을 서로 전달할 수 있어야 한다.

다. 모호성에 대한 관용적 태도

사회문제를 다루는 일은 예측 불가능한 활동인 경우가 대부분이기 때문에 사례관리자는 모호성에 대한 관용적 태도 혹은 내성을 발달시켜야 한다. 예측 불가능한 사회문제의 해결은 사례관리자가 어떤 방향으로 행동해야 하는지 항상 명확하지 않다. 또한 결정을 내리는 일도 매우 복잡하고 어려운 과정이며, 때로는 의도하

지 않은 개입의 결과가 초래되기도 한다. 그러나 사례관리자는 계속 전진해야 하며, 자신의 준거틀이나 지침을 개발해 나가야 한다.

라. 낙관적 태도

문제는 현재 상황에 대한 인식과 미래에 대한 기대 사이의 차이로서 개념화될 수 있다. 미래에 대한 기대, 즉 상황이 더 나아질 것이라는 기대는 곧 낙관적이라는 것을 의미한다. 따라서 사례관리자가 실천 프로그램을 개발할 때, 현재의 문제를 극복하고 상황을 보다 나은 방향으로 만들려는 의도를 가지고 있으며, 문제가 줄어들 수 있다는 낙관적인 태도와 신념에 근거하고 있다.

마. 임파워먼트

클라이언트를 임파워링하는 것은 다음과 같은 이유로 실천하기 어려운 개념으로 받아들여진다.

첫째, 사례관리자들은 고통 속에서 힘들어 하는 클라이언트와 함께 활동하면서, 클라이언트들이 스스로 문제를 해결하고, 욕구를 충족할 수 있도록 도와주기보다 그들을 위해 일방적으로 무엇인가를 활동하기를 원한다. 즉, 가능한 즉각적으로 어려운 문제 상황을 직접 해결해 줌으로써 클라이언트의 고통을 줄여 주는 것이 합리적이라 생각하기 쉽기 때문에 클라이언트를 임파워링하는 것이 어렵다.

둘째, 무기력한 상태에 놓여 있는 클라이언트들은 임파워먼트될 수 있는 준비가 되어 있지 않기 때문에 임파워링하기가 쉽지 않다. 따라서 옹호자인 사례관리자는 클라이언트들의 적극적인 참여를 이끌어 낼 수 있는 기술과 의지가 있어야 한다.

제2절 프로그램 개발

1. 멀티케어복지와 프로그램 개발

우리는 지금부터 멀티케어를 위한 사회복지측면에서의 프로그램 개발의 기초적

이해를 도모하고 프로그램 기획을 위한 프로포절 작성에 관한 지식적 기반과 실제 적용사례를 살펴보고자 한다.

그러나 그에 앞서서 멀티케어복지와 이를 위한 프로그램 개발의 당위성과 합리적 기반을 제공해주는 근본적인 사회적 배경과 욕구의 문제를 살펴볼 필요가 있다. 다시 말해서, 이것이 선행되어야 우리가 지역사회 실천현장에서 접하게 될 각종 문제와 욕구들을 제대로 이해하고 수용할 수 있으며, 또한 그에 상응하는 적절한 멀티케어 서비스측면의 프로그램들을 기획하여 운영할 수 있는 합리적 기반을 제공받을 수 있다는 것이다(이경준 외, 2014 참조). 그럼으로써 현시대적 요구에 부합하는 합리성을 갖춘 개입의 논리를 바탕으로 실질적인 지역사회기반 멀티케어 실천과 기대효과를 높이는 데 기여할 수 있을 것이다.

따라서 우리사회 전반의 변화 흐름을 파악하고 그 속에서 나타나는 사회변동요인들을 명확히 분석하여, 결국 그로 인한 우리사회 전반의 사회문제적 양상들을 면밀히 파악해야 한다. 이와 관련하여 신덕상 외(2014)는 사회체계의 변화와 사회문제 양상을 사회, 기술, 경제, 환경과 지원, 정치 영역으로 구분하여 다음의 표와 같이 일목요연하게 정리하고 있다.

이와 같은 변화문제와 그 양상들은 하나의 영역에만 국한되지 않고 서로 복합적이고 화학적인 반응을 일으킴으로써 더욱 복잡하고 절실하며 강한 욕구를 발생시킨다. 그 말은 곧 멀티케어 실천현장에서 우리가 대처해야 욕구들은 단순히 한 가지 영역이나 차원에서만 발생하지 않는다는 것이며, 멀티욕구의 양산과 그에 따른 멀티케어 복지개입의 필요성은 더욱 빈번하게 나타날 것이다. 따라서 이에 대한 지역사회 내 욕구 해결은 더 이상 일차원적이고 단편적이며 수직적인 서비스 제공방식이 아닌, 다차원적이고 종합적이며 수평적인 서비스 제공방식, 즉 멀티케어 개념에 입각한 멀티케어복지 프로그램들을 통해 해결을 모색해 나가야 한다.

이러한 의미에서 지역사회 내 다양한 문제들과 복합적 욕구들의 해결을 위한 멀티케어 실천의 출발점이기도 한 프로그램 개발은 실천가들의 중요한 지식이자 기술로서 문제와 욕구를 해결하는 과정에서 보다 더 안정적이고 신뢰할 수 있어야 한다. 또한 멀티케어를 위한 프로그램의 운영은 성과측면에서도 그 효과성과 효율성을 담보할 수 있어야 한다. 그럼으로써 멀티케어 프로그램 개발과 운영은 다시금 지역민들의 욕구 발생 배경과 문제를 분석하고 서비스 개입의 필요성과 합리적 개입 내용을 바탕으로 지역사회 체계 속에서의 실질적인 요구에 대한 대응과 예방 기능을 함양할 수 있을 것이다.

<표 Ⅳ-3-2> 사회체계의 변화와 사회문제 양상

구분	사회체계의 변화	사회문제 양상
사회	평균수명 80세 이상 시대(2000년대) 급속한 고령화, 저출산, 다문화 사회 도래 핵가족, 다양한 가족 형태 양극화 및 갈등의 다양화 가치관, 라이프 스타일의 변화	노인단독가구, 조손가구 증가로 인한 보호/요양 문제 증가 다문화 사회에 대한 준비 부족으로 복합문제 발생 우울, 자살, 학대, 사회적 외톨이 등 심리사회적 문제 증가 이혼, 가정폭력 등으로 인한 가족해체 세대 차이 및 동성애 등 성소수자 문제
기술	인터넷, 스마트폰 사회기반 양호 인터넷 기반 산업 증가 및 정보활용의 생활화 의료 기술·시설 발전 로봇 활용 수발서비스 제공 과학기술의 융합화 가속화	인터넷 문맹(컴맹) 게임중독 사회적 관계망의 축소 -> 비인간화 가속 정보보호의 문제 -> 보호받지 못하는 사생활 낙태, 인공수정 등 윤리적 문제 증가 신체적, 심리적 장애발생률 증가
경제	선진국 진입단계 -> 저성장 시대로 산업구조의 딜레마 베이비부머 은퇴 시기 다국적 노동력 유입	사회복지비용 증가로 사회복지시스템의 위기 빈부의 양극화로 사회적 갈등 야기 청년실업, 노인일자리 문제 노년부양비 증가로 청년세대와 노인세대 간의 갈등초래 이주노동자의 인권문제
환경과 자원	지구온난화와 기후변화 환경 호르몬 섭취 증가 자원고갈의 가속화 -> 녹색문명으로의 진입	파괴된 자연환경 -> 생태환경보호의 문제 지진, 수해, 가뭄 등 자연재해 발생 증가 환경 호르몬으로 인한 암, 기형아 발생 웰빙 욕구 증가 -> 건강권 인식
정치	국제사회가 다극화 체제로 변화(중국 부상, EU 확대) 시민사회의 성숙 -> 정치, 행정과정 참여 증대 북한문제의 국내화, 내부화	전쟁, 핵문제 등 다국간 협력 필요 증가 빈곤, 에이즈 등 저개발국가 문제 공조 통일이 되는 경우 북한 낙후시설 보수 및 인구 증가로 사회복지 비용 증가 탈북민 적응문제

2. 멀티케어복지 프로그램 개발의 기초적 이해

2.1 사회복지 프로그램의 개념과 구성요소

1) 사회복지 프로그램의 개념

프로그램의 사전적 의미는 목록, 순서, 예정계획 등으로 풀이된다. 일반적으로 학자들의 견해를 종합적으로 분석하면 프로그램이란 "일정한 기관에서 목적을 달성하기 위하여 모든 과정을 마칠 때까지 요구되는 내용의 선정과 조직, 활동목표 체계, 시설, 자원, 지원체계, 기간 등에 관한 전체적인 계획"이라고 할 수 있다. 이러한 맥락에서 사회복지프로그램이란 "사회복지조직에서 사회복지적 목표를 달성하기 위한 활동들의 집합체"(정무성, 정진모, 2001)이면서 "개인과 사회를 변화시키기 위한 의도적이고 조직적인 활동"(신원식, 김민주, 2009)으로 정의될 수 있다.

좀 더 구체적으로 보면, 사회복지 프로그램은 사람들이 도움을 받는 방법과 관련된 것이다. 따라서 사회복지 프로그램은 개인, 가족, 지역사회의 개발을 통해 개인적 혹은 사회적 변화를 이루려는 노력이다. 교육, 훈련, 상담, 치료 등의 직접적 서비스 제공을 통해 개발을 촉진시킬 수도 있지만, 정보 제공, 지역개발, 사회행동, 위탁, 옹호 등의 간접적인 서비스를 통해 변화를 이룰 수도 있다. 또한 사회복지 전문인력들은 프로그램을 통해 만족감과 성취감을 얻을 수 있으며, 사회는 구성원들을 돕고자 하는 바람을 명확히 구체화하여 표현할 수 있다(Rapp & Poetner, 1992; 정무성, 정진모, 2001 재인용).

이로써 사회복지 프로그램이란 서비스 제공 단위 사업에 대한 실천활동 계획이라는 미시적 측면에서부터 사회복지관련 모든 활동 및 사회복지정책 분야까지 포함하는 거시적 측면까지 파악할 수 있다.

2) 사회복지 프로그램의 구성요소

프로그램의 구성요소로는 운영인력, 예산, 안정적인 기금, 고유의 정체성, 명확한 서비스 철학, 증거에 기초한 조사, 개념적·이론적 기반 확립, 실증적인 평가를 위한 체계적 노력(Royse 외, 2001)과 같은 다소 개념적 차원의 기본조건들이 강조되기도 하며, 이에 상응한 프로그램 개발과 운영을 위한 실천적 기본 틀로서 참가자, 실시주체, 활동내용, 실시방법, 장비 및 도구, 실시기간, 환경 및 장소, 사회복지 프로그램 담당자, 경비 및 예산, 사회복지 프로그램 평가 계획 등(황성철, 2005)과 같은 구성요소들이 제시되고 있다.

3) 사회복지 프로그램의 개발과 논리모델

사회복지 프로그램의 개발은 사회복지의 실천을 위해 클라이언트들의 문제나 욕구를 확인하고 분석하여 프로그램의 목적과 목표를 설정하며(기획 및 분석의 단계), 최적의 개입 또는 해결책을 강구하여 구체적인 활동 내용과 방법을 설계하고 개발하는 과정(설계 및 개발의 단계)이라고 할 수 있다. 하지만 여기에서 사회복지 프로그램의 개발이 종료되는 것은 아니다. 이렇게 만들어진 사회복지 프로그램은 실제 운영되는 과정 속에서 유연하게 보완하며 실효성을 높이고(운영 및 보완의 단계), 실행 평가와 그 평가의 결과를 다시 프로그램 개발 및 운영에 반영(평가 및 개선의 단계)하는 환류 체계 내에서 운용된다. 환류 체계는 절차적 순서나 일방향적인 흐름을 말하는 것이 아니라, 각 단계가 순환적 과정으로 상호 영향력을 행사한다는 것이다(신덕상 외, 2014).

이와 같은 프로그램 개발을 위한 전 과정에서 문제상황을 해결하고자 투입되는 자원, 활동, 성과들을 체계적이고 시각적인 방법으로 제시하고자 하는 전개방식을 논리모델이라 한다. 이는 제공한 서비스가 클라이언트에게 어느 정도 영향을 미쳤는지에 대한 논리적 입증과도 연결되며, 시각화하면 다음의 그림과 같다.

상황 (situations)		투입 (inputs)		활동 (activities)		산출 (outputs)		성과 (outcomes)
- 프로그램을 기획해야 할 이유로 지역사회의 문제나 욕구		- 프로그램에 투여되거나 프로그램에 의해 소비된 자원		- 임무를 수행하기 위해 프로그램에서 투입으로 활동하는 것		- 프로그램 활동의 직접인 산물 (량)		- 프로그램 활동 중과 활동 이후의 참여자들이 얻은 이익이나 변화
► 이슈화된 지역사회 문제 ► 해결되지 않은 개인의 욕구 ► 서비스, 프로그램, 자원의 부족	➡	► 클라이언트 ► 직원,봉사자 ► 자금/예산 ► 시설 ► 장비,소모품 ► 프로그램에 작용하는 기제들 ► 법, 규정, 규칙	➡	► 상담 ► 직업훈련 ► 치료 및 교육 ► 보호 ► 대인관계지도 ► 사회적응훈련 ► 캠프 ► 자조모임	➡	► 상담횟수 ► 서비스에 참여한 참여자 수 ► 취업인원 ► 서비스 시간 ► 분배된 교육적 자료의 수 ► 지도한 집단 수	➡	(초기) 새로운 지식, 향상된 기술, 태도 및 가치의 변화 (중기) 행동의 변화 (장기) 조건과 지위의 변화

<그림-IV-2-1> 논리모델의 구성과 내용

2.2 멀티케어복지 프로그램 개발: 프로포절

1) 프로포절의 이해

사회복지 프로포절은 사회복지 프로그램의 개발 모형의 전 과정을 청사진으로 제사하는 전문적이고 공식적인 문서이다. 아직 프로그램이 기획-실행-평가의 어느 과정도 진행하지 않았지만, 프로그램을 통해 실질적으로 변화될 수 있는 것이 무엇인지 프로포절을 통해 명확하게 제시해야 한다. 하나의 프로그램으로 특정 사회문제를 해결할 수 있음을 강조하는 것이 아니라, 우리 조직(사회복지기관)이 할 수 있는 만큼의 양질을 담아야 한다. 프로포절에는 '이 프로그램이 중요하고 필요합니다.', '이러한 성과를 창출할 수 있습니다.', '구체적인 활동은 이렇게 진행되면 이를 위한 전문성을 갖추고 있습니다.' '지원이 필요합니다.'를 일정한 형식에 맞춰 의사소통하는 것이다(신덕상 외 2014).

프로그램의 기획은 조직의 역량과 해결해야 할 문제를 체계적으로 조화시키고(신원식, 김민주, 2009), 그 내역을 기술한 것이 프로포절이다. 사회복지기관이 가지고 있는 인력의 수와 전문성, 예산, 시설장비 등의 객관적인 역량뿐 아니라, 설립목적과 지향하는 사회복지적 가치와 방향, 해결하려는 클라이언트 욕구나 문제에 대한 인식과 접근방법 등의 주관적 역량도 포함하게 된다(신덕상 외, 2014).

2) 프로포절 작성의 전제

(1) 선정 기준의 고려

프로포절에서 제기된 사회문제의 심각성이 비교적 낮거나, 예산 쓰임새가 불명확하거나, 문제의 성격이 명료하지 않은데다 문제를 제기하는 방식이나 증빙 자료가 부적절한 경우, 해당 사회복지 프로그램에 기금을 제공하기는 어렵다(임걸, 2007; 신덕상 외, 2014 재인용). 따라서 기금주가 프로포절을 심사할 때 고려사항으로는 문제의 심각성, 프로그램의 참신성과 효과성, 프로그램 운영의 비용효율성, 기관의 능력과 직원들의 전문성 등이 중시된다. 또한 프로포절에는 기본적으로 사회복지의 가치가 반영되어 있어야 하며, 실현 가능성, 기관의 준비성, 기록의 신뢰성 등을 제시할 수 있어야 한다. 일반적으로 프로포절은 표지, 문제 분석, 대상자 선정, 목표 설정, 활동내용, 예산, 평가계획 등으로 구성된다. 이러한 내용들을 어떻게 제시하는가에 따라 프로포절 심사에 상당한 영향을 미치기 때문에 대부분의 시설에서는 직원들에게 프로포절 작성 요령에 대한 지식과 기술을 갖출 것을 요구한다(정무성, 2009).

우리나라 사회복지공동모금회 지원 사업 기준에 따른 심사 기준은 기관평가, 사업평가, 기타평가 등 세 분야로 나뉜다. 세부적으로 보자면 다음의 표와 같다.

<표-Ⅳ-3-3> 사회복지공동모금회 표준 심사 기준

구분			주요내용
심사	기관평가	신뢰성	- 해당 기관/시설의 주요사업 및 활동 - 모금회 및 타 재단 사업수행경험 및 결과 - 조직 및 직원체계/이사회 및 운영위원회 구성
		사업수행능력	- 유사/동일사업 수행경험 - 투입인력(사업담당자 및 수퍼바이저) 구성 - 신청한 사업내용의 수행을 위한 조직, 인력, 예산 투입 정도
	사업평가	적합성	- 문제해결을 위한 목적 및 성과목표의 부합성 - 목적 및 목표 달성을 위한 프로그램 구성의 적합성 - 대상자 및 대상자 선정기준의 타당성
		실현가능성	- 목적 및 성과목표의 실현 가능성 - 목적 달성을 위한 세부사업내용 및 평가계획의 실현 가능성 - 성과 목표 측정을 위한 제시한 지표의 타당성
		투입요소적절성	- 지역자원, 담당인력, 투입시간, 장비 등의 투입요소의 적절성 - 사업수행을 위한 인력/장비/시설 등의 타당성
		투입비용	- 사업비 및 인건비 구성과 투입비용 수준의 적절성 - 예산 항목 각 요소의 구체성
	기타평가	홍보노력지역자원활용	- 홍보계획의 적절성 및 실현가능성 - 사업성과물의 지역사회 홍보를 위한 매체 활용 방안
		자구계획	- 자구계획 등 향후 운영계획의 합리성, 타당성

(2) 재정지원처에 대한 이해

재정지원처(funder)는 이름 그대로 사회복지 프로그램이 개발·운영되는 데 있어 인적·물적 자원을 제공한 개인 또는 조직이다. 재정지원자들은 그들이 지원한 프로그램이 효과적이고 효율적으로 사회복지적 가치를 실현하는 데 기여하기를 바란다. 따라서 재정지원자들이 지향하는 사회복지적 가치의 실현 모습이 무엇인지, 그들의 지원방향과 내역을 면밀히 살펴볼 필요가 있다. 특히 사회변화에 맞춰 재정지원자들도 지원방향을 수정하기 때문에 동향을 살피는 것 또한 프로그램의 개발 전문성을 높이는 것만큼이나 중요하다(신덕상 외, 2014).

<표-Ⅳ-3-4> 재정지원처 및 주요 지원 분야

구분	조직명	주요 지원 분야
공익	사회복지공동모금회	사회복지공동모금사업, 공동모금재원의 배분, 운용 및 관리, 사회복지공동모금에 관한 조사·연구·홍보 및 교육훈련, 사회복지공동모금회지회의 운용, 국제교류 및 협력증진사업, 다른 기부금품 모집자와의 협력사업, 기타 모금회의 목적달성에 필요한 사업
	로또공익재단	행복 공동체 만들기 캠페인 수해지역 양로원 돕기, 노인체험행사, 희귀질환 치료지 지원, 사회복지시설 차량 지원 등
	한국마사회	농어촌 복지증진 지원사업
기업	롯데복지재단	외국인근로자무료병원, 상담소지원, 장애인 자활시설 기자재, 북한이탈주민 보호 및 교육, 사회복지시설 지원 등
	삼성복지재단	작은나눔 큰사랑 각종 사회복지 프로그램 지원, 장애인 생활시설·직업재활시설·복지관 및 단체 필요 기자재, 아동복지시설 기자재, 미취학 결식아동 급식 프로그램 운영사업, 모자보호시설 사회적응 및 직업교육 필요 기자재, 노인 양로시설 보건의료 및 생활편의 기자재, 외상·치매노인 단기보호 사업 필요기자재, 노인공동작업장 설치운영 필요기자재, 미신고시설 개축비 등
	아산복지재단	장애인 직업재활사업 필요기자재, 미취학 장애아동의 주간보호·보육 필요기자재, 노인주간보호사업 필요기자재, 가정폭력·예방프로그램, 신로시설전환에 필요한 개·.보수, 외국인노동자의 사회적응 및 교육 프로그램, 복지대상자의 보호·교육·재활 필요기자재 등
	LG복지재단	종합사회복지관건립사업, 건전 가치관 확립을 위한 청소년복지사업, 불우아동 및 청소년의 자립기반 조성사업, 소외노인복지사업, 장애인재활지원사업, 선행 주인공 지원사업, 해외복지사업 등
	이랜드복지재단	복지시설 운영 및 종사자 지원, 무의탁노인지원, 외국인근로자 및 긴급의료환자 의료비 지원, 대학생 사회봉사단 지원, 북한을 포함한 국내외 복지기관에 의류 및 물품지원, 아동·장애인 단체복 의류지원 등
	파라다이스복지재단	장애인인식개선, 중증장애인 재활용구지원 등
민간	사랑의 친구들	결식아동지원(공모), 실직여성가장돕기 등
	아이들과 미래	아동 및 청소년 사회복지사업-정보화사업 등 일반사회복지사업-사회복지실무자지원, 우리동포지원, 사회복지네트워크형성 등
	아름다운재단	분야별 문화, 공익관련 사업-청소년 환경운동, 소외청소년 문화경험 사업, 퇴소청소년 등록금 및 자립비용 지원, 탁아기금 등
	한국여성재단	여성대상 개인 및 사업지원-남녀평등의식 확산운동, 공동체운동 캠페인, 저소득여성노동자대상 사업, 정신대할머니 지원 등

출처: 김희성(2009); 신덕상 외(2014) 재인용 및 정리

3) 프로포절 작성 단계

일반적으로 프로포절은 문제 확인 및 분석, 대상자 선정, 사업의 목적 및 목표 설정, 프로그램 활동 내용, 예산수립, 평가계획 등의 단계로 진행된다. 본 장에서는 가장 먼저 프로포절의 표지작성과 의미에서부터 앞서 언급한 문제확인 및 분석 등의 순서로 설명한다(정무성, 2009 참조).

(1) 표지

프로포절의 표지는 대개 정해진 양식이 제공되는데, 대부분 사업개요로서 전형적인 한 장의 기획서(one paper)이다. 사업결정자들은 표지 한 장에 함축된 사업개요를 보고 프로그램의 중요성과 지원 여부를 결정하게 되며, 이는 프로그램의 확정에 매우 중요한 역할을 한다.

표지는 크게 기관에 관한 부분과 프로그램에 관한 부분으로 구성되어 있다. 기관부분은 법인의 특성, 연혁, 조직표 등으로 구성되는데, 이는 이미 정해져 있는 내용이기 때문에 작성자들이 소홀히 하기 쉽지만 경쟁력 있는 프로포절은 남들과 차별화된 무엇인가를 제시할 수 있어야 한다. 특히 연혁을 작성할 때는 신청하는 프로그램과 관련된 실적을 강조해서 제시할 필요가 있다.

표지의 프로그램에 관한 사항은 프로포절 전체 내용을 함축적으로 담아내는 핵심적 메시지 전달이 가능해야 한다. 특히 사업명은 매우 중요하다. 사업명은 사업의 정당성과 의미 그리고 그 효과성이나 의도가 충분하게 반영되도록 한두 줄로 집약시키며, 동시에 설득시킬 수 있는 쉬우면서도 의미 있는 형태로 구성되어야 한다. 또한 희망적이고 시대적 이슈를 반영하는 톡톡 튀는 아이디어를 보여줘야 한다.

그리고 프로그램 대상, 목적, 방법이 제시되어야 하는데, 각각 서비스의 사각지대에 놓여 있던 사람들, 서비스의 필요성, 프로그램의 적절성과 전문성이 내포되어야 한다.

표지에는 대개 프로포절에 대한 전체 요약 부분이 들어가 있는데, 여기에는 문제의 심각성, 프로그램의 필요성 및 기대효과에 대한 함축 기술이 필요하다.

(2) 문제 확인 및 분석

사회복지 프로그램은 사회문제로부터 출발한다. 문제가 심각할수록 프로그램의 지원 당위성이 높아지는 것이다. 따라서 작성자는 사회현상을 사회문제로 파악할 수 있는 통찰력을 지녀야 한다. 현상을 문제로 제시하기 위해서는 기준이 있어야 하며, 이를 위해서는 기존에 검증된 이론을 활용하여 문제의 심각성을 거론하고, 보다 체계적인 욕구조사와 사회적으로 인정된 통계치, 경험적 연구를 통한 객관화된 자료들을 활용해야 한다. 이를 통해 인간의 이상적인 삶의 질에 기준하여 대상자들의 문제가 얼마나 심각한지를 객관적 자료와 함께 제시하고 이를 논리적으로 전개함으로써 문제를 분석해야 한다. 또한 대상자들이 다른 지역 혹은 다른 집단에 비해 상대적으로 얼마나 박탈되어 있는지를 제시할 수 있다면 제출하는 프로포절의 지원 필요성을 더욱 높아지게 된다.

이러한 과정이 이루어져야만 프로그램의 목표와 대상이 구체화될 수 있으며, 이는 곧 대상자와 지역사회에 어떠한 변화를 가져오고, 그것의 사회적 비용효과는 얼마나 될 것인지를 제시하도록 한다.

(3) 대상자 선정

프로그램 실시의 근거가 되는 문제가 규명되며, 문제의 규모를 정확하게 보여주기 위해 대상자를 선정해야 한다. 프로그램의 대상은 일반대상으로부터 위기대상, 표적대상, 클라이언트 순으로 좁혀가는 위계적 특성을 갖는다. 그것의 일례를 보면 다음의 표와 같다.

<표 Ⅳ-3-5> 따돌림 당하는 장애학생을 위한 사회통합 증진 프로그램

대상구분	대상자 산출근거	인원수(%)
일반대상	경기도 내 중학교 특수학급 재학중인 학생	177학급 1,110명
위기대상	특수학급에 재학중인 학생 중 따돌림을 경험한 학생	330명(일반집단의 30%)
표적대상	따돌림을 경험한 학생 중 내성적인 성격이 강한 학생	110명(위기집단의 30%)
클라이언트수	표적집단 중 프로그램에 참여하기로 동의한 학생	20명

(4) 사업(프로그램) 목적 및 목표 설정

프로그램 대상이 명료화되었으며, 목적, 목표, 세부목표를 설정한다. 목적(purpose)은 프로그램을 통해 궁극적으로 달성하고자 하는 포괄적이고 추상적인 지향점이다. 사업목적은 무엇을 위해 이 사업을 수행해야 하는 것인가를 3~4줄 정도로 제시한다. 목표(goal)는 목적을 보다 구체화하여 방향성을 제시하는 것이지만, 여전히 추상적인 용어로 표현된다. 따라서 프로포절에서 가장 중요한 것은 세부목표(objectives)이다. 이는 프로그램을 통해 달성하고자 하는 구체적인 목표로 효과성 평가의 기준이 되며, 실현되어야 할 내용과 구체적인 방법, 달성될 계량화된 목표 수치 등을 포함해야 한다. 결국 프로그램의 성공여부는 세부목표의 달성여부와 관련 있으며, 이를 평가할 수 있도록 측정 가능한 언어로 표현되어야 한다.

(5) 활동(프로그램) 내용

프로그램의 활동내용은 프로그램의 구조, 담당인력, 일정표 등으로 구성된다. 프로그램 구조는 설정된 목표를 달성하기 위한 프로그램의 수행방법을 설명한 것으로서, 프로그램 내용과 수행방법 및 매개물, 담당인력과 클라이언트 역할을 구체적으로 명시한다. 담당인력은 실명을 원칙으로 경력이나 학력은 프로그램 수행능력을 평가하는 중요한 기준이 될 수 있기에 구체적으로 명시할 필요가 있다.

일정표는 프로그램 내용과 수행방법을 진행일정에 따라 재구성한 것으로, 프로그램 기간, 간격, 소요시간 등을 포함한다.

(6) 예산 수립

프로그램 운영에 있어 비용은 예산을 표현된다. 예산계획은 신청 프로그램의 총 예산을 인건비, 관리비, 기자재 및 집기 구입비, 수용비, 사업비 등의 항목으로 나누어 각 항목의 산출근거를 구체적으로 제시하며, 직접 경비와 간접 경비를 구분해서 제시한다.

직접 경비는 신청 프로그램을 위해서만 직접 현금으로 새롭게 지출되는 경비이며, 간접 경비는 기관의 기존시설이나 인원 중 신청 프로그램에 활용될 부분의 비용을 말한다. 대부분의 기금들은 직접 경비만 지원하는 것을 원칙으로 하고 있으나 공동모금회의 경우는 신청금액의 20%까지 인건비를 신청할 수 있다. 나머지 간접 경비는 자부담으로 처리하는데, 자부담을 높이 책정할 경우 프로그램의 총경비가 늘어나 효율성 평가에서 불이익을 받을 수 있음을 유의해야 한다.

(7) 평가계획

프로포절의 마지막 부분은 평가계획으로서, 프로그램 일정표에 설정된 진행과업의 시기별공정표를 작성하는 것으로 대신할 수 있고, 성과평가 계획에는 평가지표, 측정도구, 평가방법 등이 구체적으로 제시되어야 한다. 전문적인 프로그램에 대한 지원을 하는 기금일수록 보다 구체적인 평가계획안을 요구한다.

3.3 멀티케어복지 프로포절의 실제

본장에서는 사회복지공동모금회의 배분사업 및 기업복지재단 공모에 지원했던 프로포절 사례를 소개한다.

그에 앞서 사회복지공동모금회의 배분사업은 사회복지공동모금회법 제20조에 의거, 사회복지사업 및 기타 사회복지활동을 행하는 법인·기관·단체 및 시설(개인신고 시설 포함)과 사회복지서비스를 필요로 하는 개인이 신청대상이 되며, 배분사업의 종류는 신청사업, 기획사업, 긴급지원사업, 지정기탁사업 등 4종류로 구분된다. 이에 대한 사업내용과 배분규모 및 신청 시기 등은 다음의 표와 같다.

<표 IV-3-6> 사회복지공동모금회 배분사업의 종류(2013년 기준)

구 분	사업내용	배분규모	신청 시기	배분신청 제출처
신청 사업	사회복지 증진을 위하여 자유주제 공모형태로 복지 사업을 신청 받아 배분하는 사업	2,000만원 이하 [프로그램사업 및 기능보강사업]	2013년 7월	지회
기획 사업	모금회가 그 주제를 정하여 배분하는 사업 또는 배분대상자로부터 제안 받은 내용 중에서 선정하여 배분하는 시범적이고 전문적인 사업	별도지정	별도 공고	중앙회/ 지회
긴급 지원 사업	재난구호 및 긴급구호, 저소득층응급지원 등 긴급히 지원해야 할 필요가 있는 경우에 배분하는 사업	별도지정	별도 공고	중앙회/ 지회
지정 기탁 사업	사회복지 증진을 위하여 기부자가 기부금품의 배분지역·배분대상자 또는 사용용도를 지정한 경우 그 지정취지에 따라 배분하는 사업	별도지정	수시	

1) 사회복지공동모금회 공모 프로포절 사례[52]

사 업 개 요

<table>
<tr><td>기부자명</td><td colspan="6">삼성</td></tr>
<tr><td>기 관 명
(신청기관명)</td><td colspan="6">사단법인 0000</td></tr>
<tr><td>사 업 명</td><td colspan="6">자폐장애인 정기산행프로그램사업</td></tr>
<tr><td>사업기간</td><td colspan="3">2013년 3월 2일 ~ 12월 28일</td><td>서비스
지역</td><td colspan="2">서울시</td></tr>
<tr><td>서비스대상</td><td>자폐장애인 및 가족,
봉사자, 지역주민</td><td>실인원수</td><td>25명</td><td>연인원수</td><td colspan="2">1,000명</td></tr>
<tr><td>서비스 단가</td><td colspan="3">684,500원 (산출식 = 총사업비 ÷ 실인원)</td><td>투입인력</td><td colspan="2">2 명</td></tr>
<tr><td>사업목적</td><td colspan="6">1. 자폐장애인의 심신단련 및 건강한 가정생활 지원
2. 자폐장애인과 가족, 자원봉사자, 지역주민들과의 연계활동을 통한 사회통합</td></tr>
<tr><td>성과목표</td><td colspan="6">1-1) 체육활동을 통한 자폐장애인의 건강증진
1-2) 토요일 자폐장애인들의 외부활동을 통한 보호자들의 개인시간 지원
2) 자폐장애인가족 및 봉사자들의 정보교류 및 친목도모, 유대감 향상</td></tr>
<tr><td rowspan="4">주요 사업
내용 요약
(프로그램명
및 주요
시행내용)

※성과목표별
주요
프로그램
1개씩 기재</td><td>세부
프로그램명</td><td colspan="5">주요내용</td></tr>
<tr><td>정기산행</td><td colspan="5">매주 토요일 자폐장애인과 자원봉사자들이 1:1 짝을 이루어 청계산 산행 실시</td></tr>
<tr><td>등반대회</td><td colspan="5">연 1회, 평소 정기 산행뿐 아니라 자폐장애인과 그 가족들, 봉사자들이 함께하는 등반대회 실시</td></tr>
<tr><td></td><td colspan="5"></td></tr>
<tr><td>예 산</td><td>총사업비</td><td colspan="2">13,690,000원</td><td>신청금액</td><td colspan="2">10,000,000원</td></tr>
<tr><td>신청금액의
세부내역</td><td>인건비</td><td>0원
0%</td><td>사업비</td><td>13,690,000원
100%</td><td>관리
운영비</td><td>원
%</td></tr>
</table>

52) 본 프로포절은 사단법인 밀알천사가 사회복지공동모금회에 신청했던 것으로, 작성자의 동의를 얻어 게재함

(1) 사업명 : 자폐장애인 산행 프로그램 사업

(2) 사업의 필요성

가. 대상자 욕구 및 문제점

자폐장애인들은 편식과 폭식이 심하여 비만도가 높고, 혼자 사회활동을 하기 어려워 보호자가 외부활동 시에 함께 해야 하며 돌발적 행동으로 인하여 외부활동을 하기 어려운 실정이다. 이러한 이유로 가정 내에서 지내는 시간이 많아지며 건강이 악화되거나 운동부족으로 인한 비만도가 증가하게 된다.

또한, 자폐장애아동이나 성인자폐장애인들도 평일 낮시간 동안 학교를 다니거나 보호작업장 또는 주간보호시설 등을 이용하여 다른 가족들과 보호자들의 역할이 줄고 개인시간을 활용할 수 있으나 주 5일제로 인하여 토요일, 일요일에는 하루 종일 자폐장애인을 돌봐야하기 때문에 보호자들의 토요일 프로그램에 대한 욕구가 높다.

밀알천사는 매주 토요일에 산행프로그램을 진행하여 보호자들의 개인시간을 지원하고 이로 인해 안정적이고 건강한 가정생활을 실현하도록 하며 정기적인 체육활동을 통하여 자폐장애인들의 건강한 신체를 유지하도록 지원한다.

나. 지역 환경적 특성

2011년 통계청의 장애인실태조사에서 전국의 자폐장애인 15,857명 중 23%인 3,688명이 서울시에 거주하고 있는 것으로 조사되었으며, 그 중에서도 강남구 일원동, 수서동에 일대에 서울시의 20%의 자폐장애인들이 밀집되어 거주하고 있다고 추정된다.

그 증거로 밀알천사가 위치한 강남구 일원동은 자폐아동을 대상으로 하는 특수학교인 '밀알학교(강남구 일원동)', '육영학교(송파구 장지동)', '다니엘학교(서초구 내곡동)'가 인접해 있고, 다수의 복지관, 치료실 등의 복지시설 등이 분포하고 있다.

다. 경험적 근거

밀알천사는 1995년부터 현재까지 매주 토요일 산행프로그램을 진행하였으며, 자원봉사자(짝꿍)와 자폐장애인(천사)을 1:1 매칭하여 '짝'을 이루고 '짝'과의 유대관계를 형성하여 자폐장애인의 사회성 발달에도 많은 도움이 된다.

하지만, 밀알천사 예산의 문제로 프로그램을 운영하는데 어려움이 있어 본 사업을 신청하게 되었다.

라. 본 사업과 관련된 지역 복지자원 현황

강남구 일원동, 수서동과 서초구 일대는 자폐장애인 거주자들이 많아 복지관 및 치료실 등의 복지시설이 많이 분포하고 있으며 많은 프로그램을 진행하고 있으나 보호자의 욕구가 높은 토요일에는 운영하는 곳이 적어 많은 인원을 보호하기 어려운 상황이다.

(3) 서비스 지역, 서비스 대상 및 실인원수

① 서비스 지역 : 서울시 강남구

② 서비스 대상 : 서울시 강남구 및 인근 거주 자폐장애인

③ 서비스 대상 선정기준 및 방법(과정):

ⓐ 서울시 강남구 및 인근에 거주하는 자폐장애인

ⓑ 보호자의 동의 및 프로그램 참여 신청 접수

④ 실인원수

대상구분	서비스대상자 산출근거	단위수(명)
① 일반대상	전국의 자폐장애인	15,857명
② 위기대상	서울시 거주 자폐장애인	3,688명
③ 표적대상	서울시 강남구 및 인근에 거주하는 자폐장애인	약 500명
④ 실인원수	표적대상 중 프로그램 운영이 가능한 적정인원	25명

(4) 사업 목적 및 목표

목 적	산출목표	성과목표
1. 자폐장애인의 심신단련 및 건강한 가정생활지원	1-1. 자폐장애인 25명 산행 참가 1-2. 자원봉사자 25명 산행 봉사	자폐장애인 건강증진 및 보호자의 개인시간 지원
2. 자폐장애인가족, 자원봉사자, 지역주민과의 연계활동을 통한 사회통합	연 1회 자폐장애인, 가족, 자원봉사자와 함께하는 등반대회	자폐장애인가족 및 봉사자들의 정보교류 및 친목도모, 유대감 향상

(5) 사업내용

가. 세부사업내용

성과목표	프로그램명	활동 (수행방법)	시행시기	수행인력	참여인원	시행횟수시간
자폐장애인 건강증진 및 보호자의 개인시간 지원	정기 산행	- 매주토요일 일원동에서 셔틀버스 운행 봉사자와 자폐장애인의 1:1 매칭	연중	복지사 1명 봉사자25명	1회/ 50명	매주 1회 4시간
자폐장애인가족 및 봉사자들의 정보교류 및 친목도모, 유대감 향상	등반 대회	1일 일정으로 계획 미륵산 혹은 설악산 등반 봉사자와 자폐장애인, 가족이 함께 산을 등반 차량 추가대여	7월	복지사 2명 봉사자 20명 가족 20명	1회/ 60명	연 1회 8시간

나. 목표에 대한 평가방법

성과목표	목표에 대한 평가방법			
	성과지표	자료원	자료수집방법	자료수집시기
자폐장애인 건강증진 및 보호자의 개인시간 지원	- 프로그램 사진 - 참여자 인원 수	자체조사	산행일지	매월
자폐장애인가족 및 봉사자들의 정보교류 및 친목도모, 유대감 향상	- 프로그램 사진 - 참여자 인원 수	프로그램 참여자 (가족,봉사자)	프로그램참가 보고서 만족도조사표	사업종료후 1개월 내

다. 담당인력 구성

이름 (역할)	담당부서/직위	투입시간 (단위:1주일)	경력(년)/주요업무	자격증 (신청사업 관련)
오00	사무국장	12주일	업무 전반	
황00	사회복지사	12주일	사회복지, 행정 관련 업무	

라. 사업 진행 일정

기간 / 내용	1월	2월	3월	4월	5월	6월	7월	8월	9월	10월	11월	12월
대상자 준비		■										
정기산행			■	■	■	■	■	■	■	■	■	■
등반대회							■					
보고서 작성			■	■	■	■	■	■	■	■	■	■
사업평가												■

마. 홍보 계획

대상	홍보방법 및 횟수	활용매체	비 고
자폐장애인	자폐장애인학교, 자폐장애인 관련시설 홍보 자료 제작 및 배포, 법인 홈페이지를 통한 홍보	공고문 홈페이지	
봉사자	VMS시스템, 강남구자원봉사센터를 통한 홍보	인터넷	

※ 사업관련 홍보 및 제작에 관련하여 기부자와 사회복지공동모금회 지원을 반드시 명시하여야 함.

바. 지역자원 활용 계획

자원명	활용계획	비고

(6) 예산계획

관	사업비								
항	공동모금회 "자폐장애인 정기산행프로그램" 사업비								
목	세목		계	산출근거	예산조달 계획				
					신청금액	비율(%)	자부담	비율(%)	자부담재원
총 계			13,690,000		10,000,000	100	3,690,000	100	
사업비	정기산행	셔틀버스	5,500,000	550,000원 *10개월	5,500,000				
		간식비	6,000,000	3,000원 * 50명 * 40주	3,000,000		3,000,000		
	등반대회	버스대여	330,000	40인승 버스 * 1회	330,000				
		기념품비용	1,200,000	20,000원 * 60명	600,000		600,000		
		식비	480,000	8,000원 * 60명	480,000				
		간식비	180,000	3,000원 * 60명	90,000		90,000		
					10,000,000		3,690,000		

※ 사업에 직접 투입되는 비용만 예산계획에 기입

(7) 향후운영계획

- 사업종료 후 자폐장애인 가족, 봉사자, 지역주민를 대상으로 서비스 욕구 및 만족도 조사를 실시하여 사업 지속여부 및 확대방안 결정

2) 기업복지재단 공모 프로포절 사례[53]

사 업 계 획 요 약 서

<table>
<tr><td rowspan="2">기관현황</td><td>기 관 명</td><td>종로장애인복지관</td><td>대 표 자</td><td>000</td></tr>
<tr><td>설립일</td><td>2012.05.17.</td><td>회 원 수
(이용자수)</td><td>-
(2012년 7월 개관예정)</td></tr>
<tr><td rowspan="3">사업개요</td><td>사 업 명</td><td>성인기를 준비하는
청각장애
청소년의 생애설계를 위한
멘토링프로그램</td><td>사업유형</td><td>장애청소년 성장
멘토링사업
(장애넷 + 성장넷)</td></tr>
<tr><td>사업추진
지역 및
대상</td><td>종로구/서울시
16-20세 청각장애청소년
15명/
대학생 멘토 15명</td><td>사업기간</td><td>2012. 07. ~ 2012. 12.</td></tr>
<tr><td colspan="4">○사업내용(요약)
·청각장애청소년과 대학생 15쌍 1:1 매칭 (멘토-수화 의사소통 가능자)
·홍보 : 관내 대학교 및 서울소재 대학교 멘토모집 홍보 및 수화통역센터, 농아인 협회 등 유관기관과 연계
·교육 : 멘티, 멘토 사전교육, 부모교육, 멘토 역량강화교육(동기부여)
·멘토링활동 : -생애설계와 관련된 장애청소년의 개별욕구에 맞는 활동목표를 멘토와
함께 수립하고 진행
(봉사활동, 진로탐색, 지역사회적응, 학습, 여가 등) / 15회기
-생애설계와 관련된 역량강화 교육 및 멘토링 활동 진행
/ (생애설계를 위한 집단P/G, 진로탐색(대학교 캠퍼스 탐방 및 장애인 운영 취업장 방문), 자기주장훈련, 문화체험활동 /
5회기
·자기주도 오토캠핑 : 멘토와 함께 심리적, 신체적 유대감과 신뢰감을 형성하고 스스로 캠핑을 준비하는 과정에서 자립심을 향상하기
위한자기주도형 1박2일 오토캠핑을 실시
·지역사회지지체계 구축 : 부모, 교사 상담 및 멘토 정기 간담회, 멘토 교육
·평가회 : 멘토링활동 영상제작 및 상영, 멘토링 팀별 활동내용 발표,우수 활동팀 선정 후 시상</td></tr>
</table>

53) 본 프로포절은 종로장애인종합복지관이 IBK 기업은행과 함께 하는 휴먼네트워크 멘토링 지원사업에 응모한 것으로, 작성자의 동의를 얻어 게재함.

<table>
<tr><td></td><td colspan="6"></td></tr>
<tr><td>기대효과</td><td colspan="6">○청각장애청소년들에게 1:1 멘`토링 코칭을 통한 생애설계에 필요한 개인적 역량을 강화하여 성인기를 준비하는 과정에서 건강한 자아정체감을 형성할 수 있다.
○청각장애청소년이 현재 가지고 있는 개인적 욕구에 따른 멘토링 경험을 제공함으로써, 멘티가 자신의 역할을 적절히 그리고 훌륭하게 수행하는데 필요한 지식, 기술을 습득하게 해주고 진로개발을 위해 미리 준비할 수 있는 계기를 마련할 수 있다.
○진로탐색과 생애설계 활동을 통해 진로에 대한 명확한 인식과 멘토에 대한 역할학습을 이룰 수 있으며, 장래에 대한 긍정적인 설계에 도움이 될 것이다.
○멘티로 하여금 잠재적인 능력을 개발할 수 있도록 그의 성장과정과 발달을 돕기 위한 사회적 관계를 형성하고, 대인관계 기술 및 사회성 향상에 이바지 할 수 있다.
○멘토와 멘티 상호간의 신뢰와 친근감을 바탕으로 바람직한 역할모델을 설정하고, 태도, 가치관, 행동방식 등에 대한 역할모델링을 통해 멘티가 생활함에 있어 효율성을 고취시켜주며, 자신감을 갖도록 도와 바람직한 자아상을 발전시킬 수 있다.</td></tr>
<tr><td>사업규모</td><td>총사업비</td><td>7,700천원
(100%)</td><td>신청예산</td><td>7,000천원
(91%)</td><td>자 부 담</td><td>700천원
(9%)</td></tr>
</table>

사 업 계 획 서

단체명 :   종로장애인복지관

1. 사 업 명

성인기를 준비하는 청각장애청소년의 생애설계 준비를 위한 멘토링 프로그램

가치

'너와 나 같이 찾기'

2. 필 요 성

사람은 전 생애를 통해 자기 자신을 이해하고 탐색하며 살아간다. 특히 청소년기는 자아정체감과 정체감 혼미라는 "양극성(polarity)"의 갈등과 위기 속에서 자아정체성이 형성된다. 또한 이 시기에는 자아정체성 형성 외에도 신체·지적·사회적·도덕적인 발달, 진로탐색 등, 자신을 발견하고 발전시키며 이후 성인으로서 앞으로 나아가기 위한 준비를 하는 시간이다.

하지만 상대적으로 청각장애청소년의 경우 의사소통의 제한으로 학업성취의 저하, 경험을 통합하는 능력의 제한에서 오는 인성형성의 부조화, 정상적인 청소년기 과업성취 및 인간관계에서 오는 끊임없는 좌절과 열등감의 경험으로 비장애 학생에 비해 자아존중감이 낮으며, 자칫 부정적인 자아개념과 자아정체감을 형성할 가능성이 높다. 따라서 청각장애청소년은 긍정적 자극을 줄 수 있는 사람과의 충분한 상호관계를 통해 보다 세심한 접근이 요구되며, 순조로운 사회적응 및 긍정적인 자아정체감 형성을 위해서 주위 사람들과의 의미 있는 관계가 반드시 필요하다. 또한 성인기로 접어드는 청소년들에게 시기에 맞는 생애설계 및 이에 따른 역할모델을 적절하게 제시하여야 한다. 이는 멘토링 지원프로그램이 추구하는 멘티의 정서적인 안정과 발달을 도우며, 동기를 부여 하여 인생의 목표와 도전의식을 길러주고, 다양한 능력들을 성장시키는 것과 같은 멘토링 본연의 목적에 부합하는 사항이라 볼 수 있다.

종로구 청각장애인 인구는 2010년 12월 기준 738명으로 전체 장애인인구의 10.4%를 차지하고 있으며 종로구 내에 국립서울농학교가 운영되고 있다. 이 국립서울농학교는 종로장애인복지관 인근에 위치하고 있으며 2011년 종로구 장애인복지욕구조사에 의하면 이 학교에 재학 중인 33명의 청각장애청소년들은 사회적 성장, 문화적 경험, 학습 및 정서적 지원에 대한 필요성 및 욕구가 높은 것으로 나타났다. 하지만 지금까지 관련 기관이 전무하여 청각장애청소년들에게 적절한 서비스가 지원되지 못하고 있는 실정이다. 이러한 잠재되어있던 욕구들은 종로장애인복지관 개관과 맞물려 금년 5월부터 점차 표출되고 있는 추세이며 그에 대한 지원이 매우 절실하다. 이러한 지역적 특성으로 인해 청각장애청소년들에게 인지·사회적 능력 향상과 생애설계 및 건전한 성인역할모델을 제시하고, 심리적 안정감을 줄 수 있는 멘토링 프로그램이 이 시점에서 적절성 있는 지원이 될 것이다.

3. 사업목적 및 목표

3.1 사업 목적

의사소통의 어려움으로 지역사회적응 및 사회참여가 어려운 청각장애청소년에게 사회적 모델링을 할 수 있는 멘토를 연계하여 사회적응력을 높이고, 개인적 역량을 강화하여 긍정적인 자아정체감을 형성케 하며 더 나아가 생애설계에 대한 역할학습을 통해 바람직한 성인기를 준비할 수 있도록 하는 것을 목적으로 한다.

3.2 사업 목표

목표	하위목표	하위목표
1. 개인의 인지·사회적 능력 향상을 통해 건강한 자아정체감을 형성한다.	1-1. 소통의 기회 확대를 통한 긍정적인 대인관계기술을 습득 1-2 정서적 지지를 통한 심리 안정감 향상 1-3. 지역사회적응력 및 사회성 강화	① 사전사후 자아정체감 척도 각 하위수준별 10%수준 향상 ② 개별 활동목표 수립 ③ 수화가능 멘토 15명 매칭 ④ 20회기 이상 멘토링 활동 진행 ⑤ 1회기 공동체활동 / 1회기 캠프 진행
2. 생애설계 경험을 통해 자신의 진로를 인식, 탐색하여 합리적으로 결정할 수 있는 능력을 기른다.	2-1. 다양한 진로에 대한 인지력 향상 2-2. 자기주장강화훈련을 통한 진로에 대한 결정능력 강화 2-3. 자신의 생애설계를 통한 성인기 과업 대한 이해 증진	①생애설계에 대한 역량강화 멘토링 활동 진행 (총20회기 중 5회기 이상) ②생애설계 전문가 초청 강의 및 활동 2회기 이상 진행
3. 청각장애청소년을 위한 지역 내 사회적 지지체계를 형성한다.	3-1. 멘티·멘토 매칭을 통해 의미 있는 사회적관계 형성 3-2. 가정, 학교,복지관을 중심으로한 사회적 네트워크 체계 마련 3-3. 멘토(자원봉사자)의 청각장애인에 대한 올바른 인식 및 지지활동체계를 확립하여 지역사회의 청각장애인들에 대한 지지인력을 개발	① 멘티·멘토 15쌍 이상 매칭 ② 멘토링 활동 및 정보공유를 위한 멘토간담회 및 교육 5회 이상 실시 ③ 멘토 대상 교육 3회 이상 실시 ④ 부모 · 교사 상담 2회 이상 실시 ⑤ 부모·교사 간담회 1회 이상 실시

4. 사업추진계획

4.1 프로그램의 구조 (사업총괄진행도)

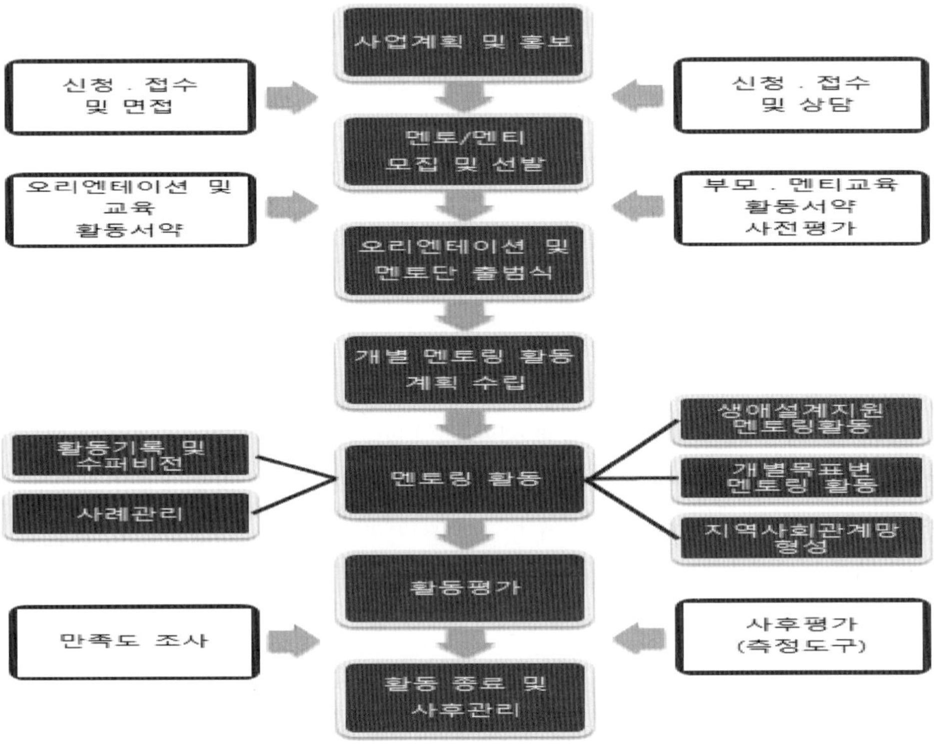

4.2 조직 및 운영인력

성명	부서/직위	자격	경력	역할
최00	관장	사회복지사	(전) (현)	프로그램 총괄 책임
김00	사무국장	특수교사 사회복지사		프로그램 조정 사업 전반 수퍼비전
안00	사회통합팀 팀장	사회복지사 1급		프로그램 세부조정 사업전반 수퍼비전 지역사회연계
박00	사회통합팀 사회복지사	사회복지사 1급		사업 주담당 기업은행 협력 및 피드백 사례관리
김00	사회통합팀 사회복지사	사회복지사 수화통역사		사업 협조자 수화통역 외부활동 지원 교육, 오리엔테이션 협조
이00	운영지원팀 회계	사회복지사 1급		예산 집행 및 정산 지원

4.3 본 사업과 관계된 연계기관 현황

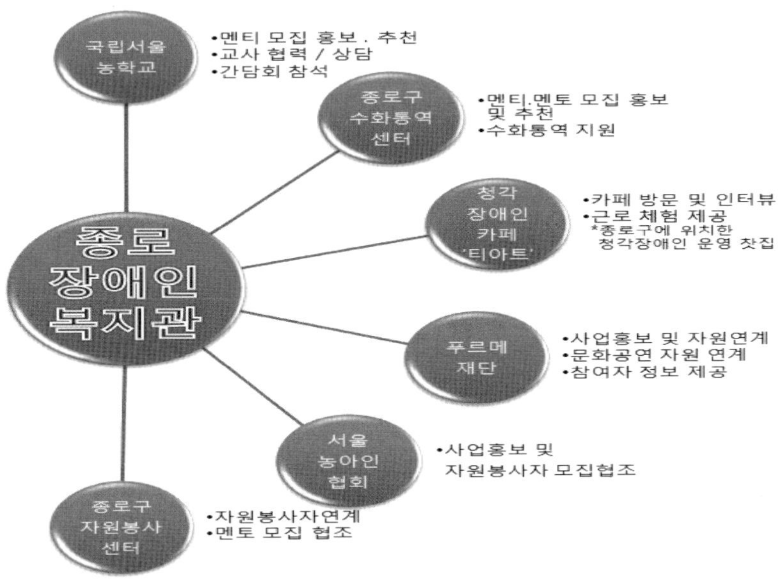

4.4 멘토/멘티 모집 및 사업 홍보 방안

구분	대상	홍보방법
멘티	-서울시 등록 청각장애청소년 16세~20세 -국립농학교에 재학중인 청각장애아동·청소년 -기초생활수급 및 차상위 가정, 전국 평균가구소득 50% 이하의 청각장애 아동·청소년가정 우선 선발 조손가정, 한부모가정 우선 선발	-우편 홍보(청각장애아동·청소년 대상으로 사업안내문 우편발송) -지역내 관련유관기관 홍보지 발송 -타부서 홍보 의뢰(지역연계팀, 직업지원팀) -복지관 홈페이지, 게시판, 현수막 홍보
멘토	-수도권 소재 대학 중 사회복지관련 전공자 (관내대학 : 성균관대학교, 상명대학교, 배화여자대학교, 한국방송통신대) -수화 의사소통 가능자 -종로구, 서대문구, 중구 등 인근 거주자 우선 선발(멘티에 대한 접근성 고려)	-수도권 소재 대학교 및 자원봉사센터 협조 공문 발송 -한국대학사회봉사협의회, 복지넷, VMS등 주요 사이트에 봉사자 모집 홍보 -복지관 홈페이지, 게시판 홍보

4.5 멘토/멘티 선정방안 및 계획

○ 멘티 모집 및 상담 / 선정 (2012년 7월 중)	- 선정 절차 : 신청·접수 → 상담(멘티/보호자) → 선정회의 → 통보 - 매칭목표(실적) : 15명 ※ 멘토링 활동에 대한 본인의 적극적 참여의지가 있으며 변화에 긍정적인 멘티 및 가족을 우선 선정
○ 멘토 모집 및 선발(2012년 7월 중)	- 지역사회 대학 및 관련 학과 홈페이지, 자원봉사 동아리, 기관 홈페이지, 지역사회 언론매체 등을 이용하여 멘토 모집 - 선정절차 : 1차 서류심사 → 면접 → 선정회의 → 통보 - 매칭목표(실적) : 15명 - 선발기준 : 성실성, 책임감, 적극성, 멘토링 활동 이해 정도, 장애이해 정도, 봉사활동 경험, 기본적인 수화활용 가능자 - 최종 선발된 멘토는 필히 교육에 참석해야 함. - 주 1회, 6개월 이상 참여가능 해야함.

4.6 멘토/멘티 교육계획

대상	교육내용 / 방법	일시	장소	담당자
멘토	○사전교육 ·청각장애인에 대한 이해 ·자원봉사자 교육 ·멘토링 사업에 대한 이해 (프로그램의 목적 및 활동 방법 / 장애청소년생애설계의 중요성 및 멘토의 역할) ·주의·유의사항	2012.07.	복지관 3층 프로그램실	담당 사회 복지사
	○보수교육 ·동기부여 P/G ·수화교육	2012.08. ~ 2012.12.		
	○집중수화교육 –수화교육 필요자 및 신청자	2012.07. ~ 2012.12.		
멘티	○사전교육 ·P/G 참여에 대한 책임의식 강화 ·사회적응 및 성인전환기 준비를 위한 당사자 교육 ·멘토링 사업에 대한 이해 (프로그램의 목적 및 활동 방법 / 멘티의 역할)	2012.07.	복지관 3층 프로그램실	강사

4.7 세부활동 내용 및 계획

세부프로그램명	일정/회기	수행내용/방법	대상	사업장소	수행인력
오리엔테이션 및 교육	2012.07 1회기	○사업 오리엔테이션 · 사업담당자 소개 · 기관장 인사말 · 멘토 · 멘티 인사 · 사업 진행 및 과정에 대한 설명 · 멘토링 활동에 대한 설명 · 멘토링 활동 서약서 작성(멘티/멘토)	멘토 멘티 (멘티 보호자)	복지관 4층 강당	사회 복지사 2명

		○·멘토/멘티 1:1 ※성별, 상호 성향, 수화능력 등을 고려하여 매칭 멘티 성향 및 기초정보에 대해서는 매칭된 멘토에게만 제공됨			
		○관계형성을 위한 공동체프로그램 · 서로를 이해하고 친밀감을 형성할 수 있는 신체활동 진행			
		○멘토 사전교육 - 집체교육 · 청각장애인에 대한 이해 · 자원봉사자 교육 · 멘토링 사업에 대한 이해 (프로그램의 목적 및 활동 방법 / 장애청소년 생애설계의 중요성 및 멘토의 역할) · 주의 · 유의사항	멘토	복지관 3층 자원봉사자실	사회복지사
		○멘티 사전교육 -집체교육 · P/G 참여에 대한 책임의식 강화 · 사회적응 및 성인전환기 준비를 위한 당사자 교육	멘티	복지관 3층 프로그램실	강사 (수화통역)
부모교육	2012.07.	○멘티 보호자 교육 (부모교육) · 자녀의 성인 전환준비기의 생애설계 및 지역사회적응에 대한 교육	멘티 보호자	복지관 3층 프로그램실	강사
장애청소년의 욕구에 따른 멘토링 활동 계획 수립	2012.07. 1회기	○활동계획 수립 · 멘티의 개별욕구에 따른 멘토링 활동 목표 설정 · 활동계획 수립 (멘토와 멘티가 직접설정) · 생애설계에 역할학습 및 지역사회적응을 위한 봉사활동/문화활동/지역사회적응활동/학습활동/ 여가활동/일상생활지원 등 다양한 욕구에 맞는 활동 선택하여 15회기 구성	멘토 멘티	복지관 3층 프로그램실	사회복지사
멘토링 활동 / 공통멘토링 P/G	2012. 08~12월1회 총5회기	○장애청소년의 생애설계에 필요한 역량강화 지원 활동 · 1회기 : 생애설계를 위한 집단 상담P/G (대인관계기술 · 의사소통기술 훈련) · 2회기 : 진로탐색 1. 대학교 캠퍼스 탐방(서울대, 성균관대, 고려대 중) · 3회기 : 진로탐색 2. 청각장애인 취업장	멘토 멘티	복지관 및 외부	사회복지사 강사 (수화가능)

		방문 선배 인터뷰, 사회적기업방문 · 4회기 : 자기주장훈련 '내가 살고 싶은 지역사회를 말한다' · 5회기 : 문화체험활동 '뮤지컬JUMP' -본 기관의 법인 '푸르메재단' 문화복지자원연계			
개별 멘토링 P/G	2012. 08~12 월3회 총15회기	○개인 목표별 멘토링 활동 · 월3회 / 총15회기 ·"내가 선택한 멘토링 활동" · 멘토와 멘티가 주1회 활동계획에 따라 다양한 멘토링 활동을 진행 · 개별 활동에 따라 복지관 프로그램실 제공 및 외부활동 지원	멘토 멘티	복지관 및 외부	멘토 멘티 사회 복지사
자기 주도 오토캠핑	2012.9.21. ~22 1회기	○멘토와 함께 심리적, 신체적 유대감과 신뢰감을 형성하고 스스로 캠핑을 준비하는 과정에서 자립심을 향상하기 위한 자기주도형 1박2일 오토캠핑을 실시 · 장소 : 경기도 가평 오토캠핑장 · 멘티/멘토 조를 이뤄 캠핑활동 진행 –식사준비, 텐트 및 장비 설치 등 일련의 과정을 스스로 해결 · 멘티와 멘토가 함께 참여하여 프로그램, 준비사항을 논의하고 결정함 · 역할극을 통한 가족 이해하기, 레크리에이션, 등 풍등날리기, 캠프파이어 등 다양한 참여프로그램 진행	멘토 멘티	외부	사회 복지사 3명
멘토 활동 수퍼비전	2012.08 ~12 수시	○ 활동일지 작성 제출 (멘토/멘티) ○ 멘토에 대한 멘토링 활동에 대한 즉각적 피드백 제공(전화 / E-MAIL / 온라인을 활용)	멘토 사회복지사	-	사회 복지사
멘토 간담회 (보수 교육 및 사례회의)	2012.08 ~12 월1회 총5회기	○ 온 · 오프라인 멘토 간담회 · 멘토 간담회를 통한 보수교육(동기부여P/G, 수화교육 등) · 진행시 문제점 해결, 중간 및 최종평가 · 사례회의 형식의 수퍼비전 제공	멘토	온라인 (메신저) 복지관 3층 프로그램실	사회 복지사
멘티 상담	2012.08 ~12 수시	○ 온라인을 통한 멘티 상담 진헹 (개별/집단) · 멘토링 활동에 대한 피드백 제공 · 활동시 문제점 및 건의사항해결 · 메신저 프로그램을 이용한 수시 상담	멘티	-	사회 복지사

부모상담 교사상담	2012.08 ~12 수시	○ 전화 및 내방상담 · 활동에 대한 계획 및 진행사항 전달 · 자녀 및 학생의 변화에 대한 피드백	부모 교사	-	사회 복지사
부모·교사 간담회	2012.08 ~12 수시	○ 부모·교사 간담회 · 중간평가의 형태로 구성하고 멘티의 생활 및 변화에 대한 피드백을 교환	부모 교사	복지관 3층 프로그램실	사회 복지사
평가회	2012.12 1회기	○ 멘토링 활동 평가 및 발표회 · 멘티와 멘토가 함께 준비하여 그동안의 활동내용을 발표 – 사진 및 소감, 활동내용 등 · 교사, 친구, 부모, 멘토, 멘티 등 참석 · 우수멘토링 활동팀 선정 – 소정의 상품증정 · 활동영상제작 / USB 저장 후 증정(참석자)	멘토 멘티	복지관 4층 강당	사회 복지사

4.8 수퍼비전 및 사후관리 방안

1) 수퍼비전

구분	내부 수퍼비전	외부 수퍼비전
내용	- 활동 진행사항 및 멘티, 멘토 변화에 대한 상시보고를 통한 수퍼비전 체계 마련	- 외부 청각장애관련 전문가 및 장애인생애설계 전문가 수퍼비전 의뢰
수퍼바이저	종로장애인복지관 최00 관장 종로장애인복지관 김00 국장 종로장애인복지관 안00 팀장	00장애인복지관(성년후견전문가) 윤00팀장 00농아인협회 종로지부 정00 과장

2) 사후관리 방안

○ 체계적인 멘토링 활동 관리

사업종료 후 경험적 사례를 바탕으로 멘토와 멘티의 지속적인 만남을 유지하도록 지원한다.

(멘토링 형태로 운영하지 않아도 형성된 라포를 이용하여 경험적 성과를 유지, 지속)

○ 멘토링 사업 참가 장애청소년을 복지관 사례관리 대상자로 흡수

복지관의 다양한 문화·교육 프로그램을 이용할 수 있도록 연계하고, 지속적인 사례관리가 이루어질 수 있도록 한다.

○ 가정-학교-복지관-지역사회유관기관 지역사회 네트워크 형성

가정 외 청각장애청소년의 지역 내 보호 역할을 수행하는 학교의 적극적인 참여를 위하여 교사와 정기적인 상담 및 정보공유를 통해 당사자, 가정 및 복지관 외 장애인관련단체 및 기관 중심의 지역사회 네트워크를 형성하여 청각장애청소년의 지역사회적응 지지체계를 강화한다.

4.9 활동기록 관리

- 활동계획서 작성 및 활동일지 작성
- 활동 후 메신저 프로그램을 이용한 피드백
- 활동비 지원

4.10 평가계획

1) 각 목표 공통 평가계획

① 각 영역별 만족도 조사 수준 70%이상 만족 / 멘토·멘티

② 각 활동계획별 100% 진행 여부

③ 각 활동에 대한 과정기록을 통한 사업진행사항 전반 평가

④ 사업 담당자 만족도 기술

2) 각 목표별 평가 계획

<table>
<tr><th rowspan="2">목표</th><th colspan="4">산출목표</th></tr>
<tr><th>성과지표</th><th>자료원</th><th>자료수집 방법</th><th>자료수집 시기</th></tr>
<tr><td>1-1. 소통의 기회 확대를 통한 긍정적인 대인 관계 기술을 습득</td><td rowspan="3">① 사전사후 자아정체감 척도 각 하위수준별 10%수준 향상
② 개별 활동목표 수립 여부
③ 수화가능 멘토 15명 매칭
④ 20회기 이상 멘토링 활동 진행
⑤ 1회기 공동체활동/1회기 캠프 진행</td><td>자아정체감 체크리스트</td><td>사전사후 검사</td><td>2012.7
2012.12 (사전사후)</td></tr>
<tr><td>1-2. 정서적 지지를 통한 심리 안정감 향상</td><td>만족도 조사지</td><td>설문</td><td>2012.12 (프로그램종결시점)</td></tr>
<tr><td>1-3. 지역사회적응력 및 사회성 강화</td><td>활동일지 출석부</td><td>기록</td><td>수시</td></tr>
<tr><td>2-1. 다양한 진로에 대한 인지력 향상</td><td rowspan="3">① 생애설계에 대한 역량강화 멘토링 집단활동 5회기 이상 진행
② 생애설계와 관련된 개별 멘토링 활동 15회기 이상 진행
③ 생애설계 전문가 초청 강의 및 활동 2회기 이상 진행</td><td>활동일지</td><td>기록</td><td>수시</td></tr>
<tr><td>2-2. 자기주장강화 훈련을 통한 진로에 대한 결정능력 강화</td><td rowspan="2">만족도 검사지</td><td rowspan="2">설문</td><td rowspan="2">2012.12 (프로그램종결시점)</td></tr>
<tr><td>2-3. 자신의 생애설계를 통한 성인기 과업 대한 이해 증진</td></tr>
<tr><td>3-1. 멘티 · 멘토 매칭을 통해 의미있는 사회적관계 형성</td><td rowspan="3">① 멘티 · 멘토 15쌍 이상 매칭
② 멘토링 활동 및 정보공유를 위한 멘토간담회 및 교육 5회 이상 실시
③ 멘토 대상 교육 3회 이상 실시
④ 부모 · 교사 상담 2회 이상 실시
⑤ 부모 · 교사 간담회 1회 이상 실시</td><td>교육결과 보고</td><td>기록</td><td>수시 (활동직후)</td></tr>
<tr><td>3-2. 가정-학교-복지관을 중심으로한 사회적네트워크체계 마련</td><td>회의록</td><td>기록</td><td>수시 (활동직후)</td></tr>
<tr><td rowspan="2">3-3. 멘토(자원봉사자)의 청각장애인에 대한 올바른 인식 및 지지활동 체계를 확립하여 지역사회의 청각장애인들에 대한 지지인력을 개발</td><td>상담기록지</td><td>기록</td><td>수시 (활동직후)</td></tr>
<tr><td></td><td>만족도 검사지</td><td>설문</td><td>2012.12 (프로그램종결시점)</td></tr>
</table>

5. 일정별 세부추진계획

사업내용	2012년											
	7월		8월		9월		10월		11월		12월	
사업준비 (사업홍보 및 멘토/멘티 모집)	→	→										
멘티/멘토 선정 및 오리엔테이션		→										
멘토·멘티·부모 교육		→										
멘토단 출범식 및 라포형성P/G		→										
개별목표 및 활동계획 수립			→									
멘토링 활동			→	→	→	→	→	→	→	→	→	
멘티·교사·부모상담			→	→	→	→	→	→	→	→	→	
멘토활동 수퍼비전			→	→	→	→	→	→	→	→	→	
멘토와 함께하는 1박 2일 캠프						→						
멘토 간담회 / 보수교육				→		→		→		→		
서비스 평가 및 만족도조사												→
평가회												→

6. 기대효과

가. 청각장애청소년들에게 1:1 멘토링 코칭을 통한 생애설계에 필요한 개인적 역량을 강화하여 성인기를 준비하는 과정에서 건강한 자아정체감을 형성할 수 있다.

나. 청각장애청소년이 현재 가지고 있는 개인적 욕구에 따른 멘토링 경험을 제공함으로써, 멘티가 자신의 역할을 적절히 그리고 훌륭하게 수행하는데 필요한 지식, 기술을 습득하게 해주고 진로개발을 위해 미리 준비할 수 있는 계기를 마련할 수 있다.

다. 진로탐색과 생애설계 활동을 통해 진로에 대한 명확한 인식과 멘토에 대한 역할학습을 이룰 수 있으며, 장래에 대한 긍정적인 설계에 도움이 될 것이다.

라. 멘티로 하여금 잠재적인 능력을 개발할 수 있도록 그의 성장과정과 발달을 돕기 위한 사회적관계를 형성하고, 대인관계 기술 및 사회성 향상에 이바지 할 수 있다.

마. 멘토와 멘티 상호간의 신뢰와 친근감을 바탕으로 바람직한 역할모델을 설정하고, 태도, 가치관, 행동방식 등에 대한 역할모델링을 통해 멘티가 생활함에 있어 효율성을 고취시켜주며, 자신감을 갖도록 도와 바람직한 자아상을 발전시킬 수 있다.

사업예산서

(단위 : 천원)

<table>
<tr><th rowspan="2">단 위
사업명</th><th rowspan="2" colspan="2">예산비목</th><th colspan="3">금 액</th><th rowspan="2">산 출 근 거</th></tr>
<tr><th>계</th><th>지원금</th><th>자부담</th></tr>
<tr><td>총 계</td><td colspan="2"></td><td>7,700</td><td>7,000</td><td>700</td><td></td></tr>
<tr><td rowspan="6">오리엔테이션 및 교육</td><td colspan="2">소계</td><td>390</td><td>360</td><td>930</td><td></td></tr>
<tr><td>멘토교육</td><td>진행비</td><td>45</td><td>45</td><td></td><td>다과비·문구비 3,000원×15명 =45,000원</td></tr>
<tr><td rowspan="2">멘티교육</td><td>강사비</td><td>200</td><td>200</td><td></td><td>200,000원×1회=200,000</td></tr>
<tr><td>진행비</td><td>45</td><td>45</td><td></td><td>다과비·문구비 3,000원×15명 =45,000원</td></tr>
<tr><td colspan="2" rowspan="2">O.T 진행비</td><td>70</td><td>70</td><td>-</td><td>현수막
70,000원</td></tr>
<tr><td>30</td><td>-</td><td>30</td><td>문구비
30,000원</td></tr>
<tr><td rowspan="4">부모교육</td><td colspan="2">소계</td><td>305</td><td>305</td><td>-</td><td></td></tr>
<tr><td colspan="2">강사비</td><td>200</td><td>200</td><td>-</td><td>200,000원×1회=200,000</td></tr>
<tr><td colspan="2">진행비</td><td>45</td><td>45</td><td>-</td><td>다과비·문구비 3,000원×15명 =45,000원</td></tr>
<tr><td colspan="2">자료집</td><td>60</td><td>60</td><td>-</td><td>3,000원×20부=60,000원</td></tr>
<tr><td rowspan="5">멘토링 활동</td><td colspan="2">소계</td><td>3,950</td><td>3,350</td><td>600</td><td></td></tr>
<tr><td colspan="2">개별멘토링 활동비</td><td>2,250</td><td>2,250</td><td>-</td><td>교통비·활동비 10,000원×15회×15쌍 =2,250,000</td></tr>
<tr><td rowspan="3">프로그램 진행비</td><td>생애설계 활동</td><td>230</td><td>230</td><td>-</td><td>강사비 200,000원
간식비 30,000원</td></tr>
<tr><td>대학교 캠퍼스 탐방</td><td>150</td><td>150</td><td>-</td><td>교통비
5,000원×30명=150,000원</td></tr>
<tr><td>청각</td><td>290</td><td>290</td><td>-</td><td>교통비</td></tr>
</table>

		장애인 취업장 방문				3,000원×30명=90,000원 업체방문답례품 50,000원 간식비 5,000원×30명=150,000원
		자기주장 훈련	230	230	-	강사비 200,000원 간식비 30,000원
		문화공연 관람	800	200	600	공연관람료 20,000원×30명=600,000원 교통비 3,000원×30명=90,000원 기타 진행비(간식비 등) 110,000
	소계		2,225	2,200	25	
자기주도 오토캠핑	캠프 진행비		2,200	2,200	25	장소사용료 300,000원×1회=300,000원 장비대여료 100,000원×1회=100,000원 차량비 500,000원×1대=500,000원 여행자보험료 100,000원×1회=100,000원 식비(매식/식재료제공) 7,000원×35명×2식=490,000원 식재료비 5,000원×35명×2식=350,000원 간식비 3,000원×35명=105,000 프로그램비(풍등,캠프화이어) 100,000원 기타 운영비(현수막/기타 제료비)

					180,000원
지역사회 지지망 구축	소계	380	335	45	
	멘토 정기 간담회	90	45	45	다과비·문구비 3,000원×15명 ×2회=90,000원
	부모·교사 간담회	45	45	-	다과비·문구비 3,000원×15명 =45,000원
	멘토역량강화 교육 (수화 등)	245	245	-	강사비 100,000원×2회=200,000원 다과비·문구비 3,000원×15명 =45,000원
평가회	소계	450	450	-	
	다과비	150	150	-	3,000원×50명=150,000원
	우수활동팀 시상품	100	100	-	문화상품권 50,000원×2명=100,000원
	활동영상 제작	200	200	-	영상저장, 배포용 USB구입 5,000원×40개=200,000원

<참고문헌>

김근홍(2014). 알기 쉬운 사회복지 법제론. 신정.
김렬(2009). 연구조사방법론. 박영사.
김만두 역(1993). 사례관리 실천론. 홍익재.
권진숙, 박지영(2009). 사례관리의 이론과 실제. 학지사.
김영종(2012). 사회복지조사방법론. 학지사.
권진숙, 전석균 공역(1999). 사례관리. 하나출판사.
노병일(1999). 사회보장론. 대학출판사.
모지환, 박상하, 안진, 엄기욱, 오근식, 이용교, 이형하, 장현, 조원탁(2005). 사회보장론. 학지사.
박광준(2003). 사회복지의 사상과 역사. 양서원.
박옥희(2006). 사회복지조사론. 학지사.
박차상, 정상양, 김옥희, 강종수, 고관용(2014). 한국 사회복지법 강의(4판). 학지사.
서울복지재단(2010). 사회복지관 프로그램 매뉴얼 - 사례관리 매뉴얼. 서울특별시.
설진화(2009). 사례관리론. 양서원.
신덕상, 서문진희, 권정언(2014). 사회복지 프로그램 개발과 프로포절 작성의 실제. 동문사.
신원식, 김민주(2009). 사회복지 프로그램 개발과 평가-프로포절 작성의 실제. 공동체.
엄명용, 김성천, 오혜경, 윤혜미(2011). 사회복지실천의 이해. 학지사.
이경준, 오봉욱, 박선아, 하태선(2014). 사회복지실천론. 동문사.
이경희(2005). 연구조사방법론. 민영사.
이군희(2004). 사회과학연구방법론. 법문사.
이근홍(1998). 한국 재가노인의 사례관리 실천모형에 관한 연구. 중앙대학교 대학원 박사학위논문.
이홍재, 전광석, 박지순(2013). 사회보장법(2판). 신조사.
정무성(2009). 사회복지 프로그램 개발론. 학현사.

정무성, 정진모(2001). 사회복지 프로그램 개발과 평가. 양서원.

장인협, 우국희(2001). 케어·케이스·매니지먼트. 서울대학교출판부.

전재일, 이성희(2003). 사회복지실천기술론. 형설출판사.

전재일, 이준상(1997). 사례관리 기초. 사회복지개발연구원.

전재일, 이준상(2008). 사례관리 실천론. 사회복지개발연구원 출판부.

정순둘(2005). 사례관리실천의 이해. 학지사.

채구묵(2013). 사회복지조사방법론. 양서원.

최영대(2014). 사례관리의 이론과 실제-창동복지관을 중심으로. 공동체.

최송식(2008). 지역사회정신보건과 사례관리실천. 공동체.

최일섭, 류진석(1999). 사회복지조사방법론. 서울대학교출판부.

한국사랑밭회(2008). 사회복지실천현장 사례관리 적용과 이해. 학현사.

황성철(2005). 프로그램 개발과 평가. 공동체.

Austin, C. D.(1983). Case management in long-term care: Option and opportunities. *Health and Social Work, 8(2), 16-30.*

Fast, B., & Chapin, R., 1996; The strengths model in long-term care: Linking cost containment and consumer empowerment, *Journal of Case Management* 5(2), 51-57.

Hammond, D.C., Hepworth, D.H., & Smith, V.G.(1997), *Improving Therapeutic Communication*, San Francisco, CA: Jossey-Bass.

Hepworth, D.H., & Lasen, J.(1982), Direct Social Work Practice: Theory and skils, Homewood, IL: Dorsey

Levin, I. S.,& Fleming, M. (1984). *Human resource development: Issues in case management.* Baltimore: Center of Rehabilitation and Manpower Services, Univ. of Maryland.

Los Angeles County Department of Mental Health, 1985, *Human Resources Development: Issue in Case Management*, Los Angeles, California.

Moxley, D.P (1985). The practice of case management. Thousand Oaks, CA : sage Publications.

Moxely,D.P.(1989). *The practice of case management.* Sage Publications, Inc.

O'Connor, G. (1988). Case management system and practice. *Social*

Casework, 69(2), 97-106.

O'neil, M.J.(1984). The General method of Social Work Practice, Englewood Cliffs, NJ: Prentice-Hall.

Rapp, Charles, A., & Chamberlain, Ronna(1985). Case management Services for the Chronically Mentally ILL. *Social Work, 30*(5)

Rapp, C.A., & Goscha, R.J.(2006), The Strengths Model: Case Management with people with Psychiatric Disability, NY: Oxford University Press.

Roberts-DeGennaro, M. (1987). Developing case management as a practice model, *Social Casework*, 68(8), 466-470.

Rothman, J., & Sager, J.S.(1998). *Case Management: Integrating Individual and Community Practice,* Boston: Allyn and Bacon.

Royse, D., Thyer, B.A., Padgett, D.K., & Logan, T.K. 2001. Program Evaluation. Brooks/Cole.

Suber, R.W.(1994). Linkage and monitoring, In Suber, R.W., Clinical Case Management, Thousand Oaks, CA: Sage Publications.

Weissman, M.(1976). Industrial social services: Linkage technology, Social Casework 57, 50-4.

제5편

미래사회와 멀티케어학

제1장 미래사회의 변화에 대응한 멀티케어학

제1절 감성휴먼케어와 멀티인재의 중요성

오늘을 살고 있는 우리들은 과거와는 비교할 수 없을 정도로 물질적인 풍요로움 속에서 살아가고 있다. 과학기술의 발전으로 풍요로운 삶을 영위할 수 있게 된 현대인은 과거와는 다른 웰빙이라는 말에서처럼, 단지 먹고 사는 것뿐만 아니라 삶의 질을 높이고 잘 사는 것이 더 중요한 세상이 되어 버렸다. 잘 산다는 것, 삶의 질을 높인다는 것은 어떤 의미일까? 여러 가지 의미를 가질 수 있지만 아마도 대부분의 사람들이 좋은 환경 속에서 좋은 음식을 섭취하며 건강한 몸과 마음을 유지할 수 있는 삶을 추구하는 것이 삶의 질을 높이는 첫 번째 단계라고 생각할 것이다.

그런데 평균수명이 늘어나고 먹을 것에 대해 걱정하지 않아도 되는 지금의 생활환경 속에서 현대인들은 과도한 영양섭취와 운동부족 그리고 스트레스로 인한 질병에 시달리고 있다. 육체적인 건강뿐만 아니라 정신적인 질병도 커다란 문제가 될 수 있다. 동물학자인 에즈먼드 모리스는 그의 책에서 야생의 동물에게서는 절대로 볼 수 없는 자학이나 파괴 등의 이상한 행동을 동물원의 동물들에게서는 흔하게 관찰할 수 있다고 한다. 이러한 동물원의 동물들이 보여주는 이상한 행동은 인공 도시환경 속에서 생활하고 있는 우리 현대인의 행동과 매우 비슷하다고 말하고 있다. 결국 파괴적 행동이나 집단 따돌림, 자살, 우울증 등 오늘날 사회적 문제가 되고 있는 여러 가지 행동이 인간이 자연을 떠나 도시라고 하는 '인간동물원' 속에서 살기 시작하면서 생긴 것이라는 사실을 입증해 주는 것이다.

오늘날 고령화가 심화되고 정신건강의 중요성, 삶의 질이 중요하게 되면서 감성휴먼케어의 필요성이 점차 커져가고 있다. 특히 복지의 관점에서 보면 앞으로 노멀리제이션(normalization)[54] 및 배리어 프리(Barrier Free)[55]와 같은 정책이 더욱

54) 노멀리제이션(normalization) : 고령자나 장애인을 격리된 보호시설에 수용하는 사회가 아니라 이들이 일반인들과 함께 살아가야 한다는 생각, 또는 그 생각에 바탕을 둔 사회 정책

55) 배리어 프리(Barrier Free) : 고령자나 장애인들도 살기 좋은 사회를 만들기 위해 물

확대될 것이다. 그래서 복지의 전개 방향은 '수용에서 공생' 쪽이 될 것이다. 따라서 지역 커뮤니티의 재구성은 장래 복지활동의 새로운 형태이자 하나의 패러다임이다. 그렇다면 이와 같은 환경에서의 핵심은 멀티케어 인재를 양성하고 이들의 역할 증대라고 할 수 있다.

『21세기 사전』의 저자인 프랑스 사회학자 자크 아탈리아는 21세기형 신인류의 모습으로 '디지털 노마드(digital nomad)'를 소개했다. 사전적 의미는 노마족이란 유목민이라는 뜻으로 자신의 삶을 극대화시키기 위해 자유로우면서 창조적인 생각을 하는 소위 현대판 유목민이 증가하고 있다는 것이다. 자유롭고 창조적인 사고방식, 네트워크의 활용, 주도면밀한 계획과 준비, 주변인들과의 우애, 경계심 등의 특성으로 대변되는 이들은 생산과 소비를 주도하면서 미래사회의 주도세력으로 떠오를 것으로 분석했다.

이렇듯 21세기를 주도해나갈 미래형 인간으로 입체형 인간, 멀티플레이어형 인재를 들었다. 즉, 다면적으로 생각하고 주변과 교감하며 미래를 내다보는 안목을 지녀야하는 것이다. 점·선·면이 아닌 입체를 통찰하는, 한 방향에서만 바라보는 평면적 사고방식이 아닌, 전 방위에서 바라볼 수 있는 조형물처럼 사물의 한 단면만 보고도 전체를 그릴 줄 아는 종합적인 능력이 요구된다. 특히 요즘 같은 경제위기 상황에선 자기분야에 대한 전문성뿐만 아니라 다양한 분야에서 활용 가능한 실력이 요구되고 있다. 즉 자신이 원하는 삶에 다가가기 위해서는 여러 개의 영역이 필요하다는 뜻인데, 이는 개인의 경쟁력을 높이는 데 적잖이 기여할 것이다.

이전의 산업사회에서는 한 가지 확실한 재능(기술)만 갖고도 성공할 수 있었다. 하지만 지금은 아니다. 거대한 변화의 파고가 밀어닥치고 있고, 빛의 속도만큼이나 빠르게 변화하는 정보화 사회에 살고 있는 우리는 심플-태스킹(Simple-tasking)[56]에서 이제는 자신의 분야이외의 다른 분야도 전문적이어야 하는 혁신적인 세상 멀티-태스킹(Multitasking) 세상이 된 것이다. 자기가 속한 분야에만 전문가이고 다

리적·장벽을 허물자는 운동

56) 맡겨진 한 분야의 일에만 전념하던 업무형태로 자신의 분야에 최선을 다하면 성공하는 세상

른 분야에 대한 이해가 전혀 없다면 업무에 대한 조율도 쉽지 않고 협조도 힘든 세상이 온 것이다.

이러한 시대적 조류에 맞춰 지역 니즈(needs)에 대한 분석과 지역주민들의 실질적 건강·복지의 중추적 역할을 담당할 멀티케어학 인재가 필요한 때이다.

제2절 융합과 중개자적 리더양성의 멀티케어학

융합적인 학제간 인재들이 모여 있는 팀과 그러한 독특한 팀을 잘 이끌 수 있는 중개자적 리더의 존재가 필요하다. 어느 한 분야의 비슷한 전공을 한 인력들만 모여서는 결코 멀티케어 인재를 양성할 수 없다

멀티케어 분야에서 혁신적인 서비스를 만드는 일은 실로 다양한 분야의 융합으로 이루어진다. 보건행정학, 간호학, 물리치료학, 노인복지학, 사회복지학에 이르는 다양한 전문성이 고루 더해져야 한다. 그래야 미래 트랜드를 리드할 수 있는 혁신을 성공적으로 일으킬 수 있다. 한 분야의 비슷한 전공 인력들만 모여서는 멀티케어 분야의 혁신을 이뤄내고 이를 성공적인 비즈니스까지 만들기는 결코 쉽지 않을 것이다.

한 사람이 이러한 전문성을 모두 갖추기는 불가능하다. 그래서 이러한 인재들로 이루어진 학제간 팀을 만드는 것이 거의 유일한 옵션이 될 것이다. 사실 기존 특정 분야에 속해 있는 기관이나 기업이 이러한 특이한 팀을 만드는 것이 여러 가지 제약이 따르기 때문에 현실적으로 쉽지 않는 일이다. 예를 들어 보건소나 병원 등에서 고객 맞춤형 진료 및 처방을 위해서는 각 분야의 전문 인재를 채용해야 하는데 이를 위해서는 많은 비용을 초래할 수밖에 없어 구조적으로나 시스템적으로 쉽지 않은 일이다.

특히 기성 관리자들 중에서 급변하는 시대에 이러한 학제간 인재에 대한 중요성을 느끼지 못하고 있거나 다른 분야의 전문가를 인지하고 선발할 수 있는 네크워크 안목, 평가할 수 있는 시스템이 부족하다고 할 수 있다. 따라서 오히려 처음부터 기존의 특정 분야에 얽매이지 않는 새로운 분야인 다양한 학제간 인력들이 함

께 모여서 학습하는 것이 효과적이다.

학제간 경계가 모호해 지는 오늘날, 또한 팀 내에서 갖추지 못한 전문성을 외부의 전문가나 조직과 협업하기 위한 폭넓은 네트워크를 갖춰야 하는 시대에 통합형 학문을 통한 멀티케어형 창의 인재가 해답이 되겠다.

사실 여러 개를 전공한다는 것보다 어쩌면 더 중요한 것은 열린 자세와 새로운 분야와 지식을 거부감 없이 받아들이고 배우려는 자세이다. 멀티케어 전문가들은 이러한 융합적이고 중개자적인 역할을 목표로 자신의 커리어를 더욱 발전시키는 것도 의미가 있다.

적극적인 소셜미디어 활동을 통해 500만 달러 규모의 사업을 36개월 만에 10배로 키워낸 미국의 와인 사업가 게리 베이너척(Gary Vaynerchuk)은 “미래에는 막대한 관계자본을 가진 기업들이 성공할 것이다”라고 말했다. 멀티케어학은 하나의 학문만을 고집하는 것이 아니라 학제간 콜라보레이션을 통해 멀티인재를 양성하는 학문이다. 따라서 사람과 사람 사이의 관계를 알고, 그 관계를 얻는 것 자체가 자본이 된다. 또한 멀티케어학은 타인과의 관계에서 출발한다고 해도 과언이 아니다. 타인과의 관계에서 생각을 공유하는 순간 새로움이 탄생하는 것이다. 사회가 복잡·다변화될수록 무엇보다 소통이 중요하게 부상하는 데, 멀티케어인재는 멀티케어학을 접하므로써 자연스럽게 소통의 기술도 함께 익히게 되는 것이다. 즉, 멀티케어학이라는 경로를 통해 자신을 표현하거나 상대를 이해하는 등 소통으로써 서로 공감 능력을 키우는 것이야말로 21세기 인재가 갖추어야 할 자세이며 이는 곧 발전의 원동력이다. 생각을 공유함으로써 변화를 느끼는 것이 아니라 만들어가는 소위 새로움이 탄생하는 이 시대를 리드하는 창의인재가 되는 것이다.

제2장 실용학문으로서의 향후 발전방안

건강과 복지의 미스매치(miss-match)를 위한 실용학문으로서의 멀티케어학 전공의 교육 목표는 창의적인 멀티케어형 인재를 양성하여 지역 니즈에 신속하게 대응하는 것이다.

사회가 복잡 다변화 될수록 복지의 사각지대에 있는 농촌 노약자, 조손 가정 및 한부모 가정 청소년, 장애우, 북한이탈주민, 다문화 가정 등 사회적 배려대상의 감성치유는 물론, 수명연장으로 인한 노인성 질환 증가 및 생활고로 노인 자살률의 증가 등 사회적 문제 해결을 위해 이들에 대한 감성치유 프로그램 개발이 절실하다. 따라서 실용학문으로서 사회적 약자에 대한 감성치유 프로그램 개발을 통해 감성휴먼케어 전문인을 양성함으로써 지역 차원에서는 행복하고 건전한 지역사회 구현이 가능하다.

특히 오늘날에는 건강과 복지라는 두 가지 문제를 복합적으로 다루어야 하는 시대적 특성과 또한 신체적·정신적·사회적 불건강 문제를 동시에 다루지 않으면 안 되는 건강과 복지에 대한 미스매치(miss-match) 문제가 지역적 과제로 부각되고 있다. 특히 충청권은 대도시를 제외하면 초고령사회라는 지역적 특수성으로 취약계층 문제, 전국 자살률 1위 등 정신적 불건강과 노인문제가 사회적 문제로 부각되고 있다.

멀티케어학은 신체적·정신적 헬스케어와 사회적 감성휴먼케어, 사회적 복지케어 서비스를 동시에 제공할 수 있는 멀티케어 융합형 창의인재를 양성하여 지역사회에 기여하는 것이다.

첫째, 지역 니즈를 반영한 실무·융합형 인재양성에 필요한 통합교육과정을 개발하고 일자리 확대를 위한 감성·휴먼케어 전문인을 양성하는 프로그램이 요구된다.

둘째, 지역 지식연합(Local Knowledge-Union; Local K-Union)을 통한 효율적인 인재 풀(Manpower-Pool)운영 시스템을 구축하여 다양한 지역수요에 신속히 대응하는 실수요대응형(Quick Respones System; QRS) 건강꾸러미 전달체계를 구축하는 프로그램이 필요하다.

셋째, 멀티케어학 연계전공 교과목들을 이수함으로써 새로운 건강·복지 분양의 복수전공학위를 취득할 수 있는 학제적인 시스템이 구축되어야 한다.

넷째, 충분한 멀티케어체험 실습교육 프로그램을 운영하여 실질적인 멀티인재를 양성하여 멀티케어체험실에 배치함으로써 지역주민이면 누구나 방문하여 단계별 프로그램에 의해 다양한 멀티켐 체험을 할 수 있는 전문인력과 멀티케어 체험공간을 확보해야 한다.

이러한 특성화 교육을 위해서는 멀티케어학 전공 교과과정의 기본을 저학년부터 체계적인 교육과정을 통한 전공의 이해도 향상과 학습동기를 고취시켜야 한다. 그리고 교육과정을 학문중심에서 취업중심으로 개편함으로써 재학생들의 취업역량을 강화한다. 이를 위해서는 취업 트랙(자격증, 진출분야, 산학연계), 다전공 트랙을 통한 재학생의 효율적인 진로설정 및 수강지도 시스템을 구축한다.

멀티케어 융복합전공 트랙인 ① 신체적·정신적 케어전공 트랙, ② 사회적 감성케어전공 트랙, ③ 심리·복지적 캐어전공 트랙 구성을 통해 5개 참여 학과(보건행정학과, 물리치료학과, 간호학과, 노인복지학과, 사회복지학과)의 융복합 교과목을 구성하여 멀티케어 복수전공학위를 취득하는 것을 목표로 한다.

이제는 사회적 약자에 대한 맞춤형 니즈에 잘 부합하는 실용학문으로서의 멀티케어학 전공자가 필요하며, 학문적 정립은 물론, 멀티케어관리사라는 민간자격증 취득을 통해 신체적·정신적·사회적 케어 및 심리적 · 복지적케어서비스까지 동시에 제공이 가능한 멀티인재 양성을 목표로 한다. 이를 통해 융복합 창의 인재를 필요로 하는 다양한 취업처를 확보하는 일이 중요하다.

찾아보기

[ㅊ]

[ㅋ]

저자소개

서 정 교

- 현재 중부대학교 보건행정학과 교수 / 멀티케어사업단장
- 미국 드렉셀대학교(Drexel University) 교환방문 교수(2012)
- 대구한의대학교 대학원 보건학박사 / 경북대학교 경제학박사
- 보건통계분석(IBM SPSS 21을 활용한), 보문각(2014).
- 문화경제학, 보문각(2013).
- 보건행정학, 보문각(2010) 외 다수

김 소 진

- 현재 중부대학교 사회복지학과 교수
- 성균관대학교 사회복지학박사
- 사회복지실천기술론, 교문사(2014).
- 지체장애부모에게 자란 비장애자녀의 적응연구, 한국사회복지질적연구(2014).
- 부모의 장애가 비장애자녀의 아동기발달에 미치는 영향, 한국장애복지학(2013).

김 현 경

- 현재 중부대학교 멀티케어사업단 사업기획실장(전임교수)
- 계명대학교 일본경제경영전공 박사 / 중부대 보건학과 박사과정
- (재)대구경북연구원 지역경제교육센터장 역임.
- 일본 대한투자기업의 지배구조와 시장진입전략, 계명대학교 박사학위논문(2008)
- 보건교육 수강여부에 따른 보건인식 · 태도 · 지식의 차이에 관한 연구, 보건의료산업학회, (2012).
- 지역경제교육센터 우수경제교육 사례 연구, 기획재정부(2012).

신 선 미

- 현재 중부대학교 간호학과 교수/멀티케어사업단 헬스케어팀장
- 연세대학교 대학원 보건학박사
- 일리노이주립대학(UIC University of Illinoi at Chicago) 방문학자(2008-2009)
- 서울시 초 · 중 · 고등학교의 20년간(1988-2007) 교육활동에서 학생의 사고사망률 및 보상비용, 대한간호학회지(2002).
- Medical Aid Service overuse assessed by case managers, in Korea, JAN(2010).
- 의료급여 과다 이용 수급권자 중 장애인의 의료이용, 예방의학회지(2010).

이 경 준

- 현재 중부대학교 노인복지학과 교수 / 멀티케어사업단 복지케어팀장
- 독일 쾰른대학교(Univ. zu Koeln) 박사
- 사회복지실천론, 동문사(2014).
- 장애인복지론, 학지사 (2010, 2013).
- 장애인복지서비스 이용자 참여 매뉴얼, 공동체(2009).

정 도 영

- 현재 중부대학교 물리치료학과 교수/멀티케어사업단 멀티케어체험실장
- 순천제일대학의료보장과 교수
- 연세대학교 물리치료학전공 박사
- Effect of Medial Arch Support on Displacement of the Myotendinous Junction of the Gastrocnemius During Standing Wall Stretching
- Comparison of muscle activities of abductor hallucis and adductor hallucis between the short foot and toe-spread-out exercises in subiects with mild hallux valgus. Journal of Back and Musculoskeletal Rehabilitation(2013).
- A comparison in the muscle activity of the abductor hallucis and the medial longditudinal arch anale during toe curl and short foot exercises, Physcial Therapy in Sport(2011).

한 효 상

- 현재 중부대학교 보건행정학과 교수/멀티케어사업단 감성케어팀장
- 경원대학교 일반대학원 한의학박사
- 艾葉 발효 추출물의 세포독성과 면역활성에 관한 연구, 경원대학교 박사학위논문 (2008).
- 알기쉬운 해부생리학, 의학서원(2014).
- 적정진료보장, 고문사(2013).